아동의 적응

감각운동적-감각 개발 이론 개정2판

CHILDREN ADAPT

A Theory of Sensorimotor-Sensory Development Second Edition

아동의 적응
감각운동적-감각 개발 이론
개정2판

CHILDREN ADAPT
A Theory of Sensorimotor-Sensory Development
Second Edition

Elnora M. Gilfoyle
학과장, 응용 인문대학
콜로라도 주립대학교
Fort Collins, CO

Ann P. Grady
이사, AccessAbility Resource Center
소아 병원
Denver, CO

Josephine C. Moore
교수, 해부학과
사우스 다코타 대학교 의과대학
Vermillion, SD

영 문 출 판 사

■ **옮긴이** (가나다 순)

구도연 동래봉생병원 작업치료사
김한나 아동발달센터 작업치료사
박우권 경복대학교 작업치료학과 교수
부정아 경복대학교 작업치료학과 교수
신선혜 종로구치매안심센터 작업치료사
양영애 인제대학교 작업치료학과 교수
장태용 강동성심병원 재활의학과 작업치료사
조승현 우석대학교 작업치료학과 교수
최현세 분당서울대학병원 재활의학과 작업치료사

Children Adapt A Theory of Sensorimotor-Sensory Development, second edition
by **Elnora M. Gilfoyle, Ann P. Grady, Josephine C. Moore**

아동의 적응 |감각운동적-감각 개발 이론| 개정2판

2019년 10월 23일 초판인쇄
2019년 10월 30일 초판발행

지 은 이 : Gilfoyle · Grady · Moore
옮 긴 이 : 양 영 애 외
발 행 인 : 박 병 조
발 행 처 : 도서출판 영문출판사
등 록 : 1987년 12월 21일 제2-419호
주 소 : 서울시 강남구 삼성동 69-1
전 화 : (02) 514-5590, 776-5590
팩 스 : (02) 756-8943
E-mail : yeongmunsa@empal.com
홈페이지 : www.ymsbook.net
정 가 : 27,000원
ISBN 978-89-7224-467-7 93510

※ 파본은 교환해 드립니다.

이 책을 우리의 스승인 두 명의 특별한 사람들에게 바친다.
한 명은 친구이자 동료로써, 한 명은 우리가 그로부터
배움을 얻은 아이로서.

Mary R. Fiorentino, OTR, FAOTA
1917−1986

"교사는 학생뿐만 아니라 학생의 학생들을,
곧 전 세대를 가르칩니다."
— Mary R. Fiorentino Commemorative
Symposium, 1987

Grant G. Sholar
1974−1984

"이것이 삶이다. 삶은 영원하며
우리 모두는 삶의 일부이다."
— Buscaglia, 1982

차례
Contents

서문 x
초판서문 xi
역자서문 xiii
머리말 xiv

제1장 이론 구성

목표 1
도입부 1
이론의 정의 2
이론의 목적 3
이론의 구성요소 3
이론-기준틀-모델 4
관련 연구 5
핵심 요소 8
자가 학습을 위한 지침 8
부록 1-A 12

제2장 시공간적 적응의 이론

목표 13
도입부 13
이론 설명 15
움직임 17
환경 19
적응 21
상승하는 연속체 22
요약 31
핵심 요소 32
자가 학습을 위한 지침 33
부록 2-A 34

제3장 신경계 발달 및 기능에 대한 강조

목표 35
도입부 35
CNS 영역의 취약성 44
원형, 초기, 신형 구분법에 대한 서론 47
뇌간 49
소뇌 51
간뇌 또는 시상 52
종뇌 또는 대뇌반구 55
출생 전후 성장과 발달 57
CNS의 7가지 주요 기능시스템 62
뇌가소성 75
개인적 차이 75
핵심 요소 79
자가 학습을 위한 지침 82
부록 3-A 85

제4장 발달적 그리고 목적적 sequence를 위한 전략

목표 91
소개 91
자세와 움직임 전략 93
전략들의 발달 94
움직임 요소 97
근육의 기능 97
반사와 반응 99
자세조절과 운동 패턴 107
요약 110
핵심 요소 110
자가 학습을 위한 지침 112
부록 4-A 114

제5장 발달 과정

목표 117
개요 117
네발기기 120
앉기 134

구르기 144
서기와 걷기 154
조작하여 잡기 168
요약 188
핵심 요소 188
자가 학습을 위한 지침 189

제6장 서기 위한 발달학적 연속과정

목표 197
소개 197
주요 연속: 완전 회전 199
이행성 연속 과정: 부분-완전 회전 202
주요 연속: 부분 회전 204
이행성 과정: 대칭성-부분 회전 205
주요 연속: 대칭적인 연속과정 207
요약 209
핵심 요소 209
자가 학습을 위한 지침 210

제7장 목적의식이 있는 연속과정과 숙련된 수행의 획득

목표 211
소개 211
목적의식이 있는 연속과정의 설명 213
수행 기술 214
작업적인 수행 216
인간과 환경 218
기술들 219
놀이 기술의 적응 225
요약 229
핵심 요소 230
자가 학습을 위한 지침 231

제8장 시공간적 고통과 기능 장애

목표 233
서문 233
SMS 요인 236

고통에서 기능장애로 241
시공간 적응에 감각통합기능장애의 영향 258
요약 262
핵심 요소 262
자가 학습을 위한 지침 264
비네트 265

제9장 이론과 실습의 관계

목표 277
도입 277
표준 양식 278
시스템 279
치료 행위의 방식 291
요약 292
핵심 요소 292
자가 학습을 위한 지침 292
부록 9-A 294

제10장 작업치료의 이론

목적 295
도입 295
작업 치료의 근본적인 원리와 가치 296
작업치료가 지니는 가치관 299
작업치료와 시공간적 틀 299
치료의 매개자로서 작업치료 302
요약 304
핵심 요소 304
자가 학습을 위한 지침 305
부록 10-A 307
부록 10-B 308

용어해설 309

찾아보기 317

서문
Preface

2판 서문

1장이 출간된 후 지난 9년간, *아동의 적응(children adapt)*은 재활 직원과 교육자에게 유용하게 활용됐다. 또한, 아동의 적응 개념은 직업으로 치료사 또는 교사를 준비중인 학생이 사용하기도 했다. 참고용 또는 교과서 어느 쪽으로 사용하든지 간에, 아동의 적응 개념을 사용할 경우, 본 연구진의 작업(undertaking) 개선뿐만 아니라 형식 추가로 이어지게 된다.

본 서에서 변경된 사항은 5가지 주요 영역으로 구분된다. 교과서용으로 사용할 수 있도록, 각 장에는 학습 목표, 자습용 질문, 핵심점(key point) 확인이 제시되어 있다. 여러 가지 연구자료와 출간물에서 습득한 새로운 자료를 교과서 중간중간에 삽입하였다. "신경계 발달 및 기능에 대한 강조(Highlights of Nervous System Development and Function)" 장에는 중요 변경사항이 포함되어 있으며, 나머지 3개 장에서는 관련 이론과 재활 프로그램에 적용을 다룬다. 세 번째 변경사항으로는 교과서 추가사항(additions to the text)이 있다. 예를 들어, 독자가 근거가 있는 이론으로서 시공간적 적응을 분석하기 위한 참고점(reference point)으로 활용할 수 있도록, 이론 수립(theory building)의 기초에 대한 개요를 제공하는 장(chapter)을 포함했다. 추가 변경사항은 아이디어 중 일부를 다시 고려하여, 자료를 조직하고 용어를 변경하였다 최종 변경사항은 "개성의 발달(Development of Personality)" 장에서 생략됐다. 일반적으로, 2장 개정본은 본 연구진의 부족한 표현력(expression)이 발전된 결과를 반영하였다.

개정 업무는 변경을 제안하는 검토이자, 이의를 제기하고 반박하는 대학생 및 대학원생, 실제 사례에 이론을 적용하고 설득력 있는 피드백을 제공한 의료진과 이론을 시험하기 위해 가설을 제시한 연구진의 지원을 받아 완성됐다. 콜로라도 주립대학교 덴버캠퍼스 소아병원의 연구진 뿐만 아니라, 본 연구진이 만나서 여러 차례 대화를 나눈 미국 직업치료 협회와 미국 직업치료 재단의 연구진에 특별한 감사를 전한다. 상술했다시피, 본 연구진의 가족이 보내준 지지와 격려에 감사한다.

초판 서문

*아동의 적응*은 1973년 콜로라도 직업치료협회(Colorado Occupational Therapy Association)가 후원하는 아동 발달 워크숍(developmental workshop)에서 등장한 개념이다. Mary Fiorentino, Pat Komich 뿐만 아니라 본 서의 저자 등이 참여한 교수단(faculty)은 아동재활 중 발달적 접근방법에 대한 아이디어를 공유했다. 아동 평가와 치료에 필요한 틀(framework)을 찾기 위한 필요성 외에 공통의 관심사를 확인한 후에, 상술한 저자들이 본 교과서를 글로 조리있게 제시하였다.

초판의 내용은 지난 6여년간 자체적으로 성장, 발전, 성숙 단계를 거쳤다. 자료를 찾는데 걸린 많은 시간과 공유한 기간 등 많은 "작성 노력(writing)"을 본 원고에 통합시켰다. 아동이야말로 본 연구진의 가장 큰 스승이었다. 아동의 행동이 해답을 찾고, 개념을 수정하고, 본 연구진의 신념을 바꾸기 위한 자극제 역할을 하기 때문이다.

본 서에 제시된 개념은 운동(movement) 발달에 대한 관점을 제공한다. 본 연구진은 아동이 어떻게 기능하는 것을 배우는지에 대한 의문을 해소하려고 시도했다.

본 서적에 제시된 개념들은 움직임의 발달과 관련한 관점을 제공합니다. 저희는 소아가 어떠한 과정을 통해 기능하도록 배우는지에 대한 질문에 답을 구하고자 했습니다. 본 서적에서 소아작업치료의 철학적 기반 및 개별화된 소아작업치료 프로그램을 설계하는 모델을 비롯하여 저희의 발달 이론을 제시하였습니다.

본 서적은 모든 아이처럼 엄청난 이해와 사랑을 받고 발전하였습니다. 저희는 본 서적에 "부모 역할"을 해주신 여러분께 특별히 감사의 말을 전합니다. "소아의 적응"은 루 샤논(Lou Shannon), 진 길포일(Gene Gilfoyle), 숀 길포일(Sean Gilfoyle)의 이해, 도움, 지원, 인내, 격려, 희생이 없었더라면 실현되지 못하였을 것입니다.

저희가 내용을 구성하고 쓰는 작업을 했지만 많은 사람들이 그 원칙과 개념의 발전에 기여하였습니다. 저희와 같이 협업한 여러 치료사와 직원, 특히 덴버 소아병원의 작업치료사들과 물리치료사들께 감사하다는 말을 전하고 싶습니다. 이처럼 동료이자 친구 같은 분들이 저희에게 지식을 공유하고 격려가 되었습니다. 저희 워크숍에 참가했던 분들과 콜로라도 주립대학교의 작업치료 학생들이 경청, 질문, 피드백을 제공해 주었으며, 이는 저희가 성장하고 신념을 적응함에 있어 크게 기여하였습니다. 이러한 동료이자 친구인 분들 모두에게 감사합니다. 또한, 매기 존슨(Maggie Johnson)에게 창의적인 삽화를 제공해주신 것에 대해, 메리 피오렌티노(Mary Fiorentino)와 패트 코니치(Pat Kornich)에게 개념을 수립함에 있어 지적인 자극이 된 아이디어 교환과 도움을 주신 것에 대해, 윌마 웨스트(Wilma West)와 진 아이레스(Jean Ayres)에게 소아작업치료에 주요한 기여를 하고 아이디어 통합에 자극이 되고 기회를 주신 것에 대해 특별한 감사의 말을 전합니다.

하지만 무엇보다도 저희는 아이들과 교사들, 특히 본 서적에 실린 아이들에게 감사의 말을 전하고 싶습니다.

아론(Aron)
브래드(Brad)
신디(Cindy)
데이비드(David)
에밀리(Emily)
에릭(Eric)
그랜트(Grant)
헤더(Heather)
제프(Jeff)
크리스(Kris)
크리스틴(Kristen)
크리스와 그랜트(Kris and Grant)
로라(Laura)
메그(Meg)
마이클(Michael)
마이크와 팀(Mike and Tim)

그리고 물론 숀(Sean)에게도요

역자서문
Translator Preface

국내 작업치료의 역사는 어느덧 60년을 바라보고 있고 재활의 발전은 눈부시다고 생각한다. 하지만 아직까지도 '아동' 작업치료에 대한 전문서적은 미미한 실정이며 특히 아동의 발달에 따라 작업적 적응은 매우 중요하다. 아동이 올바른 발달과 함께 성숙이 되기 위해서는 작업적 적응, 환경적 요구에 대한 적응은 필수적이며 이것을 통하여 사회의 일원으로 작업 수행을 하며 사회문화의 한 일원으로 더불어 살아가게 된다.

본 서의 "아동의 적응"은 아동 재활에 있어 발달 접근법을 제시하며 아동의 평가와 치료에 있어 이론적 틀을 제공한다. 아동의 움직임의 발달과 관련한 관점, 명시적 학습, 목표, 자율 학습 질문, 핵심 포인트 등이 포함되어 작업치료 임상가들 뿐만 아니라 학생 교과서로도 효과적으로 사용할 수 있을 것이다.

"Children adapt", *"아동의 적응"*으로 원문의 제목과 동일하게 출간되는 본 서에서는 아동들의 모든 것을 상세히 다루고, 이해가 쉽도록 구성되어 있기에 교수님, 전공 학생 및 임상가에게 유익한 교재로 사용될 것이라 생각한다. 책이 완성되도록 수고해 주신 모든 교수님들과 임상전문가들께 감사드리고 항상 좋은 책을 출간하도록 도와주시는 영문출판사 박병조 사장님과 출판사 직원들에게 머리숙여 감사드린다.

역자대표 양영애

머리말
Foreword

작업적 적응은 생산적 성과에 대한 환경적 요구에 대한 인간의 기능적 조정이다. *아동의 적응*은 특별히 아동들의 환경적 요구에 대한 적응에 초점을 맞추고 있다. 적응과 적응적 수행은 중추신경계의 완전함 및 필요요건과 이를 충족시키려는 시도로 도출된 환경의 인간 및 비인간 물체와 개인의 상호작용에 의해 촉진된다. 발달의 감각, 운동, 심리적, 사회적, 인지적 영역에서 작업 수행 요소는 자기 관리, 일, 교육, 놀이 및 여가 분야에서 작업 수행에 대한 역량 달성을 지원한다. 작업 수행은 사회 문화의 한 부분으로 필요한 역할 행동의 요소로 구성된다.

시공간 적응 이론은 자기 관리, 직업, 교육 및 놀이/레저 작업에 필요한 수행 기술 개발을 위한 적응 과정을 설명하는 인간의 기능 및 개념 범주의 감각운동적 요소에 관한 일련의 상호 관련 개념을 말한다. 작업은 시공간적 문제가 장애를 야기할 때 발달을 위한 "도구"이고, 성장 과정에서 발달 과정이 중단없이 이루어질 때 "종료"라고 생각되고 기술된다.

시공간 적응 이론의 기본 전제는 *아동의 적응* 두 번째 판에서 확장되어 작업 치료 분야에서 이론 발달의 맥락에 놓이게 되었다. 이러한 전제에는 다음이 포함된다:

1. 발달은 신경계 성숙의 기능이다.
2. 적응은 환경에서의 목적의식이 있는 이벤트와 함께 주의의 깊이와 적극적인 참여에 따라 달라진다.
3. 목적의식이 있는 이벤트(활동과 행동)는 성숙도를 높이기 위한 경험을 제공하는 것으로 인식된다.
4. 높은 수준의 반응은 원시적, 전이적 및 성숙한 발달 단계를 통해 적응 나선형으로 낮은 수준의 기능과의 통합으로 인한 것으로 생각된다.
5. 환경적 경험은 시공간 스트레스 상황을 나타낼 수 있다. 그리고
6. 시공간적 문제는 적응 과정에 지장을 주어 기능 장애를 일으킬 수 있다.

이론이 역동적이고 상호작용적인 것으로 발전하는 것에 더 중점을 두고 있는 반면,

실제 적용의 실제적인 측면들이 기술되어 있다. 평가 과정에 대한 토론에서 *아동의 적응*은 현재 및 과거 정보를 수집 및 검토하고 가족 구성원과 아동환자와 관계된 타인을 인터뷰하고 상담 할 필요성이 강조되고, 표준화된 평가절차와 비표준화된 평가절차를 수집하여 기능적응을 촉진하고 기능적응을 촉진하기 위한 치료 절차를 수행하기 위한 데이터베이스를 구축할 필요성이 강조된다.

이론의 적용에 있어서의 치료/재활 과정도 역동적이며, 치료사, 의뢰인, 가족을 파트너쉽으로 둔다. 치료사는 환경의 구조와 클라이언트의 동기를 부여하고, 목적의식이 있는 경험을 촉진하며, 아동들이 환경에서 사회적 역할을 할 수 있는 능력을 성취할 수 있도록 하는 주요 목표를 가지고 적절한 행동을 지도할 필요가 있을 수 있다.

예방, 성능 수정, 교정조치, 보상 및 유지의 목표는 이론의 적용을 통해 달성할 수 있다. 치료사는 예상 스트레스 요소를 최소화하거나 제거할 수 있었다. 자기 체계(self-system)에서 변경사항을 용이하게 활용했다. 또한, 숙련도(skill level)를 시정하거나 개선할 수 있었다. 대체 활동(substitute action)을 가르치고, 보존을 위해, 후천적으로 습득한 특정 기능을 연습할 수 있었다.

인간개발과의 관련성에 대한 이해를 보다 명확하게 제시하며, 아동의 적응 2판은 시공적 적응 이론 발달을 더 복잡한 수준 즉, 직업치료의 철학적 기반과 실제 적용사례로 이끌고 나아갔다.

Lela A. Llorens 박사, 직업치료사(OTR) 겸 직업치료 실무자(FAOTA)
교수, 의장, 대학원 코디네이터
직업치료학과
산호세 주립대학교
캘리포니아주 산호세

제 1 장

이론 구성
Theory Construction

목표 Objectives

독자는:

1. **이론**, **모델**, **기준틀**을 정의할 수 있을 것;
2. 이론의 요소들과 목적을 작성할 수 있을 것;
3. 이론, 모델, 기준틀을 작성하고 비교할 수 있을 것;
4. 직업 모델의 특징들을 기술할 수 있을 것;
5. **기초이론**을 정의하고 이에 대한 요소들을 작성할 수 있을 것;
6. 이론과 기준틀과 함께 직업 모델의 연관성을 나타낼 수 있을 것;
7. 시공적인 적응 이론을 위한 과학적인 증거를 제공하는 문헌에서의 요지를 논의할 수 있을 것;

도입부 Introduction

아동의 적응은 작업요법의 이론 기반 실행을 위한 접근을 소개한다: (1) 연습 작업에 이론 구성의 지식을 넓히기 위해 포함된 이론의 기초 요소들과 발전된 이론; (2) 정상 및 비정상 감각운동 발달의 이해를 설명하기 위한 이론; (3) 이론과 실행 간의 관계.

이론의 영역은 환경적 이벤트와 함께 움직임의 교환적 과정을 통해 아동들에 발달적 및 목적이 있는 행동의 적응을 위한 감각운동 기초를 포함한다. 발달적 및 목적이 있는 아동의 감각운동 적응은 행동의 심리사회적인 측면에서 영향을 받고 영향을 주기도 한다. 발달의 심리사회적 측면은 적응 과정에서 핵심적이다. 하지만, 본 서에 제시된 이론은 아동 발달의 감각운동적 측면에 초점을 맞췄다.

본 서에 제시된 이론은 아동이 작업수행기술(performance skill)의 발달에 따라 환경 사건의 구성요소를 어떻게 조정하는지를 설명한다. 적응과정에 대한 의료진의 이해는 특별한 니즈를 지닌 아동에 대한 프로그램 기획과 평가에 필요한 치료상 추론(therapeutic reasoning)의 근거를 제공한다. 이론에 대한 분석 결과는 그 다음 장에 제시했다. 이론과 치료 현장에서 사용을 완벽하게 이해할 수 있도록, 본 장에서는 이론 구성(theory construction)에 대한 개요를 제시했다. 다음 장에서부터는 본 장으로 돌아가 이론의 일부가 어떻게 전체를 구성하는지를 확인하는 게 도움이 될 수 있다.

Robert Dubin에 따르면, 이론가는 세계의 일부를 관찰하여, 경험을 체계적으로 조직한다. Dubin은 이론가는 질서 개념(idea of order)을 중점적으로 생각한다고 설명했다. 그에 따라, 이론의 중점(loucs)은 인간 정신이다. 질서를 제시하고자 하는 본 연구진의 니즈와 아동이 숙련된 활동을 수행하도록 배우는 방법에 대한 이해가 있어야지만, 본 서에 제시된 대로 이론을 구성할 수 있다.

이론 개발은 이론의 사용에 따라 최적화돼야 한다. 또한, 시공적 적응 이론에 사용할 경우, 운동기술 습득을 개발하는 과정에 대한 이해를 제공한다. 발달과정에 대한 이해는 장애가 있는 아동의 발달에 대한 설명과 예측을 도울 수 있다. 아동이 운동기술을 학습하는 방법에 대한 이해는 아동의 감각운동적 행동을 변화시키도록 설계된 재활과정을 실시하려는 의료진의 추론 근거에 있어 필수적 기반 역할을 한다. 그러므로, 이론의 주된 사용처는 실제와의 관계에 있다. 이런 저런 이론들이 중요하게 사용되는 또 다른 상황은 지식의 적용과 창조를 위해 연구를 개발하고 비평하는 데 있어 역할이다. 연구 및 이론 분석을 통해, 재활 이론만의 고유한 특징과 적용사례를 밝히고, 설명할 수 있게 됐다.

이론의 정의 Theory Definition

대부분 저자와 이론가는 이론을 서로 상관관계에 있는 아이디어 또는 구성요소의 합으로 정의할 수 있다는 데 동의한다. 하지만, 치료 사례를 위한 기반을 형성하는 아이디어를 설명하는데 사용되는 이론에 대한 정의, 목적, 기초는 다양하다. 또한, 용어도 다양하다. (예시: **이론 모델**, **실제 모델**, **개념 모델**, **참고 틀**) 전문용어의 방향성(orientation)을 제시했으며, 이론이라는 용어를 시공적 적응 상황에서 사용하는 방법에 대한 포괄적 시각을 제공한다. 부록 1-A에는 이론수립에 대한 4가지 관점을 요약되어 있다.

Reynolds[2]에 따르면, 과학적 지식을 장려하기 위해 이론을 개발한다. 그는 과학적 지식은 설명과 묘사(description)를 위한 시스템으로, 충분한 근거를 포함한 경험론적 일반화를 통해 획득한 법칙의 합이다. 과학적 지식의 핵심 구성요소로서, 이론은 정의들의 합이다. Dance[3]에 따르면, 이론은 구성요소의 합이다. 반면에, Glaser[4]는 이론이 무언가를 설명하거나 예측하는 상호 연관된 아이디어로, 연구에 있어서 자료를 처리하는 전략이 된다고 설명했다. 각 저자들은 설명을 위한 질서를 제공하기 위해 현상에 대한 전체적인 관점을 제시하는 상호 연관된 아이디어, 가정, 구성요소로서 이론의 개념을 강조했다. 이론은 연구와 상호 연관되어 있고, 과학적 지식의 개발을 위해 미래의 연구 원천을 제공한다.

시공적 적응 이론은 인간 수행(human performance)의 감각운동적 구성요소와 관련된 상호 연관된 구성요소를 제공한다. 개념적 분류와 시공적 적응의 속성을 통해, 수행기술의 발전을 위해 시공적 환경 사건을 통합하는 상승과정(spiraling process)을 설명할 수 있다.

이론의 목적 Purpose of Theory

본 연구에서 이론의 목적에 대한 합의가 존재한다. Reynolds, Dance, Dubin, Glaser에 따르면, 이론은 현상에 대한 이해를 제공하고, 예측을 가능하게 만들고, 행동을 설명한다. Reynolds가 이론의 목적이 아이디어의 유효성이라고 주장한 반면에, Glaser는 연구의 방향을 지정하여 지식을 발전시키기 위해 이론이 개발되며, 행동에 대한 관점을 제공하며 실제 적용 사례에서 유용하다고 주장했다.

이론의 구성요소 Theory Components

Reynolds[2]에 따르면, 이론의 기반에는 아이디어 그 자체 뿐만 아니라, 명명법, 정의된 개념, 경험적 일반화와 이론 진술이 포함된다. Dubin[1]은 단위(unit)의 상호작용이 주의 기울여야 하는 대상이라는 점에서, 이론 구성요소를 “물체” 또는 (Dubin이 “단위”라고 표현하는) “변수”로 묘사했다. 또한, 이론은 지리적 환경, 한계, 명제, 경험적 표시 또는 가설을 정의하는 경계를 진술한다. Dance[3]는 이론의 특성(attribute)에는 설명된 사건의 발생과 범위, 희귀도(parsimony) (경제학적 개념 참고), 이론의 특징이 되는 가정과 관계, 그리고 고상함(표현의 간결성 참고)이 포함된다는 개념을 제시했다. 귀납적 추론을 통해 획득한 이론과 달리, Glaser[4]는 (그 자신이 "충분한 근거가 있다"고 이름을 붙인) 이론 수립에 대한 논의를 제기했다. 그에 따르면, 이론은 일반적인 비교분석 방법을 통해 획득한 자료에서 가장 잘 생성된다. 그러므로, 귀납적 추론을 통해 충분한 근거를 지닌 이론이 발전됐다. Glaser에 따르면, 이론의 (구성)요소로는 (1) 개념적 카테고리와 그 개념적 속성, 그리고 (2) 카테고리와 그 속성 사이의 가설 또는 일반화된 관계가 있다. 카테고리는 이론의 주요 개념 또는 구성요소로서 독립적으로 작용한다. 속성은 카테고리의 측면으로서 작용한다. 또한, 카테고리와 속성은 자료가 가리키는 개념이다.

비교분석 결과, 집단 사이 차이점과 유사성이 카테고리 뿐만 아니라 카테고리 사이 관계를 생성했다. Glaser에 따르면, 이론 구성의 기반으로서 가설은 "카테고리와 그 속성 사이에서 (실험이 아니라) 제시된 관계의 status이다." 가설은 행동의 기반으로 사용하는 믿음이므로, 연구 활동을 통해 증명된다.

비교분석 방법론을 통해, 시공적 적응이 발달된다. 환경 내에서 아동의 기능을 임상적 관찰하고, 시청각적 기록한 결과를 분석하여 초기 발달기(0~6세) 동안 차이점과 유사점을 밝혀냈다. 연구 논문의 자료 뿐만 아니라, 연구 결과 자료는 카테고리와 그 속성을 설명하는 기반으로서 작용한다. 또한, 장애조건을 지닌 아동의 기능 행동에 대한 분석결과를 병력이 없는 아동의 분석 결과와 비교했다. 시공적 적응을 충분한 근거가 있는 이론으로 제시했다. 그 다음 장에서는 이에 대한 설명을 제시할 것이며, 개념적 카테고리와 속성을 다루고, 이론과 실제 사례를 연관시킬 것이다.

이론 - 기준틀 - 모델 Theory-Frame of Reference-Model

이 책이 이론과 실행을 위한 관계에 중심을 두기 때문에 모델과 기준틀의 개념에 이론을 비교하는 것이 이해를 도울 것이다. 이러한 개념의 관계에 대한 설명은 이론의 실행 적용을 위해 독자를 돕게 된다.

여러 저자들은 **이론**이란 단어와 함께 **모델** 또는 **이론적 모델**을 사용한다. 모델은 철학적인 믿음 체계, 내용, 및 작업의 내부 구성을 말한다. Mosey[5]에 의하면, 직업모델에서는 훈련은 훈련 자체를 인지하고, 다른 사람과의 관계, 그리고 사회와 연결됨을 인지한다. Mosey는 작업 모델이 철학적인 추정, 윤리적인 코드, 이론적인 기반, 영향의 영역, 작업의 도구, 그리고 실행의 자연 및 원칙을 포함한다고 강조했다. 의학 모델, 교육 모델, 또는 작업요법모델과 같은 직업모델은 특정 직업 및 사회를 통해 이해되는 직업의 다양한 개념 및 한계를 정의한다. 직업모델은 전형적인 예로 설명될 수 있다. 이론들은 설명하기 위해 만들어지고, 직업모델의 자세한 측면의 순서를 제공하기 위해 만들어지고, 직업에 대한 규율의 발달을 지도하기 위해 만들어진다. 예를 들어, 작업요법모델은 사람의 작업적인 자연 속에 기반을 가졌다. 모델과 관련하여, 시공간적인 적응의 이론은 작업요법모델 내에 하나의 관점에 구체적이다. 시공간적 적응 이론은 아동에게 있는 감각운동 능력의 발달을 설명하고 발달적 및 목적이 있는 행동을 위한 움직임의 적응에 대해 논의한다.

이론이 모델에 직접적인 관계가 있듯이 기준틀은 연습에 적절한 또 하나의 개념이다. Mosey[5]는 기준틀에 대한 훌륭한 설명을 한다. 그녀는 틀을 연습과 모델을 연결하는 직업의 특정 관점을 설명하는 상관적 정의 세트로 설명한다. 예를 들어, 작업요법모델은 사람의 작업행동의 발달과 관련이 있다; 그러므로 발달적 기준틀은 사람의 발달적 행동과 관련된 영향의 영역에 적절하다. 그리하여, 시공간적 적응 이론은 작업요법에 실행의 이론을 연결하기 위해 하나의 발달적인 기준틀을 제공하지만, 또 다른 건강 및 교육 규율에 대한 실행에 적용될 수 있다.

직업모델 또는 패러다임은 일반적인 방향과 직업의 한계를 위한 통합을 규율로 제공한다; 기준틀은 실행의 특정 관점을 위해 지침을 제공하고, 이론은 행동을 예상하고 설명하는 상호적인 구성을 설명하며 또한 연구를 위한 전략을 제공한다. 사람의 직업은 자연 철학적인 추정 중심으로 조직되는 작업요법의 모델은 직업을 위한 통합적인 영향이다. 이론과 기준틀의 체계는 직업의 다양한 관점들을 입증하기 위해 필수적이다. 시공간적 적응은 작업요법에 적절한 하나의 이론이다. 우리의 이론은 과정의 이론과 과정 속에 이론으로 보며, 완성된 제품이 아닌 지속적으로 발달되는 독립체로 본다.

관련 연구 Related Research

아동의 적응에 제시된 이론의 기초를 독자에게 지향하기 위해 문헌에서 얻은 정보의 간단한 조사를 요약하였다. 이론에 가장 많은 영향을 준 과학적인 증거는 자궁 내, 성숙, 그리고 환경적인 요인들에 따라 요약되었다.

자궁 내 발달 요인 Intrauterine Developmental Factors

1. 초기 태아의 발달 중 움직임이 시작되며 태아의 반사 활동은 감각운동을 위한 토대다.
2. 감각운동은 토탈 패턴으로 발달하며 일반적에서 부분적, 두미방향, 근위에서 원위부로 발달된다.

3. 머리와 몸을 포함하는 일반적인 반응은 몸의 국한된 반응에 앞서 발달한다.
4. 일반적인 금단 반응은 추적 반응을 넘어 발달하고 우세하게 유지된다.
5. 신생아에게 외수용성 및 자기수용의 반사작용과 금단 반응이 가장 중요하다.
6. 특정 국한된 반응은 전체적인 반응 패턴의 이른 요소다.
7. 신생아는 패턴과 관련하여 시지각의 대충 된 유형을 가지고 있다.

성숙의 요인 Maturational Factors

1. 중추신경계는 체계적이고 기능적인 조직을 가지고 있으며 자발적 감각운동을 전담한다.
2. 중추신경계의 다른 수준들은 고립되어 기능하지 않는다. 신경계의 모든 부분이 다른 부위의 활동에 영향을 주고 영향을 받는다.
3. 성숙은 두미방향, 일반에서 부분, 그리고 중심부에서 말단 방향으로 진행된다.
4. 피질의 대부분은 태어났을 때 행동을 위한 통제로 기능하지 않는다.
5. 초기 신생아의 행동 패턴들은 피질 하부의 통제에 의해서라고 믿어진다.
6. 신경계의 성숙은 통합적이지 않다. 그러므로, 전체적으로 구성될 때까지 몸의 부위들에서 동시에 다양한 성숙 단계들이 발생한다.
7. 능력의 더 높은 피질 발달은 성숙 과정 동안에 척수분절 중심으로 지속된다.
8. 신경계의 피드백 메커니즘의 결과로 동작의 조화가 이루어진다.
9. 신경계 활동은 적응적이며 특정 부위에 의존을 하지 않는다. 그러므로, 신경활동의 특정 패턴은 신경계의 특정 기능에 속성되지 않을 수 있다.
10. 뇌는 감각활동 연결을 통해 움직임을 인지하고, 움직임의 패턴을 강화시키며, 활동이 사용되기 위한 목적을 예측할 수 있다.

환경적 요인 Environmental Factors

1. 발달은 조직화된 통합, 환경적 경험, 그리고 적응에 의존한다.
2. 지식과 활동 모두 제품 또는 개별적 환경처리의 과정으로 볼 수 있다.
3. 뇌신경적, 해부적 구조와 함께, 삶은 시작된다. 하지만, 이러한 구조만으로 기능하는 자아(functioning self)를 설명할 수 없다.
4. 출생 후 환경에 적응할 경우, 더 높은 기능이 나타난다. 그러므로 새로운 경험으로부터 피드백은 기존에 습득된 출생 전후 적응과정과 관련되어 있다.
5. 유아는 자신에게 요구하는 게 거의 없는 환경의 일부다. 하지만, 유아가 성숙

함에 따라 환경과 그들 주변 환경에 대한 요구를 늘려나간다.

6. 개인이 환경을 창조하기도, 환경에 의해 창조되기도 한다는 점 때문에, 자아와 환경 사이 상호작용의 발전이 있다.
7. 움직임이 부드러우면, 개인은 "너무 엄격하거나, 완벽하지는 않지만 충분히 좋은" 환경부분에 직면할 수 있다.
8. "충분히 좋은" 환경은 개발에 대한 개인의 니즈(needs)를 충족, 도전, 반박한다. 그러므로, 유기체는 환경으로부터 갈등하고 변화하는 메시지에 대처하기 위해 발전적 대화 또는 내적 대화를 제시한다.
9. 유아의 반사작용/반응은 환경과의 접촉 뒤에 변화 과정을 겪고, 후천적 행동으로 통합된다. 높은 수준의 행동도 더 오래된 원초적 유형이 바뀐 것에 불과하다.
10. 유아가 처리하는 행동은 적응 과정의 시작으로, 생애 동안 지속적으로 발생한다.
11. 움직임은 아동이 환경과 상호작용할 수 있는 수단을 제공한다.
12. 환경적 상호작용 동안, 아동은 목적적 움직임을 실시하여 자신의 공간에 대한 인지를 높이고, 환경을 조작하고, 환경 내에 있는 개인과 물체와 상호작용한다.
13. 감각운동적 활동은 물리적, 지적, 감정적, 사회적 구성요소의 발달 전개를 연결시키기 위한 통합 메커니즘으로서 중요하다.
14. 감각 피드백 메커니즘의 존재를 통해, 아동의 움직임은 자신의 점진적인 발달에 영향을 미친다. 왜냐하면, 아동이 도달할 수 있는 발달 성숙도에 따라, 점진적으로 더 복잡해진 감각운동적 운동이 보일수 있기 때문이다.
15. 환경의 시간적(시기적) 구성요소는 감각운동적 활동의 역학(dynamics)이 지닌 부수적 특징으로, 움직임의 생산(production)과 통제에서 타이밍은 숙련된 수행에 있어 핵심적이다.
16. 한번 자세 반응이 나타나면, 감각운동적 통제로 인해 구조화된 환경과 시간의 틀에서 단계적(graded)공간 반응이 필요하다.
17. 개인은 경험을 통해 문화적으로 형성되고 축적된 참고를 위한 공간 틀(spatial frame)을 지닌다.

핵심 요소 Key Points

1. 이론은 현상에 대한 이해를 설명, 예측, 제공하는 개념의 상호 연관된 합이다.
2. 이론은 과학 지식을 연구하고 확장시키기 위한 원천(source)이다.
3. 이론은 연구를 위한 전략을 설명, 예측, 제시하기 위한 사용에 최적화돼야 한다.
4. 재활 실제사례를 위한 틀(framework)과 행동에 대한 관점을 제공한다는 점에서, 이론은 실제 적용사례에서 유용하다.
5. 시공적 적응 이론은 수행기술 발달의 적응과정을 설명하는 개념적 분류와 인간의 기능(functioning)의 감각운동적 구성요소와 관련된 상호 연관된 구성요소의 합을 제공한다. 본 이론은 치료 매개체로서 작업의 사용과 자연과 연관된 향후 연구를 위한 원천(source)을 제공한다.
6. 장애가 있는 아동과 이전 병력이 없는 아동의 비교분석 자료에 기초하여, 시공적 적응 이론을 개발했다.
7. 충분한 근거를 확보한 이론은 개념 카테고리 및 카테고리의 속성을 제시하고, 실험을 위한 가설을 제시한다.
8. 모델은 직업의 철학적 가정을 설명하고, 윤리 강령, 관심 영역, 실행 도구, 실제 직업사례의 속성 및 원칙을 설명한다.
9. 참고 틀은 직업의 특정 측면을 설명하고, 직업 모델과 실제 사례를 연결한다.
10. 작업 치료 모델은 인간의 직업적 속성, 치료 매개체로서 직업의 사용, 직업행동의 발달에 기반을 둔다.
11. 연구 논문은 시공적 적응 이론의 개발 기초로 작용할 수 있는 과학 정보를 제공한다. 연구 논문에서 획득한 정보는 중추신경계의 계급적, 기능적 구조와 발달의 연속된 속성, 자아와 환경의 상호작용을 지지해주는 자궁(intrauterine), 성숙(maturational), 환경 요소로 분류할 수 있다.

자가 학습을 위한 지침 Self-study Guidelines

1. 이론을 정의하고, 이론의 목적을 논의하고, 구성요소를 설명한다.
2. 이론과 실제 사례의 관계란 무엇인가?
3. 전문가 모델의 속성을 나열하라.
4. 이론과 모델의 관계란 무엇인가?
5. 참고 틀(frame of reference)과 모델의 관계란 무엇인가?

6. 충분한 근거를 확보한 이론의 개발을 귀납적 추론 과정으로 왜 간주하는가?
7. 이론과 연구의 관계란 무엇인가?
8. 시공적 적응의 발달을 위해 배경을 제공하는 자궁(intrauterine), 성숙(maturational), 환경 요소를 요약하라.

✍ 참고문헌

1. Dubin R: Theory Building. (Rev Ed) New York, The Free Press, A Division of MacMillan Publishing Co., 1978.
2. Reynolds PD: A Primer in Theory Construction. Indianapolis, Bobbs-Merril Educational Publishing, Inc., 1982.
3. Dance FEX: Human Communication Theory. New York, Harper & Row Publishers Inc., 1982.
4. Glaser BG, Strauss AL: The Discovery of Grounded Theory. New York, Aldine Publishing Co., 1967.
5. Mosey AC: Occupational Therapy, Configuration of a Profession. New York, Raven Press, 1981.
6. Kielhofner G (Ed): A Model of Human Occupation: Theory and Application. Baltimore, Williams & Wilkins, 1985.
7. Smoll F: Developmental kinesiology: Toward a subdiscipline focusing on motor development. In Kelso J, Clark J (Eds): Development of Movement Control and Coordination. New York, John Wiley & Sons, 1982.
8. Holt K: Movement and child development. In Clinics in Developmental Medicine, No. 55. Philadelphia, J.B. Lippincott Co., 1975.
9. Ian E, Fisher D: Newborn stepping: An explanation for a "disappearing" reflex. Dev Psych 18(5):760-775, 1982.
10. Jacobs MJ: Development of normal motor behavior. Am J Phys Med 46:41-50, 1967.
11. Twitchell TE: Normal motor development. In The Child with Central Nervous System Deficit. Children's Bureau Publication, No. 432. U.S. Dept. of Health, Education and Welfare, Washington, D.C., U.S. Government Printing Office, 1965, pp 85-89.
12. Twitchell TE: Attitudinal reflexes. In The Child with Central Nervous System Deficit. Children's Bureau Publication, No. 432. U.S. Dept. of Health, Education and Welfare, Washington, D.C., U.S. Government Printing Office, 1965, pp 77-84.
13. Szumski AJ: Mechanisms underlying normal motor behavior. Am J Phys Med 46:52-86, 1967.
14. Jones B: The importance of memory traces of motor efferent discharges for learning skilled movements. Dev Med Child Neurol 16:620, 1974.
15. Munn WE: The Evolution and Growth of Human Behavior. Ed 2. Boston, Houghton Mifflin Co., 1965.
16. Bruner JS: Course of cognitive growth. Am Psychol 19:1-15, 1964.
17. Fantz, RL: Visual perception from birth as shown by pattern selectivity. In Whipple HE (Ed): New Issues in Infant Development. Ann NY Acad Sci 118:793-814, 1965.

18. Taylor E (Ed): Selected Writings of John Hughlings Jackson. London, Hodder and Stoughton, 1932, p 64.
19. McGraw MB: The Neuromuscular Maturation of the Human Infant. New York, Hafner, 1966.
20. Andre-Thomas: The neurological examination of the infant. Clinics in Developmental Medicine, No. 1. Philadelphia, J.B. Lippincott Co., 1964.
21. Bjeintema JD: A neurological study of newborn infants. Clinics in Developmental Medicine, No. 28. Philadelphia, J.B. Lippincott Co., 1968.
22. Buchwald JS: Exteroceptive reflexes and movement. Am J Phys Med 46:121-128, 1967.
23. Buchwald JS: General features of nervous system organization. Am J Phys Med 46:88-113, 1967.
24. Buchwald JS: Proprioceptive reflexes and posture. Am J Phys Med 46:104-113, 1967.
25. Eldred E: Peripheral receptors: Their excitation and relation to reflex patterns. Am J Phys Med 46:69-87, 1967.
26. Fisher E: Factors affecting motor learning. Am J Phys Med 46:511-516, 1967.
27. Newall K, Barclay C: Developing knowledge about action. In Kelso J, Clark J(Eds): The Development of Movement Control and Co-ordination. New York, John Wiley & Sons, 1982, pp 175-179.
28. Piaget J: The Grasp of Consciousness: Action and Concept in the Young Child. Cambridge, Massachusetts, Harvard University Press, 1976.
29. Piaget J: Success and Understanding. Cambridge, Massachusetts, Harvard University Press, 1978.
30. Flavel J: The Developmental Psychology of Jean Piaget. Princeton, Van Nostrand, 1963.
31. Daloz L: Effective Teaching and Monitoring. San Francisco, Jossup-Bass, 1986, p 1347.
32. Kegan R: The Evolving Self: Problem and Process in Human Development. Cambridge, Massachusetts, Harvard University Press, 1982.
33. Winnicott D: The Maturational Process and the Facilitating Environment. New York, International Universities Press, 1965.
34. Wade M: Timing behavior in children. In Kelso J, Clark J (Eds): The Development of Movement Control and Co-ordination. New York, John Wiley & Sons, 1982, pp 239-249.
35. Jones B: The development of intermodal co-ordination and motor control. In Kelso J, Clark J (Eds): The Development of Movement Control and Co-ordination. New York, John Wiley & Sons, 1982, pp 105-106.
36. Reed K: Models of Practice in Occupational Therapy. Baltimore, Williams & Wilkins, 1985, pp 175-177.

부록 1-A
이론수립에 대한 관심

이론 구성 (Reynolds)	아이디어	개념	설명	자격	진술
	1. 패러다임 2. 패러다임 변수 3. Kuhn 패러다임	1. 최초 또는 파생 용어에 의한 정의 2. 구체적 = 시간 또는 장소에 한정적	운영적(operational)–구체적 환경에서 개념의 존재를 결정한다.	1. 목표를 가리킨다. 2. 특성, 상황/상태를 가리킨다. – 명사/명목 – 서수 – 간격 – 비율	1. 2개 이상 개념의 관계 – 존재 – 상관적 – 연합된 – 인과의 2. 형식 – 법칙 "진실" – 출처가 모든 다른 격언과 독립된 격언 – 명제 아이디어 – 수집된 자료와 가설 비교 – 자료에 기반한 경험적 일반론 패턴

충분한 근거를 확보한 이론 (Glaser와 Strauss)	통찰력	개념 카테고리	개념 속성	가설	통합	비교 분석
	1. 경험 2. 다른 사람의 경험 3. 다른 이론	그 자체로 이론의 개념 요소로 존재할 수 있다.	카테고리의 측면 또는 요소	카테고리와 특성 사이 일반화된 관계	상황–패턴에 따라 개념을 일반화함	1. 의문(inquiry)의 실제–경험적 영역 2. 의문(inquiry)의 형식–개념 영역

부록 1-A(계속) 이론수립에 대한 관심

<table>
<tr><td>포괄하는 법 이론 (Dubin)</td><td>명령</td><td>개념
1. 단위–상호 작용하는 물체 또는 변수
– 열거적
– 연상적
– 상호 연관적
– 통계적
– 요약적</td><td>상호작용의 법칙
단위 사이 연결
– 카테고리적인
– 연속적인
– 결정적인
– 부정적–귀무가설</td><td>범위
이론에 적용되는 한계</td><td>시스템 상태
유닛이 다르게 상호작용하는 조건</td><td>명제
1. 명제: 단위 값
2. 가능한 최대로 구체적인 모델에 대한 사실 진술</td><td>경험적 표시:
단위 값을 측정하기 위해 필요한 작업</td><td>가설:
한 명제 속 각 단위에 경험적 표시가 사용되는 경험적 표시를 사용하는 한 단위 값에 대한 예측.</td></tr>
<tr><td>이론 (Mosey)</td><td colspan="3">개념
단어 또는 구–겉으로 보기에 차이가 나는 현상 사이의 유사성에 표시한다.
– 단순한–관찰할 수 있는
– 구체적인–추상적인
– 바뀔 수 있는–측정할 수 있는</td><td colspan="3">정의
1. 추상적–구체적인 사항을 고려하지 않음
2. 기능적–행동과 목적
3. 운영적–측정과 관련됨</td><td colspan="2">가정
2개 이상 개념 사이 관계
– 계급적
– 시간적
– 공간적
– 수량적
– 상호연관적</td></tr>
</table>

참고문헌

Dubin, R. *Theory building* (1978). New York: The Free Press.
Glaser, B., Strauss, A. (1967). *The discovery of grounded theory.* New York: Aldine Publishing Co.
Mosey, A. *Occupational therapy: Configuration of a profession* (1981). New York: Raven Press.
Reynolds, P. *A primer in theory construction* (1971). Indianapolis: The Bobbs-Merrill Co., Inc.

제 2 장

시공간적 적응의 이론

Theory of Spatiotemporal Adaptation

목표 Objectives

독자는:

1. 시공간적 적응을 기초이론으로 정의하고 설명할 수 있을 것;
2. 이론에 정확히 전문용어들을 정의할 수 있을 것;
3. 이론의 4개의 개념적 카테고리와 각 카테고리의 속성을 설명할 수 있을 것;
4. 시공간적 적응 이론과 함께 사용되는 연속체의 원칙들을 나타내고 논의할 수 있을 것;
5. 움직임과 환경을 수행기술의 획득에 달하는 관계의 체계로 논의할 수 있을 것;
6. '스트레스'를 적응의 긍정적인 요인과 중요한 발달 현상으로 설명할 수 있을 것;
7. '고통'을 발달을 위해 부정적인 요인으로 설명하고 기능장애에 고통의 영향을 관련시킬 수 있을 것.

도입부 Introduction

이론은 흔히 정보를 정리하고 현상을 설명하기 위한 시도에 임상 실험으로부터 발달된다. 시공간적 적응 이론은 적응 과정을 통해 아동에 목적이 있는 행동의 비상을 위한 감각 운동 기초를 설명한다. 시공간적 적응 이론은 정상적으로 기능하는 아동의 비교적 분석과 관찰에서 벗어났다. 장애가 있는 아동들은 정상적으로 기능하는 더 어린 아동들의 수행 패턴을 나타내는 운동패턴을 사용했다. 원시적 반사패턴과 원시적 움직임 순서에 의해, 아이들이 한 위치에서 다른 위치로 이동하려고 시도한 방식과 그들이 움직임에 적응하기 위해 선택한 접근법은 우리가 연대순으로 그리고 성숙하게 낮은 수준의 발달에서 보았던 적응형 패턴을 되풀이했습니다. 우리는 사진과 비디오 매체를 사용하여 더 자세한 분석을 위해 데이터를 수집하여 정상적인 아동을 더 자세히 관찰하기 시작했습니다. 우리는 아동들이 한 단계의 능력에서 다른 능력으로 어떻게 발전했는지를 결정하기 위해 아동의 과정을 관찰하는데 관심이 있었기 때문에 변화의 전조증상을 발견할 수 있었습니다. 우리는 기능장애 아동의 평가 및 치료에 대한 아이디어를 발견할 것으로 예상했으며 우리는 그렇게 했습니다.

일반적으로 정상적으로 기능하는 아동은 아동의 적응 능력과 환경 요구에 따라, 정상적인 수행 능력의 변화 정도를 보여주었습니다. 거의 항상, 발달 이정표나 과제를 완수하기 시작한 아동은 속도 변화 또는 중력에 대한 도전이 필요한 활동과 동시에 말하거나 생각하거나 다른 일을 동시에 하게 되거나 또는 무력 상태에 빠질 때마다 피로로 인해 능력을 잃을 것입니다. 공간과 물체에 적응하기 위해 가장 성숙한 수준의 성능을 사용하는 대신, 전환 과정에서 아동들은 이전에 획득한 패턴을 적용하여 적응시키는 경향이 있었습니다. 이러한 오래된 패턴은 보다 안정적이고 손재주가 적었지만, 아이들은 적어도 그들의 관점에서 목표를 성공적으로 달성하기 위해 적응할 수 있었습니다. 각 아동의 성과를 관찰한 결과, 더 성숙하고 가장 효율적인 운동 패턴이 사용되지 않았기 때문에 "질이 떨어진다."고 언급했습니다. 아동은 실제로 활동에 참여하기 전에 체중 이동 또는 유지 패턴의 변화를 통해 안정성을 추구함으로써 과정에 추가 단계를 추가하는 것처럼 보였습니다. 과도기 발달 단계 동안 이러한 아동들에게는 운동의 시작과 제어를 동시에 원활하게 조정함으로써 오는 효율성이 불가능했습니다. 과제 성취의 최종 결과가 같더라도 성취 방식은 미숙했습니다.

우리는 또한 아동의 중추 신경계 발달 상태와 시스템에 대한 환경 문제의 중요성 사이의 친밀한 관계에 깊은 인상을 받았습니다. 과도기 상황은 아이들이 과제를 달성하기 위해 훨씬 더 열심히 일해야 했기 때문에 스트레스를 많이 받았습니다. 움직임이 조정되지 않은 것처럼 보였고 실패가 종종 성공보다 앞서 있었습니다. 그러나 실제로 아이들은 도전에 긍정적으로 반응하고 과정에 참여하는 것을 즐겼고 성숙 과정의 일부로 상황을 사용했습니다. 적응력을 넘어선 것으로 보이는 활동들을 시도함으로써, 아동들은 이전 행동에서 새로운 도전의 요구 사항에 구성 요소를 관련시키는 것처럼 보였고, 새로운 활동에 필요한 구성 요소를 차별화하고 보다 성숙한 접근법을 개발하도록 적응시켰습니다. 이러한 적응 과정을 통해 아이들은 도전적인 상황을 이용하고 더 어려운 과제에 필요한 운동 패턴의 경쟁력을 갖추기 위해 이미 개발된 능력을 "소집" 함으로써 적응했다.

그 상호작용은 아이들과 그들의 환경 사이의 전환 과정이었다. 우리는 이 적응 과정을, 더 원시적이고 더 성숙한 기능 사이에서 움직이는, 새로운 패턴과 오래된 행동 패턴을 바꾸기 위한 새로운 패턴을 얻기 위해 오래된 패턴을 사용하는 아이 사이에서 기능하는 나선형 연속체로 시각화했다.

그러나 일반적으로 도전이나 스트레스가 많은 상황은 장애를 가진 아이들에게 다른 종류의 문제를 나타나게 한다. 가장 뚜렷하게 나타나는 것은, 이 아이들은 그들의 발달을 향상시키기 위해 일반적인 스트레스를 받는 상황을 이용할 수 없었다는 점이다. 중추신경계 장애로 발달에 지연이 있는 아이들은 주변 환경의 도전을 이용하여 새로운 움직임 패턴을 만들어 낼 수 없었으며, 대신 새로운 상황에서도 원시적인 패턴을 계속 사용하였다. 일부 아이들에게 이러한 비정상적인 움직임 패턴은 결국 세상에 적응하는 방법이 되었다.

이러한 관찰을 통해 우리는 기능적인 장애를 가진 어린이들에 대한 평가와 치료 가능성을 보았다. 아이들의 감각 정보 또는 운동 기능을 제어하는 치료 접근법을 이용할 수 있긴 하지만, 우리는 나선 적응의 개념을 포함하여 통합함으로써, 임상의사가 사용 가능한 치료 접근법으로 확장이 가능하고, 설명 및 향상시킬 수 있다. 상황의 자세 또는 공간적 요구의 변화 또는 활동의 움직임이나 시간적 고려의 변화 또는 둘 다와 같은 적응 개념의 적용은 우리가 치료적으로 통제된 감각과 운동 중재에서 나오는 촉진과 더 높은 수준의 적응 수행을 요구하는 상황들을 함께 연결할 수 있다는 것을 의미한다. 감각 운동적인 중재 방법을 선택된 상황과 연계시켜 공간적 요구를 제어한 결과는 원래 문제의 한계 내에서 아이가 기능하는 질과 성숙도가 모두 증가한다.

이론 설명 Explanation of Theory

시공간적응이론은 아이들이 공간과 시간의 환경에 적응하기 위해 움직임 패턴을 개발하면서 감각운동 기술을 습득할 것을 제안한다. 적응은 본질적으로 선천적이고 유전적으로 결정된 행동에서 나오는 발달 순서와 목표를 달성하려는 아이의 목적과 관련된 발달적이고 목적적인 활동 순서를 통해 일어난다. 발달과 목적의 순서 둘 다 움직임을 만들기 위해 신경근육 기능을 사용한다. 발달 단계는 자동 반응의 성숙이 나타나며, 통제된 움직임의 패턴이 끝이 나고, 주로 공간 이동을 위해 뻗기 및 잡기 발달이 사용된다. 목적이 있는 단계는 의도된 새로운 경험에 적응함으로써 움직임의 발달 패턴을 이용한다. 기본 기능이 점점 더 복잡해지는 발달 또는 목적이 있는 활동에 적응함에 따라 더 높은 수준의 기능이 나타난다.

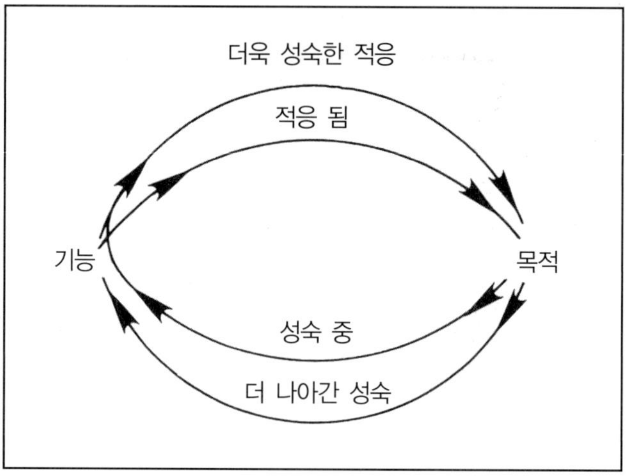

그림 2-1: 연속체 목적을 가진 기능

이전에 획득한 움직임과 새로운 환경적 도전 요건의 통합은 진행 중인 나선형 과정이다. 나선형 적응은 이전 경험으로 이전에 획득한 (구)패턴과 새롭게 획득한 (새로운)패턴의 연관성/분화를 강조하는데, 이는 사람과 환경 내에 존재하는 움직임을 위한 목적과 사람 고유의 움직임 기능 사이의 트랙젝션 프로세스이다. 기능 대 목적 및 기능 연속체(그림 2-1)는 환경 상호작용의 결과로서 보다 원시적인 획득 작용에서 발생하는 보다 복잡한 움직임 순서로 적응의 나선형 과정의 기초를 형성한다.

환경은 아이들이 주변의 요구에 적응함에 따라 신체 구조의 기능적 변화를 위한 자극의 원천을 제공한다. 환경적 도전은 공간적 스트레스 상황을 제시하는데, 이것은 아이들이 새롭거나 더 복잡한 사건에 가장 높은 수준의 움직임을 적응시킬 수 없는 것으로 특징지어지는 일시적인 상황이다. 스트레스 상황에서는, 낮은 수준의 기능이 적응하기 위해 요구된다. 따라서, 아이들은 특정한 환경적 도전을 성공적으로 충족시키기 위해 낮은 수준의 기능을 새로운 경험의 목적에 연결시킴으로써 이러한 스트레스를 받는 상황을 해결한다. 하지만, 공간적 스트레스에 대한 아이의 반응은 단지 즉각적인 상황의 해결과 관련이 있는 것이 아니다. 중추신경계가 성숙함에 따라 환경의 도전과 함께, 더 높은 수준의 기능이 성숙해지고 연합-분화 과정을 통해 새로운 경험에 적응한다.

"상기시키기"를 위한 아동들의 자연적 현상은 최근에 스트레스에 적응할 수 있는 패턴을 획득했다. 이는 장애 또는 기능장애를 가진 아동에게 당연하다. 시공간적 적응이론은 기능장애를 가진 아동들이 스트레스를 사용하지 못하고 발달의 높은 수준에 이동할 수 없음을 제시한다. 낮은 수준 기능의 사용의 지속을 통해 특징화된 하나의 부적응이고 새로운 것을 헌 것과 그리고 헌 것을 새로운 것과 연합-분화하지 못하는 무능력이다.

시공간적 적응은 이전에 기초이론과 가장 밀접한 관계로 설명되었다. 기초 이론 틀을 사용하여, 개념적 카테고리와 속성들이 논의되고 설명된다. 4개의 카테고리로 나눴다:

(1) 움직임, (2) 환경, (3) 적응, 그리고 (4) 상승하는 연속체. 각 카테고리가 독립적이지만, 이론의 역동성은 카테고리 내에 상호작용으로 비롯된다.

움직임 Movement

신생아의 움직임은 변화하는 환경에 적응할 수 있는 첫 번째 가능성이며 더욱 효과적, 효율적, 그리고 성숙한 활동 패턴을 위한 초기의 움직임을 바꿀 수 있는 가능성이다. 초기 출생 후의 생명에서 움직임은 유전적으로 프로그램된 행동 패턴을 통한 중추신경계의 모든 단계 내에서 개시된다. 이러한 유전적 패턴은 아이에게 의식하는 노력없이 의미 있는 목적을 얻을 수 있도록 한다 — 예. 실질적 운동 패턴을 생각하지 않고 패턴을 기억하기 위해 내층 에너지를 사용하지 않는 것. 꼿꼿한 자세와 보행운동을 수행하는 것은 유전적으로 프로그램된 발달 시퀀스의 개념에 중심이 된다. 목적 중심 운동을 위해 아이는 의미 있는 방법으로 환경과 교류할 수 있다. 상호작용을 통해 아이는 경험적 배움을 통해 유전적 가능성에 점차 적응할 수 있다. 일반적 움직임은 반복적 또는 지속적으로 변화하는 적응 과정으로 볼 수 있다.

움직임은 개시되는 순간 특정 목적에 적응된다. 적응 과정을 통해 움직임 전략의 래퍼토리가 구성되어 움직임의 목적이 공간 및 시간적 중심으로 움직임의 방향을 조정하기 시작한다. 아이의 발달과 작은 물건을 잡는 것은 목적이 있는 시퀀스의 발생의 예다. Moore는 신경계의 유전적 및 목적적인 가능성을 논의했고, 이러한 개념들은 차후의 장들에서 설명될 것이다.

움직임은 아이를 환경에 변화하는 관계에 놓고 상호작용을 위해 다양한 경험을 제공한다. 이는 주위의 상호작용과 인식, 공간에서의 사진, 공간에서의 사람, 물건과 물건의 관계, 공간에서의 물건의 움직임, 그리고 물건이동에 대한 효과를 포함한다. 아이가 움직임에 능숙함을 얻으면서 목적적 움직임은 인지적 및 사회적 발달을 지지한다. 움직임은 감각운동 적응과 심리사회적 발달을 연결시킨다. 인지적 및 사회적 발달의 목적을 가진 움직임의 적응은 시스템에 감각운동의 적응적 과정의 통합을 촉진한다. 움직임은 기초적으로 아이에게 인지적 및 사회적 상황을 위한 힘을 제공한다. 결국 환경적 상황들은 어려운 생각과 행동을 지지하기 위한 자동적 움직임을 위한 도전을 제공한다.

본 이론에서 **움직임의 속성은 구성**, **기능**, 그리고 **목적이다**. 구성과 기능은 환경에 적응하기 위해 사용되는 육체적 과정이다. 목적은 움직임을 실행하고 적응하기 위한 동기부여를 제공한다. 구성들은 뼈, 관절, 근육, 그리고 신경의 메커니즘을 포함한다. 구성은 출생에 나타나며, 체계가 성숙되면서 그리고 구성의 발달과 관련된 기능적 능력에 따라 바뀔 수 있다. 기능은 구성에서 어떤 기능 또는 움직임이 가능한지에 대한 구성에 고유하다. 예를 들어, 뼈와 관절은 특정 방향으로 움직임을 허용한다. 구성으로서 근육은 뼈/관절 한계 내에서 몸에 부위를 움직인다. 하지만, 움직임이 사용되는 방법들은 보통 근육 구성 내에 존재하는 기능에서 이루어진다. 예를 들어, 여러 근육은 더 짧기 때문에 자세의 컨트롤에 안정적인 힘으로 발달할 수 있다. 다른 근육은 길고, 얇고, 빠른 상호성 행동을 위해 디자인되었기 때문에 의지에 관한 움직임을 위해 동원되는 기능으로 발달할 수 있다. 신경 또는 신경의 메커니즘은 정보를 전달하고 체계와 환경 내에 신경근 기능을 연결시키는 네트워크를 만든다. 신경의 위치, 사이즈, 그리고 수초형성은 경로의 전도속도를 결정한다(정보를 전달하는 방법, 정보가 전달되는 유형). 신경근-골격 기능이 구성 내에 존재하는 가능성을 통해 결정되지만, 이는 환경에서의 자극과 유전적 가능성을 통해 촉진된다. 기능의 발달은 구성 자체에서 변화를 촉진한다. 근육 섬유, 수초화. 기능은 처음에 시작되면서 발달되며 유전적으로 프로그래밍된 발달 순서에 맞게 조정된다.

목적은 움직임의 방향을 제공하며, 움직임의 목표로서 어떤 목적을 달성하기 위한 프로그래밍되는 방식이 중요하다. 목적은 어떤 것을 가지고 할 수 있고 그 결과를 얻기 위한 특정한 결과를 확인하는 것이다. 반면에 기능은 발달하는 아이의 부분에 대한 의식적 의도를 내포하지 않고 구조와의 내재적 관계를 기술하는 반면에, 목적은 아이의 부분에 대한 억제되지 않지만 의도적인 행동이라고 설명할 수 있다. 의도성은 아이에게 행동을 의미있게 만들고 구조와 기능의 변화를 가져온다. 목적은 자연과 수가 무궁무진하다.

각 목적은 특정 목적에 사용할 수 있는 기본 움직임 패턴의 특정 변화를 요구한다. 즉, 구슬, 쐐기 또는 연필을 집는 것은 기본 잡기 패턴의 유사하지만 약간 다른 변화를 필요로 한다. 개발 중에 기능이 결합되어 새롭고 일반적으로 보다 복잡한 움직임 패턴을 형성하여 환경에 대한 목적의 대응을 위한 도전에 대처한다. 기능이 목적에 맞게 적응함에 따라 기능과 구조가 성숙하게 된다. 불연속적이고 효율적이며 조정된 움직임의 형태로 보다 성숙된 적응이 나타나고, 그 결과 더 도전적인 의도를 추구할 수 있다. 기능은 복잡한 움직임의 자동 패턴이 개발되고 특정 움직임의 목적이 나타날 때마다 사용할 수 있도록 프로그래밍된다. 기능 대 목적 연속체(Function-to-Purpose Continuum)는 아동 내부에 내재된 움직임의 기능과 아이와 환경 내에 존재하는 움직임의 목적 사이의 거래 과정이다.

기능 대 목적 연속체(Function-to-Purpose Continuum)는 아동 내부에 내재된 움직임의 기능과 아동과 환경 내에 존재하는 움직임의 목적 사이의 거래 과정이다. 움직임의 기능과 움직임의 목적 사이의 관계는 아동이 움직이고 적응된 움직임을 하는데 아동의 동기에 의해 영향을 받는다. 내재적 동기는 특히 유전적으로 프로그램된 개발 순서의 출현을 통한 움직임의 발달에 영향을 미친다. 본질적인 동기와 외적인 동기는 둘다 환경적으로 프로그램된 의도적인 움직임의 순서에 영향을 미친다. White[3] 사람에 따르면, 사람들은 환경을 탐구하고 정복하고 싶은 타고난 충동을 가지고 있는데, 이 충동을 '효과적 동기'라고 불렀다. 효과적 동기는 사람들이 행동의 가치를 위해 수행한다는 것을 강조하는 두 용어 모두 본질적인 동기에 비유될 수 있다. 본질적인 동기는 환경과의 유능한 상호작용을 유도하는 탐구적이고 실험적인 태도를 강화한다.[4] 데키(Deci)와 포락(Porac)[5]은 내적 동기가 행동 완료 자체를 목표로 하는 반면 외적 동기는 행동 완료에 대한 외부 보상을 지향한다는 점에 주목했다. 본문에서의 이론은 목적 적합한 순서를 가진 참여가 본질적으로나 외적으로 동기부여가 된다는 것을 제안한다. 세계를 탐구하고 정복하려는 의도 및 본질적인 동기는 운동의 목적성과 자연적으로 발달한 목적적 배열의 공통적인 특징의 일차적인 요소들이다. 움직임의 발달적이고 목적적인 특성은 수정이나 변화를 위한 자기계통의 동기를 부여한다.

환경 Environment

움직임은 독립적으로 발생하는 자기 억제 과정(self-contained)이 아니다. 움직임, 특히 인간이 움직이는 방법의 발달은 환경의 속성, 그리고 환경과 우리 인간의 상호작용과 크게 관련되어 있다. 움직임과 환경은 관계의 시스템(system)이라고 비유할 수 있다. 한 개인의 움직임이 부드러울 때, 그 또는 그녀는 "너무 엄격하거나, 너무 완벽하지 않고 충분히 좋은"[6] 환경에 직면한다. Winnicott[7]에 따르면, "충분히 좋은" 환경은 한 사람이 성장 및 발달할 필요성을 충족하고, 도전한다. 변화하는 환경에서 자극을 맞이하여 이에 적응하기 위한 발달적 대화 또는 내적 대화가 존재한다. 개인들이 환경을 만들 뿐만 아니라 환경에 의해 만들어 진다는 점 때문에, 한 사람의 움직임은 자기 환경 상호작용의 결과 및 과정이다. Winnicott은 인간의 환경이 용이하게 만들어주는 상황(facilitating environment)이라고 주장했다. "환경이 성숙 과정의 꾸준한 증가를 가능하게 만들지만… 환경만으로 아동이 만들어지지 않는다. 기껏해야, 환경은 아동이 가능성을 구체화하는 과정이다." 움직임과 환경은 적응과 통합을 높이는 관계의 시스템으로 작용하는 하나의 전체로 간주한다. 시스템 내에서, 움직임은 아동이 경험할 수 있는 힘(power)이고, 환경은 경험할 수 있는 동기(motivation)고, 적응은 그 과정을 제공한다.

시공적 적응이론에서 참고로 사용될 때처럼, **환경**이라는 카테고리는 모든 것을 포함합니다. 환경은 완전한 상황 또는 환경, 즉 사회환경(milieu)이다. 사회환경에는 자아, 타인, 물체, 지구, 공간 그리고 공간 내에서 관계가 포함된다. 환경은 개인이 상호작용하는 모든 것이라 할 수 있다.

환경과 상호작용은 시공간 차원에서 발생한다. 시공적 적응 이론에서 사용되는 것처럼, **시공**은 **환경** 카테고리의 속성이다. 공간(또는 공간적)은 개인을 둘러싼 영역(여기에는 신체를 지지해주는 표면이 포함), 신체를 둘러싼 중력적 또는 3차원적 공간, 그 영역 내에서 신체, 타인 또는 물체가 점유하는 공간을 의미한다. 공간 차원은 한 사람이 존재하고 활동하는 환경을 포함한다. 시간 즉, 적응의 시간적 측면은 한 사람의 행동, 신체 움직임 또는 영역 내에 있는 타인 또는 물체의 움직임의 지속, 규정, 기억, 순서로 정의한다. 시간적 측면은 정지 또는 움직이는 물체와 관련된 행동의 계획과 선언(professing)을 포함한다.

시공적 (사회)환경의 맥락에서, 환경은 4가지 주요 기능을 지닌다. 유아를 침대에 두고 몸을 지탱하는 **정지 기능**(holding function), 자극, 각성, 의도, 움직임 동기의 출처를 제공하는 **도움 기능**(facilitating function), 아동이 더 높은 수준의 자아 가능성에 도달하도록 돕는 **도전 기능**(challenge function), 자아와 환경 사이 상호작용을 높이는 **상호작용 기능**(interactive function). 한 사람의 환경이 지닌 가치는 상술한 4가지 기능의 역동적 통합과 균형 과정이다. 환경기능을 통해, 개인은 시공적 인식과 환경의 시공적 구성요소를 인지하고 그에 따라 행동할 수 있는 능력을 습득하고, 사회적 상호작용 규칙을 학습하고, 누군가의 환경과 성공적으로 상호작용하는 행동 유연성 또는 적응가능성을 개발한다. 환경과의 상호작용(transaction)은 시공적 방향성으로 이어진다.

인간은 삶의 경험에 대한 시공적 방향성을 습득하는 능력이 특출나다. 시공적 방향은 한 사람이 공간 내에서 자신의 상황을 인지하고 해석하고, 특정 시기에 그 상황에 적응하는 방법이다.[8] 그 자체로 과거, 현재, 미래와 연관시키는 시공적 방향(성) 때문에, 각 개인이 자신의 신체와 공간, 휴식, 움직임 속 위치를 운동감각적으로 인식하거나 명확하게 사진처럼 남길 수 있어야 한다.[9] 또한, 시공적 방향 때문에, 개인은 환경 내에 있는 물체의 공간적 위치에 접근하고, 물체와 자신의 공간적 위치를 연관시킬 수 있어야 한다.[10]

연구 논문들은 공간과 시간 적응에 대하여 여러 번 다뤘다.[8–11] 공간 또는 시간과 관련된 연구 결과와 이론을 적용한 결과, 환경의 시공간적 요소가 기술을 습득하는 발달 과정에서 분리될 수 없다는 사실이 드러났다.

시간은 **시공간적 환경 추정**으로 융화될 수 있다.

1. 모든 사람은 환경적 경험에 특유한 시공간적 성향을 가지고 있다.
2. 환경에 시공간적 성향은 태아에서 시작되며 움직임과 환경 간에 상호작용을 통해 발달된다.
3. 공간과 시간의 성향 및 조직은 개인의 심리사회적 및 감각운동 구성으로 영향을 받으며 이는 사람의 문화적 및 사회적 역할을 포함한다.
4. 사람이 시간과 공간을 사용하는 것은 환경의 기능을 하고, 실행하고, 도전하고, 상호작용하는 제품과 같다.
5. 환경적 이벤트의 시간공간적 특징들은 적응을 위한 중요한 요인들이며 목적적 행동 및 목표지향적 이벤트가 된다.

관계의 움직임-환경 시스템을 통해 자신의 특유성은 아이와 환경 간에 특정 상호작용으로부터 발달한다; 하지만, 상호작용 과정에서 여러 공통성이 있으며 인간 발달(적응 포함)을 특징화 한다.

적응 Adaptation

적응은 아이의 움직임과 행동의 래퍼토리를 확장하는 동적 과정이다. 적응을 통해 더욱 어려운 움직임이 발달되고 이는 아이에게 환경적 상호작용을 확장하는 능력을 제공한다. 증가된 움직임은 환경 내에서 움직일 수 있는 능숙함을 제공한다. 적응은 주어진 공간과 시간 내에서 기능할 수 있는 육체적 과정을 조정하는 행동으로 정의된다. Kegan[10]이 주장했듯이 적응은 코핑 프로세스가 아니고 몸을 조정하는 과정도 아니다. 하지만, 적응은 환경에 자신을 관련시키고 조직하는 활동적 과정이다. Kegan은 자신과 환경의 관계가 지속되는 활동 적응 과정을 통해 조직된다고 믿었다.

카테고리로 **적응**은 3가지 속성을 가지고 있다: **감각운동-감각 과정**, 발달적 자연, 그리고 **목적적 자연**. 각 속성들은 본 섹션에서 설명되고 추가적인 설명은 추후 장들에서 설명된다.

감각운동-감각 과정은 동화, 편의성, 연관, 그리고 차별성을 포함한다. **동화**는 시스템 내에서 또는 외부에서 정부를 받는 과정이다. 설명하기 위해서, 공은 한 사람에게 다가오고 손은 주머니에 있는 것처럼 느껴진다. 감각 정보는 시스템에 동화된다. 자신-시스템을 통해 정보를 받을 때 개인은 자세를 조정하고 공을 잡기 위해 손의 위치를 바꿀 것이다. 자극에 반응하기 위해 몸을 조절하는 과정을 **편의성**이라 한다. 세 번째인 **연관**은 경험을 한 운동 행동과 감각정보를 연관시키는 과정이다. 예를 들어, 움직이는 공의 시각적 자극은 몸의 편의성과 연관되어 있고, 공을 잡는 현재 행동은 공을 잡는 과거의 경험과 연관되어 있다. **차별성**은 주어진 상황에 특정 행동의 필수적인 요인들을 구별하는 과정이다.

적응의 연관과 차별성은 자기체계에 통합되고 다양한 환경 상호작용을 위해 사용될 수 있는 행동의 레퍼토리를 제공한다. 상황 또는 경험의 통합은 적응하는 가장 효율적이고 효과적인 방법을 기반으로 결정을 내릴 수 있는 능력을 제공한다. 적응 과정에서의 결과는 행동의 발달적 및 목적적 시퀀스를 포함한다.

감각운동-감각 속성의 동화, 편의성, 연관, 및 차별성 과정들은 Piaget과 Moore의 감각운동-감각 연관성의 개념을 통해 소개된 적응 패러다임의 변화와 같다.

감각운동-감각은 감각 입력, 운동 출력, 그리고 연관 및 차별성을 위한 피드백의 중요성을 강조한다. 그러므로, 움직임, 환경, 그리고 적응은 이러한 관점에서 판단될 수 있으며, 3개의 카테고리는 감각운동-감각 단위로 작용할 경우 완벽하게 되는 동적인 전체성으로 볼 수 있다. 감각운동-감각은 SMS으로 참고해야 한다. SMS 속성에 대한 논의는 본 장에서 설명된다.

중추신경계의 순차적인 성숙은 적응의 발달적 자연에 고유하다. 이는 두부에서 미부, 일반적에서 부분적, 그리고 근위부에서 원위부 방향으로의 예측할 수 있는 변화를 통해 설명될 수 있다. 적응의 발달적 자연은 성장, 성숙, 그리고 구성과 기능의 발달을 강화시킨다.

발달의 순차적인 자연, 즉 적응 과정의 품질은 더 높은 수준의 감각운동 기능의 획득을 위한 예상할 수 있는 시퀀스에 따라 진행되는 것을 설명한다. 발달 중 아동들은 강화 또는 발달을 필요로 하는 특정 발달 단계와 가장 관련된 이벤트 또는 활동을 찾기 위해 격려하는 기능들을 활용하는 것 같다. 그러므로, 이벤트의 목표는 더 높은 수준의 수행을 위한 필수적인 기능을 제공한다.

환경적 이벤트를 찾고 교류하는 것은 적응의 목적적 자연이다. 움직임 패턴이 환경적 이벤트에 적용되면서 아이들의 의도에 각석이 있다. 의도는 자극에 초기 반응이며 적응의 목적성을 촉진한다. 적응은 활동/이벤트가 신경계를 위한 의미적인 반응을 할 경우 목적이 생기게 된다. 반응은 행동과 연관된 감각 피드백이 이전에 경험한 것보다 더 높은 수준인 또는 더 성숙된 노력과 방향을 제공한다. 그러므로, 적응 과정의 목적성은 감각운동-감각 통합성을 증가시킨다.

상승하는 연속체 Spiraling Continuum

높은 수준의 능력에 자세와 움직임의 낮은 수준의 기초 패턴을 적응시키는 것이 시공간적 적응 이론의 상승 연속체 과정이다. 이 과정은 나선형처럼 보이는 계속 확장되는 상향식 연속체로 설명할 수 있다(그림 2-2). 이러한 연속체는 지속적인 발달 과정을 설명하지만, 나선효과는 오래된 요소와 새로운 요소의 통합을 강조한다. 시공적 적응의 상승 과정은 발달적, 목적적 순서를 가지고 있을 뿐만 아니라, 자아의 성숙 중인 신경계의 변화와 환경적 경험에 따라 성장하여 복잡한 최고 수준의 수행기술을 궁극적으로 포함시켰다. 상승에는 감각 입력자료(인풋), 운동 출력자료(아웃풋), 감각 피드백의 통합을 포함한다. 동화는 감각 입력자료로 비유할 수 있고, 수용(accommodation)은 운동 출력자료로 간주하고, 연상 차별화 구성요소(association differentiation)는 환경 내에서 인간의 기능으로서 작용하는 감각 피드백의 중요 측면이다.

환경이 새로운 경험을 제공할 때, 아동은 습득된 행동과 함께 그러한 경험에 적응하

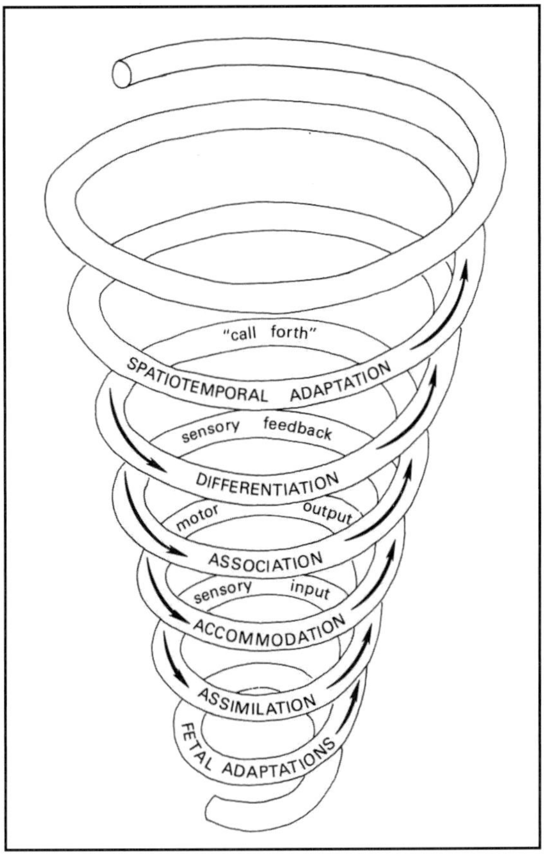

그림 2-2: 시공간적 적응의 상승 연속체

고 기존에 습득한 행동의 작용(action)과 함께 새로운 경험으로부터 얻은 감각 피드백을 통합한다. 통합을 통해, 누군가의 자아 시스템은 그러한 경험으로부터 정보를 조직화한다(organize). 새로운 요소와 오래된 요소의 통합은 신경계의 변화에 영향을 받을 뿐만 아니라, 신경계를 직접 바꾸기도 한다. 그러므로, 성숙은 환경 경험의 통합과 감각운동적-감각 적응의 상승 과정으로부터 비롯된다.

지각 발달은 적응의 나선 과정 내에 내재되어 있다. 지각은 (신체) 시스템이 수용한 정보에 대한 개인의 감각적 판단 또는 감정이자 그에 대한 시스템의 수용(accommodation)이다. 이러한 영구적 과정은 특정 활동의 움직임 패턴을 선택하도록 자동적으로 작동하고, 특정 숙련된 목적을 위한 발달 패턴을 프로그래밍하는 데 중요한 역할을 한다. 유아일 때, (신체) 시스템이 감각 자극을 수용한다. 자극이 경험과 통합되기 때문에, 시스템이 감각 지각을 인식하거나 습득한다. 궁극적으로, 환경적 경험과 연관된 감각의 지각은 매우 복잡한 SMS 통합의 결과로서 또는 상승 과정 수단을 통해 감각 지각으로 이어진다. 지각의 사용과 더불어, 적응과 통합은 지각의 한 측면을 형성한다.

시공적 적응의 상승 연속체는 아래 4가지 중요 원칙을 강조한다.

1. **새로운 경험과 아동의 적응 과정은 과거에 습득한 행동에 달려있다.** 예를 들어, 아동은 기어가고 살금살금 움직이면서 발달된 상호간 패턴(reciprocal pattern)에 달려 있는 상호간 패턴을 사용하여 걷기 시작한다.
2. **새로운 경험과 과거의 경험을 통합하면서, 과거의 경험은 어쨌든 간에 변경되고 높은 수준의 행동으로 이어진다.** 예를 들어, 상호교환(reciprocation)이 서있기(standing)에 통합되면, 아동은 걷는 능력을 습득하고, 운동(locomotion)은 낮은 수준의 기기 행동보다 걷기로 이어진다.
3. **높은 수준의 행동을 통합하면 낮은 수준의 행동의 성숙에 영향을 미치고, 이를 늘려 나간다.** 예를 들어, 걷기를 연습하고 상호교환을 반복했을 때, 아동의 기는 패턴은 더 성숙됐을 것이다. 왜냐하면, 걷기를 통해 아동은 회전을 통한 확장을 발달시켜, 자연스럽게 무게 중심변화와 앞으로 움직이는 과정이 가능해져 상호관계적 패턴이 부드럽게 가능해질 것이다.
4. **환경적 요구가 아동의 기능적 능력을 초과하여 시공적 스트레스 반응으로 이어질 때마다, 적응시기 동안 낮은 수준의 기능 또는 수행 패턴이 나타날 수 있다.** 예를 들어, 최근에 걷는 능력을 습득한 아동을 생각해보자. 아동은 높은 수준의 균형 반응이 필요한 스텝(step) 또는 기울기(incline)를 접한다. 그러므로, 환경적 요구가 아동의 기능적 능력을 초과한다. 이러한 요구에 적응하기 위해, 아동은 장애물 또는 기울기를 넘기 위해 낮은 수준의 기술(예시: 기기)을 끄집어낸다. 그러므로, 시공적 적응의 상승 연속체에서 아동은 전적으로 새로운 행동을 습득하지 않는다. 오히려, 새로운 행동은 오래된 수준의 반응이 발전하여 높게 변화한 결과이다.

상승 연속체 카테고리에는 스트레스와 고통이라는 2가지 속성이 있다. 스트레스는 본 장에서 세세하게 다룬다. 그 속성인 고통도 그 과정에서 다룰 것이다. 또한, 비정상적 발달과 본 이론을 연관시키고 역기능(dysfunction)을 다루는 8장에서는 고통과 관련된 추가 논의를 제공할 것이다.

스트레스. 적응하는 과정에서, 아동은 스트레스를 암시하는(represent) 다양한 경험에 직면한다. 아동이 이러한 스트레스 경험에 직면하여 다루는 방법은 적응 결과에 직접적인 영향을 미친다. 그러므로, 스트레스는 발달의 긍정적 또는 부정적 요소로 고려될 수 있다. 긍정적 요소로서 스트레스는 일시적 상태로, 높은 수준의 기능과 성숙으로 이어진다. 반면에, 부정적 요소로서 스트레스는 정기적 사태로, 부적응으로 이어져 성숙(과정)을 방해한다.

스트레스의 결과는 환경에 의한 적응이며 스트레스 영향을 따르는 정상적 기능 또는 평형에 돌아온다. 아이는 더 이상 충분하지 않은 상황을 경험하게 되며 스트레스 영향을 경험할 것이다. 적응의 상승 연속체 과정에서 아이는 이미 배운 수행을 변형시키며 "스트레스" 상황을 해소한다. 수행의 변형은 스트레스의 해결, 이미 배운 패턴의 수정, 그리고 기능의 더 높은 수준, 즉, 긍정적인 결과를 야기한다.

예를 들어, 목적에 의해 아이가 기능에 적응하면서 과정과 환경의 요구의 도전은 아이의 능력을 초월할 수 있다; 즉, 아이는 시공간적 스트레스를 경험할 수 있다. 스트레스 상황에서, 낮은 수준 자세의 관점과 움직임 전략은 적응 과정에 영향을 줄 수 있다. 낮은 수준 전략의 사용은 흔히 아이가 새로운 경험을 할 때 정상적인 발달이 과정 중 분명하다(그림 2-3, 2-4). 그리고 (그림 2-5)에서 초기 앉기 및 걷기에서 낮은 수준의 쉬운 자세의 영향을 관찰 할 수 있다. 어깨의 내전, 어깨 오므리기, 그리고 팔꿈치 구부리기 패턴은 초기 앉기와 일어서기를 위한 몸 확장을 가능하게 한다. 아이가 처음 앉고 일어설 때, 앉을 때와 일어설 때의 수직 자세를 유지하기 위해 몸의 확장을 가능하게 하는 패턴을 활용할 것이다. 수직 자세가 반복되며 낮은 수준 반응이 차별화되어 필수적인 요소들이 통합되어 높은 수준 적응을 형성한다. 위의 예와 함께 쉬운 확장 패턴에서 높은 수준의 몸 안정성의 적응으로 통합된다(그림 2-6).

아이의 시공간적 적응에 의한 스트레스의 효과는 (그림 2-7과 2-8)에서 설명된다(그림 2-7)에서는 아이가 Landau 반응을 형성하기 시작하는 것을 보여준다(몸의 확장 패턴을 참고). (그림 2-8)에서 아이의 눈은 가려져 있으며 이는 아이의 감각 통합 패턴의 한 파라미터를 일시적으로 바꾼다. 그리고, 감각 통합의 일시적인 변화는 Landau 반응의 정중선 안정성을 방해한다. 아이는 스트레스 상황에서 비대칭 안정성의 낮은 수준 패턴에 적응한다.

(그림 2-9와 2-10)에 남자 아이는 스트레스 현상을 높은 수준 행동으로 수행하는 것

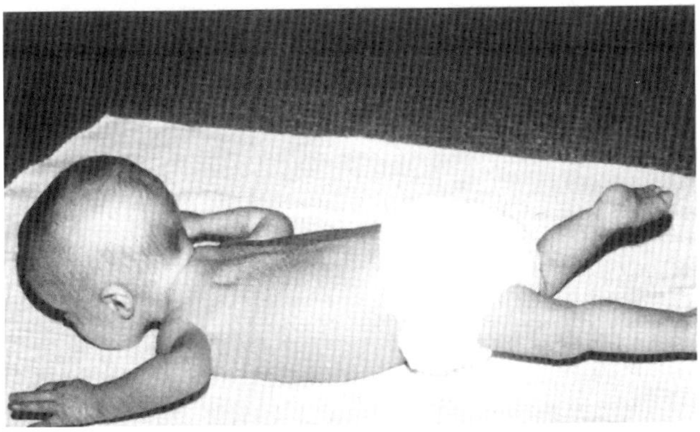

그림 2-3: 엎드린 폄 자세(복와위 신전 자세) (Prone Extension Posture)

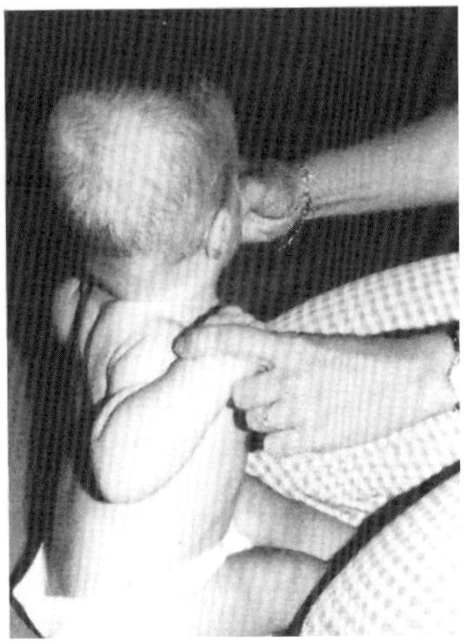

그림 2-4: 초기 앉기(Early Sitting)

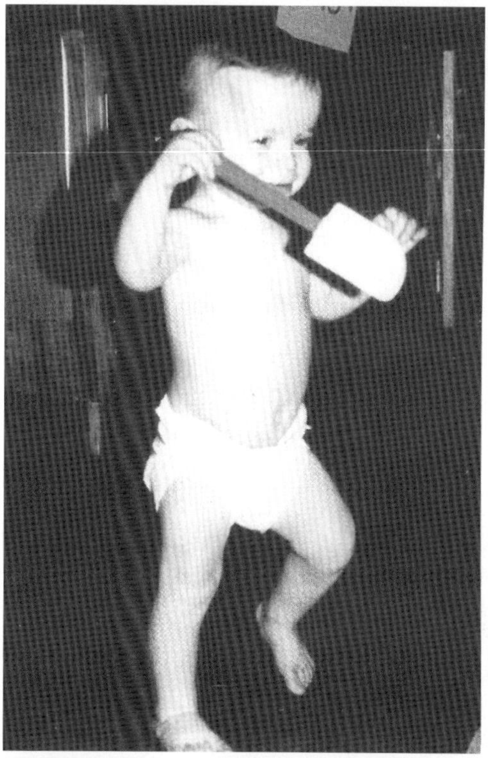

그림 2-5: 기초 걷기(Primitive Walking)

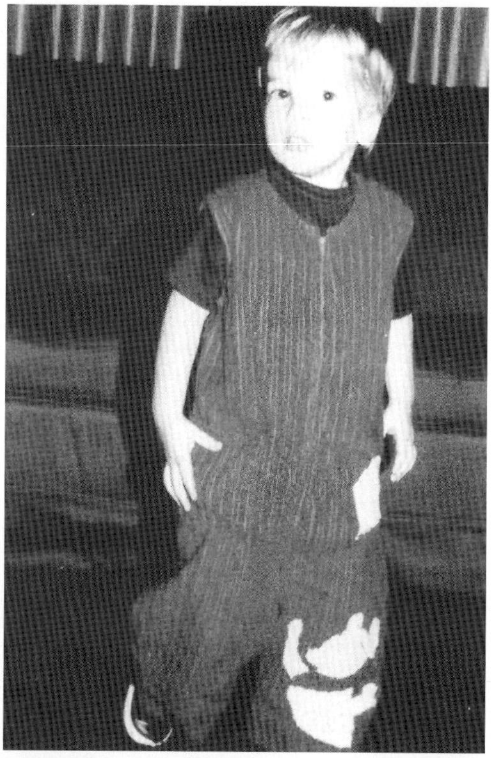

그림 2-6: 서서 걷기(Standing/Walking)

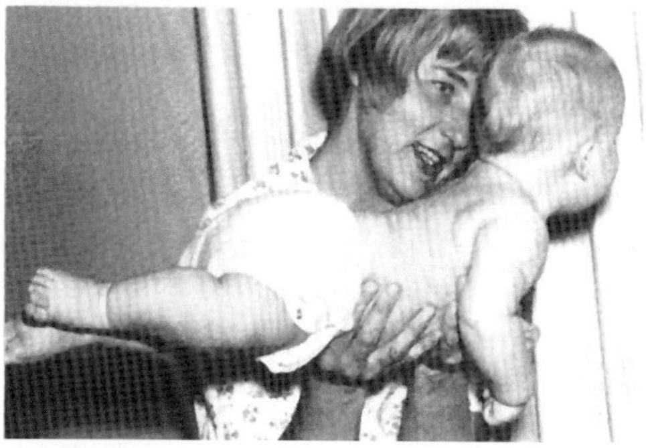

그림 2-7: 수직정위(Vertical Righting)

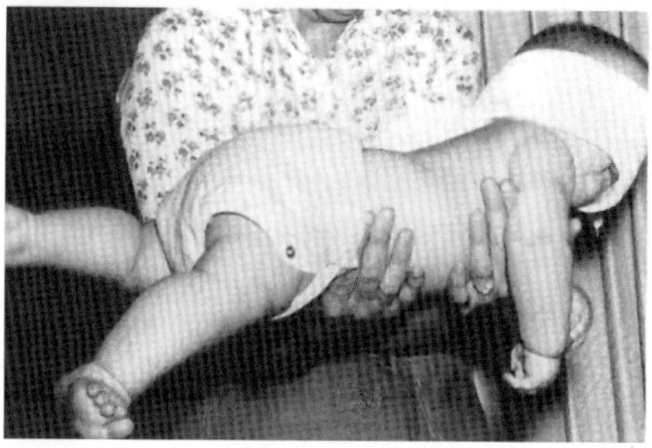

그림 2-8 : 비대칭 자세(Asymmetrical Posture)

을 보여준다. 눈을 뜨고 평균대에 걸으면서, 남자 아이는 성숙된 평형 반응으로 적응한다(그림 2-9). (그림 2-10)에서 아이는 눈을 감으며 평균대를 걷는 아이를 보여준다. 아이의 감각 통합을 바꾸며 아이는 낮은 수준의 미숙 평형 반응으로 적응한다(비대칭 팔 패턴을 참조). 남자 아이는 자세와 움직임의 더욱 기초적인 패턴에 적응한다.

"내부에서부터 마음을 괴롭히는 드럼(internal drummer) 같은 스트레스는 우리 내부에 있다. 인간 위험(predicament)의 해결책도 그렇다. 해결책은 이미 우리 안에 있다.

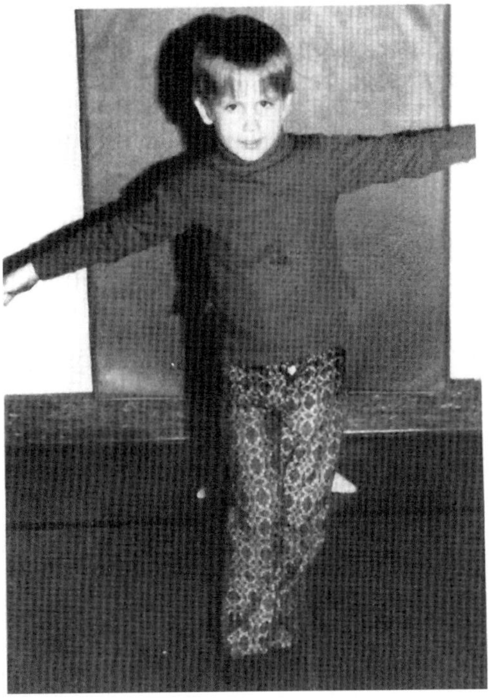

그림 2-9: 눈을 뜨고, 균형 잡고 걷기
(Walking on Balance Beam – Eyes Open)

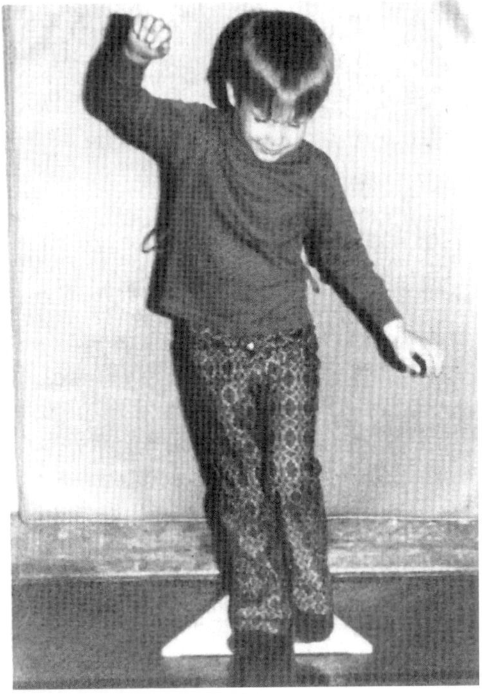

그림 2-10: 눈을 감고, 균형 잡고 걷기
(Walking on Balance Beam – Eyes Closed)

우리는 단지 이것을 어떻게 불러낼 수 있지만 배우면 된다." 스트레스 경험에 적응하기 위해 기존에 습득한 행동을 소환하는 것은 시공적 적응의 상승 연속체 내에 내재되어 있다.

시공적 고통은 일반적으로 발달 과정 중에 발생하는 "내적 드럼(internal drummer)" 현상이다. 이 현상이 발생하면, 상황의 요구조건에 적응할 수 있도록, 구조적으로 기존에 습득한 오래된 패턴을 "불러 일으킨다(call forth)." 적응하기 위해 습득한 패턴을 불러 일으키는 것은 시스템의 지혈(hemostasis)을 유지시키기 위한 필수 에너지만 소모할 뿐이다. 시스템 자체가 변화에 직면하더라도, 변화의 정도와 크기가 "항상성 에너지 소비"지점을 지나치지 않는다. 그러므로, 일반적인 발달현상으로서 시공적 스트레스는 자아 시스템을 자극하는 고뇌(anxiety)가 아니다. 오히려, 시공적 스트레스는 동기 부여할 수 있는 힘(motivating force)으로, 인간 존재의 지속적인 변화에 적응할 수 있도록 자극한다.

시공적 스트레스를 만드는 환경 요소로는 중력(무게), 움직임의 복잡성, 행동의 필수조건이 있다. 중력(무게)은 기능을 지지해주는 전략을 개발하기 위해 반대로 작용하는(move against) 중요 요소다. 자세와 움직임 전략을 강화하고 용이하게 만드는 것 외에도, 중력(무게) 때문에 조직화된 전략이 발달 순서와 목적 순서에 적응하는 데 있어 지속적으로 유효해야 한다. 중력(무게)은 환경의 요구에 적응하기 위해 선택한 전략을 끌어내는 데 있어 중요 요소가 된다. 구조(시스템)는 중력(무게) 입력값과 관련된 신체 위치 변화를 감시감독하여, 자세 조정을 자동 실시한다. 자세 또는 균형에 대뇌피질 에너지를 소모하지 않고도, 아동은 자유롭게 활동에 주의를 기울인다. 하지만, 전략의 발달과 적응기간 동안, 중력(무게)은 균형을 높이기 보다는 스트레스를 만들어낼 수 있다. 아동이 이상적인 활동을 실시하기 위해 안정된 자세를 추구하거나, 더 높은 수준에서 활동을 시도(연습)해보기 전에 더 높은 수준의 자세 통제 상태에서 균형 잡기 연습을 멈출 수 있다. 둘 중 어느 경우에서도, **중력 스트레스**(gravitational stress)는 높은 수준 또는 낮은 수준의 수행 면에서 변화를 위한 요소이다.

스트레스를 만들어낸다고 알려진 관련 요소는 **행동을 완료**하기 위해 필요한 움직임의 복잡성이다. 특정 환경에 적응된 움직임 전략 때문에, 균형잡힌(coordinated) 흐름을 만들어내기 위해 안정성과 운동성(mobility) 기능이 부드럽게 결합되는 것이 필요하다. 복잡한 상황에 적응된 움직임 전략을 위해서라면, 가장 효율적이고 정확한 전략을 생산하기 위해 움직인 결합을 보다 세심하게 감시 감독이 필요하다. 움직임 흐름과 대항운동조절(countermovement control)이 자동적으로 감시감독되고 결합(blended)된다는 점에서, 아동은 이상적인 활동을 위해 자신이 습득한 가장 높은 수준의 자세와 운동을 사용한다. 그러나 근육 기능의 결합과 감시감독을 방해하는 상황(예시: 더 복잡한 운동을 위한 요구사항 또는 피드백의 변화)은 시공적 스트레스를 만들어낼 수 있다. 아동은 복잡한 운동을 지지하기 위해 더 안정적인 자세를 불러 일으키거나, 이상적인 행동을 완료하기 위해 덜 복잡한 운동 전략을 선택할 수 있다.

시공적 스트레스의 세 번째 관련 요소는 **행동 또는 기술의 필수조건**에서 확인할 수 있다. 행동 또는 기술의 복잡성이 공간적, 시간적, 인지적, 감정적 요구 면에서 증가한다면, 스트레스는 최근에 확립된 순서 또는 수행 기술을 자동적으로 사용할 수 없도록 막을 수 있다. 아동은 환경으로부터 늘어난 요구에 맞춰 적응하기 위해 기존에 습득된 행동을 불러일으킬 수 있다.

시공적 스트레스에 기여하는 요소는 상호 연관되어 있고, 그 중 일부 요소가 변화에 대한 책임이 있다. 일반적으로, 중력(무게)은 공간적 요구에 대한 정복이 우위를 가질 때 발달 순서 기술의 적응 동안 스트레스에 중요한 역할을 한다. 움직임이 목적 순서 기술의 시간적 요구에 부합했을 때, 중력 요소는 복잡한 운동 요소와 함께 다시 나타나기 시작한다. 특히, 움직임의 복잡성(난이도)은 수행 기술이 발달 중일 때 스트레스를 줄 수 있다. 성과 행동이 늘어나고 성과 행동이 기술에 적응했을 때, 행동과 사건의 필수조건은 중간 변수(intervening variable)가 된다.

일반적인 발달 과정에서 시공적 스트레스가 미치는 역할을 알아보기 위해, on-hands

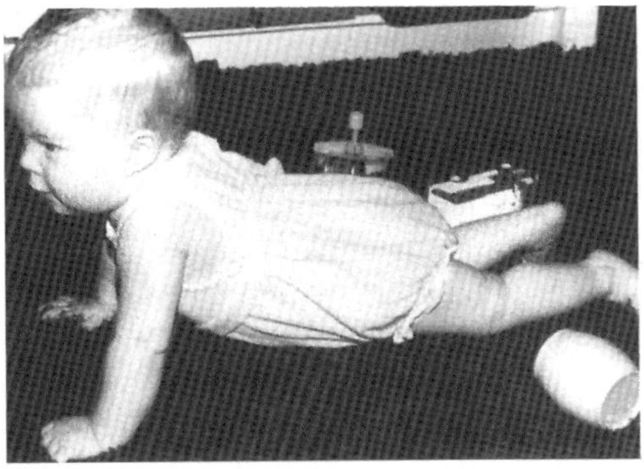

그림 2-11: 손으로 짚은 자세(On Hands)

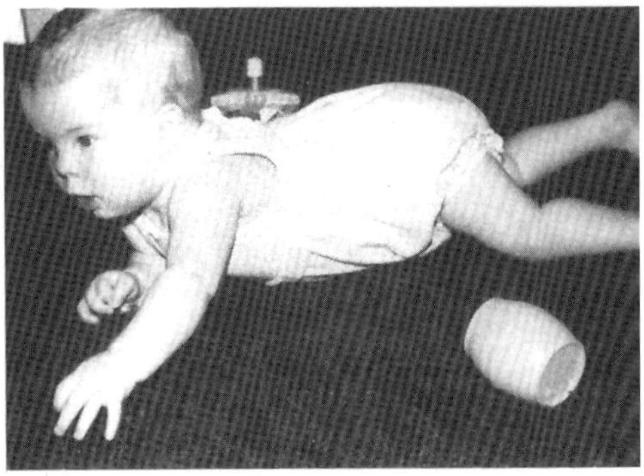

그림 2-12: 팔꿈치로 지지하고 뻗기 (On Elbows Reaching)

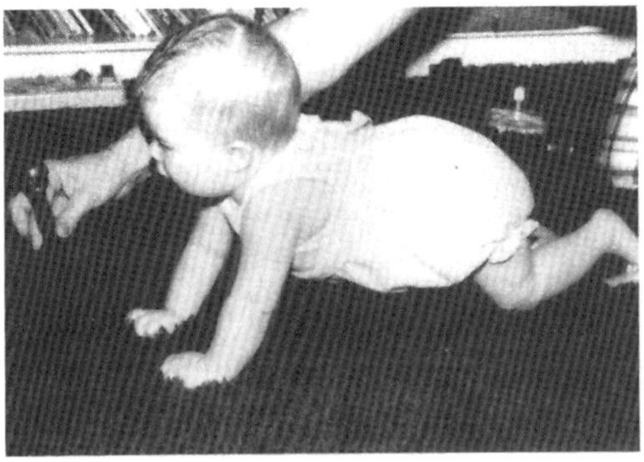

그림 2-13: 손과 무릎으로 지지 (On Hands and Knees)

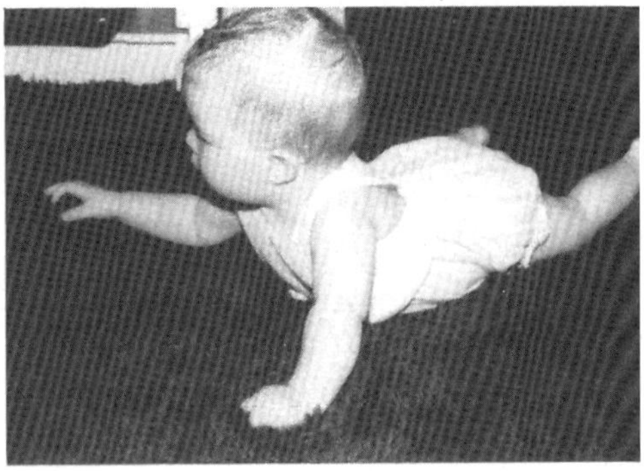

그림 2-14: 손으로 지지하고 뻗기 (On Hands Reaching)

행동이 어떻게 바뀌는지에 대한 예시를 아래에 제시했다.

1. 엎드린 자세에서(in prone), 아동은 on-hands 위치를 가정하고 유지할 수 있다. 하지만, 아동은 팔을 뻗어 장난감을 쥐기 위해 상지(upper extremity) 중 하나에 무게(중심)를 두는 능력이 부족하다(그림 2-11).
2. 장난감에 팔을 뻗기 위해, 아동은 기존에 습득한 on-elbows 위치를 회상하고, 상지 중 하나에 무게(중심)를 두어서 연속으로 팔을 뻗을 수 있는데 필요한 안정성을 획득한다(그림 2-12).
3. 아동은 순서를 자주 반복하며, 새로운 행동을 연습하고 on-elbows 위치가 작동하도록 on-hands 위치로 이동한다. 새로운 on-hands 자세를 반복적으로 따라 하고 손과 무릎으로 이따금씩 이동하면서, 아동은 on-hands 위치에서 안정적으로 움직이는 데 필요한 기능을 개발한다(그림 2-13).
4. 손의 자세를 더 세밀하게 조절하면 아동은 장난감에 도달하기 위해 자극에 다르게

반응합니다. 아이는 on-elbows 자세를 재개하지 않고 체중 변화와 도달 개념을 차별화하여 on-hands의 자세에 맞춥니다. 현재 위치에서 새로 개발된 안정성은 체중 이동을 지원하고 새로운 도달 행동이 더 높은 수준의 개발에서 나타난다(그림 2-14).

이 그림에서, 스트레스의 역할이 발달적 동기요인으로 확실하다. 기능을 하기 위해 아이의 자세를 바꾸도록 한 스트레스 요인들은 새로운 경험과 연관되고, 차별화되고 적응되게 하여 높은 수준 행동을 바꾸게 하고 발달을 진행하게 한다.

정상적인 발달 과정 중 시공간적 스트레스는 일반적으로 3가지 상황에서 발생한다: (1) 새로운 경험에 적응할 경우, (2) 감각운동-감각 통합 과정이 어떠한 방식으로 일시적으로 바뀔 경우, 그리고 (3) 한 행동에서 다른 행동으로의 이행 중. 이러한 3가지 상황에서 아이는 가장 높은 수준의 수행에 적응하도록 노력할 수 있다. 대처의 방법이 충분하지 않을 경우, 체계는 지난 패턴들을 '불러' 상황을 해결하고 성숙을 강화시킨다.

발달 중 자기 체계는 스트레스 경험을 관리하고 대처의 방법을 결국 발달하게 된다. 그러므로, 발달적 및 목적이 있는 시퀀스 능력의 적응은 시공간적 스트레스에 의존한다. 결과적으로, 체계는 성장한다. 적응하는 아이들은 시공간적 스트레스 경험에 의해 성장한다.

고통(Distress). 조절할 수 없고 관리할 수 없는 스트레스를 고통이라 한다. 고통은 발달을 위한 부정적인 요인으로 정의된다. 결국, 목적이 없는 수행과 부적응에 이르게 된다. 고통과 함께 체계의 정상적인 기능 수준 또는 평형에 반환이 부족하다. 환경이 고통을 유발할 때 항상성이 영향을 받으며 목적이 없는 (의미 없는) 행동이 우세하게 되며 부적응이 발생한다.

환경 경험의 시공간적 구성 적응의 상승하는 과정 중 고통이 발생할 수 있다. 체계가 시공간적 고통을 경험할 때 낮은 수준 행동이 새로운 경험에 적응할 수 없으며 높은 수준 행동들이 나오지 않는다. 낮은 수준 행동/활동과 높은 수준 행동/활동의 통합이 이루어지지 않는다. 그러므로, 기능이 목적에 또는 목적에 한해서 조정되지 않고, 움직임 패턴은 환경 이벤트/적응에 연결되지 않는다.

시공간적 고통은 (1) 비정상적인 동화(예. 비정상적 감각수용, 감각부족, 또는 감각과부하), (2) 비정상적인 편의성(예. 목적이 없는 감각운동 패턴, 비정상적 신경근 특징(긴장도, 범위, 통제, 속도 등), 그리고 (3) 비정상적 연관/차별성(예. 불량 감각운동-감각 통합)으로부터 발생할 수 있다.

시공간적 고통의 근원은 많다. 유전적 요인, 비정상인 염색체, 설명할 수 없는 출생 결점, 신생아 고통, 조숙, 출생 전이나 출생 중 또는 출생 후의 어려움, 지체, 트라우마 또는 중추신경계에 영향을 주는 병, 그리고 학대, 방치, 또는 환경 부족이 있다. 또한, 문제의 근원을 설명하지 못하는 진단에 대한 발달적 장애의 특발병 카테고리가 있지만, 시공간적 고통의 문제는 아이, 가족, 교육자, 그리고 의료 전문의를 위해 존재한다. 아이의 고통/기능장애의 근원에 대한 정보가 평가, 계획, 모니터링, 그리고 과정을 예상하기 위한 목적으로 가치가 있지만, 분석을 위한 가장 가치 있는 정보는 아이이다.

시공간적 고통은 아이의 성장의 모든 관점에 영향을 준다. 가족과 바깥 세상에서의 관계, 능숙함과 자율성의 느낌, 그리고 다른 사람들의 반응은 아이와 다른 사람을 따르는 수행 기대를 기반으로 한다.

대부분의 측정 가능한 수행이 시공간적 적응을 기반으로 하기 때문에, 특히 어린 아이들에게 과정에서의 방해 또는 기대에 따라 발달하지 못하면 SMS 과정에서 신경생리학적 또는 감정적으로 반향적인 효과를 갖는다.

요약 Summary

시공간적 적응의 이론은 환경에서 활동하는 아동 그룹의 비교분석을 통해 구성되었다. 문헌에서의 요인들을 임상 데이터와 종합하고 통합하여 개념적 카테고리의 식별을 위한 기반을 제공하였다. 4개의 카테고리 —움직임, 환경, 적응, 상승 연속체— 를 이론과 연관하여 논의하였다. 별첨 2-A는 카테고리와 속성들을 나타낸다.

이론은 아이들이 감각운동 능력을 배우는 방법을 설명하고 평가, 계획, 특별한 요구가 필요로 한 아동들을 위한 서비스의 구현을 위해 만들어졌다. 이론의 또 하나의 주요 목적은 연구를 위한 자료다.

시공적 적응이론에 따르면, 아동은 시공적 적응의 상승 연속체를 통해 움직임 패턴을 학습 및 발달시킨다. 발달의 원초적, 과도기적, 성숙 단계를 통해 적응이 발생하며, 각 단계는 숙련된 움직임의 발전을 위해 서로 다른 목표를 가지고 있다. 목적을 달성하려는 아동의 선천적 욕망, 선천적 그리고 유전적으로 결정된 기능으로부터 해방하려는(emanating) 발달적, 목적적 순서를 통해 숙련된 움직임을 획득한다. 적응의 상승 속성은 자아와 환경의 영구 확장적, 점진적, 과도기적 과정으로서 새로운 경험과 새롭게 습득한 경험과 더불어 사전에 습득한 패턴의 연상/차별화를 강조한다. 이론에 따르면, 장애 또는 역기능(dysfunction)을 겪는 아동은 상승 과정을 활용할 수 없을 때 부적응이 일어난다.

이어지는 다음 장에서는 개념 카테고리와 특성에 대한 세부 설명을 제공한다. 다음 장에서는 상승 적응 과정과 이론 카테고리를 구체화하기 위한 뇌신경학적 기반을 제시한다. 4, 5, 6, 7장에서는 움직임 전략과 자세(posture)의 개념적 카테고리와 특성 뿐만 아니라, 발달적 순서와 목적적 순서에 대한 움직임의 적응을 설명한다. 이론을 실제 사례에 적용하고, 아동의 고통과 역기능이 미치는 효과를 설명하는 것은 8, 9, 10장에 제시되어 있다.

핵심 요소 Key Points

1. 적응은 감각운동-감각 과정으로, 움직임, 인지, 인식 사이의 상호 관계성뿐만 아니라 움직임과 환경 사이 상호작용의 영향을 받는다. 환경적 공간과 시간 사이 작용으로 인해 적응이 발생한다(시공적).
2. 시공적 적응은 4가지 카테고리(움직임, 환경, 적응, 상승 연속체)를 포함한 “충분한 근거를 지닌 이론”으로 설명할 수 있다. 각 카테고리는 이론의 고유성을 설명할 수 있는 속성을 가지고 있다.
3. 시공적 적응은 환경적 사건과 관련된 물질적 과정(bodily process)을 지속적으로 조정하는 과정이다.
4. 시공적 적응은 적응과정의 구성요소로서 동화, 순응, 연상(association) 및 파생(differentiation)과 더불어 Piaget이 제시한 적응 패러다임이 변경된 형태다. 해당 구성요소는 환경적 상호작용의 SMS(감각운동적-감각 과정)에서 반영된다.
5. 시공적 적응은 자세와 움직임 전략을 개발 순서와 목적 순서에 적응시키게 만드는 상승과정이다. 상승 과정을 통해 획득한 유형은 차별화되고 해당 환경 내 목적 지향적 사건에 따라 조정되며, 수행 기술로 마무리 된다.
6. 운동과 환경 사이 관계가 지닌 시스템은 수행기술을 개발하는 목적 과정에서 핵심적인 구성요소이다.
7. 내재적 동기는 환경을 조사하고 정복하기 위해 생물학적으로 유전되는 충동으로, 그 자체로서 자연의 목적 속 공통적 특성이다.
8. 한 사람의 고유성은 시공적 적응의 결과와 과정에서 내재적이다.
9. 상승 연속체는 개념적 카테고리로, 과거와 현재 사건의 지속적인 발달 및 통합과정을 설명한다. 그러므로, 아동은 전적으로 새로운 행동을 습득하지 못한다. 오히려, 새로운 행동은 오래되고 수준 낮은 행동의 높은 수준으로 변경된다.
10. 낮은 수준의 기능이 환경적 요구가 아동의 기능적 능력을 초과하여 시공적 스트레스를 야기하는 적응기간 동안 나타날 수 있다.
11. 새로운 경험과 함께 낮은 수준의 기능을 통합하면 적응 수준이 높아진다는 점에서, 시공적 스트레스는 자연 현상이자 발달을 위한 핵심 자극요소다.
12. 스트레스 환경에서, 아동은 환경의 요구에 따라 조정하기 위해 낮은 수준의 자세와 움직임 전략을 “불러일으킬 수 있다(call up)”.
13. 활동의 난이도와 복잡성은 주요 스트레스 요소다.
14. 고통(Distress) 환경 하에서는 부적응 현상이 발생할 수 있다.

자가 학습을 위한 지침 Self-study Guidelines

1. 시공적 적응 과정의 구성요소를 정의하고, 각 구성요소의 예시를 제공한다.
2. 적응의 구성요소와 감각운동-감각(SMS 과정을 연계시킨다.
3. 시공적 스트레스와 고통(distress)을 비교 및 대조한다.
4. 상승 연속체를 이론의 한 카테고리로 설명하고, 4가지 원칙을 확인한다.
5. 충분한 근거를 확보한 이론으로서 시공적 적응을 설명하고, 각 개념 카테고리와 그 속성을 설명한다.

✍ 참고문헌

1. Goodgold-Edwards S: Motor learning as it relates to the development of skilled motor behavior: A review of the literature. Phys Occup Ther in Peds 4:5-16, 1985.
2. Moore JC: Proceedings 1987 Sensorimotor Symposium: Movement and Learning. San Diego, California, San Diego State University.
3. White R: The urge toward competence. Am J Occup Ther 25:271-274, 1971.
4. Florey LL: Intrinsic motivation: The dynamics of occupational therapy theory. Am J Occup Ther 23:319-322, 1969.
5. Deci EL, Porac J: Cognitive evaluation theory and the study of human motivation. In Leyser MR, Greene D (Eds): The Hidden Costs of Reward. Hillsdale, New Jersey, Erlbaum, 1978.
6. Daloz L: Effective Teaching and Mentoring. San Francisco, Jossey-Boss, 1986.
7. Winnicott D: The Maturational Process and the Facilitating Environment. New York, International Universities Press, 1965.
8. Kielhofner G: A Model of Human Occupation. Baltimore, Maryland, Williams & Wilkins, 1985, p 18.
9. Newall K, Barclay C: Developing Knowledge about Action. In Kelso J, Clark J (Eds). The Development of Movement Control and Co-ordination. New York, John Wiley & Sons, 1982, pp 175-179.
10. Kegan R: The Evolving Self: Problem and Process in Human Development. Cambridge, Massachusetts, Harvard University Press, 1982.
11. Reed K: Models and Practice in Occupational Therapy. Baltimore, Maryland, Williams & Wilkins, 1985, pp 155-179.
12. Flavell J: The Development Psychology of Jean Piaget. Princeton, New Jersey, Van Nostrand Co., 1963.
13. Selye H: The Stress of Life. New York, McGraw-Hill Book Co., 1956.
14. Fitzgerald S: Stress: The internal drummer. The Denver Post, March 11, 1979, pp 14-15.
15. Moore JC: Concepts from the Neurobehavioral Sciences. Dubuque, Kendall Hunt Publishing Co., 1973, p 38.

[부록 2-A]
카테고리 및 속성

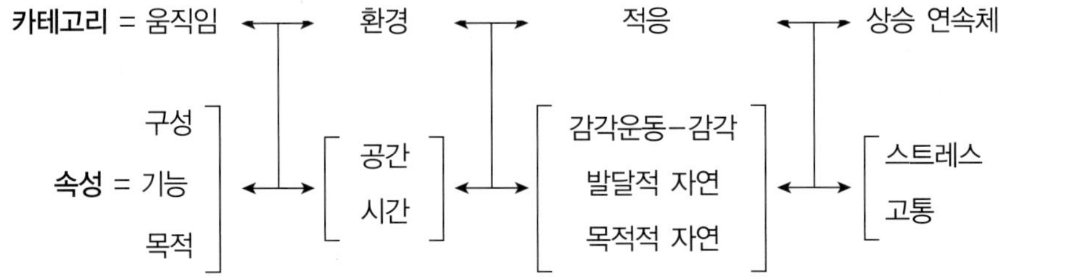

제 3 장

신경계 발달 및 기능에 대한 강조

Highlights of Nervous System Development and Function

목표 Objectives

독자는:

1. 해부학 구성과 중추신경계의 기능적 구성에 대해 익숙해질 것;
2. 신경계의 발달적 시퀀스의 계층을 이해할 것;
3. 전문용어를 정의하고 통합 신경계의 기능적 관계를 설명할 수 있을 것;
4. "신경가소성"이란 개념과 재활을 위한 중요성을 이해할 것;
5. "개인 차이"의 개념을 이해하고 재활을 위한 중요성을 이해할 것.

도입부 Introduction

중추신경계의 구조적 구분

Structural Subdivisions of the Central Nervous System

인간 생명체의 발달적 관점의 논의 전에 독자에게 7가지 기초 수준, 발달적 시퀀스의 계층, 전문용어, 그리고 통합 신경계의 중요한 기능적 관계에 익숙하게 하기 위해 신경계에 대한 소개를 한다(표 3-1, 그림 3-1). 1단계는 척추와 31쌍의 척수신경을 나타낸다. 이것은 중추신경계(Central Nervous System, CNS)의 가장 덜 복잡한 단계다. 7단계인

[표 3-1]

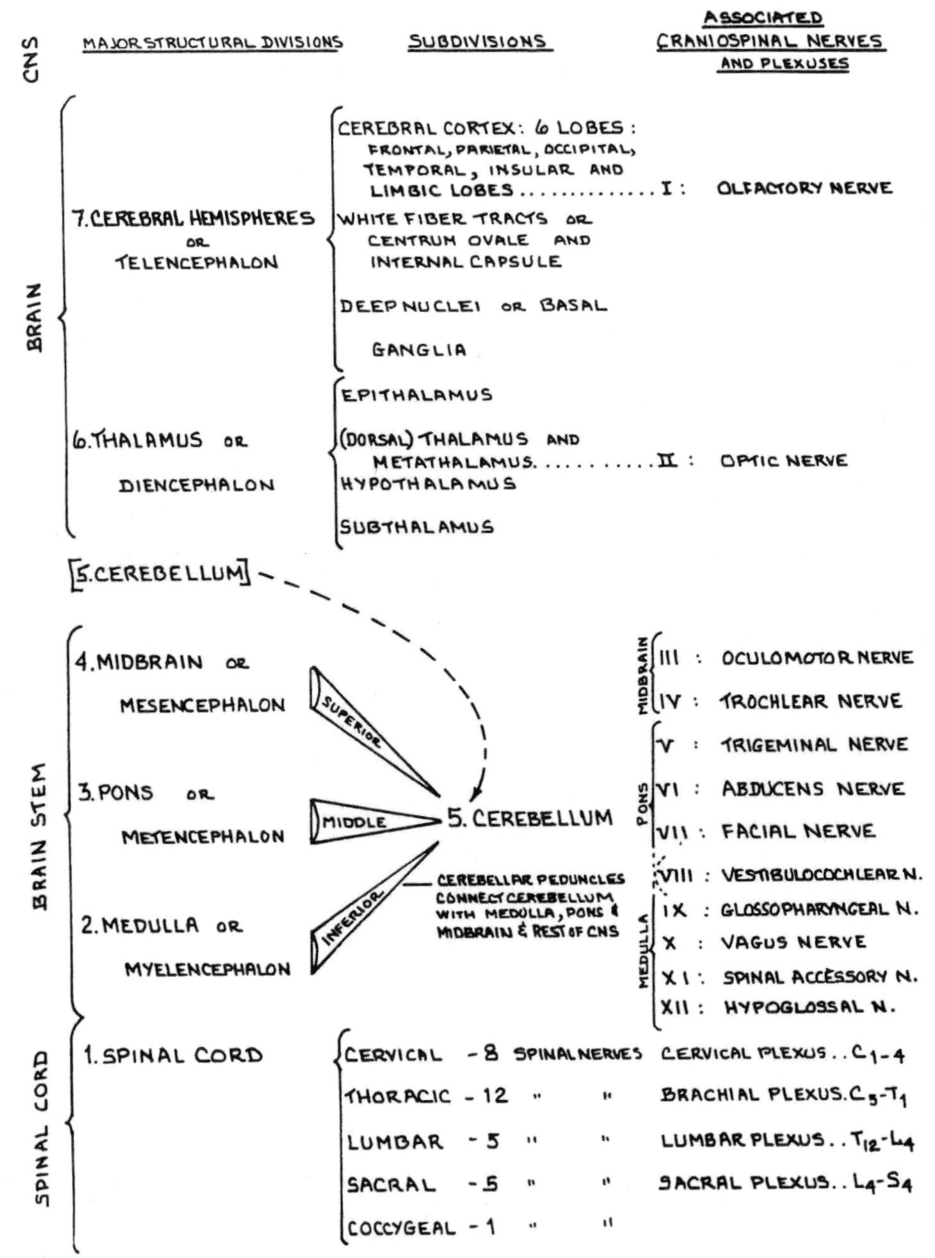
CNS
MAJOR STRUCTURAL DIVISIONS
SUBDIVISIONS
ASSOCIATED CRANIOSPINAL NERVES AND PLEXUSES
BRAIN
7. CEREBRAL HEMISPHERES OR TELENCEPHALON
CEREBRAL CORTEX: 6 LOBES: FRONTAL, PARIETAL, OCCIPITAL, TEMPORAL, INSULAR AND LIMBIC LOBES .... I : OLFACTORY NERVE
WHITE FIBER TRACTS OR CENTRUM OVALE AND INTERNAL CAPSULE
DEEP NUCLEI OR BASAL GANGLIA
6. THALAMUS OR DIENCEPHALON
EPITHALAMUS
(DORSAL) THALAMUS AND METATHALAMUS. .... II : OPTIC NERVE
HYPOTHALAMUS
SUBTHALAMUS
5. CEREBELLUM
BRAIN STEM
4. MIDBRAIN OR MESENCEPHALON
3. PONS OR METENCEPHALON
2. MEDULLA OR MYELENCEPHALON
SUPERIOR
MIDDLE
INFERIOR
5. CEREBELLUM
CEREBELLAR PEDUNCLES CONNECT CEREBELLUM WITH MEDULLA, PONS & MIDBRAIN & REST OF CNS
MIDBRAIN
III : OCULOMOTOR NERVE
IV : TROCHLEAR NERVE
PONS
V : TRIGEMINAL NERVE
VI : ABDUCENS NERVE
VII : FACIAL NERVE
VIII : VESTIBULOCOCHLEAR N.
MEDULLA
IX : GLOSSOPHARYNGEAL N.
X : VAGUS NERVE
XI : SPINAL ACCESSORY N.
XII : HYPOGLOSSAL N.
SPINAL CORD
1. SPINAL CORD
CERVICAL - 8 SPINAL NERVES   CERVICAL PLEXUS .. C1-4
THORACIC - 12 " "   BRACHIAL PLEXUS. C5-T1
LUMBAR - 5 " "   LUMBAR PLEXUS .. T12-L4
SACRAL - 5 " "   SACRAL PLEXUS .. L4-S4
COCCYGEAL - 1 " "

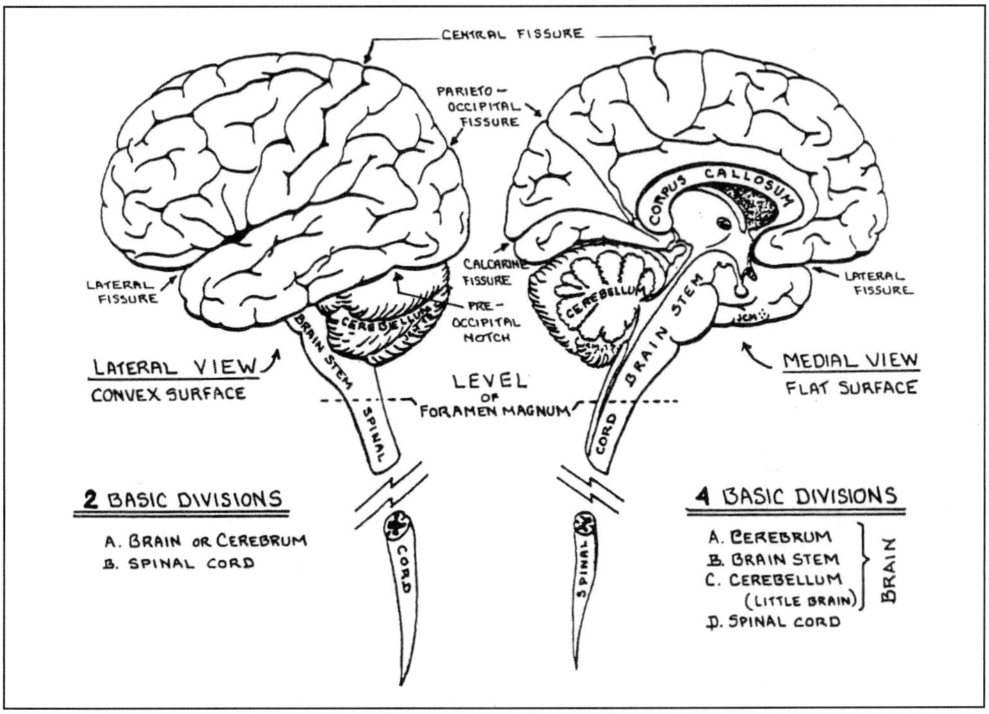

그림 3-1: 중추신경계의 측면도 및 내측도. 뇌, 뇌간, 소뇌, 척수 사이 구조적 관계를 보여준다..

telencephalon(종뇌) [tel = 거리 + encephalon = 뇌] 또는 대뇌반구는 가장 발달되고 가장 복잡하고 완전한 기능적 성장을 도달하기 위한 CNS의 마지막 부위이다.

또한, 낮은 수준의 기능이 높은 수준보다 더 일찍 성숙하고 작동한다는 점에서, 생후 성장 및 발달은 이러한 순서와 비교할 수 있다. 예를 들어, 척수 경로(pathway)의 골수가 완전히 차 있었으므로(fully myelinated), 아동의 성별에 따라 1.5~3.5세동안 기능적으로 성숙한다. 여성의 CNS 경로가 남성보다 일찍 골수가 들어가(mylineate) 기능하는 경향이 있다는 점을 주목해야 한다. 성숙은 여러 해 동안 지속된다. 이 때, 신피질의 특정 영역은 40살 이상이 될 때까지 완전히 골수로 가득 차지 않는다(myelinated). (그림 3-2) 발달 중인 생명체에 대한 공격적인 행동(insult)이 골수화(myelination) 그리고 CNS의 성숙을 지연시킬 수 있다는 점에 주의하자.

말초신경계 Peripheral Nervous System

그림 3-3과 그림 3-4는 CNS의 7가지 주요 단계와 관련된 말초신경을 설명한다. 이러한 신경 때문에, CNS는 유기체의 외부 환경(체성감각 및 운동뉴런 또는 신경) 및 내부

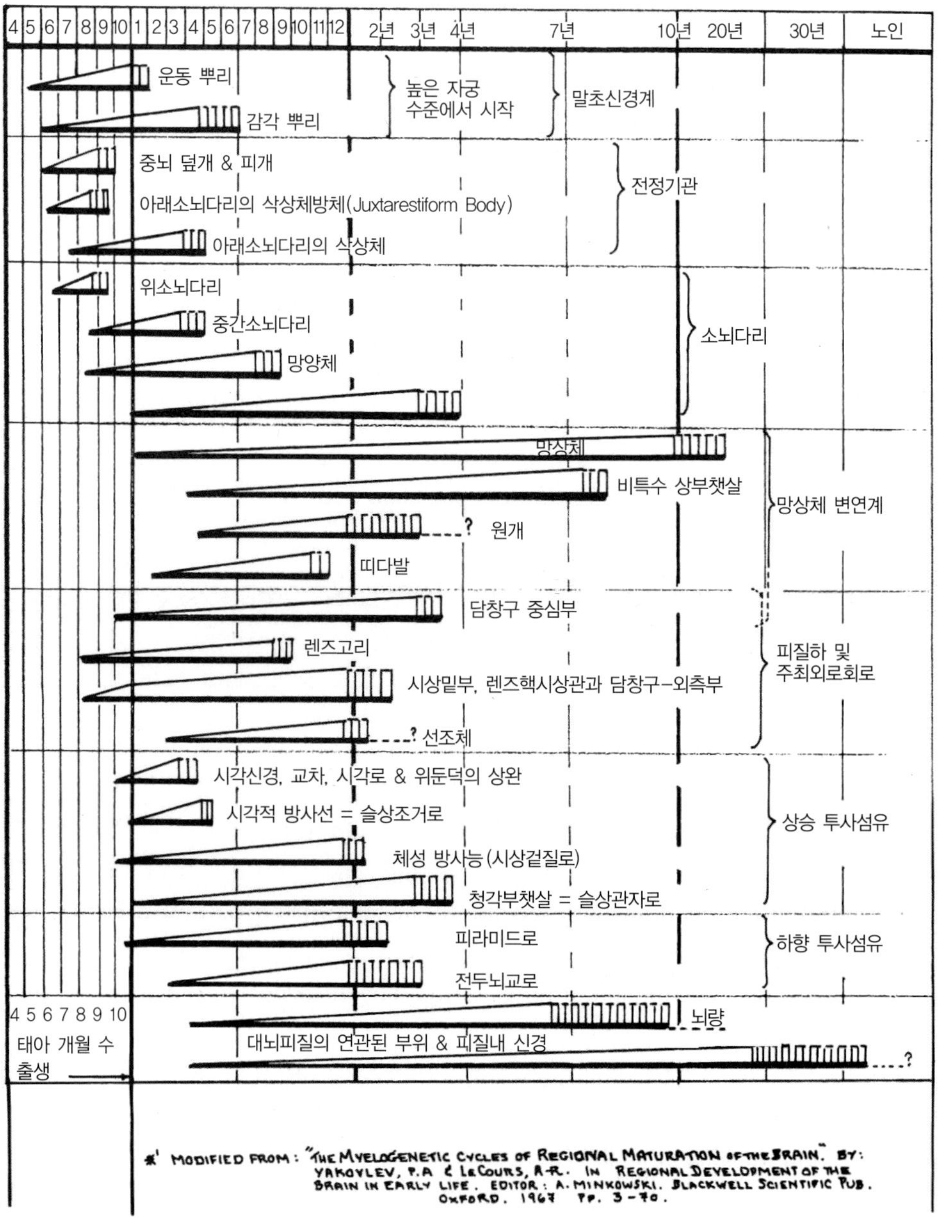

그림 3-2: 신경계의 뇌척수발생

뇌척수신경

참고: 모든 뇌척수신경은 감각적 및 운동 정보를 가지고 있다.

▩ 뇌줄기의 뇌신경의 중추(또는 세포체)의 위치는 점선 영역에서 찾을 수 있다. 이러한 중추부에서 신경섬유는 뇌줄기의 공간을 뚫어서 아래 위치에 들어온다/나간다.

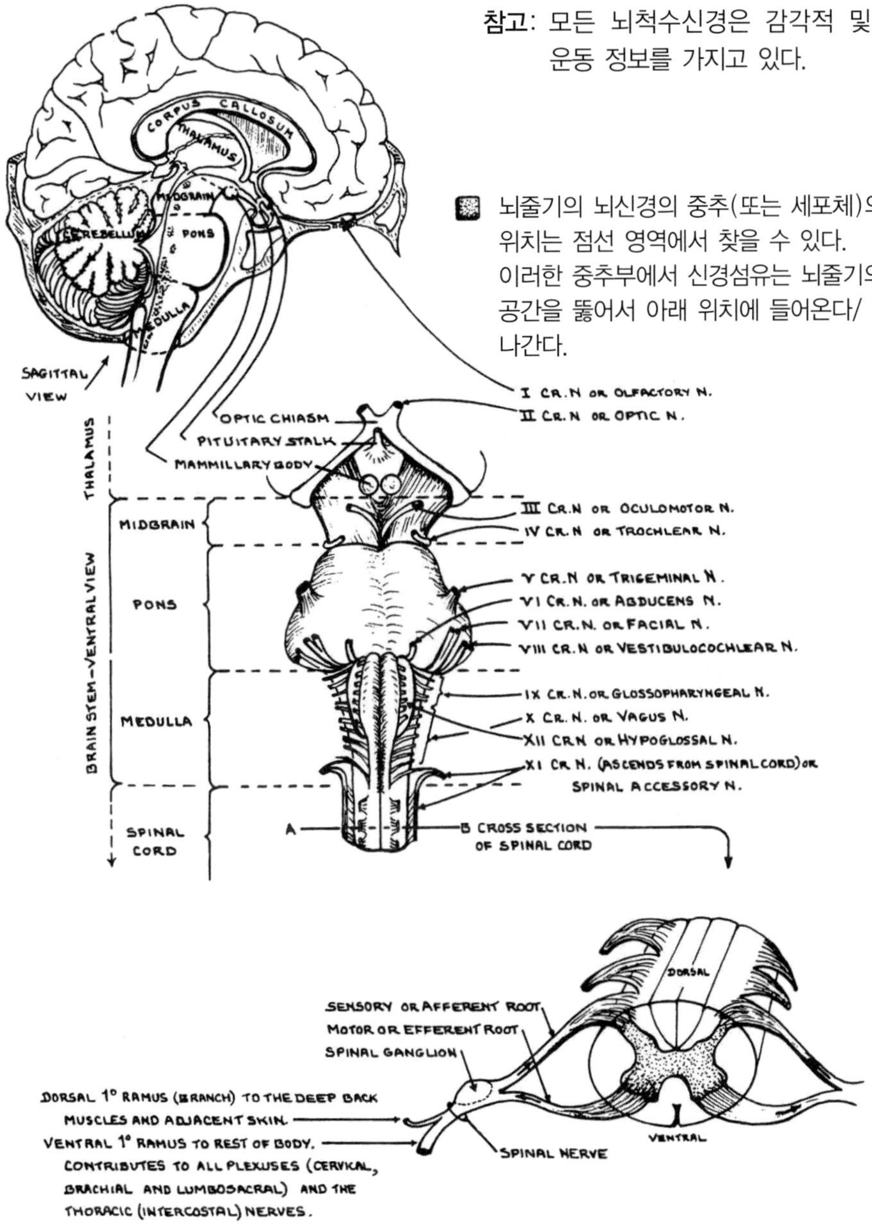

그림 3-3: 뇌척수신경

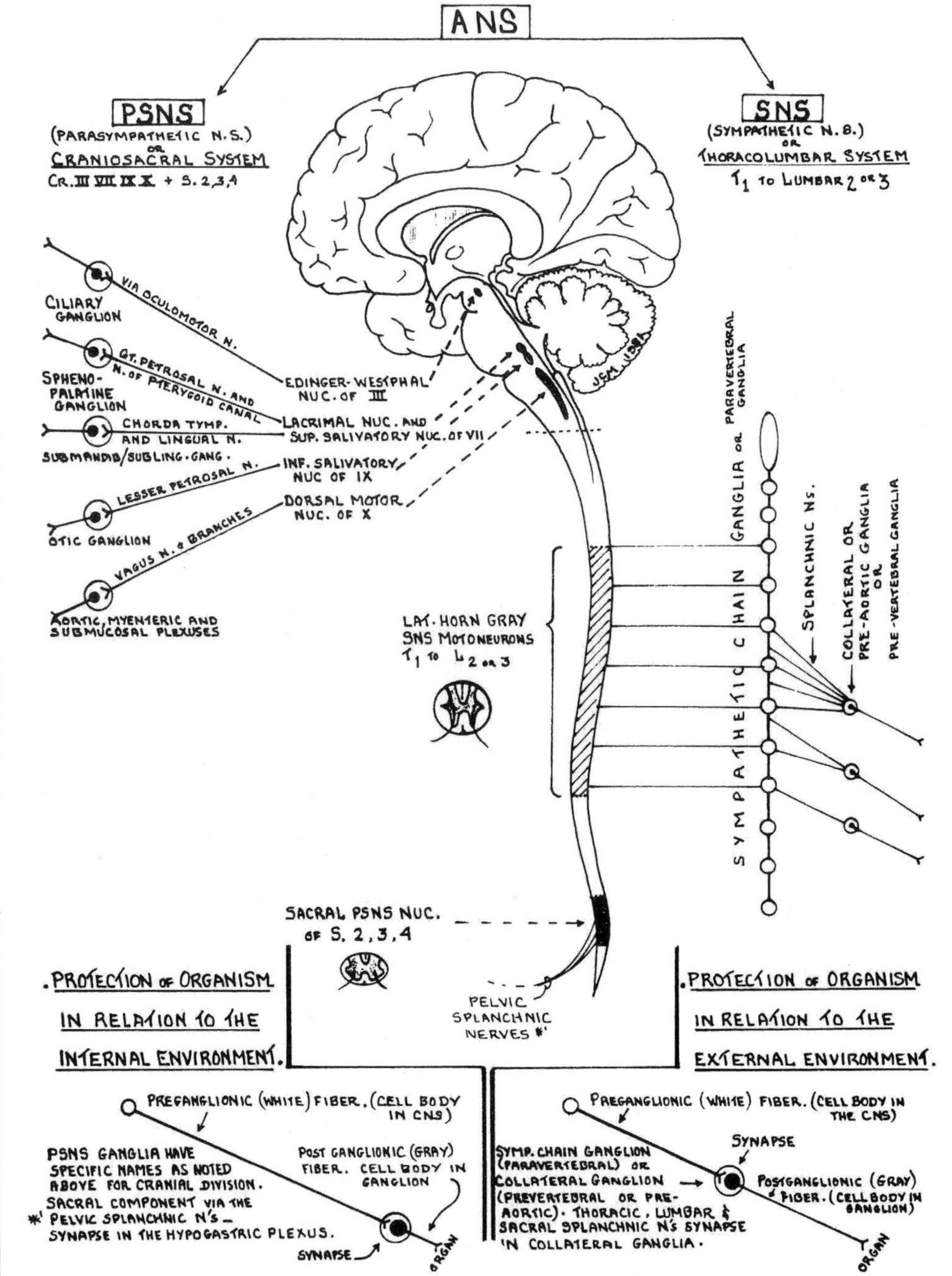

그림 3–4: 자율 신경계 – 부교감 신경과 교감 신경영역의 중심 또는 말초 구성요소, 그리고 각 영역의 주요 기능

환경(자율신경계의 내장감각반사와 내장운동 뉴런)과 상호작용(의사소통)할 수 있다.

척수신경은 31쌍이 있다. 이는 척수의 기능적 배아영역(functional embryonic segment) 31개와 체벽 구조물의 관련 체절(somities)을 의미한다. 상술한 31쌍 중에, 8쌍은 경부, 12쌍은 흉부, 5쌍은 요추, 5쌍은 천골, 1쌍은 미저골과 관련됐다. 이러한 다양성을 통해, 척수 신경은 4가지 기능 망(functional plexuses)을 형성한다. 예를 들어, C 1–4는 경신경총, C 5–T 1은 완신경총, T 12–L 4는 요신경총, L4~S4는 천골신경총이었다(그림 3–3, 도표 3–1).

머리덮개뼈 구조(뇌간과 뇌)와 관련된 말초 신경은 뇌신경으로 불린다. 뇌신경(Cr.N.) 12쌍이 있다. 12쌍은 "앞에서부터 뒤로(fore to aft)" (또는 앞에서부터 시작해서, 뇌간의 가장 낮은 수준까지 뒤쪽으로–아래로 순번을 매겨서 뇌의 기반(base)에 드러나는 대로) 순서에 따라 번호를 매겼다. 첫 번째 뇌신경(Cr.N.I)은 후각신경이다. 이는 7단계 수준의 변연엽과 관련됐다. 2번째(Cr.N.II 또는 시신경)는 시상의 간뇌와 관련됐다(6단계 수준). 3번째(Oculomotor n.)와 4번째(Trochlear n.)는 중뇌와 관련됐다(4단계 수준). 5번째(Trigeminal n.), 6번째(Abducens n.), 7번째(Facial n.)와 8번째(Vestibulocochlear n.)의 일부는 뇌교와 관련됐다(3단계 수준). 나머지 8번째, 9번째(Glossopharyngeal n.), 10번째(Vagus n.), 11번째(Spinal Accessory n.), 12번째(Hypoglossal n.) 전부는 뇌간 중 가장 낮은 수준으로 간주되는 수질과 관련됐다(도표 3–1).

중추신경계 – 삼위일체뇌 Central Nervous System-The Triune Brain

과거에는 CNS가 **구조적** 단계(structural level)에 따라 7개의 계층구조(hierarchal level)로 구분됐다. 이러한 구조적 접근방법이 표준화된 용어에 기초했다는 점 때문에, 모든 사람들이 CNS의 지정된 영역 또는 수준 내에서 주어진 구조, 즉 병변 부위의 정확한 위치를 표현하는 데 기본적이지만 간략하게 경험할 수 있었다. 하지만, 계통발생적 하위구조에 기초하여 CNS를 이해하는 제3의 방법이 나타났다. 이는 이러한 접근 방법이 신경계 발달과 성숙에 비교할 수 있다는 점에서 유용했다. 이러한 개념은 Paul D. MacLean의 삼위일체뇌 개념에 기반했다. 이를 통해, CNS를 3가지 주요 영역이 드러났다. 신경계의 원형(가장 오래된), 초기(중간), 신형(가장 최신) 구성요소(그림 3–5와 3–6). 또한, CNS의 주요 구조 단위를 각각 원형, 초기, 신형 구성요소로 구분할 수 있었다(도표 3–2). 이러한 구조는 어떻게 다른 (뇌)영역이 나머지 뇌 영역과 어떤 상관관계에서 작동하는지 뿐만 아니라, 전체 신경계가 계통발생적으로 그리고 개체발생적으로 발달하는 방법을 이해하는 데 유용하다. 이처럼, 이는 일부 영역(예시: 신규 영역)이 오래된 영역보다 공격적인 행동(insult)에 더 취약한 이유를 이해하는 데 도움이 된다.

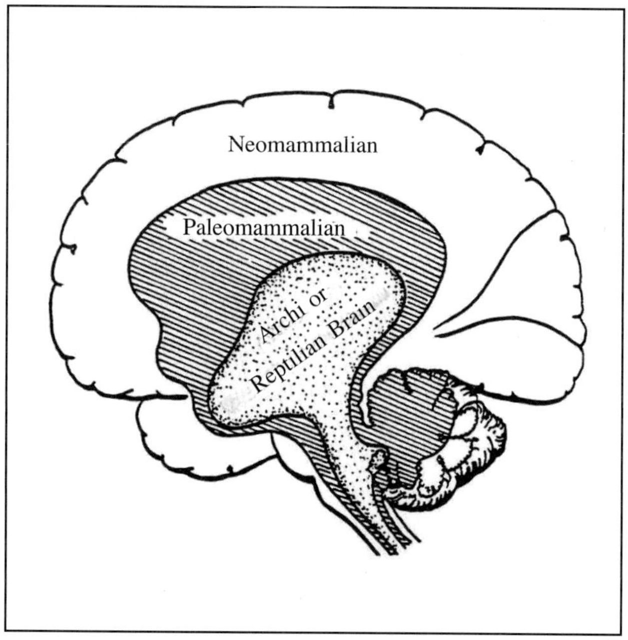

도표 3-5: Archi-reptillian brain, paleomammalian 및 neomammalian brain을 보여주는 Paul MacLean이 개념화 한 triune brian 그림.

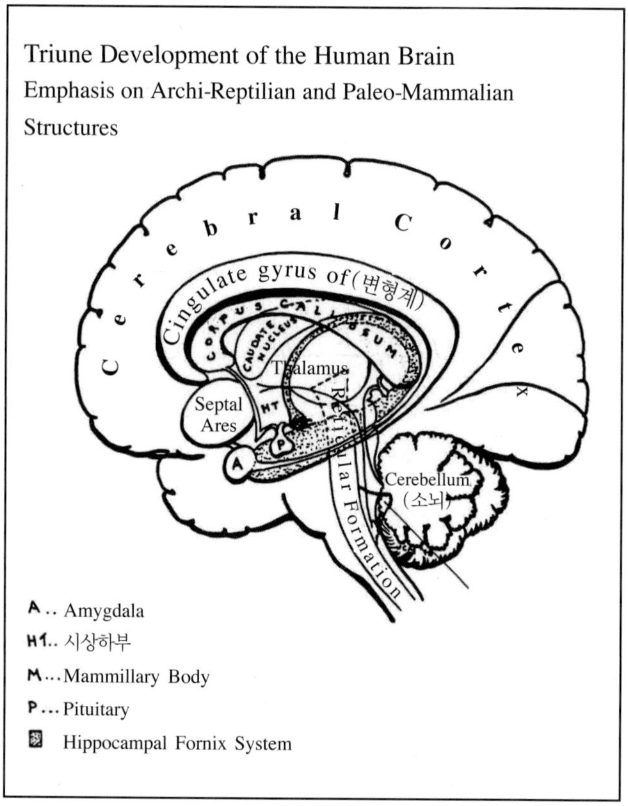

도표 3-6: Paul D. MacLean의 triune 두뇌의 archi-reptilian와 paleo-mammalian 구조의 관계

[표 3-2]

- 척수: A P N
- 뇌줄기: A P N
- 소뇌: A P N
- 시상: A P N
- 대뇌반구
  - 대뇌피질 ← A-P Cortex, N-Cortex, N-N-Cortex
  - 기저핵 ← Archisriatum, Paleostriatum, 신선조체, 아래 보기

A = Archi Systems P = Paleo Systems N = Neo-System

7. Cerebral Hemispheres or Telencephalon
- Cerebral Cortex
  - Archi-paleocortex: limbic love - "Move^2+Farv" and insula
  - Neocortex: 전두전엽, 마루엽, occipital, and temporal cortices
  - neo-neo cortex: Pre전두전엽 lobe(전두전엽) and ant. Temp. love - JEM^2
- 기저핵
  - Archistriatum: Part of Amygdala - olfaction
  - Paleostriatum : Globus Pallidus
  - Neostriatum: Caudate Nuc. & Putamen
  - And Other Nuclei: Subthal. Nuc. & Substant. Nigra
  - (Paleostriatum ~ And Other Nuclei) "PASS"

6. Thalamus or Diencephalon
- A: Epithalamus & 시상하부: Ans, Homeostasis, Endocrine, and etc.
- P: Subthalamus: Motor Ctr: Ballistic(Fast) Survival Movements
- N: Thalamus : Sensorimotor Integration - Relay to Cerebral Cortex Metathalamus

5. Cerebellum
- A. Archicerebellum/Veetibulocerebellum: Spatio-temp orient or flocculonodular lobe
- P: Paleocerebellum(옛소뇌)/spinocerebellum: 운동
- N: 신소뇌/Pontocerebellum: 습득한 능력 또는 LAT. Loves and Vermis Of.
- (A ~ N) "SOS-DEFT^2"

4. 3. 2. Brain Stem
- A. Central Core-Tegmentum: ANS, ReTIC, VESTIB, CR-N NUCLEI(Archi, paleo, pathways)
- P: Midbrain Tectum- Colliculi: Visual, Auditory, Somasensory Response
- N: Basal Brain Stem: Epicritic Descending/Ascending Pathways

1. 척수
- A: Propridspinal TRS & MLF: ANS, RETIC, COORDIN. CR-SPINAL NS, 반사작용
- P. VENTRAL PATHWAYS: PROTECTIVE or PROTOPATHIC RESPONSE
- N: DORSAL PATHWAYS: SKILLS — EXPLORATORY OR EPICRITIC RESPONSES/

원형(Archi) 영역 또는 구조는 계통발생적으로 오래됐다. 개체발생적 관점에서, 이 영역은 처음 발달하고 기능했다. 원형영역 중 대부분은 내장과 내분비 기능, 항상성 유지 뿐만 아니라 유기체가 깨어있고, 경계하고, 집중하고, 잘 수 있게 만드는 기능과 주로 관련됐다. 또한, 이러한 영역은 기본적인 반사작용(reflexes)과 많은 상관관계에 있다(예시: 자세 적응, 균형, 시공적 방향).

초기(Paleo) 영역은 시기별로 따지자면 중간단계(intermediate)이다. 이러한 구조는 원형 영역 다음으로 발달하고 기능했다. 또한, 일반적이거나 특별한 감각(sense), 운동 패턴, 생존 메커니즘과 관련된 보호 반응과 주로 관련됐다. 초기 영역은 더 오래된 원형구조 그리고 심지어 신형 구조와 함께 작용하거나, 그 속에 포함된다. 예를 들어, 성숙한 신경계 내에서 모든 3가지 시스템이 조화롭게 또는 통일된 전체 하나로서 작동한다. "중첩(overlap)" 영역 중 많은 부분이 3가지 기능 하부구조 사이에 있는 모든 영역에 존재하지만, 신형(Neo) 영역은 더 오래된 원형 구조와 초기 구조를 주로 억제하거나 지배한다.

신형(Neo) 영역은 계통발생적으로 최신이다. 신형 영역은 CNS가 가장 최근에 발달하고 기능한 영역이다. 이러한 구조 때문에, 사건을 예측하고, 환경을 조사 및 이해하고, 경험으로부터 학습할 수 있다. 그러므로, 이러한 신형 영역은 기술, 연상 기억, 판단(선견지명과 후 판단), 감정 톤 뿐만 아니라 무리 사회에서 기능할 수 있도록 만들어주는 행동과 관련됐다.

CNS 영역의 취약성 Vulnerability of CNS Areas

일반적으로, 신형 구조(Neo-system)는 초기 구조보다 공격적 행동에 더 취약하고, 초기 구조는 원형 구조보다 더 취약하다. 하지만, 이러한 일반적인 규칙에는 몇 가지 큰 예외사항이 있다. (1) (연대와 관계 없이) 신진대사 요구(demand)가 높은 중앙부는 저산소성 허혈성 발생에 매우 취약하다(예시: 중뇌의 하구, 하부 뇌교와 수질의 전정핵, 변연피질의 해마 뇌회). (2) 중앙부 또는 CNS의 가장 큰 세포(이러한 세포가 신진대사 요구가 높다)를 포함한 영역은 저산소성 허혈성 발생에 취약했다(예시: 대뇌피질의 베츠세포, 변연엽 중 해마의 추상세포, 소뇌의 푸르키녜 세포). (3) 대뇌피질의 회질 영역 세포와 대뇌동맥을 통과하는 작은 가지는 트라우마와 부종에 취약하다(예시: 대뇌 반구의 피질과 소뇌). (4) CNS의 분수령 또는 경계선에 위치한 세포체와 축색 돌기(경로). 이러한 영역에서, 동맥 2개 또는 3개의 미세한 말지(fine terminal branch)가 한대 모여 있었지만, 중첩되거나 문합되지 않았기 때문에 저혈압 또는 저혈량성 발생 동안 또는 이후 경계선을 충분히 제공했다(그림 3-7과 3-8).[5,8,9]

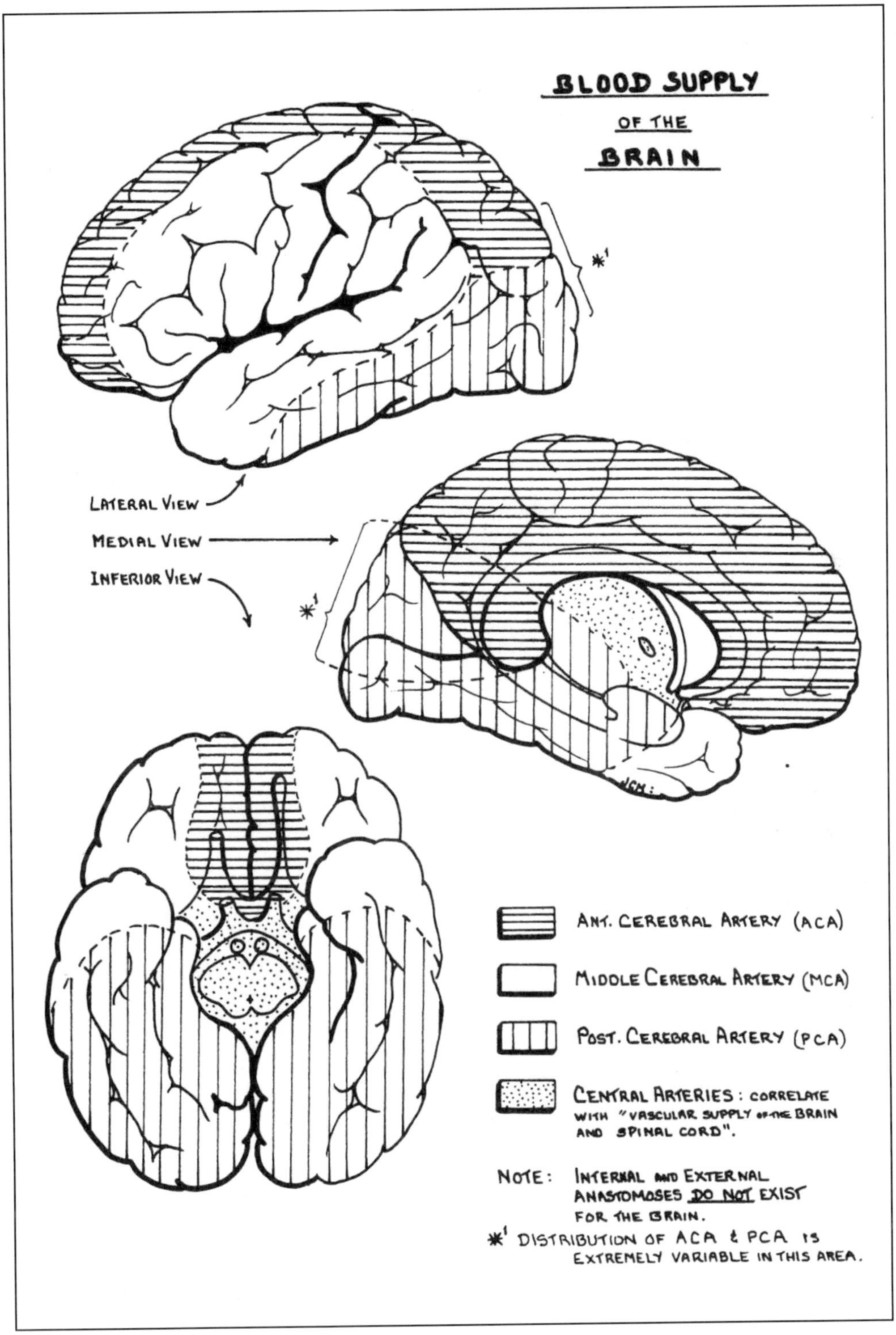

그림 3-7: 뇌의 혈관(액) 공급

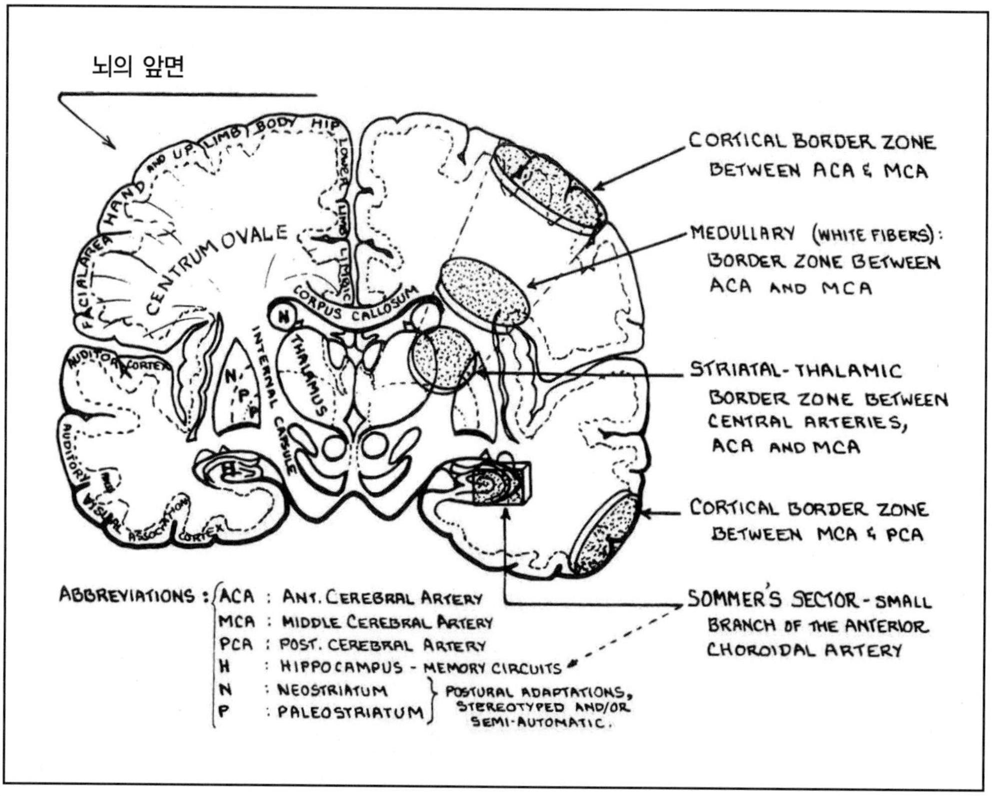

그림 3–8: 2개 또는 3개의 동맥의 말단 가지가 서로 접근하지만 겹치지 않는 경계 지대. 저산소성 허혈성 에피소드는 하나 이상의 이러한 취약한 영역에서 뉴런 세포 사멸을 초래할 수 있다. 손상의 양은 매우 다양하다.

신형 구조의 1개 이상 영역 내에 있는 병변으로 인해 하부 초기 구조와 원형 구조에 대한 억제 통제력이 손실 됐다. 이러한 손실은 "방출 현상(release phenomenon)"으로 이어질 수 있다. 다시 말해서, 더 낮거나 오래된 기능 구조는 "상대적으로 더 높은" 억제 통제력으로부터 해방(released)됐다. 일반적으로, 이러한 해방은 비정상적인 움직임 패턴 또는 다양한 (예상) 기술의 손실, 예상 또는 탐구 능력의 손실, 다양한 정신지체 수준, 감각, 판단, 감정적 어조, 학습 예상과 관련된 능력의 축소로 알 수 있다.

원형, 초기, 신형 구분법에 대한 서론

Introduction to the Archi-, Paleo-, and Neo-Subdivisions of the Triune 8rain

그림 3-9에서부터 3-13에는 CNS의 몇 가지 주요 영역이 설명되어 있다. 여기에는 각 영역과 관련된 일반적 기능과 원형, 초기, 신형 구분법이 포함된다(특히, CNS 수준을 더 높은 수준으로 높일 때). 기능적 중첩 중 많은 영역이 원형, 초기, 신형 구조물 사이에 존재한다는 점을 기억하라. 6단계 수준과 7단계 수준(간뇌 또는 시상, 그리고 종뇌 또는 대뇌 반구)이 구조적, 기능적 중첩 중 가장 큰 부분을 차지했다. 하지만, 다양한 영역과 관련된 기본 개념을 이해하기 위해 중첩 부분을 최소한으로 유지해야 했다. 이러한 설명과 조사 결과를 간략하게 만들어서 주요 영역(원형, 초기, 신형 영역)과 그들의 주요 기능만 보이도록 만들었다.

모든 단계의 시스템은 기능적으로 동등하다. 예를 들어, 척수의 archi-system은 대뇌 반구의 archi-system보다 기능적으로 다를 수 있다. 설명하자면, 대뇌반구는 오래된 척수에 비해 계통발생적으로 새롭지만, 각 구성은 archi-, paleo-, 그리고 neo- 세분화를 가지고 있다. 다른 한마디로 각 부위는 오래 되었든 새롭든 archi-, paleo-, 그리고 neo- 구성을 가지고 있다. 이러한 부분들은 (표 3-2)에서 자세히 볼 수 있다.

척수: 세분화 Spinal Cord: Archi-, Paleo-, and Neo-Subdivisions

(그림 3-9)에서 척수의 주요 경로는 3개의 기능적 부분들로 세분화되어 있다. 가장 오래된 또는 archi-pathway는 척수의 회색 부분 또는 세포체를 둘러싼다. 이러한 상승하고 하향하는 archi-pathway들은 높은 자궁 단계를 시작으로 발달하기 시작한다. 이러한 경로들은 배변 및 방광 통제, 소화, 심장, 호흡, 또는 땀 및 구토의 조절과 같은 기능들과 관련 있다. 이러한 경로들은 환절내 및 환절외 반사작용 기능에 포함되었다. 하나의 archi-pathway는 내측종속(MLF)이며, 발달, 유수, 및 기능하기 위한 가장 첫 번째 경로이다. 이 경로의 주 기능은 척수와 척수신경과 함께 뇌줄기의 뇌신경을 조정하는 것이다.

구-신경로는 척수의 복부 반쪽에 위치한다(그림 3-9). 대부분의 경우 이러한 체계는 통증, 온도, 접촉 및 압력과 기타 감각에 관한 정보를 전달한다는 점에서 보호하거나 원형 병리학 시스템으로 기능한다. 이것은 발달 유기체가 주의를 기울이지 않으며 시스템에 해를 줄 수 있는 감각을 경험함으로써 환경에 대해 배울 수 있게 한다. 척수의 복부 반쪽에 있는 다른 구-신경로는 시공간 방향과 관련이 있다. 이러한 경로는 더 오래된 망상 척추 및 전정과 함께 기능하고 발달하며 성숙한 신경계가 중력 자세를 달성하고 유지할 수 있

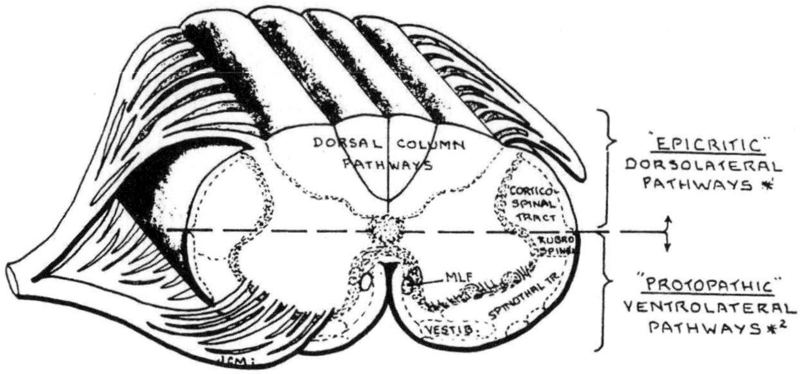

- PROPRIOSPINAL, RETICULAR & ANS PATHWAYS
- CENTRAL GRAY OF SPINAL CORD

ARCHI OR OLDEST SYSTEMS. FIRST TO MYELINATE AND FUNCTION. USUALLY BILATERAL SYSTEMS.

- VENTROLATERAL WHITE COLUMNS ..... PALEO OR INTERMEDIATE IN AGE. BELIEVED TO MYELINATE AND FUNCTION NEXT. MORE CONCERNED WITH PRIMITIVE RESPONSES AND GROSS BEHAVIORAL PATTERNS. USUALLY MAJOR CONTRALATERAL SYSTEMS WITH MINOR IPSILATERAL COMPONENTS.

- DORSOLATERAL WHITE COLUMNS ..... NEO OR RECENT SYSTEMS. LAST TO MYELINATE AND FUNCTION. MORE CONCERNED WITH EXPLORATION & APPRECIATION OF THE ENVIRONMENT OR LEARNED BEHAVIORS. USUALLY CONTRALATERAL SYSTEMS.

EPICRITIC SYSTEMS *1	PROTOPATHIC SYSTEMS *2
• EPI + KRINEIN = to judge ; accurate or fine discrimination of stimuli.	• PROT + PATHOS = first + experience or suffering ; responsive only to gross stimuli.
• EXPLORATORY & ESTHETIC SYSTEMS, ie LEARNING FROM AND APPRECIATING THE ENVIRONMENT.	• PROTECTIVE AND PRIMITIVE SYSTEMS, ie AVOIDING AND PROTECTING SELF FROM THE ENVIRONMENT.
• MAJOR PATHOLOGICAL SIGN : HYPESTHESIA.	• MAJOR PATHOLOGICAL SIGN : HYPALGESIA.
• MAJOR PATHWAYS "CROSS OVER IN THE MEDULLA" (OR AT A BRAINSTEM LEVEL).	• MAJOR PATHWAYS "CROSS OVER AT LEVEL OF ORIGIN OF THE CELL BODIES".
• ETHESIA = SENSE OF PERCEPTION, FEELINGS, APPRECIATION OF THINGS.	• ALGOS = PAIN • ALGESIS OR ALGESIA = SENSE OF PAIN

도표 3-9: 발달과 기능과 관련있는 척수의 Archi-Paleo와 신경로

도록 운동 신경세포의 기준을 조절하는데 도움이 된다. 또 다른 중요한 구-신경로는 적핵척수로이다. 이것은 다른 것보다 늦게 발달하고 기능한다. 이 경로를 통해 유기체는 특히 물체를 잡고 중간이나 구강으로 가져오는 것과 관련하여 중력 자세를 취할 수 있다.

척수의 등쪽 절반은 상행과 하행 신경로를 포함한다. 이러한 신경로는 완전한 발달 전에 마지막으로 발달하고 출생 후 몇 년의 성장이 필요하다. 상행하는 후주 내측섬유대로(그림 3-9)는 감각 정보의 전염성이나 운동 감각을 전달한다. 즉, 이러한 경로를 통해 유기체는 환경을 예측, 인식, 탐색(또는 의식적으로 인식)할 수 있으며 주변 환경을 조작하기 위한 경험을 통해 학습 할 수 있다. 조작 및 기타 숙련된 움직임은 신피질에서 유래한 피라미드 또는 피질 척수관에 의해 수행된다. 연결체계(archi-)와 구시스템(paleo-)과 함께 작용하는 이러한 신경로는 유기체에게 음식을 먹거나, 쓰고, 놀고, 물건을 짓는 것과 같은 다양한 중력 기술을 부여한다. 중추신경계의 연결-, 구-, 신- 시스템의 모든 상행과 하행 신경로는 소뇌와 직·간접적으로 연결되어 있다. 이러한 경로에 소뇌 영향을 미치지 않으면 신경계는 정상적으로 발달하고 기능할 수 없다.

뇌간 Brain Stem

2, 3, 4단계가 뇌간을 구성한다(그림 3-10). 이러한 주요 구조 영역(수질, 뇌교, 중뇌)을 횡적으로 구분하여, 기능적 또는 원형/초기/신형 하부구조로 나눌 수 있다. 각 기능 영역은 CNS의 일부 영역이 발달하고 성숙한 방법과 거의 유사하다.

뇌간의 원형 영역(archi-part)은 뇌간 좌반구의 복부(전면)에 위치한 중앙 핵심부(또는 중뇌 피개)다. 가장 오래되거나 원초적인 영역은 3번째~12번째 뇌신경의 뇌간 망상체핵, CNS의 상향 또는 하향 원형 또는 초기 경로, 눈의 움직임, 수면 주기, 심박동수, 호흡, 타액 분비, 구토를 통제하는 반사신경 중심부와 관련된 ANS의 가장 오래된 부분으로 구성되어 있다.

상구와 하구 또는 roof structure(stectum)은 뇌간 좌반구의 배측(측면)에 위치해 있다. 이는 연대 면에서 중간에 해당되며(초기 단계), 행동의 보호단계(protective level) 또는 원시단계(protopathic)에서 주로 자극에 반응하고, 시각적, 청각적, 전방/전실적, 체지각적 자극의 통합과 관련된 중요 중심부이다.

IV번째의 심실의 수질의 피막은 조직에 얇은 막이며 기능적으로 중요하지 않다. 교뇌의 뇌능순에서 발달하는 소뇌는 나중에 논의된다. 수질의 등 부분은 척수의 neo-pathway 또는 등 기둥의 확장이다. 이러한 neo-pathway는 내측모대가 되며 뇌줄기에서 복부위치로 바꿀 것이다(그림 3-10). [참고: 척수에서 archi-pathway는 회색 부분에 인접하

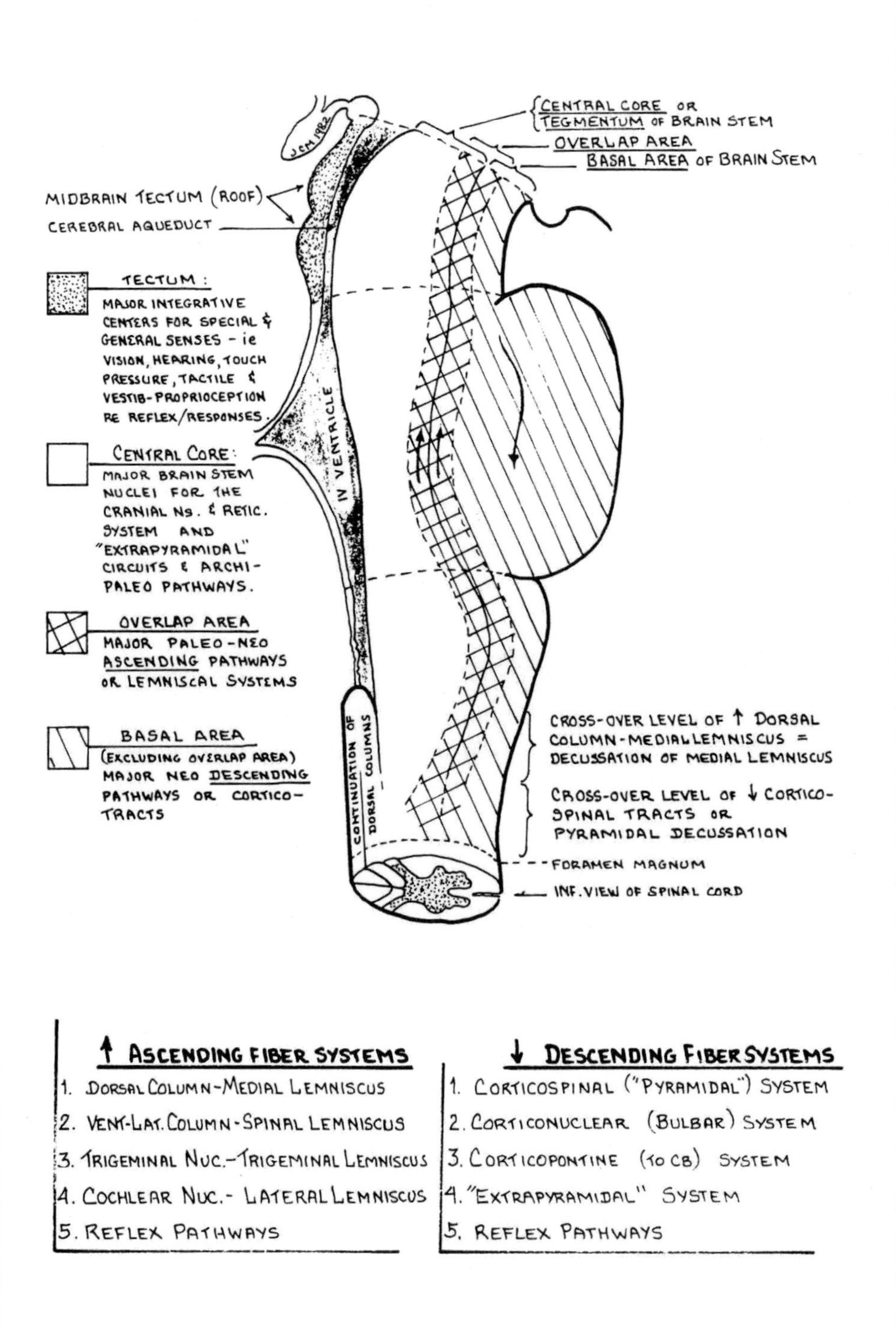

그림 3-10: Archi-Paleo-Neo 경로 및 핵 영역과 관련하여 뇌줄기의 종방향 조직을 이해하기 위한 개념.

며, 이러한 관계는 뇌줄기의 중심에 유지된다. 척수의 중심 반 정도의 위치하는 paleo-pathway는 중심부에 포함되기 위해 위치를 이동한다. 척수의 등 부분에서 찾을 수 있는 neo-pathway는 뇌줄기에 배 쪽으로 위치하게 된다.] 뇌줄기의 기저 또는 배 쪽의 부분은 CNS의 하향 pathway를 포함한다. 예를 들어, (a) 겉질숨뇌로(corticobulbar) (또는 겉질핵, corticonuclear)에서 뇌신경 핵, (b) 겉질다리뇌로에서 소뇌, 그리고 (c) 겉질척수로(이러한 경로에 위치할 수 있는 상승 내측섬유대)를 예로 들 수 있다. 이러한 하향 경로들은 자발적인 통제에 책임이 있다. 또한, 이러한 경로들은 입력되는 감각 자극의 중요한 변경인자이기도 하다.

소뇌 Cerebellum

소뇌를 구조적 또는 기능적으로 세분화시키는 방법은 많다. 아마도 이 복잡한 기관을 이해할 수 있는 가장 좋은 방법은 계통 발생적으로 연구하는 것이 좋을 것이다. 이 방법은 일반적인 발달 시퀀스와 기능적 세분화와 유사하다(그림 3-11). 원시소뇌[archicerebellum] (또는 vesticerbellum 또는 flocculonodular lobe이라 칭함)는 먼저 발달되며 시공간적 적응과 관련 있다(균형 또는 평형). Paleocerebellum(옛소뇌) (고소뇌) (또는 spinocerebellum 또는 anterior lobe 및 adjacent vermis라고 칭함)은 운동과 관련 있다. 신소뇌[Neocerebellum(신소뇌)] (또는 pontocerebellum)는 나머지 소뇌를 포함한다(그림 3-11). 대뇌반구의 신피질과 neo-부분 기능이 협력하고, 이미 배운 기능에 포함된 회로망과 관련 있다.

발달적, archi-, paleo-, 또는 neo- 세분화로 소뇌를 논의하거나, 또는 기능하는 기관으로 소뇌를 논의할 경우, 신경계(NS)를 **시너지**와 함께 부여한다(예. 움직임의 모든 패턴에 포함되는 방향, 확장, 힘, 타이밍, 그리고 긴장도의 순차적인 시퀀싱). 이러한 기능을 위해서 소뇌는 순간 순간 모든 것에 대해 신경계 안에서 그리고 밖에서 정보를 얻어야 한다(감각, 운동, 또는 통합 시그널). NS 다른 부분에서의 시그널은 다른 시그널과 통합되기 위해 수질, 뇌교 그리고 중뇌와 연관된 소뇌각을 통해 소뇌의 여러 부위에 교체된다. 다음, 새롭게 통합된 시그널들이 소뇌 밖으로 교체되며, 새로운 핵의 중심뿐만 아니라 시그널이 생성된 중심으로 직접적 또는 간접적으로 교체된다.

소뇌의 세분화

참고: 아래 보이는 것과 달리 소뇌의 다양한 부분 간에 중복이 존재한다.

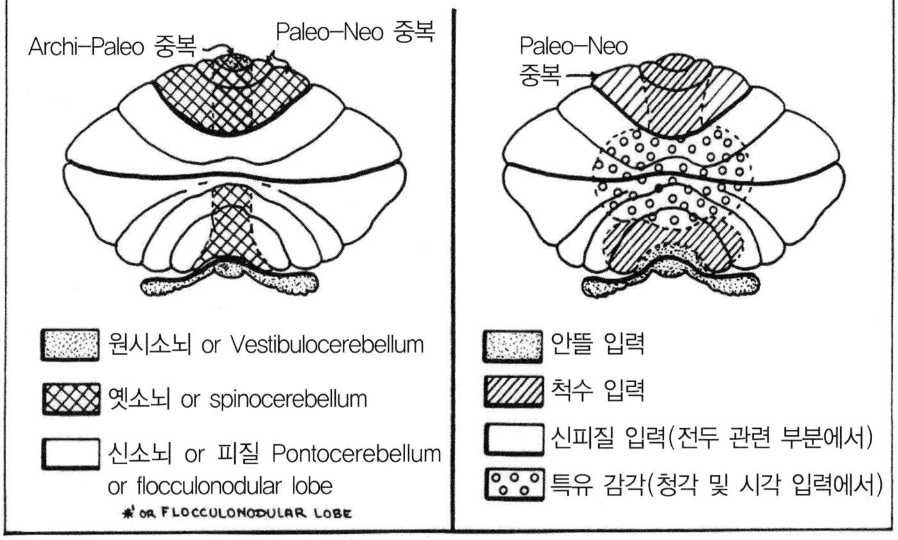

원시소뇌

- 가장 오래된 부분: 먼저 발달되고 Vetibulocerebellum이라고 한다.
- 위치: 충부 부분
- 팔다리 싹에서 발달된다.
- Flocculo–nodular lobe와 직접적으로 연관되었다. Nuc. Fastigil, Juxtarestiform body, 안뜰계
- 기능: 시공간 성향을 위한 균형 및 자세 세트

옛소뇌

- 중간이고 Spinocerebellum이라고 한다.
- 위치: Paravermal 부분과 충부 부분
- 상위척추에서 발달된다.
- 척수에 입력과 직접적으로 연관되었다. Inf. Olliv. Nuc., Retic. Nuc. & Restiform body를 통해 기저핵으로
- 기능: 자동반복반응 & 자세 교정 & 운동

신소뇌

- 가장 최근
- Pontocerebellum이라고 한다.
- 옆 반구
- 도마뱀에서 먼저 발달됨. 사람에게서 가장 높은 발달을 도달함(신피질)
- 기저교뇌 + Mid 소뇌다리를 통해 겉질 입력과 직접적으로 연관되었다.
- 기능: 자발적 습득 움직임의 정확성, 타이밍, 조정 = 능력

그림 3–11: 원시소뇌, 옛소뇌, 그리고 신소뇌: 세분화 및 기능

간뇌 또는 시상 Diencephalon or Thalamus

간뇌(dia = through + encephalon = 뇌) 또는 시상(일종의 방, 특히 신방)은 뇌의 중심부 내에 위치해 있다(그림 3–12). [이 영역을 명명한 인류의 선조는 이 구조물의 중

요성을 명백하게 인식했음에 틀림없다. 그래서, 이 영역에 “시상”이라는 표현을 붙였다. 예를 들어, 시상은 뇌의 깊숙한 곳에 있는 숨겨진 방으로, 수백만 개의 시냅스가 발생했다.] 4가지 주요 하위 영역이 밝혀졌다. 시상상부, 시상하부, 시상밑부, 배측시상(dorsal thalamus). 시상상부(epi = above + thalamus) (송과샘과 관련 구심 및 원심 경로)는 주로 내장 또는 자율 및 시상하부 통제, 성장 호르몬 반응, 일일주기 리듬과 주로 관련됐다. 시상하부(hypo = under 또는 below + thalamus)와 관련 구심 및 원심 경로는 자율신경계(ANS)와 내분비계의 주 제어 중심부(MCC)다. 시상하부, 변연계, 망상체계는 중첩 구조와 기능이 많다. 왜냐하면, 한 구조에서 생성된 신호는 나머지 구조에도 직접적인 영향을 미친다. 시상밑부(sub=beneath+thalamus)는 (아래 방향으로) 중뇌와 (앞쪽 방향으로) 시상하부핵 사이 교차지점에 위치해 있다(그림 3-12). 이러한 시내텝 영역은 오랫동안 기저핵의 피질 하부 통합 중심부로 여겨졌다. 이 영역이 탄도 운동(예시: 짧은, 빠른 속도의 폭발)을 통제하는 것으로 알려져 있다. 배측 시상(일반적으로, “시상”이라고 부름)은 간뇌의 핵 중 가장 큰 부분으로 구성되어 있다. 여기에는 시상후부(meta = beyond + thalamus) 또는 측면과 내측 슬상핵의 시상은 CNS의 하부 중심부 전부와 종뇌 사이에 위치한 가장 큰 시냅틱 및 통합 간뇌핵이다.

간뇌 핵을 원형, 초기, 신형 구성요소로 분류하는 것은 (매우 일반적인 경우를 제외하고) 쉽지 않고, 헷갈리는 과정이다. 시상상부, 시상하부, 시상밑부는 계통발생학적으로 오래된 구조인 반면에 (원형과 초기), (배측) 시상은 신형 구조로 간주할 수 있다. 하지만, (배측)시상은 그 자체로 다시 원형, 초기, 신형 구조로 또 구분할 수 있다. (측면)시상의 여러 가지 핵이 대뇌피질의 하부 중심부에서 다양한 상부 중심부로 모든 종류의 원형, 초기, 신형 신경계와 운동 신경을 통합하고 전달하는(또는 영양을 주는) 데 중요한 역할을 한다고 고려하기 쉽다. 이처럼, 시상 핵은 대뇌 피질에서부터 자극을 전달하는 하향 섬유의 피드백 부속물(feedback collateral)의 수용 중심부(receptive center)로서 작동하며, 이는 CNS의 하부 중심 영역으로 이어졌다(예시: 기저핵, 하위 올리브핵 복합체, 소뇌, 망양체 뿐만 아니라, 하부 운동뉴런, 중간뉴런, 감각로tract 세포). 예를 들어, 눈에서 추출한 시각적 구심성 섬유는 geniculocalcarine 경로(시각 또는 광학 방출)를 통해 시각적 피질로 전달되기 전에 시상의 측면 슬상핵에서 시냅스 반응을 한다. 이처럼, 시상의 내측 슬상핵은 시각적 자극의 시냅스 중심부로, geniculotemporal 경로(청각적 방출)를 통해 청각 피질로 이어졌다. 몇 가지 예외를 제외하고, 새로운 자극이 최종 시냅스 도착지로 전달되기 전에, (피층 기능과 관련된) CNS의 모든 상향 섬유질(ascending fiber)과 하향 섬유질의 부속물은 이들이 통합되는 시상 핵에서 시냅스 반응(synapse)을 한다. 그러므로, 간뇌는 전체 CNS, 특히 내측 기능과 관련된 영역의 다양한 핵 중심부가 보이는 기능적 통합에 참여한다.

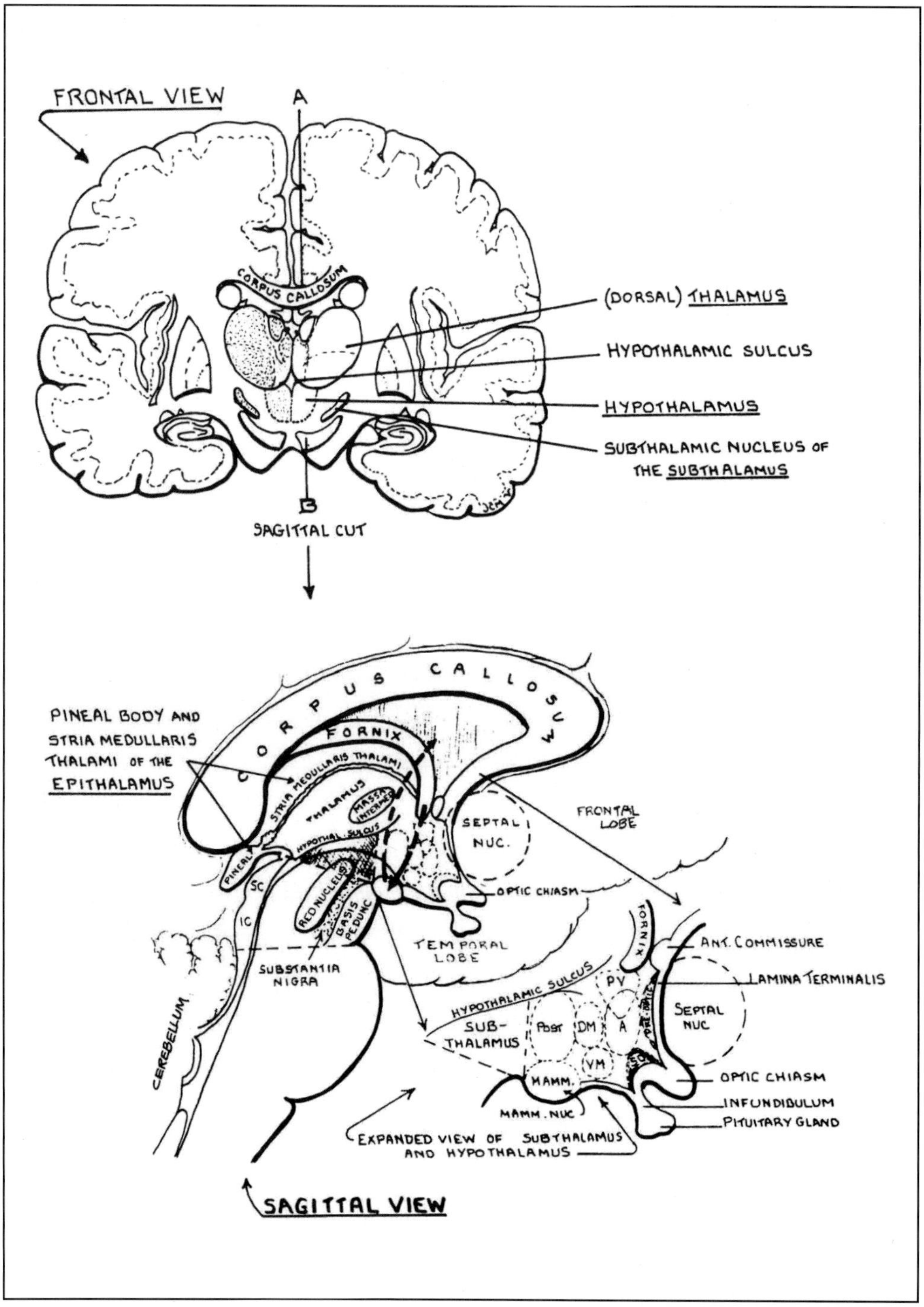

그림 3-12: 시상 또는 간뇌 - 주요 핵부와 뇌와의 상관관계. 시상후부(슬상핵의 측면도와 내측도)는 포함되어 있지 않다. 해당 영역은 송과체의 측면 또는 깊숙한 내부에 위치해 있다.

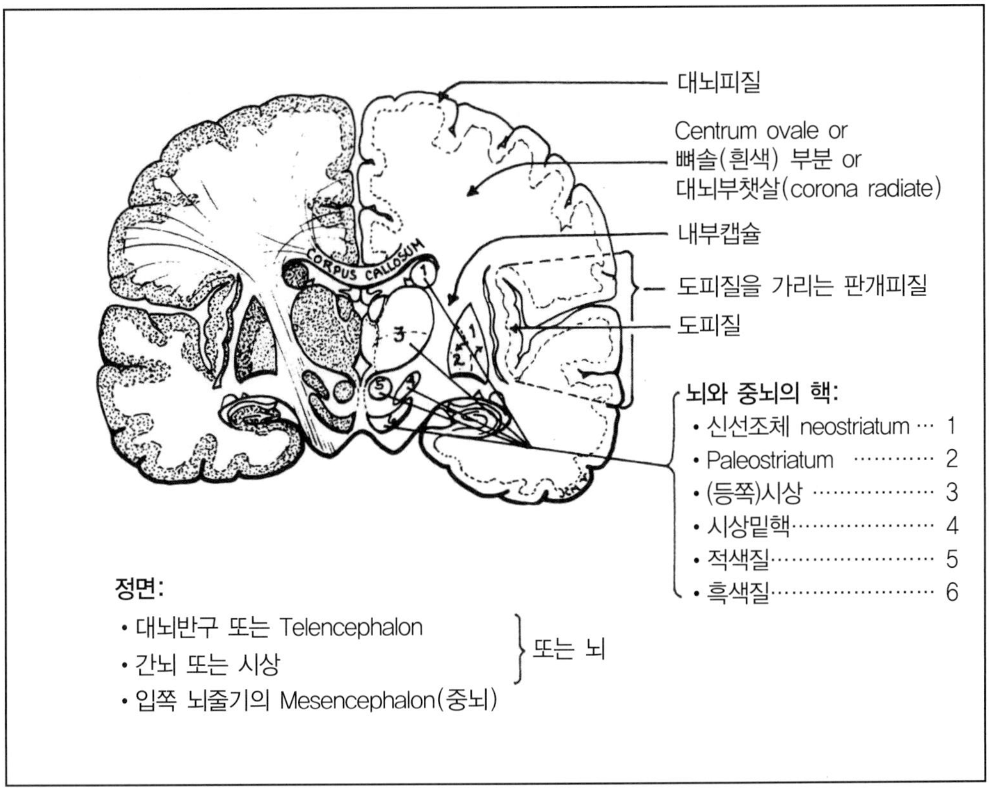

그림 3-13: 대뇌피질, centrum ovale, 그리고 내포에서 뇌의 깊은 핵과 입쪽뇌줄기.

종뇌 또는 대뇌반구 Telencephalon or Cerebral Hemispheres

대뇌반구 또는 종뇌 [tel-거리 + encephalon = 뇌는 대뇌피질, 피질 하부의 하얀 섬유(유수신경 부위 또는 central oval라 칭함), 그리고 내포의 피질 그리고 담창구(corpus striatum(선조체)라고 칭함 또는 신선조체라고 새롭게 칭함-caudate nucleus(꼬리핵) + 조가비핵)을 포함한다(그림 3-13). Neo- 및 paleo-striatum은 기저핵의 가장 큰 핵부분으로 구성된다(그림 3-14). (기저핵에 대해서는 "기능적 체계"에서 논의된다.)

대뇌피질은 계통 발생적으로 archi-, paleo-, 그리고 neo-구성으로 세분화될 수 있으며 자궁 및 출생 후에 피질의 발달 및 성장과 유사하다. 대뇌섬과 변연피질은 더 오래되었으며 archi-paleo-피질을 구성하고 나머지 부위는 신피질(예, 전두, 두정, 후두, 및 측두피질)이다(그림 3-14). 하지만, 신피질의 두 부분인 전두 및 전방 측두엽은 계통 발생적으로 최근이며 "neo-neo" 피질이라 할 수 있다(그림 3-14). 이러한 부분들은 다른 신피질, 변연피질, 시상하부, 그리고 망양체에 기능적 중복이 된다. "Neo-neo" 피질은 기능적 성장을 도달하기 위한 CNS의 마지막 부위이다.

요약하자면, CNS의 7개의 구조적인 단계와 연관된 뇌척수신경에 대해 그리고 archi-, paleo-, 및 neo-으로 세분화해서 논의했다. 아마도 7개의 구조적인 구성을 CNS의 '인공' 분할이라고 생각할 수 있다. 반면에, 삼위일체뇌와 archi-, paleo-, 그리고 neo-세분화는 계통 발생적인 개념을 나타내며 이는 개체 발생의 발달 및 기능과 더 밀접하다.

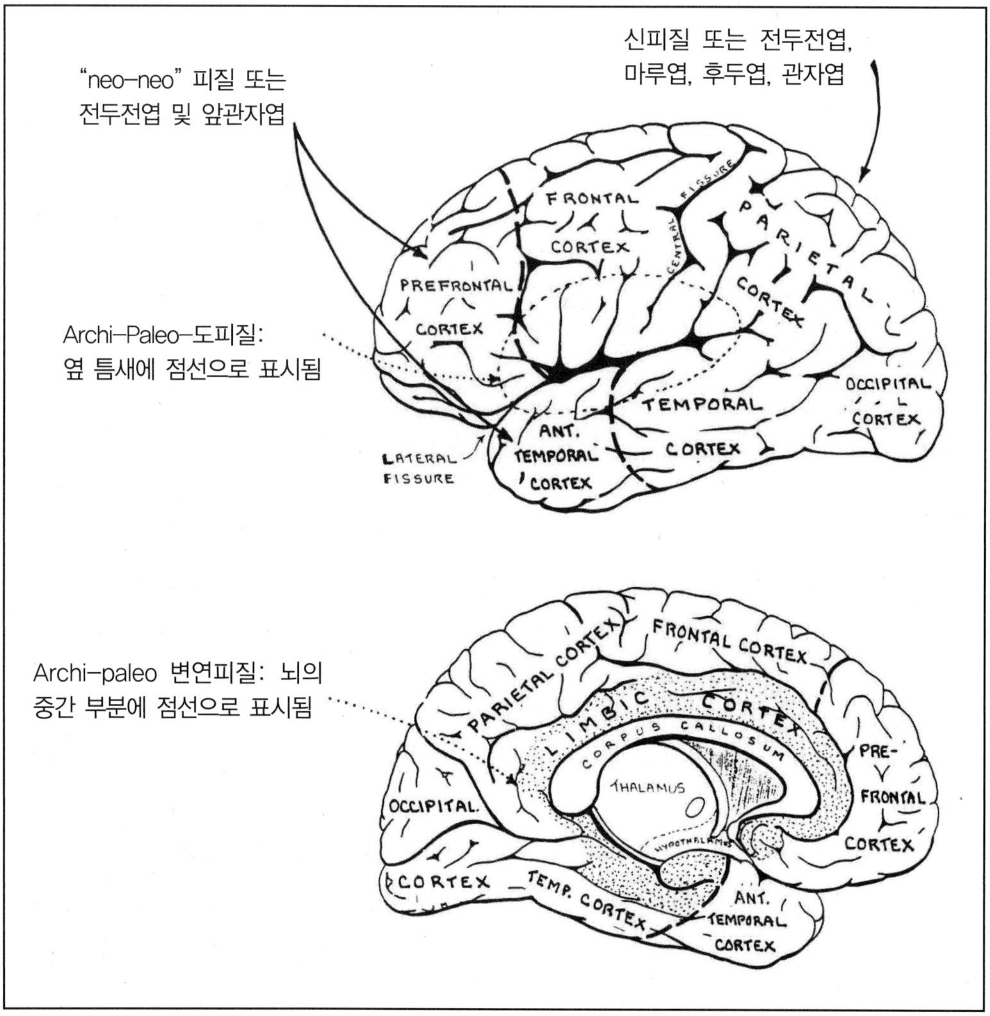

그림 3-14: 대뇌피질의 Archi-, Paleo-, Neo- 그리고 "Neo-Neo"- 세분화의 측면과 내측 관점

출생 전후 성장과 발달
Prenatal and Postnatal Growth and Development

출생 전후 발달 동안, 척수, 뇌간, 관련 뇌척수 신경 및 원형 소뇌가 충분히 발달하여 신생아에 기본적인 생존 반사작용을 부여한다(예시: rooting, 빨기, 삼키기, 소화 과정과 관련된 시공적 방향, 소리의 청각적 처리과정, 움직이는 물체에 고정해서 따라갈 수 있는 시각적 능력, 부모 또는 보육인의 얼굴 움직임과 관련된 요소). 이와 유사하게, 뇌간, 척수, 소뇌의 원형 구조는 특히 생후 몇 개월 간 유아의 "신전" 또는 항중력 톤(antigravity tone)이 친중력(progravity) 또는 "굴근"보다 우세하도록 만든다. 그림 3-15는 근긴장과 피부민감도의 출산 전 발달과정을 간략하게 요약한 자료다. 태아 발달에서 아래 3가지 근긴장이 밝혀졌다는 데 주목하자. (a) 수동적인 경우, (b) 능동적이지만 중력 의존적이지 않은 경우, (c) 능동적이고 중력의존적인 경우. 일반적으로, 그림 3-16에 제시된 구조와 비교했을 때 (수동적 또는 능동적) 근긴장의 발달은 근위 순서에 caudocephalic 또는 말단에서 다양한 발달 패턴을 전개한다. 또한, 그림 3-16은 태아 발달, 보호 반사작용, 골수화 순서와 관련된 주요 발달 순서에 대한 간략한 요약 자료를 제공한다. CNS의 발달은 척수의 경추 수준이 높고 뇌간 수준이 낮을 때 시작하지만, 신체의 보호 또는 주요 반사작용이 구강-안면 또는 경부에서 처음 발달한다. 후기 발달은 머리쪽으로(cephally) 그리고 꼬리쪽(caudally)으로 퍼져나감과 동시에 근위 순서(proximal sequence)에서 먼 쪽에서 퍼진다. 다양한 구조적, 기능적 시스템이 과거에서처럼 한 곳보다 다양한 장소에서 발달하고 성숙하기 시작하는 이유는 왜일까? (예시: 발달의 "머리꼬리 법칙") 첫 번째로, 발달의 두미(머리에서 꼬리) 법칙은 매우 일반화되고, 과도하게 간략화된 개념이었다. 반대로, 다양한 발달 순서는 유전적으로 부여된 성장 패턴으로, 시간이 지나 진화하면 해당 유기체가 출생 시 미성숙되고 나약해 보이기는 하지만 최적의 생존 이점을 가질 것이 틀림없다. 예를 들어, 구강-안면영역과 손은 비언어적 얼굴 표현 뿐만 아니라, 간호와 관련하여 자극에 가장 민감할 것이다(수동적 또는 능동적). 근긴장 발달은 신생아가 숨쉬기에 불편함이 있을 경우 기본적인 성장 반응에 대비할 수 있도록 돕는다(예시: 머리 올리기와 뒤집기). 충분한 근긴장은 지지(support)와 안락함을 위해 통의 모서리로 바싹 파고들게 만들거나, 엄마의 목소리 리듬에 따라 리드미컬한 움직임을 보이거나 얼굴 표정을 모방하며 상호작용한다. 처음에는 이러한 발달 구조를 분리된 구성요소로 간주한다. 예를 들어, 한 집단이 피부 피질로, 보호 작용을 하며 한 영역에서 발달한다면, 다른 근긴장은 또 다른 영역에서 발달함과 동시에 CNS가 또 다른 영역에서 발달했다. 이렇게 다양한 구조가 성숙하고 중앙부에서 뻗어나가기 때문에, 서로서로 접근할 뿐만 아니라 궁극적으로 완전히 겹쳐지게 된다.

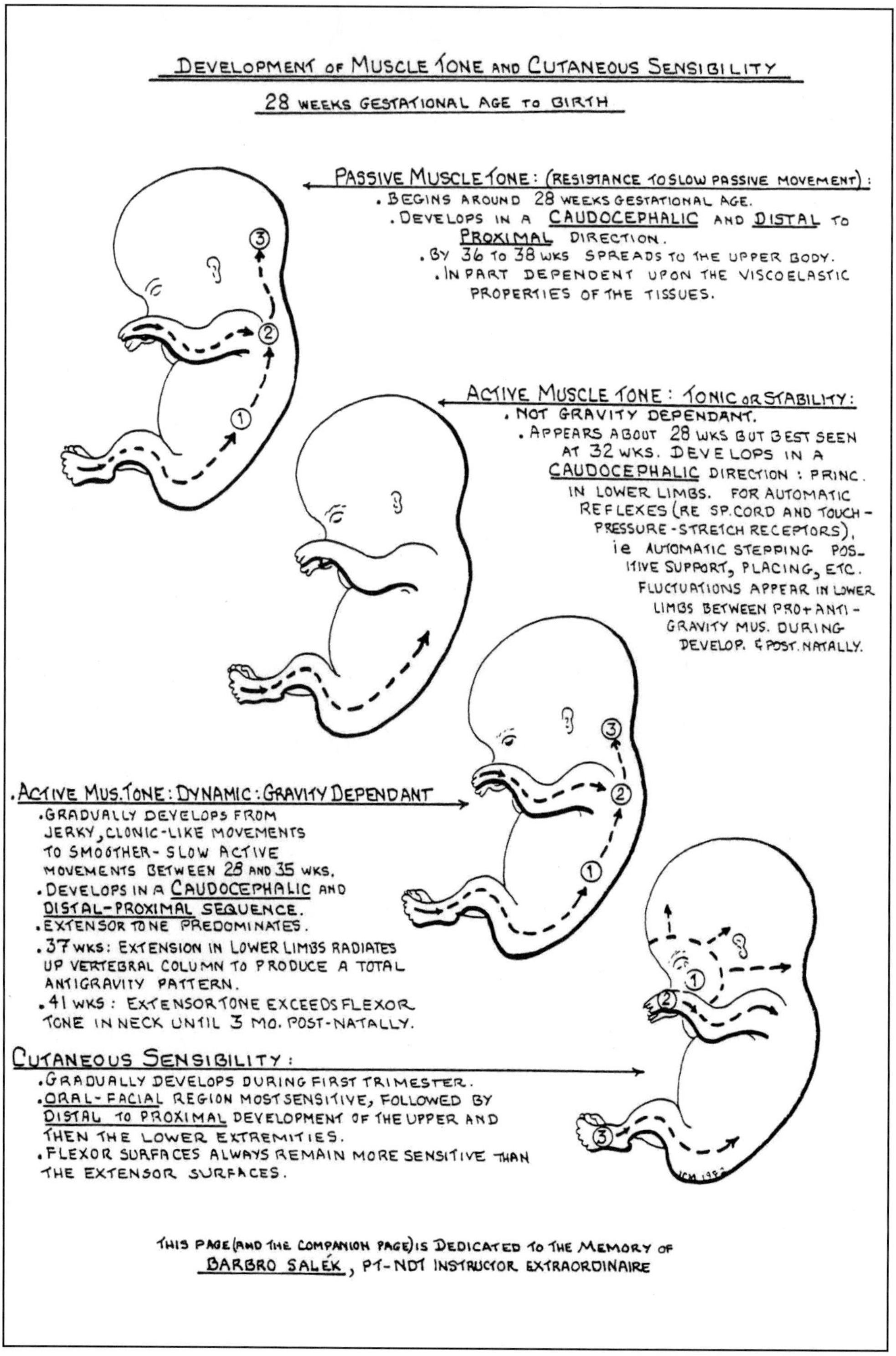

그림 3-15: 근육긴장과 피부 민감성(cutaneous sensibility).

주요 시스템의 출생 전 발달

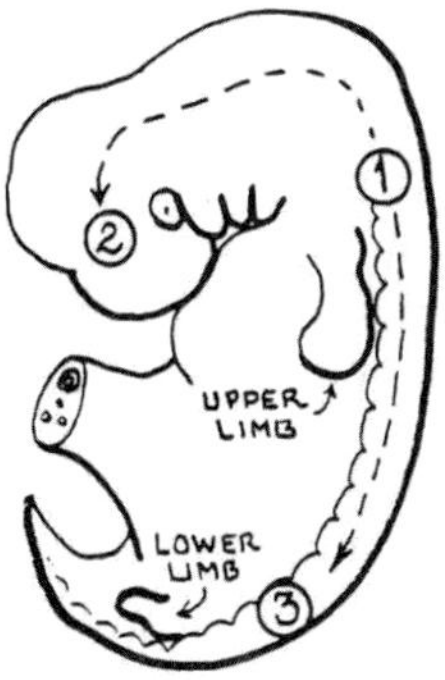

Embryonic Development(**배발생**) (약 36–38일)
CERVICO CEPHALOCAUDAL **발달**: 다리보다 팔이 먼저 발달한다.

1 = 긴경관 닫힘의 상위(cervical level)
2 = 머리 발달
3 = 아래 발달

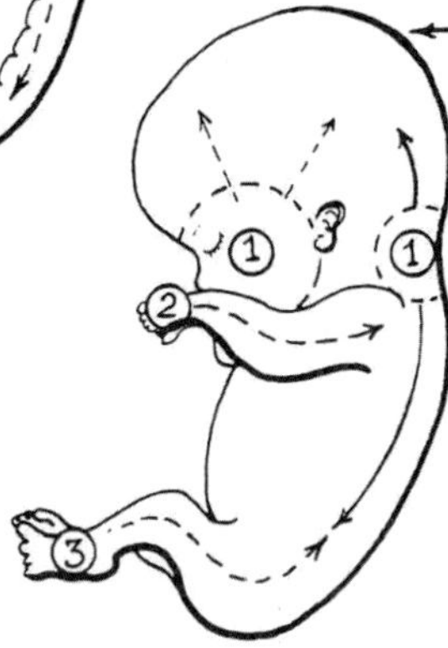

방위반사 또는 일반반사

- 호흡반사
- 잡는 반사
- 고통–접촉 방지 반사

  머리꼬리: (입, 얼굴, 말단, 몸쪽 시퀀스)
- 자율신경계–머리와 꼬리에 기능

  축성 몸 시퀀스

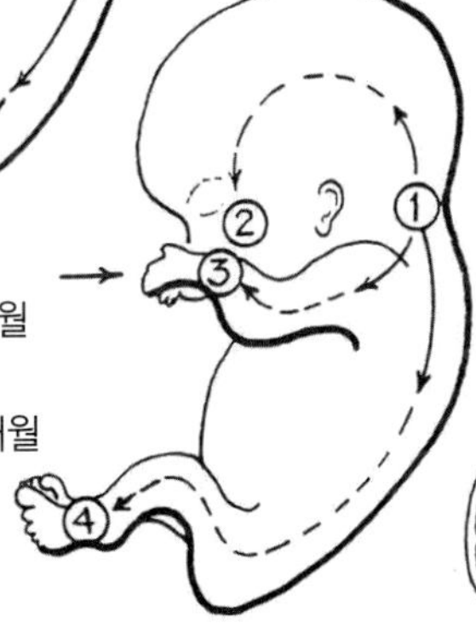

말이집형성: 말초신경계

- 상위 경부 수준에서 동장의 뿌리–5.5개월에서 출생후 2개월
- 감각 뿌리 두 번째–상위 경부 수준–6개월에서 Cont's FMo. Post Natal

목–머리–꼬리, 몸쪽에서 말단 쪽

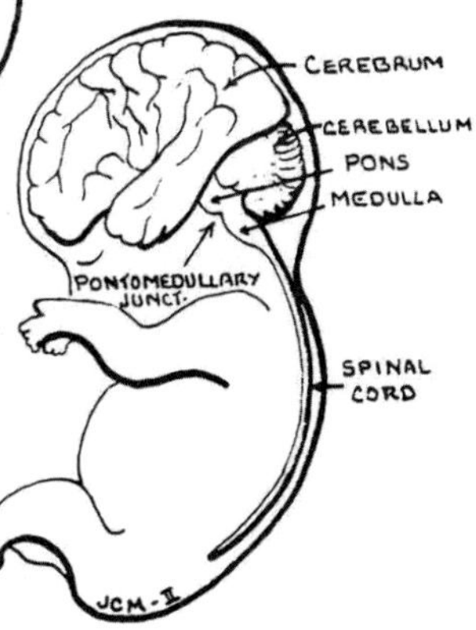

말이집형성: 중추신경계로

임신 6개월 때 **Pontomedullary Junction에서 시작함.**
말이집형성은 **머리와 몸** 동시에 진행되며 paleo계 전에 진행
Paleo–는 Neo계 또는 경로 전에 진행
신피질의 말이집형성(Myelination)은 삶의 40년 되었을 때까지 진행
CNS의 85~90%는 출생 후 myelinate하고, 특히 처음 10년 동안 myelinate한다.

THIS PAGE (AND THE COMPANION PAGE) IS DEDICATED TO THE MEMORY OF BARBRO SALÉK, PT-NDT INSTRUCTOR EXTRAORDINAIRE

그림 3–16: 주요 시스템의 출생 전 발달

그러므로, CNS 또는 외부 자극에 대한 반응으로 발생한 움직임 패턴은 부드럽게 균형을 이룬 시스템(반사적이라기 보다는 환경과 목적을 가지고 상호작용할 수 있음)보다는 환경으로 점진적으로 통합된다.

성장과 발달 중에는 오래된 구조가 새로운 구조에 의해 수정될 뿐만 아니라, 새로운 구조 중 대부분이 오래된 구조로 통합되고 같이 작동한다. 이와 같이, 가장 새롭거나 신형구조가 발달하면서 (주로 억제를 통해) 더 오래된 구조를 바꾼다. 이럼으로써, 모든 구조가 결국 중첩되고, 통합된 하나의 전체로서 함께 기능한다.

(그림 3-17)은 자궁에서 뇌의 성장과 발달을 보여준다; 뇌는 임신 중기에 4배가 되며 마지막 분기에서 3배가 된다. 또한, 더 오래된 섬 피질(그림 3-17에 색칠된 부분)이 전두, 두정, 및 측두판개(operculum=작은 커버)로 덮이게 된다. 빠르게 성장하는 판개 부분은 반구의 주요 통신 센터가 된다. 출생후의 발달에서 대뇌섬은 판개 깊은 곳에 있게 되며 외측구만 남게 된다(그림 3-18). 삶의 첫 해에 뇌는 두 배로 커진다. 30년 또는 그 이상이 될 때 뇌는 서서히 완전한 발달을 완성한다. 삶의 첫 해에 CNS는 유연성을 유지하게 된다.

NS의 정상적인 발달 중 10개의 주요 구조적 및 기능적 변화가 이루어진다.[2,5,6,7,14,20-24] 이러한 변화는 CNS에서 이루어진다.

1. 초기 신생아 발달 중 많은 신경 세포들이 모든 CNS 단계에서 생성된다. 태아와 신생아가 성장하면서 이러한 신경 세포들은 죽어 나간다. 살아 남는 수억 개의 신경

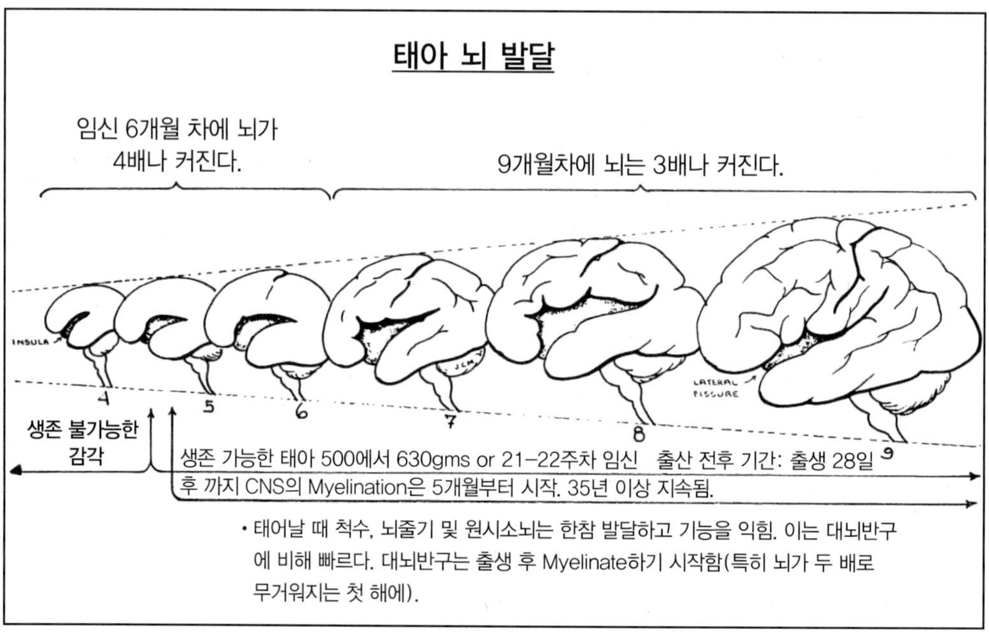

그림 3-17: 태아 뇌 발달

세포들은 '조율된다'. 결국, NS의 기능적 신경세포가 된다.

2. 뉴런 세포 본체의 크기와 모양이 증가한다.
3. 신경돌기 과정의 크기와 길이가 급격하게 증가한다.
4. 축색돌기의 collateralization이 발생한다.
5. 가지돌기나무의 크기, 모양, 가지가 급격하게 증가한다.
6. 시냅스의 수 뿐만 아니라 위치가 급격하게 증가한다.
7. 다양한 종류의 신경전달물질의 양이 점진적으로 증가한다.
8. 신경교질세포 증식이 출생 후 최대 5년까지 발생한다.
9. 축색돌기와 그 부속물의 골수화가 급격하게 증가한다.
10. 발달하는 NS의 구조적, 기능적, 신진대사적 요구를 충족시키기 위해 혈관화가 증가한다.

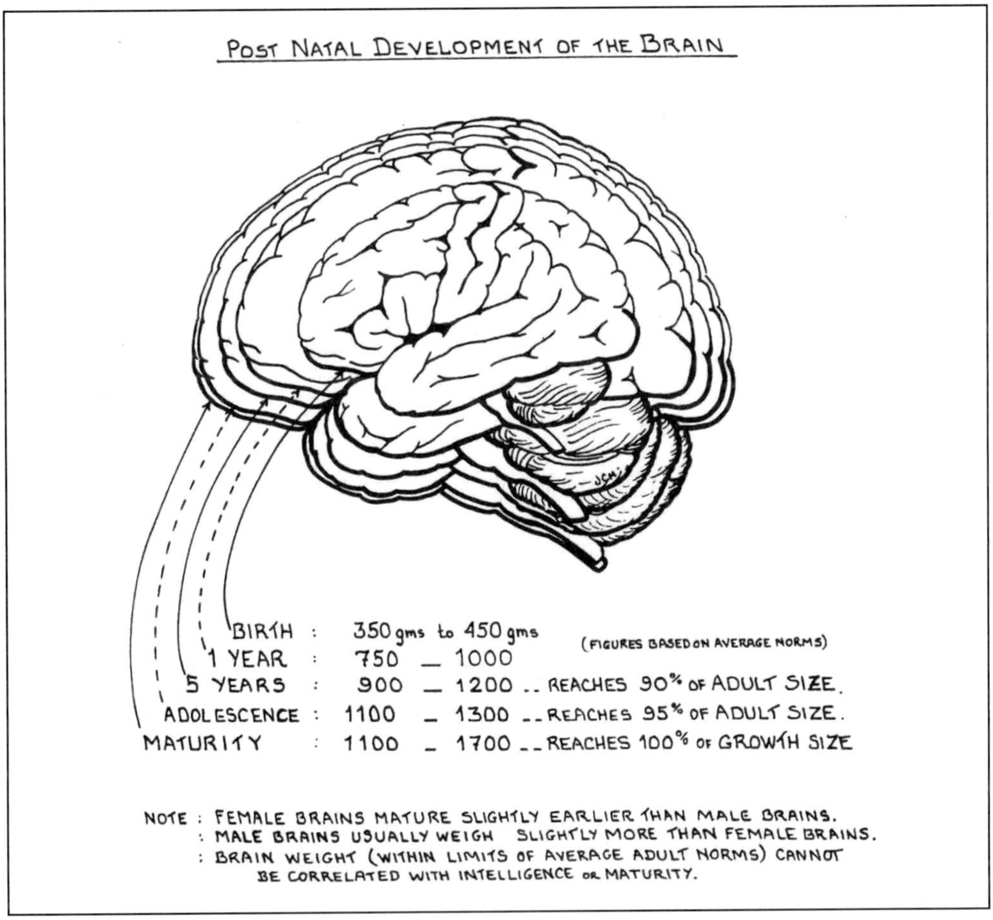

그림 3-18: 네발기기(Postnatal development.)

배아와 태아의 성장 및 발달은 유전학적 요소와 유기체가 살아가는 내부환경에 의해 통제된다. 성숙이 진행되면서, 태아는 점점 더 많은 외부 환경 자극을 인지하기 시작한다. (예시: 목소리 또는 음파, 엄마의 움직임 인지, 엄마의 심장소리, 창자 내용물의 소리) 또한, 자궁에 착상 후 약 5~6개월 시기에 태아는 자기 자극을 할 수 있다(예시: 손가락을 빨거나 rooting하는 행위, 발차기와 돌기, 딸국질 등). 성장과 발달의 유전적 통제와 태아가 인지한 내적, 외적 자극은 누군가의 NS를 위한 정상적인 성숙에 필수적이다.

유전자 코드의 결함, 또는 정상적인 자극양의 부족 및 감소(예시: 산소와 영양소)는 비정상적 유아 또는 생존가능성이 낮은 태아로 이어질 수 있다.[5,14,23,2 5,26] 유전학에 따르면 여전히 통제를 받고 있지만, 정상적인 생후 성장과 발달은 외부 환경으로부터 자극에 더 의존적이게 된다. 적당한 양의 유의미한 자극 또는 누군가의 환경에 대한 상호작용이 없을 경우, CNS는 정상적으로 발달하거나 최적화된 가능성에 도달하지 못한다. 실행가능하지만 비정상적인 CNS가 있을 경우, 목적성 자극과 환경과 유의미한 상호작용이 중요하다. 치료 개입이 없을 경우, 신경가소성 감소와 더불어 감각 부족을 경험할 수 있다(정상적인 성장과 발달과 관련하여 기존에 목록에 포함한). 주요 구조적, 기능적 변화 10개는 증가보다는 감소할 것이다. 감각 부족(sensory deprivation)을 예방하고, 구조가 형태를 변형하기 쉬워지고(remain plastic), 정상적인 자극과 움직임 패턴을 경험하고, 아기의 기능적 가능성을 높인다는 점에서, 치료 개입은 영향을 미칠 수 있다. 신경계는 성숙하여, 유의미한 다감각 자극과 모든 종류의 경험에 대한 순차적 반응을 통해 궁극적으로 환경에 더 적절한 방법으로 생존하고 적응하는 방법을 배울 수 있다.[2,5–7 ,19,21 ,23,24,27–32]

CNS의 7가지 주요 기능시스템

Seven Major Functional Systems of the CNS

NS의 7가지 주요 구조적 분류가 있는 것처럼, 기능적 구조는 7가지 구성요소로 구분하여 개념화할 수 있다. 그림 3-19는 7가지 기능 시스템의 도식적 설명이다. 덧붙여진 도표 3-3에는 각 구조의 주요 기능과 관련된 해부학적 영역과 독자가 각 기능을 암기하도록 도와주는 기억법이 간략하게 요약되어 있다. 그림 3-19에는 기능구조의 계급 조직도가 제시되어 있다. 또한, 하단에 제시된 **SMS**(감각-운동-감각)구조의 오래되거나 더 반사적인 기능과 상단의 가장 높은 피질기능이 나와 있다. 이와 유사하게, 원형, 초기, 신형과 관련된 용어가 사용되어 이러한 구조가 발달하여 후에 하나의 통합 구조로 기능하는 방법을 강조한다. 중앙 핵심 또는 원형구조, 시상하부, 망상 체계는 그림 3-19의 중앙에 위치해 있다. 공동 구조(synergic system) 즉, 소뇌는 뇌간의 중심부에서 뒤쪽으로 위치해 있지만, 운동구조 즉, 기저핵은 중심부에서 약간 위쪽 또는 앞쪽에 위치해 있다.

대뇌반구는 3가지 기능 하위구조로 나뉜다. (1) 원형-초기-변연계, (2) 신형 피질 구조, 전두엽, 두정엽 또는 후두엽의 뒷부분과 측두엽의 뒤쪽 절반, (3) "neo-neo" 피질 구조 또는 전두엽과 전측 측두엽. 기능 구조의 개념은 신경계 기능과 역기능의 기본적인 원칙에 기초하여 신경계에 대한 매우 간략한 관점을 제공한다. 즉, 이해하기 쉽다. 주요 구조와 기능을 암기하기 위해 사용하는 기억술 중 대부분은 유의미했으며, 다양한 하위 구성요소가 통합된 신경계를 위해 서로서로 상호 연결된 방법과 직접 연관되어 있다. 또한, PASS는 대뇌피질로 인해 생성된 움직임 패턴이 다양한 기저핵 회로(패턴이 다른 중심부로부터 방출된 자극과 통합된 뒤, 시상핵을 통해 대뇌피질의 운동 중심부로 되돌아가는 장소)를 우선 통과해야 한다는 사실과 관련되어 있다. 기저핵의 핵을 통한 피질 자극의 "PASSage"의 피드 포워드-피드백 루프의 통일성은 정상적인 기능 뿐만 아니라 인간이 환경과 목적을 가지고 상호작용할 수 있도록 만드는 예측. 준비 구조의 일부가 되는 데 있어 핵심적이다. 기억술을 사용하고 CNS를 주요기능구조 7개로 구분할 때 또 다른 장점은 각 구조와 연관된 기능적 장애와 관련됐다. 왜냐하면 7개 구조 중 1개 이상에 병변이 발생할 경우 기억술이 의도하는 바에 문제가 발생할 수 있기 때문이다. 예를 들어, 운동계(기저핵)의 병변은 전형적이고 반자동적으로 자세 적응을 방해하여, 운동장애로(dys = difficult + kinetic = movement) 이어진다. 그러므로, 기억술은 구조의 주요기능을 알 뿐만 아니라, 각 구조와 연관된 주요 기능 장애를 이해하는 데 유용하다.

지금부터, 오래되거나 반사신경 구조와 관련된 것에서부터 가장 높은 피질 기능을 지닌 것까지 7가지 기능 구성요소를 전부 다룰 것이다.

I. 감각-운동-감각(SMS) 구조 Sensory-Motor-Sensory System

CNS는 모든 종류의 자극을 수용하고, 이러한 신호를 통일하고, 유의미한 방법으로 이들에 반응한다. 또한, 재구심성(감각)신호 또는 피드백은 CNS에 반응이 정확하거나 시정이 필요하다는 것을 알리는 데 필요하다. 이러한 기본적인 구조는 S-M-S(sensory-motor-sensory)로 알려져 있다(SMS는 sensorimotor-sensory의 약자다.). 일반적인 감각 수용기(외부 수용기, 자기 수용기, 요격기)와 5개의 특별한 감각(시각, 전정, 청각, 미각, 후각)은 환경으로부터 다양한 자극을 지속적으로 수용한다. 이러한 자극은 수많은 구심신경에 따라 CNS로 옮겨진다. 이곳에서 아래 여러 가지 중 하나가 발생한다. (1) 만약 이것들이 잠재적 신호로 생존에 중요하다면, 첫 번째 또는 두 번째 시냅스에서 약화되거나 억제될 수 있다. (2) 이것들은 경로(tract) 세포에서 시냅스 작용을 하고 다른 CNS 수준까지 상승하거나 하락할 것이다. (3) 이것들은 중간뉴런과 LMN(lower motoneurons)에

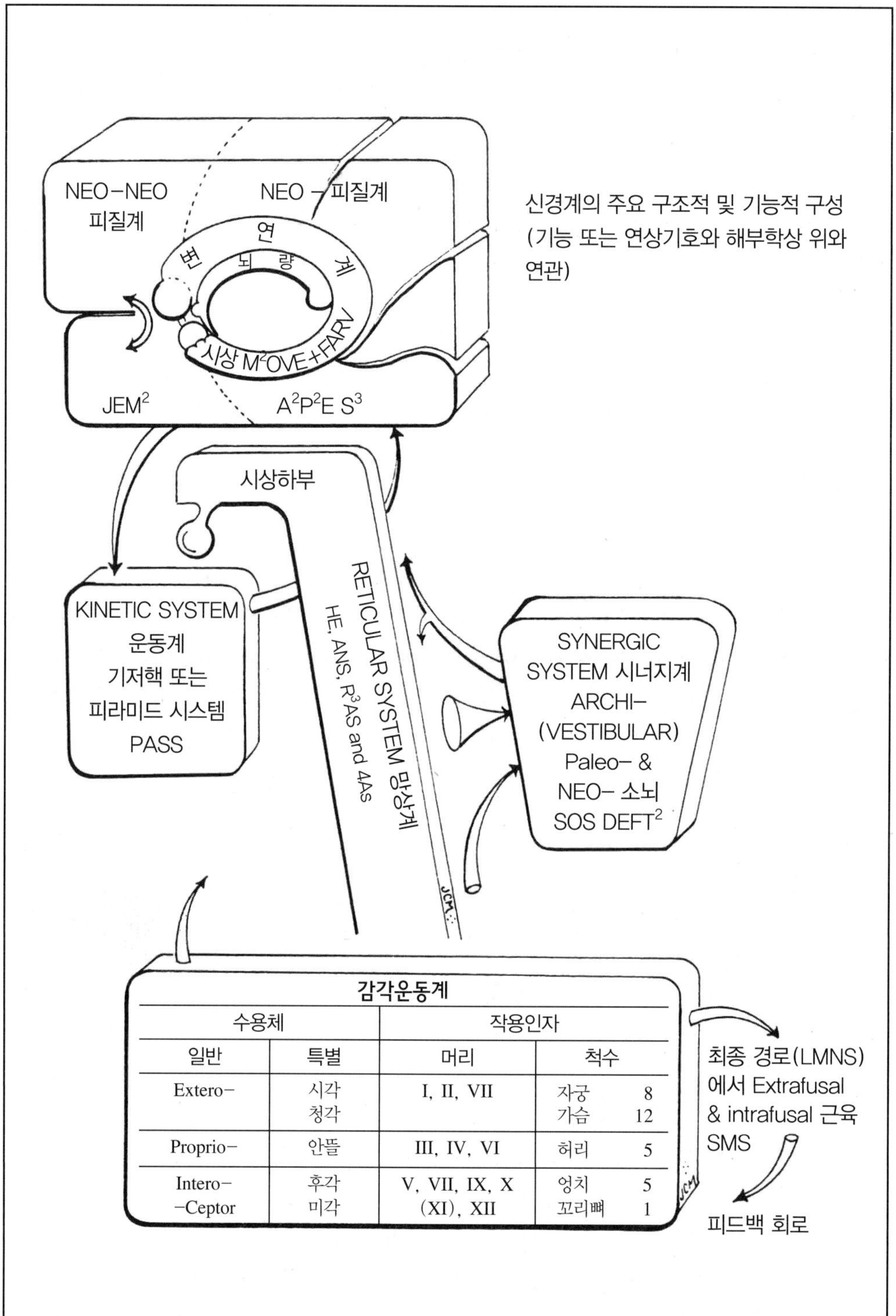

그림 3-19: CNS의 7가지 기능적 체계의 개략도

[표 3-3]
주요 구조 및 기능 시스템

	Systems	Anatomical Areas	Mneumonics or Functions
Skills & Aesthetic System **Perception and appreciation,** **Intellect & higher cortical (3 Rs)**	NEO-NEO- CORTICAL SYSTEM	Pre-frontal lobes and anterior temporal lobes	**JEM^2 CORTEX** Judgment Emotional tone Motivation Memory (circuits)
	NEOCORTICAL SYSTEM	Rest of Frontal lobes and Temporal lobes and Parietal and Occipital lobes	**A^{2}P^{2}ES^3** Appreciates and anticipates Plans and programs and Executes Skills and Survival Strategems
Affective System	**LIMBIC SYSTEM**	Cingulate Gyrus, Parahippocampal Gyrus and Hippocampus, Amygdala, Septal area: (Functions with JEM^2 cortex, A^{2}P^{2}ES^3 cortex, Hypothalamus and Reticular system and Kinetic system).	**M^{2}OVE and FARV** Motivation and Memory (circuits) Olfaction Visceral Emotional tone or 3-F's [Feeding, Fighting & Reproduction] Fear Anger Rage Violence (continuum)
"Autonomic" Systems	**HYPOTHALAMIC and RETICULAR SYSTEM**	Hypothalamus and Pituitary gland Reticular formation of brain stem and adjacent areas of CNS	**HE**: Homeostasis and Endocrine system **ANS**: Automatic Nervous System or Sympathetic & Parasympathetic Nervous System **R^{3}AS and 4 A's** • Reticular Activating System • Rhythm generator • Regulates cell thresholds of sensorimotor neurons and ANS neurons • Asleep or Awake • Alert and Attending
"Background" Movement Patterns	**KINETIC SYSTEM**	Basal Ganglion or Extra-Pyramidal system: Neostriatum Paleostriatum Subthalamic nucleus Substantia nigra	**PASS** • Postural (and/or Movement) • Adaptations, which are • Stereotyped or • Semi-automatic learned responses
Coordination System	**SYNERGIC SYSTEM**	Cerebellum Archi or vesibulocerebellum (Balance + Spat-tem Orient) Paleo or Spinocerebellum (Locomotion) Neo or Cortocoponto-cerebellum (learned skills)	**SOS-DEFT^2** Smooth orderly sequencing of: Direction Extent Force Timing and Tone (in relation to equilibrium and movement)
"Tonic" System	**SENSORIMOTOR SYSTEM**	All craniospinal sensory receptors (general & special) and effectors (or LMNs) to muscles and glands	**SMS** Sensory (receptors) Motor (effectors) Sensory (re-afferents or circuits) feedback

서 시냅스 작용을 하여 반응을 야기한다. 모든 반응의 경우, 다수의 재구심성(감각)신호가 CNS에 행동이 발생 중이라는 사실 뿐만 아니라 목적과 관련하여 행동의 질(quality)과 이를 달성되는 정도(degree)를 알려준다. 미성숙한 신경계의 경우, 많은 양의 SMS 활동이 척수, 뇌간, 소뇌의 오래된 원형, 초기 구조에서 발생한다. 시간이 흐르면서 누군가의 환경과 반복된 상호작용은 해당 구조에 중요하지 않은 자극과 유의미한 자극을 구분하는 기억 저장소를 점진적으로 "쌓아 올라가는" 경험을 제공한다. 이렇게 오래된 중심요소가 기억 저장소를 "쌓아 올라가면서", 행동 패턴이 모든 종류의 자극에 덜 흥분시키거나 반응하게 된다. 또한, 한때 분명히 구분되거나 하나처럼 보였던 반응이 더 조화롭고 목적성이 있게 되며, 반응에 대한 피드백이 더 부드럽고 통일성이 높아질 것이다. 궁극적으로, 높은 수준의 중심요소가 발달하고 낮은 반사작용 회로를 통제한다는 점에서, 모든 움직임이 환경 자극에 관해 목적성을 높일 것이다.

II. 망양체와 시상하부 Reticular System and the Hypothalamus

뇌간의 망양체과 시상하부 핵이 점차 성숙함에 따라, SMS구조와 3가지 주요 기능을 통합시킨다. 시상하부는 항상성, 내분비계, 자율신경계의 주 제어요소(master controller)다. 기억술 "**HE**"와 "**ANS**"는 "HE **ANS**wered"라는 단어로 암기할 수 있다. 예를 들어, 시상하부는 항상성을 유지하고 내분비계 뿐만 아니라 자율신경계를 규제하기 위해 내외부 환경의 끊임없는 요구에 영원히 응답해야 한다.

중뇌피개 또는 중핵에 위치한 뇌간의 망양체는 다양한 신경세포군으로 구성되어 있으며, 이중 대부분이 뇌간 중뇌피개의 전체 길이까지 확장한다. 이러한 세포괴의 축색돌기는 수지상이 풍부할 뿐만 아니라, 축삭돌기 과정(axonal process)이 뇌간 뿐만 아니라, 척수, 소뇌, 시상, 대뇌반구로 확장된다.

망상계의 주요 기능에 대한 기억술은 R3AS + 4A's다. R 3개(Three R's)는 해부 영역이 망상(Reticular = 분산된 네트워크) 구조임을 강조하며, 이는 여러 가지 중요한 CNS 기능의 주요 규제요소(Regulator)이자 리듬 발생요소(Rhythm generator)다. 기능들은 RAS(Reticular Activating System)을 동반한다. 4개 A(Four A's)는 수면-기상 주기, 즉 "수면, 기상, 긴장, 주의(Asleep, Awake, Alert, Attending)" 연속에 속한다.

수면-기상 주기와 긴장-주의 반응은 (CNS의 나머지 영역과 광범위한 연결을 통해) 망상계 활성구조에 의해 통제될 뿐만 아니라, 뇌간 망양체 내 뇌교와 중뇌 피드 포워드-피드백 중심에 의해 선천적으로 통제된다. 또한, RAS(reticular activating system)은 CNS의 한정적 핵 영역을 활성화 시켜, (특히, 자극이 새롭게 발생하거나 예상될 경우) 중앙부가 환격 자극에 대한 큰 민감도(또는 인지)에 반응하게 만든다. 이는 긴장 반응으로 이어져, 개인이 중요 자극에 집중하여 다른 신호를 약화시키게 만든다(dampen out). 비 중요 또는 반복 자극의 경우, RAS가 잠을 일으키는 정도까지 또는 긴장을 야기하거나 주의를 기울이게 만드는 각성상태까지 수신 신호를 약화시키거나 억제한다. 궁극적으로, 유기체가 시간이 흐르면서 수용하는 자극 중 대부분은 과도한 반응을 야기하지 않는다. 왜냐하면 CNS가 더 이상 새롭지 않은 환경 자극에 길들여지기 때문이다. 하지만, 정상적으로 발전하고 깨어있는 NS는 생존에 중요한 자극에 절대로 익숙해지지 않는다.

망상체는 CNS의 기본 리듬 중 대부분의 주 제어요소(master controller)인 것처럼 보인다(예시: 알파, 베타, 델타, 세타 뇌파 리듬, 생물학적 24시 주기 수면-각성 주기, 특히 수면의 4단계(REM과 NREM), 이러한 단계와 연관된 EEC 리듬). 마지막으로, RAS는 특정 시기에 개인의 기능면에서 중요하지 않은 진입하는 감각 신호를 걸러내거나(filtering out) 억제하는 데 중요한 역할을 한다. 그리고, 망상체계는 두개 및 척추의 하위운동신경의 한계점을 조절하는데 중요한 역할을 한다. 이는 특히, 개인이 이행하는 활동 중 올바른 시공간 성향을 유지하는 것과 관련 있다. 발달 중 임신 전기 시스템이 성숙하면서, 망상계는 개인이 자세 및 움직임 패턴에 적응할 수 있도록 임신 전기와 항중력계를 규제하는 역할을 가질 것이다.

III. 공동작용 시스템 Synergic System

소뇌는 archi-paleo-neo 시퀀스로 발달한다. 가장 오래된 부분인 archi-소뇌는 (vestibulocerebullum이라고 칭함) 전정계와 기능하며, 먼저 발달하고, 소리와 시각적 자극에 중력, 반중력 근긴장, 그리고 시청각 성향과 관련하여 태아에게 시공간적 성향을 부여한다. Paleocerebellum(옛소뇌)은 뇌줄기와 척수에 따라 발달하며 다양한 운동 패턴과 관련되어 있다. Neocerebellum(신소뇌)은 마지막으로 대뇌반구와 함께 마지막으로 발달하며 학습능력과 관련되어 있다. 각 시스템에 발달하고 성숙해지면서 가장 오래된 시스템, 중간 시스템, 그리고 새로운 부분들이 하나로 기능을 한다. 뇌산의 망상형성과 같이 소뇌는 거의 항상 CNS에서 일어나는 정보를 얻어야 한다. 소뇌각을 통해 소뇌의 피질 영역에 수 천 개의 자극이 교체된다. 이러한 시그널들이 통합되어 소뇌의 중추로 교체되기 전에 억제된다. 다음, 마지막 시그널들은 상소뇌각을 통해 CNS의 중추 중심으로 전달된다. 소뇌는 Sending Out Signal(SOS-DEF)에 능력 있다(시그널 보내기). SOS-DEFT는 소뇌가 CNS에 남은 부분에 주는 시너지의 기능을 말한다. 시너지는 개인이 이행하는 Smooth Orderly Sequencing of the Direction, Extent, Force, Timing, and Tone이다(방향, 확장, 힘, 타이밍, 긴장도의 순차적인 시퀀스). 원시소뇌 병변은 정중선 자세 적응과 관련하여 근육계의 SOS-DEFT에 영향을 준다. 옛소뇌 병변은 운동 패턴의 SOS-DEFT

에 영향을 주고, 새소뇌 병변은 몸의 말단 부분과 관련하여 움직임의 SOS-DEFT에 영향을 준다.

IV. 운동시스템 Kinetic System

운동 시스템(또는 기저핵)은 대뇌반구의 신선조체(꼬리핵 and 조가비핵), paleostriatum(담창구), 시상의 시상하핵, 그리고 중뇌에 상당한 흑질을 포함한다(그림 3-20). 시너지(SOS-DEFT)로 소뇌가 CNS를 부여하듯이, 운동 시스템은 자세 적응에 필요한 움직임 패턴에 기여하고, 나중에 발달 중에 학습된 능력이 겹쳐지는 기반에 기여하기도 한다. 전에 언급했듯이, 운동시스템을 위한 연상기호는 PASS(Postural Adaptations which are either Stereotyped or Semiautomatic– 정형화되거나 일부 자동적인 자세 적응). 연상기호는 피질의 수준이 기저핵의 다양한 핵을 통해 "Pass(지나가다)"하여 대뇌반구의 중심으로 교체되기 전에 다른 감각 시그널과 시너지 자극에 다시 통합되어야 한다는 의미를 가졌다. 그러므로, 대뇌피질은 뇌척수 LMN에 자극을 보내기 전에 운동, 시너지, 감각, 및 망상 입력을 받고, 적합한 반응에 이르게 된다. 이러한 피질→운동→시상→피질 회로는 예상 및 준비된 시스템에 일부이며 이는 동물과 사람이 환경에서 살아남고 소통하도록 한다. 운동 시스템의 다양한 병변들은 운동장애 신드롬에 이르게 된다(예. 자세 적응에 어려움). 이러한 운동장애 신드롬에는 CNS의 일부에 대한 불능이 포함될 수 있다. 그

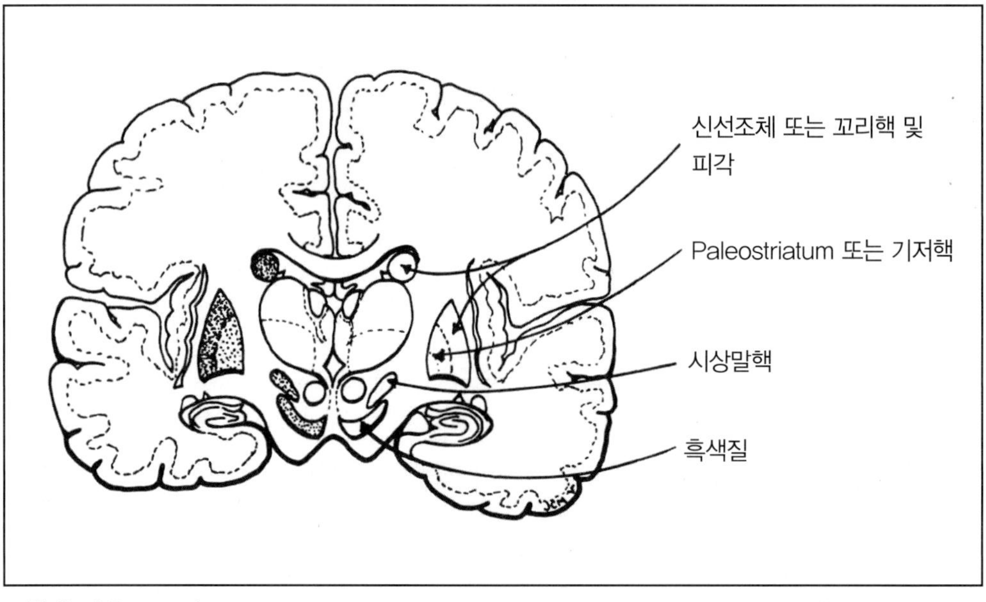

그림 3-20: 중뇌

러므로, 움직임은 경직되거나 움직일 수 없게 뻣뻣하게 되거나(병변에 따라 다름), 개인은 일반적인 움직임 패턴을 수행할 수 없게 된다.

V. 대뇌반구의 변연계 Limbic System of the Cerebral Hemispheres

대뇌피질의 3가지 기능적 세분화가 언급 되었다—예. 오래된 변연계(변연피질과 연관된 중추부위), 신피질, 그리고 "neo-neo" 피질. 변연계의 연상기호는 M^2OVE+FARV. M^2OVE는 변연계가 기본 행동과 성격에서 힘을 제공하는 CNS의 중요한 부위를 표현하기 위해 사용된다. 그러므로, M^2OVE는 이 체계의 일반적인 기능을 기억하기 위한 키워드이기도 하지만, 다른 기능에서도 같다. 이는 변연계에 기억이 저장된다고 암시하지 않는다(다양한 종류의 기억이 CNS 전체에 저장된다고 알려져 있다.). 하지만, 변연계의 다양한 핵 영역과 회로는 눕기와 기억 회복(특히, 장기 기억)과 관련된 학습에 있어 중요하다.

M^2OVE의 "**O**"는 후각(Olfaction) 또는 냄새를 의미한다. 변연계의 오래된 중심영역은 후각 자극을 수용하는 수용기 영역의 일부다. 이는 후각 자극이 강한 감정을 야기할 수 있는 이유 중 하나다. 신생아의 경우, 어머니의 냄새와 젖은 부분적으로나마 유아-아동 애착과 관련된 것으로 알려져 있다.

M^2OVE의 "**V**"는 내장(Visceral) 또는 자율 반응이다. 변연계는 시상하부와 뇌간 망상체와 직·간접적으로 연관됐다. 그러므로 직·간접적으로 모든 행동은 자율적 구성요소를 가지고 있다(교감 또는 부교감 신경). 다시 말해, 소화계가 명백하게 표현하는 내외부 자극에 대한 모든 활동 또는 반응은 내장 구조가 동시에 표현하고 있다. 예를 들어, 정상적인 유아, 아이, 성인이 사랑하는 이를 예상치 못하게 확인했을 때, 근육운동 행동이 표현될 뿐만 아니라 심박동 수, 온도, 혈압 및 호흡이 늘어난다. 눈꺼풀이 더 넓게 열린 상태에서 눈동자가 팽창하며, 눈썹이 순간적으로 들어올려진다.[15-19,33] 이러한 반응은 체성 반응을 동반한 내장 또는 자율 반응 중 일부에 대한 예시다. 상술한 반응은 공포, 위협, 무시로부터 발생할 수 있는 반응과 비교했을 때 온순(mild)하다.[16-18,23,24,27,30,32,34]

M^2OVE의 "**E**"를 고려하면, 변연계는 감정적 어조 또는 감정 안정도 그리고 누군가가 상황에 반응하는 방법에 중요한 역할을 한다. 감정적 어조의 하위 구성요소는 3가지가 있다. "섭식, 싸움(또는 여행), 생식" 섭식(feeding)은 영양학적 요구에 한정되지 않고, 감정적 요구(즉, 사랑에 대한 충동)에 한정된다. 손을 잡고, 포옹하고, 대화하고, 서로를 원하는 기본적인 충동은 모든 사회적 동물의 선천적 특징으로, 특히 인간에게서 드러난다. 특히, 미성숙하거나 젊은 신경계에 위치한 중요 구성요소가 부족하면, 성장장애(failure-to-thrive) 신드롬 같은 다양한 병리학적 상태가 발생할 수 있다. "싸움(fighting)"이라는 단어는 공격성 그 자체에 한정될 뿐만 아니라, 자기보호(self-preservation) 수단으로서

후퇴하거나(retreating) 후퇴하지 않은(not retreating) 경우와 관련되어 있다. 물론, 생식(reproduction)은 생식계의 성숙에 달려 있다(시상하부-내분비계 등).

변연계기능과 관련된 나머지 기억술은 "FRAV"다. 이는 감정적 패턴이 일부 사건에 의해 자극되면 발생할 수 있는 행동 순서 또는 연속체를 설명하기 위해 사용된다. 이러한 연속체는 공포(또는 좌절)와 함께 시작된다. 이가 해소되지 않으면, 분노가 유도된다. 분노가 억제되거나 해소되지 않으면, 폭발이 일어난다. 폭발이 억제되지 않으면, 분노가 발생한다. 공포-분노-폭발-폭력으로 구성된 연속체는 변연계의 행동적, 생존적 특성인 것처럼 보인다. 그렇다고 해서 이러한 반응을 유발할 수 있는 자극이 변연계로 직접 전달돼야 하는 것은 아니다. 오히려, 변연계는 CNS의 하부 중심부와 상부 중심부 사이에 위치해 있다. 이는 모든 다른 구조를 수용하고, 상호작용하게 만든다. 또한, 신-피질 구조가 성숙할 때 특히 발달 초기에 변연계는 덜 억제되는 것처럼 보인다. 정상적인 성숙 과정이 있으면, 이렇게 상부 중심부는 개인의 감정적 어조 면에서 변동을 억제하거나 변화시키기 시작했다. 이에 따라, FARV 연속체가 점진적으로 조절된다. 변연피질, 관련 경로 또는 핵 중심부의 병변 때문에, 피질구조가 해당 구조에 가하는 억제 통제로부터 해방될 수 있다. 또한, FRAV 연속체가 다시 발생할 수 있다. 일반적으로, 개인의 동기, 기억(학습 또는 회상), 감정 어조에 있어서 변화를 확인할 수 있다. 또한, 변연계에서 병변이 출생전 또는 출생전 후에 발생하면, 이러한 재능은 일반적으로 절대 발전할 수 없다(그림 3-21과 3-22).

VI. 신피질 구조 Neocortical System

신피질 구조로 구성된 대뇌피질 영역은 두정엽과 후두엽, 전두엽과 측두엽의 뒤쪽 부분으로 구성되어 있다(그림 3-14, 3-19, 3-21). 해당 영역의 기억술은 APES다. 더 높은 수준의 영장류(예시: 위대한 유인원 APES)는 기억술의 이유인 피질 영역을 보유하고 있다. 또한, $A^2P^2ES^3$은 피질 영역의 주요 기능에 대한 약어다(이해 및 예상 행동, 기획 및 프로그래밍, 집행 그리고 더 나은 기술 또는 생존 전략). 신피질 감각영역의 대부분 때문에, CNS는 환경 내에서 다양한 자극을 이해하고 새로운 경험과 기존 경험을 연상시키고, 이를 통해 개인의 니즈를 충족시킬 수 있도록 환경을 조작하거나 적응하는 방법을 배울 수 있다.

예기피질(연관 또는 두 번째 운동피질)은 예측하고, 계획하고, 순간에서 순간(moment to moment) 움직임 패턴을 부여한다. 이러한 기획된 움직임 프로그램들은 운동 시스템을 통해 "PASSed(지나가다)"되며 자세적응이 추가되고, 시너지($SOS-DEFT^2$)가 망상($R^3AS+4AS$)되는 시상전핵에 교체되고, 정보가 통합되고, 마지막으로 새롭게 통합된 자극들은 운동 피질로 교체된다. 이러한 방향회로가 피질 하부의 (운동 및 시너지) 시스템

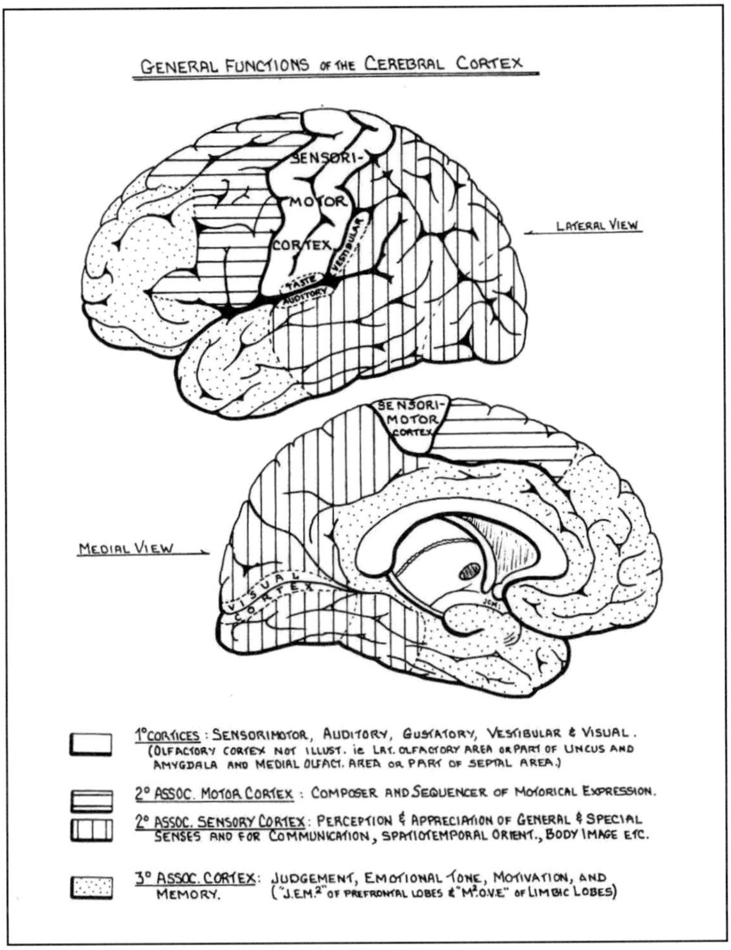

그림 3-21: 대뇌 피질의 일반적인 기능

을 통해서 갈 때 변연요소는 "MOVE"(또는 "FARV"의 일부)를 제공하기 위해 추가된다. 모든 정보가 신피질에 맞춰졌을 때 LMN에 피라미드 경로로 전달될 준비가 되어(예. 뇌신경의 LMN에 겉질핵로와 척수에 LMN에 겉질척수로) 적절한 행동적 반응을 일으킨다. 이렇게 포함된 예시, 계획, 프로그래밍 활동, 그리고 겉피질회로는 Execute a Skilled response or Survival Stratagem(ES^3, 생존 책략 또는 숙련된 반응 이행) 전에 일어난다. 이런 회로는 기능하기 위해 약 300에서 800밀리세컨드가 걸린다. 다른 한마디로, 이런 방향회로는 근육이 반응하여 움직이기 전 몇 백 밀리세컨드 전에 움직인다(그림 3-23). 태아에게 신피질은 올바르게 성장하지 못했고, 이런 본질적인 방향회로는 대뇌겉질이 수초될 때까지 포함되지 않은 것으로 믿겨진다. 태아의 기능적 능력은 척수, 뇌줄기, 원시소뇌의 회로를 통해 수행된다(그림 3-23). 이런 구조와 회로들은 아이에게 다양한 행동 패턴, 개인 성격, 그리고 환경과 소통할 수 있는 충분한 능력을 부여할 수 있다.

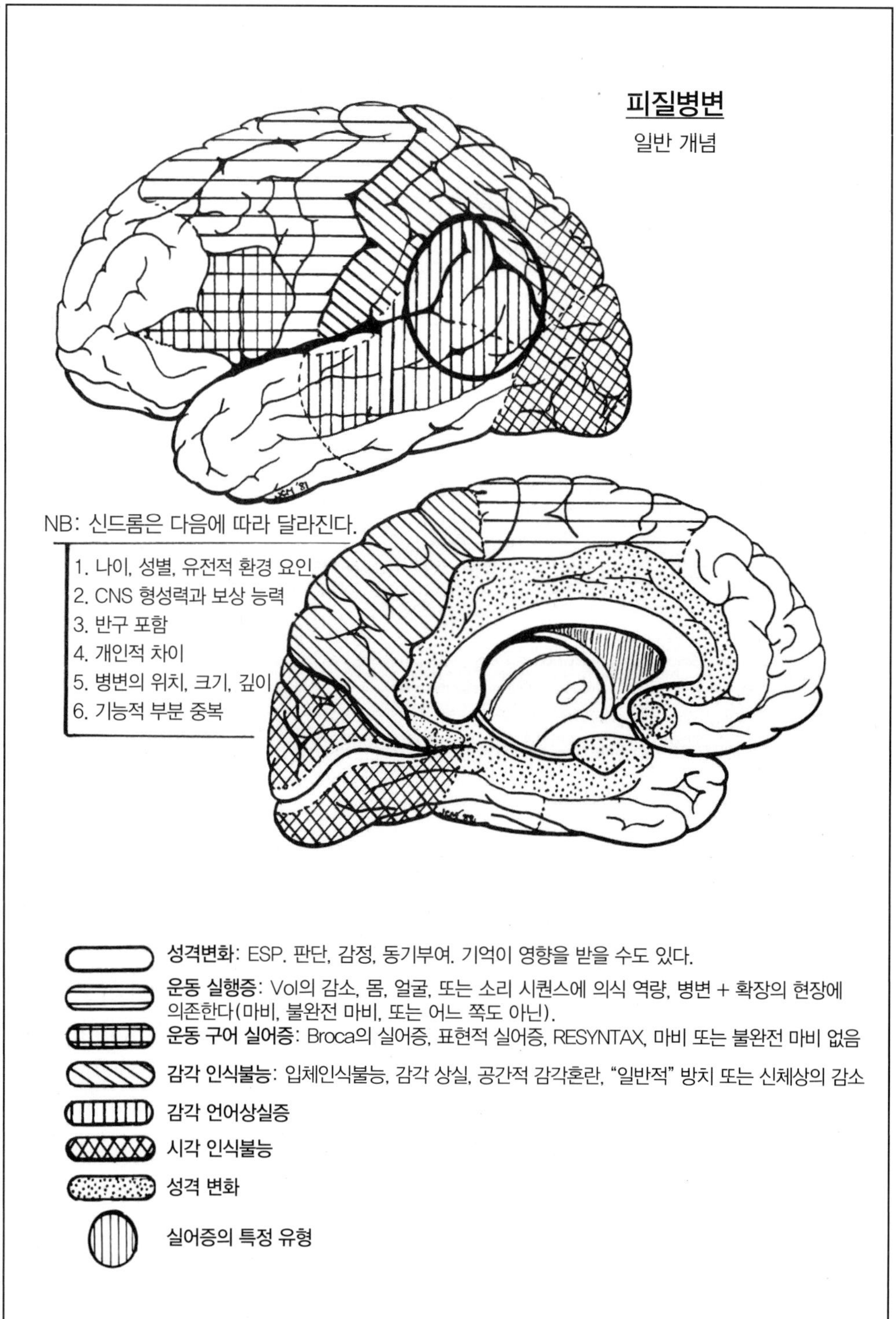
피질병변
일반 개념
NB: 신드롬은 다음에 따라 달라진다.
1. 나이, 성별, 유전적 환경 요인
2. CNS 형성력과 보상 능력
3. 반구 포함
4. 개인적 차이
5. 병변의 위치, 크기, 깊이
6. 기능적 부분 중복
성격변화: ESP. 판단, 감정, 동기부여. 기억이 영향을 받을 수도 있다.
운동 실행증: Vol의 감소, 몸, 얼굴, 또는 소리 시퀀스에 의식 역량, 병변 + 확장의 현장에 의존한다(마비, 불완전 마비, 또는 어느 쪽도 아닌).
운동 구어 실어증: Broca의 실어증, 표현적 실어증, RESYNTAX, 마비 또는 불완전 마비 없음
감각 인식불능: 입체인식불능, 감각 상실, 공간적 감각혼란, "일반적" 방치 또는 신체상의 감소
감각 언어상실증
시각 인식불능
성격 변화
실어증의 특정 유형

그림 3-22: 겉질병변

이러한 신피질 부위의 병변은 다양한 신드롬에 이르게 되며 실행증, 언어상실증, 인식불능, 그리고 읽기장애라는 특정 단어가 각각 주어진다(그림 3-22). 하지만, 이러한 진단 단어들을 나타내는 본질적인 장애는 다양한 자극(예를 들어, 청각, 시각, 체성감각 포함)을 인정하고, 이벤트를 예시하고, 적절한 행동이 생존 책략 또는 능숙한 기능과 관련하여 수행될 수 있도록 피질하부의 방향회로를 이용하여 올바른 반응의 시퀀스를 계획하고 프로그램 하는 것에 불능으로 여겨진다. 비슷하게, 섬유로의 병변 또는 신피질에 그리고 신피질에서의 방향회로는 $A^2P^2ES^3$를 구성하기도 하지만, 병적인 조건에 이를 수 있다 — 예를 들어, hemiplegia(편마비), spastic diplegia(연축성 양마비), pseudobulbar palsy(거짓숨뇌마비).

VII. 대뇌반구의 "NEO-NEO"피질 시스템

"Neo-Neo" Cortical System of the Cerebral Hemispheres

전두전엽(전두전엽)과 앞관자엽(앞면관자엽)은 계통 발생적으로 새롭다(그림 3-14, 3-19, 및 3-21). 성장과 발달에서 뇌의 이러한 부위는 많은 기간 동안 발달하고 성장한다. 이러한 부위의 연상 기호는 JEM이다. 이러한 피질들은 우리의 신경계의 실제 "JEM^2"이며 APES에서 우리를 분리시킨다는 것으로 믿어진다. 이러한 부위들은 사람에게 판단(예지력, 뒤늦은 깨달음, and 통찰력), 특히 감정적 긴장도, 동기부여, 그리고 기억과 관련한 판단을 부여한다. 이러한 "neo-neo" 피질은 복잡하게 관련되었으며 다른 신피질, 변연계, 시상하부, 그리고 운동계(기저핵)와 구조적 및 기능적으로 연관되어 있다. 그러므로, "신형-신형(neo-neo)" 피질은 예상 반응을 조절하고 환경 자극을 인식하는 방법을 맞춤으로써 신피질($A^2P^2ES^3$) 기능에 영향을 미치는 데 주요한 역할을 한다. 또한, 이러한 영역은 저장된 기억과 관련된 감정과 행동을 수정함으로써 변연계($MOVE^2$+FARV)와 운동(PASS)구조에 제한을 거는 역할을 한다. 따라서, JEM^2 피질은 대안행동 또는 순간 상황에 더 적합한 행동을 선택할 수 있게 만들고, 누군가가 사는 환경에 적응하고, 환경과 관련하여 개인의 단기적, 장기적 목적을 수정할 수 있게 만든다.

전두엽 그리고 전측 측두엽의 병변은 특히 감정적 어조를 수정할 수 있는지, 새로운 사건을 다루기 위해 과거 기억을 활용할 수 있는지, 누군가의 동기를 조정하여 환경의 요구에 더 적합하게 만들 수 있는지와 관련하여 개인의 판단을 바꿀 수 있다(그림 3-22).

요약하자면, 각 구조의 주요 기능과 역기능과 동등한 기억술과 더불어 주요 기능구조 7가지를 제시했다. 성장과 발달면에서, 하부 구조가 우선 기능한 뒤에 높은 수준의 구조가 점진적으로 성숙한다. 이러한 높은 수준의 구조가 발달함에 따라, 마지막으로 모든 7가지 구조가 정상적인 기능과 상호 연관될 때까지 기능적 "중첩" 정도가 점점 더 중요해진다.

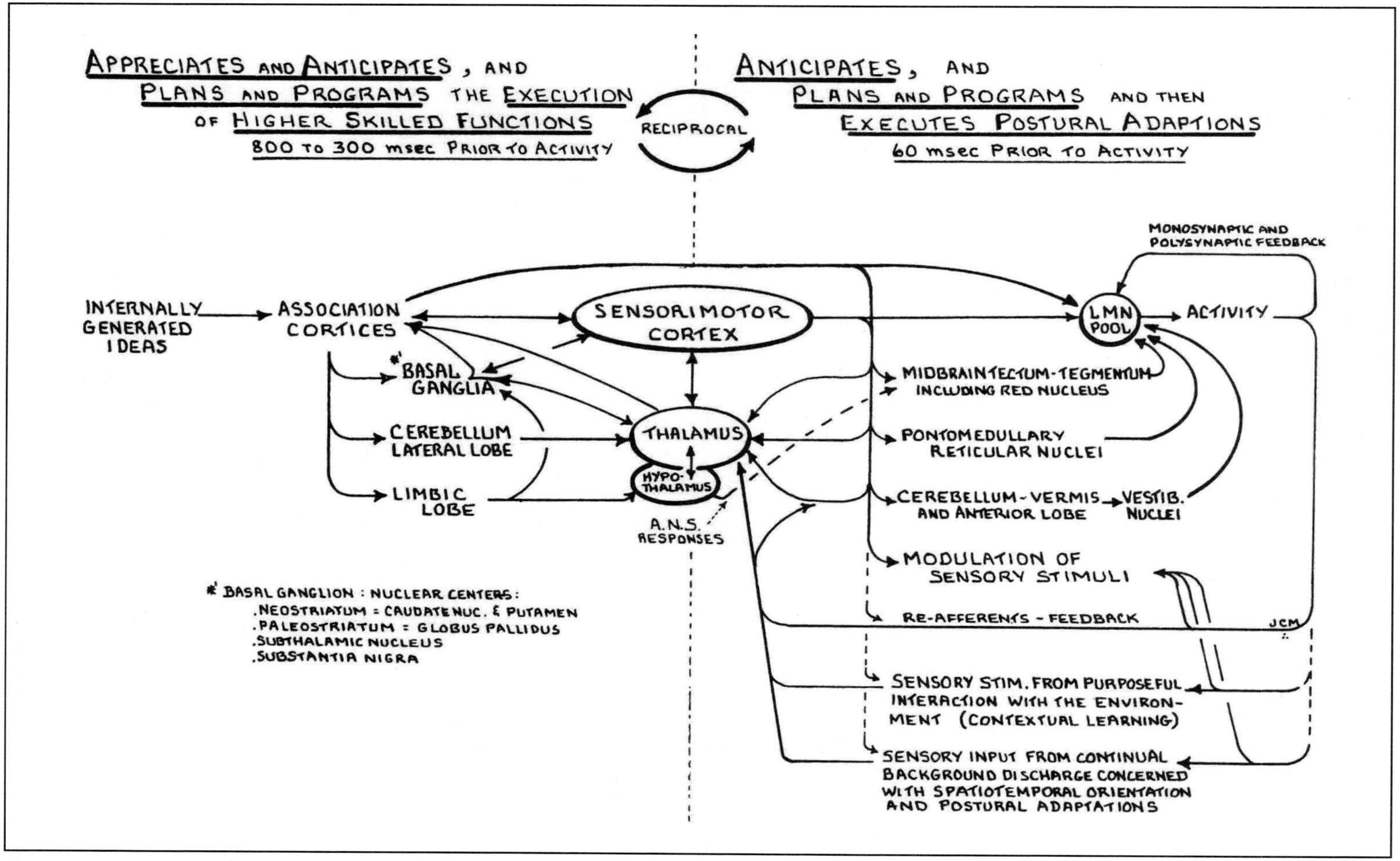

그림 5–23: 피질 상에서 발생한 기술과 뇌간–척수 움직임과 관련된 회로에 대한 도식

상술한 구조 중 하나에서 병변이 발생하면 이러한 균형이 깨지고, 역기능이 발생한다. 이렇게 표현된 주요 징조(sign)는 병변이 발생된 특정 구조와 관련됐다. 하지만, 상호연관성 때문에 다른 구조가 다양한 정도로 영향을 받게 된다.

뇌가소성 Neuroplasticity

최근 수십 년간, 뇌신경학 분야는 뇌가소성과 관련된 혁신적인 성과를 거두었다. 기존의 개념에 따르면, CNS는 "선천적(hard-wired)"으로 간주된다. 예를 들어, 핵, 경로, 시냅스가 한번 자리를 잡으면, 성장과 성숙기 동안 발생하는 변화는 다양한 회로를 통해 시간을 거치면서 반복된 사용의 결과다. 이는 궁극적으로 다양한 기술의 발달로 이어진다. CNS 내에 병변이 발생하면, 기능 회로에 포함된 다양한 뉴런과 경로가 죽고 영구적인 부족이 남을 것이라고 여겨졌다. CNS 병변을 지닌 유아와 어린 아동의 경우, "NS의 성숙" 또는 "최초의 공격적 행동(original insult)과 몇 가지 기능을 없앤다(spare)"는 믿음 덕분에 기능적 개선이 가능하다. 몇 가지 사례의 경우, 특히 회복(복원)과정이 있을 경우, 대화 중에 오류가 있음이 가정된다.

1940년대 동안, 일부 뇌신경학자는 "선천적" 신경계의 개념에 대한 의문을 제기하기 시작했다. 1950년대에 이르러서는 이러한 풍토가 자리를 잡아갔다. 지난 30년간은 "선천적" 신경계에 대한 오래된 개념이 바뀌었고, 성장과 발달 뿐만 아니라 공격적 행동(insult) 후에 CNS의 회복가능성 면에서 뇌가소성 신경계라는 "약한 선천적(soft-wired)" 개념이 인정을 받았다.

뇌가소성 영역의 현재 지식 상태에 대한 세부정보는 본 서에서 다루지 않을 것이다. 수많은 연구논문과 저서가 이 주제에 대해서 발간됐으므로, 독자는 추가 정보를 원할 경우 이를 고려해야 한다. 본 서에서는 간략한 요약 자료만 다룰 뿐이다. 도표 3-4는 병변 발생 후 CNS에서 발생할 수 있는 세부 변화와 관련됐다. 중요한 것은 지식의 새로운 분야는 흔히 사용되고 CNS 병변에 따르는 가능성을 극대화 시키도록 개인에게 도움이 되는 재활 요법을 위해 과학적인 지원을 제공하는 것이다.

개인적 차이 Individual Differences

치료사는 수년간의 관찰과 환자 치료를 통해서 모든 사람은 차이가 있다는 것을 알게 된다. 개별적 차이는 개인의 필요가 늘 변하기 때문에 그들에게 치료적 기술을 맞추기 위

[표 3-4]

I. 신경가소성:

CNS에서 현미경적 변화의 개요

강화된 vs 통제 vs 불우 환경, 출생 전, 주산기 그리고 출산 후 CNS 병변에 관한 포유동물에 대한 연구

참고: 주요 연구 데이터는 쥐, 생쥐, 그레블루스쥐, 고양이, 그리고 영장류를 기반으로 한다. 작은 연구는 장기적인 후속연구 또는 검시 데이터를 가진 사람을 기반으로 한다.

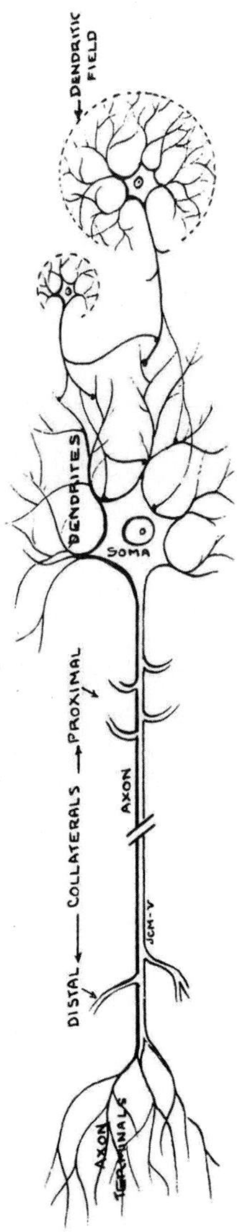

신경 접합부에서의 변화:
- 시냅스 마디 또는 척추
- 신경 접합부의 배열
- 신경전달 물질
- 신경 접합부에 속도
- 시냅스 후 세포막 변화

수지상 조직에서의 변화:
- 수지상 발아(조합 or 성장)
- 수지상 영역

체세포 또는 세포체에서의 변화:
- 세포의 화학적 에너지를 "생성"하고 축삭을 전송한다.
- "Induction Process": 신경세포–신경세포, 신경세포–샘, 신경세포–효과인자 & 신경세포–수용체의 생존능력을 유지하도록 한다.
- 룰: 병변이 체세포에 가까울수록 신경세포가 죽을 확률이 높다.

축삭에서의 변화:
- CNS에 판에서 축삭발아
- 축삭 조합
- CNS 말초신경에 배근 발아
- Remodele 회로(and/or 대체 경로 or "이상경로") — 회로의 해부학적 조화. CNS의 모든 단계에서 찾을 수 있고 CNS 또는 PSN을 따라 모든 연령에서 발생할 수 있다.

참고: 태아 CNS에서 신경세포(병변으로 인한)가 CNS가 복귀할 수 있도록 자극하는 "일반 기폭제"이다.

해서 치료사에게 동기부여가 된다. 동시에, 개별적 차이의 인식은 재활분야가 이론적으로 동일한 진단을 갖는 모든 개인을 치료하는데 있어 사용될 수 있는 표준화된 치료요법 확립을 방해했다. 지난 40년 동안의 신경 과학 연구는 이러한 특성을 입증했으며 개별 치료가 정당화 될 수 있는 토대를 마련했다.

제2차 세계 대전 이전에는 많은 백인 남성 뇌가 다른 종족과 여성 뇌보다 더 크고 지적이며 뇌의 두 반구는 표면 구성, 세포 유형 및 기능적 능력이 비슷했다고 믿었다. 또한, 같은 부모를 가진 자손은 비슷한 유전적 특성을 가진다고 일부 사람들은 추측했다. 이러한 개념은 제2차 세계대전 동안과 그 이후에 변화하기 시작했다. 오늘날 두 개인이 아닌 똑같은 쌍둥이 조차 형태학적, 생리학적, 유전학적 또는 생화학적으로 동일하지 않은 것으로 알려져 있다. 뇌의 반구조차도 구조적으로 다른 것으로 인식되고 다른 기능을 가지고 있다. 연구에 따르면 여성의 뇌는 지능과 무관하게 뇌가 발달하고 성숙하며 기능하는 방식과 관련해서 남성의 뇌와 다르다는 것이 확인되었다. 동물과 인간의 뇌에 성적 이형에 대한 연구는 특정 신경 세포 집단이 두 성별에서 다르다는 것을 보여 주었다. 이 세포 영역은 남녀의 미래 행동에 영향을 줄뿐만 아니라 임신 중 자궁 내 호르몬 환경의 영향을 받는다. 따라서 자궁 내 환경과 각 태아/태아의 유전적 구성은 비록 같은 부모에서 태어난다 할지라도, 태아 산후 환경이 사람마다 다르듯이 태어날 수 있는 형제는 다를 수 있다.

개별적 차이는 개인의 두 손가락지문이 동일하지 않다는 사실로 가장 잘 표현된다. 모든 사람의 지문은 다른 사람의 지문과 다르며, 지금까지 살거나 앞으로 살 모든 개인을 포함한다. 같은 방식으로, 연성 유선 또는 신경성 신경계는 시작과는 근본적으로 다르고 정상적인 성장과 성숙을 위한 환경적 자극에 의존하는 지구상의 다른 모든 인간과는 완전히 다르게 발전한다. 이러한 차이는 각 인간이 환경과 상호 작용하고, 이러한 상호 작용을 수정하며, 표 3-5에 언급된 모든 사람들이 독특한 개인이라는 개념을 강화하는 방식으로 확대된다. 실제로, 중추신경계(CNS)병변이 있는 환자의 경우 개인차 또는 고유성이 향상된다.

연령문제; 중추신경계(CNS)성숙도; 건강; 성별; 개인의 환경과 유전자 구성; 병변의 크기, 위치와 깊이(또는 병변); 환자가 병원에서 치료하는 동안과 그 이후에 치료 방법; 그리고 다른 요인들과 같은 이러한 차이를 증가시키는 모든 변수를 포함하여 고려한다. 다시 말해, 모든 말초신경(두개골과 척추)은 고정, 빨기, 삼키기, 시각적 탐색, 시각고정과 추적, 그리고 의사소통과 같은 활동에서 함께 기능한다. 이러한 연결-체계의 많은 부분은 뇌줄기의 망상형성, 자율기능을 조절하는데 도움이 되는 중추신경계(CNS)의 중심핵 영역, 운동 신경세포, 사이신경세포 및 감각신경세포와 연합된다. 이러한 차이는 사람이 환경과 소통하고, 상호작용을 수정하고, 내부 환경에 적응에 대해 학습함으로써 확대된다. 이 모든 요인들과 (표 3-5)에 언급된 요인들은 모든 사람은 특유의 특별하다는 것을 강

[표 3-5]

개별적 차이

* 모든 사람이 동일한 유전적, 환경적 자질과 노출을 겪지 않는다. 심지어 쌍둥이 조차도 그렇지 않다.

* 각 개인이 자신의 유전적 요소와 환경에 영향받는 것을 피할 수 없지만, 개인은 이러한 영향력이 자신의 개성과 행동 패턴을 만들거나 형성하는 방법을 바꿀 수 있다.

개인

- 성별, 인종, 피부색, 종교, 출생지
- 출생 순서 또는 외동 여부
- 입양 여부(입양된 경우, 기존 부모의 유전적 자질)
- 개인적 충동(동기)과 "해야 하는 의무"
- 개인적 자질(인정받는가 아닌가, 보완받는가 아닌가)
- 정신적 자질과 이를 어떻게 타인의 기대에 접목시키는가
- 신체 이미지-신체적 빌딩(크기, 몸무게, 키, 외모 등)
- 장애여부-장애가 있을 경우, 정도와 유형(정신, 육체, 시각 등)
- 자기자신과 다양한 연령대의 타인이 느끼는 "암묵적" 기대
- 교육적 기회 활용 여부와 그 이유
- 실제 몫(reality quotient)

가족 단위

- 양육자: 1명, 2명, 그 이상. 연령+성별 등
- 형제: 성별, 나이, 출생순서, 쌍생아 여부, "예상치 못한 경우"
- 인종, 피부색, 종교, 출생지
- 양육자의 영향력: 강함, 보통, 약함
- 문화적 가치와 "성장 시기"
- 양육자의 표준 세트(여부)와 그 종류
- 가족단위의 경제력: 외벌이, 맞벌이, (실직), 복지 등
- 가족과 형제에 대한 "암묵적" 기대
- 가족의 명확한 기대: 장애가 있는 가족 구성원과 일반 가족 구성원을 비교함
- 양육자의 실제 몫

상호 의존적 변수

유전적 요소

- 성별, 인종, 피부색 및 기타 신체적 특성
- 개성적 요소와 감정적 행동
- 유대감(유형)
- 이상하거나 다른 "선천적" 또는 유전적 "축복"
- 생물학적 24시간 주기 리듬
- "FARV"=공포, 공격성, 분노, 폭력: 허가 여부 또는 인내할 수 있는 정도
- 영역성: 개인적 공간과 영역 공간
- 유연적 장애와 선천적 기형
- "트라우마를 일으키는 학습"

환경

- "강하고(거친) vs 적당한 vs 약한" 영향력: 시간, 장소, 방법, 변수 등
- 문화적 표준 또는 가치관
- 경제적 영향력
- 지원집단의 유형: 커뮤니티 내 존재 또는 부재
- 지원 집단 또는 복지전문가 개인에 대한 "암묵적" 기대
- 사회적 또는 커뮤니티의 압박
- 또래 압박
- 전 세계적 사건과 압박
- 개인의 장애에 대한 재연구(research), 의학, 지원 전문가의 태도

조한다. 물론, 개인적 차이 또는 특유성은 CNS 병변을 가졌던 사람에게 더 강화된다.

예를 들어, 모욕의 나이와 같은 차이를 증가시키는 변수들, CNS 성숙의 수준, 건강, 섹스, 개인의 환경적 및 유전적 구조, 병변의 크기, 위치, 깊이, 환자가 병원에서 치료받은 방법(치료 중과 치료 후), 그리고 다른 요인들도 보자.

요약하자면, 특히 자궁 내 발달 단계, 유아기, 아동기 동안 CNS는 극도로 영향을 잘 받고(malleable), 즉 가소성(plastic)이 있다. 이와 유사하게, 각 개인의 신경계는 고유하다. 특히, 뇌가 손상을 입었을 때 그렇다. 각각 개인은 개인마다 고유한 방법으로 환경 자극으로부터 학습하고, 이에 대응한다. 치료개입은 이러한 기회를 제공하고, 각 개인이 자신의 가능성을 극대화하여 환경의 요구에 적응할 수 있게 만든다.

핵심 요소 Key Points

1. 낮은 수준이 높은 수준보다 더 빨리 성숙하고 기능한다는 점에서, 생후 성장과 발전은 신경계 발달의 계층 수준과 유사하다.
2. 중추신경계는 3가지 주요 영역으로 나뉜다. 원형(가장 오래됨), 초기(중간), 신형(가장 최신) 구성요소.
3. 원형 구조는 계통발생학적으로 오래됐고, 인간에 있어서 처음으로 개발되고 기능한다. 원형 구조는 내장과 내분비기능, 항상성 유지, 자세 적응, 시공적 방향, 수면-기상, 집중 기능과 관련됐다.
4. 초기 영역은 연령대에서 중간에 속하고, 원형 구조 다음으로 개발되고 기능한다. 초기 구조는 보호 반응, 운동 패턴, 생존 메커니즘과 주로 관련됐다.
5. 신형 영역은 계통발생학적으로 최신이며, 가장 최근에 개발되고 기능한다. 신형 구조 때문에, 사건을 예상하고, 환경을 조사 및 이해하고, 경험으로부터 학습한다.
6. 원형, 초기, 신형 구조 사이에는 중첩되는 부분이 많다. 하지만, 신형 영역은 원형 구조와 초기 구조를 주로 억제하거나 지배한다.
7. 일반적으로, 신형 구조는 초기 구조보다 (출생 전후에) 공격적 행동에 더 취약하고, 초기 구조는 원형 구조보다 더 취약하다.
8. 신형 구조 내에 있는 1개 이상 영역에 병변이 발생하면, 수준이 낮거나 오래된 기능 구조가 "수준이 높은" 억제 통제로부터 해방되는 "방출 현상"이 일어난다. 일반적으로, 손실된 억제 통제는 비정상적인 움직임 패턴, 다양한 기술의 손실, 예상 및 설명 능력의 손실과 더불어 다양한 장애(retardation) 정도(예시: 감각, 판단, 감정 어조 및 학습 가능성)로 나타난다.

9. MLF(medial longitudinal fasciculus)는 매우 중요한 뇌간-척수 원형 경로다. MFL의 기능은 모든 말초신경이 여러 활동(예시: rooting, 빨기, 삼키기, 시각적으로 찾기, 고정하고 추적하기, 의사소통)에서 한번에 기능할 수 있도록 뇌간의 뇌신경을 척수와 척수 신경과 조화시키는 것이다.
10. 척수 기능의 paleopathway를 보호 시스템으로, 고통, 온도, 촉감, 압박 그리고 시공간 적응에 대한 정보로 교체.
11. 척수 기능의 neopathway를 탐색 시스템으로, 사람이 환경을 예상, 인정, 그리고 탐구할 수 있도록 감각 정보의 운동 유형을 교체.
12. Archi- 또는 오래된 뇌줄기의 부분을 눈 움직임, sleep-wake cycle, 심박동, 호흡, 발한 등으로 통제하는 반사작용 중심.
13. 뇌줄기의 paleo-부분은 통합되는 감각 자극과 이러한 자극에 반응하는 것과 관련 있으며, 환경의 공간 및 시각적 요구와 관련해서 올바른 자세를 유지하기 위한 시공간적 성향과도 관련 있음.
14. 뇌줄기의 새로운 부분들은 자발적인 통제와 능숙한 기능의 조정을 전담. 이러한 경로들은 들어오는 감각 자극의 중요한 조절제이다.
16. 원시소뇌는 먼저 발달되며 반중력 자세와 움직임과 관련된 균형과 관련있다.
17. 소뇌는 시너지, 방향의 순차적인 시퀀스, 확장, 힘, 타이밍, 그리고 모든 움직임의 패턴에 포함된 긴장도와 함께 신경계를 부여한다.
18. 간뇌 또는 시상은 뇌의 중심부에 위치하고 있으며 4가지로 세분화 할 수 있다: 시상상부, 시상하부, 시상밑부, 그리고 시상배핵. 처음이 3가지는 계통 발생적으로 오래된 구조(archi-paleo)이며 등쪽은 신구조로 여겨진다.
19. 시상배핵은 다양한 감각 및 운동 자극을 하위 중심에서 대뇌겉질의 상위 중심부로 교체하고 통합하는 중요한 역할을 한다.
20. 몇 가지 제외하고, 피질기능과 연관된 상승하는 섬유와 하향하는 섬유의 곁은 시상전핵에서 신경 접합부해야 하며, 새로운 자극에 최종 시냅스 목적지에 교체되기 전에 통합된다.
21. 대뇌반구 또는 telecephalon은 대뇌겉질, 겉질밑 흰색 섬유로, 그리고 회색핵을 포함한다.
22. 대뇌반구는 계통 발생적으로 archi-, paleo(insula & limbic cortices), 그리고 neo(전두전엽, 마루엽, 후두엽, 그리고 측두엽)로 세분화 될 수 있다. 즉, "neo-neo" 피질이라 칭한다.
23. 출생 전 그리고 출생 후의 발달 중, 척수의 archi-시스템, 뇌줄기, 그리고 원시소뇌는 신생아에게 기본적인 생존 반사작용과 시각적 능력을 부여하기 위해 충분히

발달한다.

24. 뇌줄기의 archi-시스템, 척수, 그리고 소뇌는 신전근의 우세 또는 반중력 긴장도로 부여한다.
25. 태아 발달에서 인식되는 3가지 근긴장도가 있다: 수동적, 활동적(중력에 의존하지 않음), 그리고 활동적(중력에 의존).
26. 근긴장도의 발달(수동적 및 활동적)은 caudocephalic 말단에서 근위 시퀀스로 발달한다. 근긴장도 발달의 시퀀스는 신생아에게 기본적인 생존 반사작용, 지원을 위해 끌어안을 수 있는 충분한 긴장도, 또는 어머니의 목소리의 운율에 리드미컬한 움직임에 작용할 수 있도록 준비시킨다.
27. CNS의 운동반응 또는 기능적 행동의 성숙은 척수와 하위 뇌줄기의 자궁에서 시작되며, 몸의 보호 또는 일반적 감각 반사작용은 입-얼굴 및 자궁 부위에서 먼저 발달된다.
28. 성장과 발달 중에 오래된 시스템은 새로운 시스템으로 수정되지 않지만, 새로운 시스템은 오래된 시스템에 통합된다. 결국, 모든 시스템은 전체적인 하나로 기능한다.
29. CNS의 7가지 기능적 시스템에 손상하여 통합을 방해하면 기능장애의 다양한 수준에 이르게 된다.
30. 신생아와 태아의 성장과 발달은 유전과 내부 환경으로 관리된다. 출생 후, 성장 및 발달은 유전으로 관리되지만 자극에 더 의존한다.
31. 환경적 상호작용 없이는 CNS가 정상적으로 발달하지 못하고 최대치 가능성을 도달할 수 없다.
32. 생존가능 하지만 비정상인 CNS로 목적적 자극과 환경과의 상호작용은 발달을 위해 중요하다. 치료적 중재 없이는 감각 방해를 경험하게 되고, 신경가소성에 감소도 따른다.
33. CNS의 7가지 기능적 구성이 있다; 감각운동-감각, 시너지, 운동계, 시상하부 및 망상, 변연, 신피질, 그리고 neo-neo 피질. 각 구성은 특정 기능과 사람에게 긴장도, 구성, 움직임 패턴, 자율 및 영향적 시스템, 그리고 미적 시스템을 제공하는 해부학적 부분이 있다.
34. 신경계의 신경가소성의 개념은 치료적 중재를 지지하며 CNS 병변에 따르는 가능성을 극대화시키기 위한 개인의 재활 요법에 대해 과학적인 지원을 제공한다.
35. CNS는 굉장히 단련할 수 없거나 plastic하다. 특히, 자궁에 발달 단계와 초기 소아기에서 더 그렇다.
36. 개인의 신경계는 특별하다. 두 사람은 같은 유전적 환경적 부여를 가질 수 없다.

자가 학습을 위한 지침 Self_study Guidelines

1. CNS의 7가지 **구조**, 세분화, 그리고 연관된 뇌척수신경과 신경절을 적어라.
2. 신경계의 myelogenesis를 설명하라.
3. 신경계의 Archi-, Paleo, 그리고 neo-구성에 대해 논의하라. 단어들을 정의하고 척수, 뇌줄기, 소뇌, diencephalon, 그리고 telencephalon의 발달과 연관시켜라.
4. 척수, 뇌줄기, 그리고 소뇌의 archi-부위는 태아에게 어떠한 기능을 부여하는가?
5. Peripheral 신경계의 myelination 패턴과 보호적 반사의 cephalocaudic 시퀀스에 비해 caudocephalic 및 distal-proximal 시퀀스에서 근긴장도가 발달하는 이유는?
6. 왜 치료개입이 비정상적 CNS를 겪는 유아의 발달에 중요한가?
7. 재활에서 뇌가소성의 중요성을 설명하고 논의하라.
8. "개인적 차이"의 개념과 재활과의 관계를 논의하라.
9. CNS의 7가지 기능 구조를 이해하는 데 사용되는 기억술에 관해, 차트의 적절한 공간에 기억술을 작성하고 각 기억술이 기능과 역기능 면에서 의미하는 바를 설명할 뿐만 아니라, 각 기능 영역과 관련된 신경계 내 주요 영역(구조)의 이름을 명명하라.

구조 영역	구조(시스템)	암기법	기능 / 역기능에 대한 기대
	신형-신형 피질		
	신형 피질		
	변연계		
	운동계		
	시상하부의 망상부		
	뇌척수 신경		

✍ 참고문헌

1. Falkner F, Tanner JM: Human Growth. Vol. III. Neurobiology and Nutrition. New York, Plenum Press, 1979.
2. Gilles FH, Leviton A, Dooling EC: The Developing Human Brain: Growth, Epidemiologic, Neuropathology. Boston, John Wrist PSG, 1983.
3. Sarnet HB, Netsky MG: Evolution of the Nervous System. Ed. 2. New York, Oxford Univ. Press, 1981.
4. Yakovlev PI, Lecours, AR: Thee myelogenetic cycles of regional maturation of the brain. In Minkowski A (Ed): Regional Development of the Brain in Early Life. Oxford, Blackwell Scientific Publications, 1967, pp 3-70.
5. Almli CR, Finger S: Early Brain Damage. Vol. I. Research Orientations and Clinical Observations. Vol. II. Neurobiology and Behavior. New York, Academic Press, 1984.
6. Finger S (Ed.): Recovery from Brain Damage: Research and Theory. New York, Plenum Press, 1978.
7. Finger S, Stein DG: Brain Damage and Recovery: Research and Clinical Perspectives. New York, Academic Press, 1982.
8. Leech R, Shuman RM: Neuropathology: A Summary for Students. Philadelphia, Harper & Row, 1982.
9. Rorke LB: Pathology of Perinatal Brain Injury. New York, Raven Press, 1982.
10. Hampden-Turner C: Maps of the Mind. New York, W.W. Norton Co., 1981.
11. Konner M: The Tangled Wing: Biological Constraints on the Human Spirit. New York, Holt, Rinehart & Winston, 1982.
12. Barr M, Kiernan JA: The Human Nervous System: An Anatomical Viewpoint. Ed. 4. Philadelphia, Harper & Row, 1983.
13. Brodal A: Neurological Anatomy in Relation to Clinical Medicine. Ed. 3. New York, Oxford Univ. Press, 1981.
14. Kandel ER, Schwartz JH: Principles of Neural Science. New York, Elsevier/North Holland, 1981.
15. Brown CC (Ed.): The Many Facets of Touch. Pediatric Round Table No. 10. Johnson and Johnson Baby Products Co., 1984.
16. Klaus MH, Kennell JH: Maternal-Infant Bonding. St. Louis, C.V. Mosby Co., 1976.
17. Klaus MH, Robertson MO (Eds): Birth, Interaction and Attachment. Pediatric Round Table No. 6. Johnson and Johnson Baby Products Co., 1982.
18. Klaus MH, Leger T, Trause MA: Maternal Attachment and Mothering Disorders. Pediatric Round Table No. 1. Johnson and Johnson Baby Products Co., 1982.
19. Thomas EB, Trotter S (Eds): Social Responsiveness of Infants. Pediatric Round Table No. 2. Johnson and Johnson Baby Products Co., 1978.
20. Williams PL, Warwick R: Gray's Anatomy. (British) Ed. 36. Philadelphia, W. B. Saunders Co., 1980.
21. Lemire RJ, Loser JD, Leech RW, et al: Normal and Abnormal Development of the Human Nervous System. Hagerstown, MD, Harper & Row Medical Division, 1975.
22. Lund RD: Development and Plasticity of the Brain. New York, Oxford Univ. Press, 1978.

23. Restak R: The Brain. New York, Bantam Books, 1984.
24. Goldberg S, DiVitto BA: Born Too Soon: Preterm Birth and Early Development. San Francisco, W. H. Freeman Co., 1983.
25. Langman J: Medical Embryology. Ed. 4. Baltimore, Williams & Wilkens, 1981.
26. Moore KL: The Developing Human. Ed. 3. Philadelphia, W.B. Saunders Co., 1982.
27. Riesen AH: The Developmental Neuropsychology of Sensory Deprivation. New York, Academic Press, 1975.
28. Bach-y-Rita P (Ed): Recovery of Function: Theoretical Considerations for Brain Injury Rehabilitation. Bern Stuttgart Vienna, Hans Huber Publications, 1980.
29. Suomi SJ: Social development in Rhesus monkeys: Consideration of individual differences. Oliverio A, Zapella M (Eds): The Behavior of Human Infants. New York, Plenum Press, 1983.
30. Suomi SJ, Collins ML, Harlow HF, et al.: Effects of maternal and peer separations on young monkeys. J Child Psychol Psych 17:101-112, 1976.
31. Suomi SJ, Harlow HF: The role and reason of peer friendships in Rhesus monkeys. In Lewis M, Rosenblum LA (Eds): Friendship and Peer Relations. New York, John Wiley & Sons, 1975.
32. Harlow HF: Learning to Love. New York, Jason Aronson, Inc., 1974.
33. Hofer MA: The Roots of Human Behavior. San Francisco, W.H. Freeman Co., 1981.
34. Sasserath VJ, Hoekelman RA (Eds): Minimizing High-risk Parenting. Pediatric Round Table No. 7. Johnson and Johnson Baby Products Co., 1983.
35. Winson J: Brain and Psyche: The biology of the unconscious. New York, Anchor Press/Doubleday, 1985.
36. Andreasen NC: The Broken Brain: The biological revolution in psychiatry. New York, Harper & Row, 1984.
37. Shepard GM: Neurobiology. New York, Oxford Univ. Press, 1983.
38. Stein DG, Rosen JJ, Butters N (Eds): Plasticity and Recovery of Function in the Central Nervous System. New York, Academic Press, 1974.
39. Tsukahara N: Sprouting and the neuronal basis of learning. Trends in Neurosci 4(9):234-237, Sept. 1981.
40. Austin L, Langford CJ: Nerve regeneration: A biochemical view. Trends in Neurosci 3(5):130-132, May 1980.
41. Goldberger ME: Motor recovery after lesions. Trends in Neurosci 3(11):288-291, Nov. 1980.
42. Bliss TVP: Synaptic plasticity in the hippocampus. Trends in Neurosci 2(2):42-45, Feb. 1979.
43. Oakley DA: Neocortex and learning. Trends in Neurosci 2(6):149-152, June 1979.
44. Szekely G: Order and plasticity in the nervous system. Trends in Neurosci 2(10):245-248, Oct. 1979.
45. Gould SJ: The Mismeasure of Man. New York, MacMillan Publishing Co., 1981.

[부록 3-A]

신경가소성:

추가적인 생물학적 요인과 장단점

임신 주기: 21-22 주, I.U 28일 산후

A. Kennard Principle

발달에서 병변이 빠르게 일어날수록 기능적 능력의 기능적 회복 또는 절약에 대한 가능성이 더 있다.

B. 유전적인 요인. CNS 손상에 의한 기능적 회복

CNS 손상에 감수성은 "strong(강한)" vs "weak(약한)" 유전자에 의존할 수 있다 (예. "상태 좋은 계란" vs "상태가 좋지 않은 계란").

C. 신경세포 전정 및 조율 개념

배아형성 중 과도한 신경세포 확산은 자연의 법과 유사하다(예. 자손의 과잉생산-개구리, 물고기, 정자 등). 자궁에서의 성장과 발달 중에 과도한 신경세포는 "제거되고" CNS는 환경과 상호작용하고 환경에 충족하기 위해 "조율"된다.

D. 신경교

신경발생이(사람에게) 태어날 때 중단된다고 믿을 때, neurogliogenesis는 출생 후 5년 동안 지속된다.

- 기저핵에 영향을 주는 심각한 저산-허혈 에피소드는 "과도한" 신경교와 관련된 너무 적은 신경세포에 이를 수 있다. 이는 CNS 신경세포의 myelination에 이른다.
- 너무 적은 신경교와 관련된 "과도한" 신경세포는 under-myelination 또는 주산기의 끝뇌 백질뇌병에 이르게 된다.
- 두 조건들은 CNS 병리학, 정신지체, 그리고 기능적 결핍증에 이르게 된다.

E. CNS의 신경발달과 행동 발달

두 과정들은 시간에 의존한다(예. 서로에게 연결됨).

- CNS 손상은 이러한 발달적 과정의 비율에 영향을 준다(느리게 한다).
- 훈련에 의존하는 회복(쥐와 생쥐) CNS 구성에 먼저 의존하는 것으로 보인다. 그러므로, 훈련 그 자체가 신경이나 행동적 발달 및 기능적 회복에 연결될 수 없을 수 있다. 하지만 영장류와 사람에서 이런 경우가 아닐 수 있다(예. 세 과정이 시간에 의존할 수 있다).

F. 말초신경 병변: 출생에 지속 됨

기능적 회복은 시간이 지나면서 이루어지고, 제외도 존재한다(사람에 발아하는 축삭 하위 배근에 세포체 및 변화에 대한 규정 참조).

G. 주산기 손상에 의한 회복 가능성

통계는 미숙아, SGA, IUGR, 그리고 만기 산아를 포함한다.

- "완전한" 회복의 50-50 변화 vs 만기 산아.
- 그러므로, 의학은 누가 회복하고 누가 회복하지 못할 것을 예상하지 못한다. 통계는 기능적 역량과 관련하여 경음부(연음표가 아닌) 기반으로 되어있다.
- 여러 장기적인 추적연구들이 진행되었으며, 특히 초등 및 고등 교육

[부록 3-A] 계속

- 정신적 역기능과 미성숙은 서로 연관되어 있다(높은 연관성).
- 십대 자살과 미성숙은 서로 연관되어 있다(높은 연관성).
- 아동이 성숙함에 따라, 뇌신경학적 손상이 증가하는 것처럼 보인다. 특히, 출생 전후 CNS 공격적 행동이 약하고, 적당하고, 심각하다고 진단할 수 있다(참고: 재활과 뇌신경학적 연구결과를 연관시킨 과학연구는 거의 없다).

H. 저산소증과 순환정지에 대한 저항

- 저항은 출생 시 동물의 생리학적 성숙에 달려있다.
  - 조숙한 동물은 훨씬 더 취약하다(송아지, 새끼 사슴, 새끼 당나귀 등).
  - 만성 동물이 훨씬 덜 취약하다(개, 고양이, 유인원, 인간 등).
- 만성 포유류의 뇌 신진대사는 성숙한 CNS보다 신생아 CNS에서 훨씬 낮았다.
- 새로 태어난 만성동물에 축적된 글리코겐이 늘어나면, 장기간에 걸쳐 또는 순환정지 시 포도당으로 전환될 수 있다.

I: 맥관 구조-출생 전후 뇌(인간)

- 출생전 뇌에서는 대뇌동맥 3개 사이에 내외부적 문합 연결이 확인됐다.
- 정상적인 신생아와 출생후 뇌는 내외부적 문합이 부족하다. 그러므로, 출산 또는 그 이후로 짧게 저산소증이 발생하면, 뇌의 구체적이고 중요한 영역에서 핵심 경계선(분수령) 병(세포사)이 야기될 수 있다.

뇌가소성:
CNS 병변 발생 후 회복 가능성과 관련된 기타 연구결과

A. 애착, 육아, 동기부여, 학습

이러한 변수 중 1개 이상이 비정상적이거나 상실될 경우, 비기능적 재구성과 CNS의 비정상적 발달이 일반적으로 발생되고, 성장장애(failure-to-thrive)도 있을 수 있다.

B. 데일의 법칙과 신경전달물질

데일의 법칙에 따르면, 뉴런은 신경전달물질을 1개만 생산할 수 있다. 예시:
CA(카테콜아민), DA(도파민), NE(노르에피네프린)

- 현재, 신경전달물질은 200개 이상 발견됐다.
- 뉴런은 뉴런당 최소 4개 신경전달물질을 생산하는 것으로 알려져 있다. 단, 유기체의 발달단계와 연대에 따라 양 또는 혼합 정도는 달라질 수 있다.
- 예시: CNS의 다양한 뉴런 회로에서 CA, DA, NE가 체계적으로 상호작용하면 움직임과 행동을 조정하는 데 결정적인 역할을 하는 것으로 드러났다. 또한, 이는 집중 부족 장애(ADD), 과다활동, 학습 및 기억 장애에서 명확하게 드러난다.
- 주사 또는 기타 수단을 통해 신경전달물질과 전구물(precursor)이 실험적으로 대체할 경우, 장기적 관점에서 성공적이지 못한 것으로 드러났다.

C. 강화 vs 통제 vs 결여된 환경

("TLC"(애착과 사랑)과 관련하여, 영양, 약물, 연대감 및 또래 관계, 안정성, 놀이, 환경의

유형. 자극 여부는 관련 없다.) [또한, 아래 F항의 뇌가소성과 재활 즉, 미세한 변화를 참고한다.]

- 발달하는 유기체에서 풍부한 환경(enriched environment)은 통제와 비교하여 그리고 특히 박탈 상태와 관련하여 가속화된 성장 및 발달, 예상보다 빠른 탐사행동 시작과 학습 및 숙련도를 유도하는 것으로 알려져 있다.
- 몸무게와 피질 두께(특히, 대뇌피질과 체성/시각피질의 특정영역의 경우)가 강화되고, 신경친화성이 풍부한 환경에서 더 두터워진다.
- 결핍 상태(deprived state) 때문에, (제어요소와 비교했을 때) 피질 두께가 얇고, 뇌의 무게가 적게 나아가지만 몸무게는 더 커질 수 있다.
- 성인(쥐)의 경우, 시냅스 밀도, 연구 행동과 환경으로부터 학습을 지속하려는 명백한 충동을 늘리지 않는다는 전제 하에서 풍부한 환경이 유지된다. 하지만, 결핍된 유기체의 경우, 시냅스 밀도, 뇌의 무게, 피질의 두께, 연구탐사 활동이 크게 줄어들고, 죽음이 더 빠르게 다가왔다(400~500일 vs 900일).
- 더 이상 자극받지 않거나 자신의 환경을 학습하고 조사할 동기를 스스로 부여하지 않는 노인의 경우(또는 나쁜 건강 상태로 인해 이가 불가능한 경우), 누군가의 능력과 동기부여 상태의 점진적인 감소
- 뉴런의 소모, 시냅스 변화, 그리고 다양한 피질과 피질하부 구조의 실제 "축소"와 유사하게 나타난다.
- 예전부터 내려온 격언 "더 이상 사용하지 않으면, 잃게 될 것이다"는 지금까지도 틀리지 않은 것으로 여겨진다. 오히려, 뇌신경학 분야에서 지난 100년간 여러 번 반복적으로 강화됐다.

D: 흥분 시냅스 vs 억제 시냅스

병변 후(post-lesion) 연결과 잘못된 연결

- 한 유기체 신경계의 재구성 동안, 세포 한계점(cell threshold)에 영향을 미치는 흥분 시냅스와 억제 시냅스 사이에는 정상적인 균형이 다시 설정돼야 한다. 또한, 신경분포가 다시 나타나는 다양한 핵 영역에서 이러한 균형이 존재해야 한다.
- 흥분 시냅스의 과도한 손실은 유기체가 우울효과와 더불어 "늘어나거나(floppy) 탄력 없는(flaccid)" 억제상태에 놓이게 만든다. 예를 들어, 억제 중심부와 회로에 대한 과도한 손상은 흥분 시냅스가 과도하게 늘어나게 만들며, 다양한 긴장과도, 과다활동, 강직, 경직으로 이어질 수 있다.
- 재구성(reorganizing) 신경계의 흥분-억제 균형에 변화를 일으킬 가능성은 오랫동안 괄시받던 과학연구 조사 분야이다. 단, 신경약리학과 재활 영역은 제외한다.

E: 부적응 회로 vs 적응 회로

- 최근(1970년대와 1980년대)까지 CNS 공격적 행동(insult) 후에 일어나는 회로(경로)의 해부적 재구성은 단점으로 여겨졌다. 이러한 믿음은 특정 단일 기능 능력(예시: 시각, 청각, 촉각, 독해, 작문)에 한정된 동물 능력 실험에 기초한다.
- 생존전략과 함께 다양한 감각 채널을 포함하기 위해 실험을 변경할 경우, 대부분 해부적 재구성은 환경에 대한 수요와 관련하여 동물에 적응하거나 장점이 되는 것으로 알려져 있다.

[부록 3-A] 계속

F: 재활

- 재활기술이 가정 내 발달 환경에 적절하게 조정한 경우
- 재활기술이 각 개인의 요구에 따라 그리고 적절한 연령 및 성장 단계에 맞춰 발달 순서에 적절하게 조정한 경우
- 재활요법이 목적이 있으면 (개인에게 의미가 있을 경우), 개인의 요구를 충족하기 위해 적절하게 억제하고, 자극하고, 반복하고, 지속한다;
- 목적 지향적 행동과 함께 요법이 활동적 참여를 활용할 경우(명령 수행); 그리고
- 신경가소성의 현재 지식을 기반으로 기회는 좋다. 치료사는 CNS에 효율적인 변화를 줄 수 있다. 이러한 변화는 통제되거나 결핍상태에 있는 개인에 비해 더 높은 수준에 기능을 할 수 있다.

G. 단일 병변 vs 연속 병변(시간에 따라)

- 작은 병변의 연속(힐링을 위한 각 병변 간의 충분한 시간)은 흔히 실험용 동물을 기능적 역량의 최소함을 남긴다.
- 연속 병변에 크기에 동일한 단일 병변이 사망 또는 기능에 심각한 방해에 이르게 할 수 있다.
- 태아에게 연속 손상이 큰 단독 병변 또는 두 개의 작은 좌우 병변보다 덜 파괴적일 수 있다[(H.) 영역성 개념과(I.) 단독 vs 좌우 병변 참조].
- 어른에게 여러 개의 작은 경색(TIA)은 시간이 흐르면서 CVA와 비교했을 때 행동에 명시적인 변화를 준다.

H. 영역성개념 vs 교차형 재지배

*교차형 개념: 삶의 초기*에 병변이 한 반구의 대뇌겉질의 중요한 부분을 손상시킬 경우, 다른 반구의 동일하거나 비슷한 부분에서 손상된 부분의 기능적 역량을 넘겨받는다(어리거나 미성숙한 뇌는 성숙한 뇌에 비해 더 다양하게 가능하다.).

- 하지만, 특정 반구에서 주어진 기능이 유전적으로 프로그램되었는데 그 기능을 잃게 되고 다른 반구가 그 기능을 넘겨받게 되면, 넘겨 받은 영역은 유전적 가능성을 발달 시킬 수 없다.
- 신경 발달의 추구 단계에서(학교 다니는 나이 이상) 이러한 영역성 결핍은 스스로 드러난다. 이러한 미묘한 결핍은 행동적으로 그리고 정신적으로 충격적일 수 있다; 특히 도움을 받을 수 없거나 개인이 환경의 요구에 적응할 수 없을 때 그렇다.

영역성 개념: 한 반구에서의 피질 부분(또는 경로)의 병변에 의한 *성숙한 뇌*에서 다른 반구는 잃어버린 기능을 얻지 못할 경우도 있다. 그 이유는 기능적 영역이 이미 수용되었기 때문이다. 2°, 3°, 4°, 및 5° 연관 피질과 같은 다양한 기능성을 가진 같은 반구의 피질 부분에 의해 잃어버린 기능을 다시 얻을 수 있다; 하지만,

- 성숙한 남성의 뇌는 성숙한 여자의 뇌보다 다양한 가능성을 덜 가지고 있다(한 반구 또는 두 반구 모두).
- 유전적으로 왼손잡이들은(남성 및 여성) 더 다양한 가능성을 가졌고 평균 인간의 뇌가 가진 기능적 회복도 더 빠르다(양손잡이에도 적용 가능할 수 있다); 그리고

- 우반구 병변(특히 남성에게)은 좌반구 병변에서 볼 수 있는 것보다 더욱 심각한 결핍에 이르게 된다(예를 들어, 기능적 회복).

교차 재지배: 실험용 동물에서 한 반구에 국한된 병변이나 피질하부의 핵부에서의 반구는 다른 반구나 피질 하부 부분으로부터 기능의 영역 인수에 이르지 못할 수도 있다. 대신에, 반대 반구에서 "거울 이미지" 중심이 접합한 섬유를 발아할 수 있다.

- 신경분포를 잃은 밀접한 부분에 재지배하기 위해 정중선을 교차하기;
- 기존의 접합 섬유에서의 새로운 판과 곁가지를 발아하여 밀접한 부분을 재지배;
- 기능적 경로에 따라 핵중심을 교차하고 재지배. 이것은 체계의 기능적 완전성을 재구성하게 해준다.

I: 단독 vs 상호 병변: 거울 이미지 vs 비거울 현장

- *단독 병변*: 발달하는 동물에서 운동 피질의 병변 또는 겉질척수로는 예상대로 반대쪽으로 뿐만 아니라 LMN 상호적으로 재지배하기 위해 섬유를 같은 쪽으로 보내게 될 수 있다. 성장과 함께 이러한 동물들은 거울 이미지 동작을 나타낸다. 이와 같이 문헌에는 어른으로부터 비슷한 거울 이미지 동작을 보이는 사례를 기록하고 있다. 이러한 사례의 사람들은 어렸을 적부터 운동 피질의 단독 병변의 경험을 가졌다.
  - 단독 뇌줄기 병변을 가진 성인들에 대한 사례에서 거의 기능적인 역량은 몇 년 사이에 다시 얻게 되었다.
  - 사람에게 우반구의 단독 병변은 좌반구의 단독 병변보다 시간이 지나면서 핸디캡으로 여겨진다(특히 남성에서).
- *상호 병변: 거울 이미지 현상 vs 비거울 이미지 현상:*
- *거울 이미지 현상*: 이러한 병변은 더욱 충격적이며, 반대 반구를 통해 기능적 인수가 심각하게 반응하지 못하기 때문에 더 충격적이다; 하지만, 재활을 통해 아무것도 성취할 수 없다고 함축하지 않는다(예. CNS는 다능하다).
- *비거울 이미지 현상*: 핸디캡이 있지만(크기, 위치, 손상의 발달적 연령에 따라) 이러한 병변은 기능적 역량의 다양한 수준을 위해 더 많은 가능성을 제공한다. 여기서 온전한 부분들은 기본적인 기능을 인수할 수 있게 되고 또는 시냅스 감소의 재지배적인 부분에 도움을 줄 수 있다(동측, 반대, 또는 둘 다). 그러므로, 일탈적인 또는 "대체적인" 회로를 다시 구성하도록 도운다.

"수 십 년의 연구가 우리에게 무언가 말해주었다면, 뇌와 주어진 행동 사이에 올바른 관계가 있을 것이다"*

* Oswald, S: Lesion-induced Neuroplasticity and the Sparing or Recovering of Function Following Early 8rain Damage. In Almli CR, Finger S(Eds): Early 8rain Damage. Vol 1. New York, Academic Press Inc, 1984, p 76.

제 4 장

발달적 그리고 목적적 Sequence를 위한 전략

Strategies for Developmental and Purposeful Sequence

목표 Objectives

1. 자세와 운동 전략(Posture & Movement Strategies)의 본질(nature)과 발달 과정 그리고 sequence에 대한 전략의 적응에 대해 알자.
2. 자세 전략과 움직임 전략을 논의하고 차이점을 비교.
3. 근육 기능(muscle function) 정의.
   ① 발달 과정과 ② 자세와 움직임 전략에 대한 근육기능의 역할을 논의
4. 신경 기능(neural function) 정의. 그리고 전략의 발달에 있어 신경 기능의 역할을 논의.
5. 감각운동발달에 있어 원시적(primitive), 과도기적(transitional), 성숙적(mature) 단계를 구분.

소개 Introduction

움직임(movement)은 전략의 통합적 부분(integral part of strategies)이다. 즉, 적응된 발달적, 목적적 sequence이다. 움직임의 신경 근육 성분의 성장, 성숙, 통합은 움직임의 패턴과 자세 조절 또는 전략의 발달을 가지며, 이것은 아이가 발달적, 목적적 sepuence

의 수행하면서 점차 적응된다. 전략은 적응적 sequence의 구성 부분으로서 보여지는데, 이것은 기능의 활성화와 변경(activation and modification of function)이 아이가 정위 반응을 발달시키고자 하는 충동(drive)과 움직임을 목적적으로 사용하고자 하는 의도(intention)와 관계하여 일어나기 때문이다. 전략은 엎드린 자세에서 머리를 드는 것 같은 가장 간단한 활동에서부터 한 발로 서기나 뛰기 같은 좀더 복잡한 행동을 하는 것에 이르기까지 행동을 수행하는 동안 활동(activation)의 목적(movement)과, 신체 또는 신체 분절의 조절(posture)을 위해 필요하다. 전략은 행동양식의 발달적 또는 목적적 sequence의 일부로써 나타나는데 또한 아이의 동기(motivation)가 (1) 환경으로부터의 도전(challenge)을 만나는 것과 (2) 현재의 능력(capacity)이상의 행동양식을 추구하는 것을 의미하며 이것은 고위레벨의 수행에 요구되는 신경 근육 기능(neuro-muscular function)을 촉진하기 위한 자극으로써 도움이 된다. 이 장에서 우리는 자세와 움직임 전략의 본질(nature)과 발달과정을 검토할 것이다. 전략에 대해 자세하게 — 그것이 어디에서 기원하는지, 무엇을 하는지, 어떻게 조합되고 적응되는지(combined & adaption)를 연구하는 것은 발달적, 목적적 sequence를 설명하고 있는 이후의 장에서 그들의 적응을 알기 위해 도움이 된다.

움직임에 있어 구조와 기능이 특유의 순차성 행동양식(specific sequential behaviors)에 적응하는 동안, 그것들이 움직임 그 자체를 수행하기 위해 알맞은지 또는 자세적 기전을 통한 움직임의 조절(control)을 나타나기에 알맞은지에 따라 구별된다. 움직임과 관련된 기능(function)은 움직임 전략 또는 smooth, fast, directed sequential pattern에 요구되는 행동 sequence의 통합된 부분을 형성하는 것과 관련된다.[1] 움직임 전략의 발달과 사용은 개개인의 과거 경험, 현재 상태, 그리고 예견된 결과에 달려 있다. 움직임 전략이 발달함에 따라 그 자체에 대한 움직임 계획(movement plan)과 지지 움직임(support movement)에 요구되는 자세 적응(postural adjustment) 둘 다를 모두 포함한다.

유지(holding), 근 그룹의 협동활동(coactivation) 그리고 길항근 작용 등과 같은 자세조절과 연합된 기능들은 좀 더 명확한 움직임 패턴(movement pattern)과 함께 그리고 그의 일부로써 발달하고 자세 전략(postural strategies)을 형성한다. 자세 전략은 신체 자세를 유지하거나 움직임(movement)과 관련된 자세를 변화(postural change)시키는데 필요한 행동(action) sequence의 통합된 부분이다. 자세적 전략의 발달과 사용도 움직임 전략과 마찬가지로 개인의 과거 경험, 현재 상태, 예견된 결과 또는 다음에 요구되는 움직임 등에 달려 있다. 자세와 움직임 전략은 감각 운동-감각 단위(sensorimotor-sensory unit)로써 기능을 하며, 비록 그것들이 발달적, 목적적 sequence에 대한 움직임의 적응에 있어서 전적으로 다른 역할을 가지고 있는 것으로 보인다 할지라도, 그것은 동시에 작용을 하는데; 즉, 기능(function)은 통합된 움직임(integrated action)으로 조정(coordinate)

된다.[2] 행동양식의 발달적, 목적적 sequence에 있어서, 전략은 아이가 획득한 수행능력의 어떤 레벨에서든지 공간에서 안전(more safely)하게 움직일 수 있는 능력을 가지게 한다. 전략은 자세를 확고하게 하거나 변화시키거나 행동을 시작(initiation action)하는데 필요한 움직임에 요구되는 자세긴장도(postural tone)의 분배를 잘 할 수 있게 한다(cf: synchronize: 동시에 일어나다).

자세와 움직임 전략 Posture & Movement Strategies

자세와 움직임 전략은 움직임을 하거나 그만두는 목적에 의해 움직이거나 그만 움직이게 하는 목적에 의해 결정되는 특정한 예측적 패턴에서 'move or not move'하는 능력을 가진다. 자세전략은 움직임을 조절하고 움직임 전략은 목적적 행동을 일으킨다.[3] 움직임은 다른 신체 분절에 대한 한 신체 분절을 나타내거나 지지면에 대한 전체적인 신체를 나타낸다. 움직임 전략은 신체(body)나 신체 부위(body segment)의 위치 변화를 조장하고 차례로 나열한다.[2] 움직임 전략이 근 활동과 연합하여, 한 움직임은 다른 움직임으로 변하게 되고, 움직임 패턴을 서로서로 발전시킨다. 하나의 근그룹에 의한 활동은 순차적으로 다른 근그룹에 의한 활동을 촉진하거나 감소시킨다. 이러한 흐름의 연속은 선택적 움직임의 반복에 의해 발달하고, 동시적으로 특별한 발달적 또는 목적적 연속성에 적응하게 된다. 반복(repetition)으로 움직임의 특정한 연속성이 특별한 결과나 목적에 연합되기 위해 신경경로는 성립된다. 움직임 전략은 특별한 결과와 연합되어지고 전략은 각각의 선행적 요구가 바라는 결과를 위해 요구되자마자 자동적으로 유도되어질 수 있다. Goodgold-Edward[5]에 따르면, 아동이 성숙함에 따라 움직임은 더 빠른 속도, 더 적은 실수, 더 적은 변화 좀 더 효율적인 전략에 의해 특징지워진다. 그 결과 정확성과 적응성이 크게 유용해지고, 더 나은 의도된 행동의 목적이 제공된다.

움직임 전략은 신체 분절이나 신체 그 자체의 전위를 야기하는데 이때 균형을 유지하고 움직임을 목적있게 하려는 행동의 타이밍과 방향이 잘 통합되어야 한다. 자세 전략은 서로서로 연관된 신체 분절의 움직임과 움직임 동안 공간에서 신체의 위치를 유지하는 능력 둘 다를 조절한다. 자세는 어떤 주어진 시간에서의 신체분절의 위치라고 정의한다. 자세 전략은 위치를 유지하는데 필요한 자세긴장도를 분배하기 위한 수단으로 그리고 움직임을 위해 위치를 변화시키는 동안이나 선행적 움직임에서 긴장도를 재분배하는 수단으로 간주된다. 자세전략은 Bobath[6]의 normal postural mechanism과 유사하다.

자세는 여러가지 기전에 의해 성립된다고 Massion[2]은 주장한다. (1) 근 긴장도(muscle tone): 근육의 단단함(rigidity)에 영향을 주고 특정한 위치에서 관절을 유지하게 돕는다. (2) 자세 긴장도(postural tone): 근긴장도에서 더해진 것으로 주로 신전근이 중력에 대항하여 움직이는 것 (3) 자세적 고정(postural fixation): 내적 힘(다른 신체 분절의 무게와 같은)이나 외적 힘(사물이 고정된 관절의 한 분절에 의해 유지되는 것과 같은)에 대항해 국소적 기전으로서 작용한다. 고정은 관절주위의 길항근의 협력수축으로 인해 획득되고, 근 기능의 발달과 함께 좀 더 토론되어질 것이다. 자세의 동적 요소로서의 평형반응은 두드러진 활동(distinct motion)으로 간주되고, 신경기능의 발달과 함께 좀 더 토론되어질 것이다.

전략들의 발달 Development of Strategies

움직임은 자궁(utero)에서 시작한다. 움직임을 위한 기초적인 신경계의 기전은 본질적으로 반사적인 움직임을 위한 자극을 변화시키기 위해 태어나기 전에 확립된다. 사지의 굴곡과 신전, 때때로 신체의 다시 자세 취하기(repositioning), 빨기(sucking)와 같은 움직임의 약간 협응된 패턴을 포함한다. 영아가 태어날 때, 태아 반사와 움직임은 자궁 밖의 생활에 적응된다. 신생아의 움직임은 수행되는 환경과 함께 처리됨으로써 방법을 제공하며 이것은 좀 더 복잡하고 목적의식이 있는 움직임의 발달을 이끌어낸다. 자궁 밖의 환경에서 중요한 요소들은 중력을 포함한다. 이 중력은 자세를 위한 지지나 움직임을 위한 관련 점으로써 작용하는 지구의 표면과 비슷한 표면이며 또한 움직임에 대항하거나 움직임과 함께 작용하는 힘을 구성한다.[3]

비록 영아가 움직임을 경험하는 것을 즐거워하지만 신생아의 첫 움직임은 일반적(generalized)이고, 조절과 명백한 목적이 부족한 것(lack of the control obvious purpose)으로 보여진다. 단지 영아가 생존에 필요한 빨기와 삼키기 패턴을 가질 때 협응되고 목적이 있는 것으로 보여진다. 일반화된 움직임은 사지 쪽으로 주로 제한된다. 비록 초기 움직임이 관찰자에게 목적없이 무의하게 보일지라도 원시적인 움직임(primitive movement)은 근육기능의 발달을 가져오고 신경경로를 확립함으로써 좀 더 조절되고, 직접적인 움직임(directed movement)이 자세와 움직임 전략에 있어 더 발전할 수 있게 한다. 또한 초기 움직임은 본질적으로 거의 반사적인 움직임의 초기 패턴을 포함하지만 하지에서 보여지는 반사적인, 교대형태(reciprocation-type) 패턴과 같이 패턴이나 리듬에서 움직임의 감각을 영아에게 충분히 제공한다. 이러한 초기 움직임들 또는 움직임을 통하여 순간적으로 취하는 자세는 영아에게 도달하기 위한 발달적 성취의 감각 또는 발달적 연속순서가 드러날 때 좀더 성숙한 현상과 연결될 수 있는 빠른 원시적인 행동들의 레파토리를 준다.

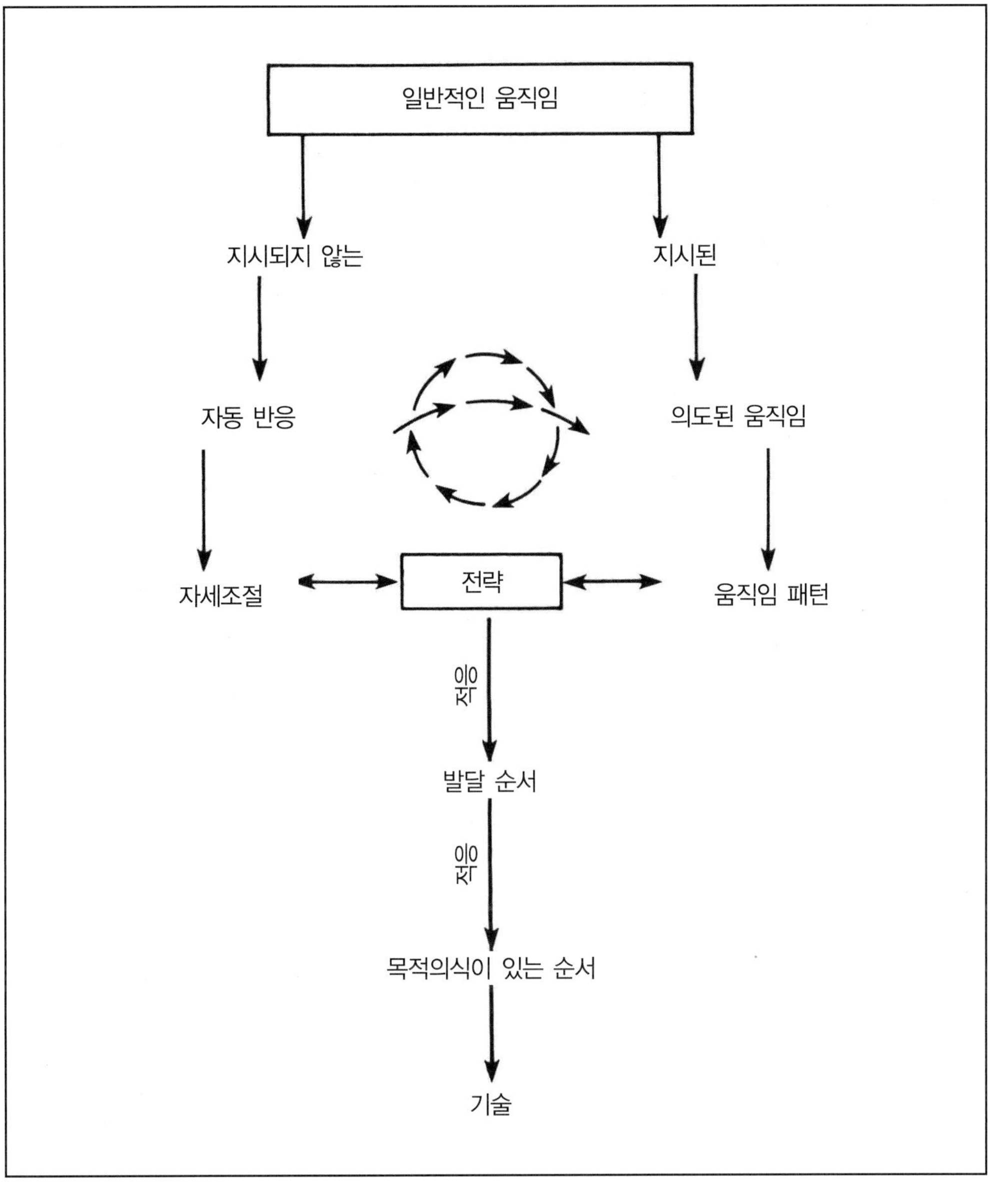

그림 4-1

아기가 성숙할 때 일반적인 움직임들은 반복적인 양쪽의 또는 교대적인 발차기와 같은 간접적인 것(non-direct) 또는 물건을 휘둘러 치기(swipe)와 같은 직접적인 것(direct)으로 보여진다(그림 4-1). 간접적인 움직임은 정위(righting), 보호(protective), 평형(equi-librium)과 같은 자동적 반응의 발달을 위한 기초와 관련된다. 직접적인 움직임은 시각적으로 이끌어진 뻗기(guided reaching) 또는 뛰기 위해 적응된 걷기와 같이 수의적인 움직임으로 발달과 관련된다. 자동적 반응과 수의적 움직임이 function-to-purpose 연속체에 따라 통합될 때, 아기는 자세와 움직임 전략을 형성하기 위한 자동적 · 수의적 움직임을 연합해서 사용하고 발달적 그리고 목적적 연속순서를 위한 전략으로 적응 발전시킨다. 발달적 그리고 목적적 활동들과 함께 아기의 행위는 움직임이 조절되고 직접적이게 될 수 있도록 출현하는 인식에 기초를 둔 좀더 신중한 능력을 취한다. 신중함(deliberateness)은 수의적인 움직임을 위한 지지로서 자동적 반응의 사용을 그리고 새로운 상황에서 자동적 반응의 사용을 도전시키기 위한 방법으로서 수의적 움직임의 사용을 연결시키는 역할을 한다. 예를 들어, 아기가 정위 반응의 영향으로부터 자연발생적인 구르기를 경험하고 구르기를 만들기 위한 욕구가 신중하게 발생된 후에, 구르기 과정을 시작하기 위해 신체를 가로질러 팔이나 다리를 뻗은 다음 자동적인 반응이 구르기 패턴을 연속되게 한다. 더 발전된 적응을 한 아기는 수의적으로 구르기를 시작할 수 있을 뿐만 아니라, 옆으로 누운 자세를 유지하는 동안 장난감을 가지러 가기 위해 구르기 패턴으로부터 뻗기 구성요소와 자동적 자세 조절 구성요소를 구별할 수 있을 것이다.

자동적 그리고 수의적 움직임(support automatic and volitional movement)에 있어 전략의 발달은 구조적 구성요소(굴곡, 신전, 외측굴곡, 회전)를 필요로 하고 뿐만 아니라 운동성(mobility)과 안정성(stability)의 성숙(maturation), 구성요소들의 결합과 혼합(combined & blended)을 요구한다. 움직임 구성요소들과 근육기능들은 'automatics phasic & tonic reflexes'의 신경계 성숙, 수직적 그리고 회전적 정위반응, 지지 그리

Posture and Movement Strategies

Movement Components	Muscle Function	Primitive Reflexes/ Automatic Reactions	Postural Control/ Movement Patterns
Extension Flexion Lateral Flexion Rotation	Mobility Stability Combined Mobility-Stability Blended Mobility Stability	Phasic Tonic Support Righting Protective Equilibrium	Weight bearing Bilateral Weight Shift/ Movement Unilateral Weight Shift/ Movement Contralateral Weight Shift/Movement

그림 4-2

고 보호반응과 평형과 정중위 안정성 반응에 따라 발달한다. 발달의 각 부분(primitive, transitional, mature)에서 특별한 신경 활동에 의해 촉진된 움직임(movement)과 움직임의 결합은 자세조절에서 특별한 체중지지와 체중이동 패턴을 제공한다(그림 4-2).

움직임 요소 Movement Components

출생시 그리고 그 이후 동안 유아는 자동적으로 자궁내에서 취했던 것처럼 굴곡된 자세를 가진다. 신전과 굴곡은 사지와 특별한 신체분절에서 처음으로 보여지는 능동적인 움직임 요소로서 후에 신체 전체에 영향을 미치게 된다. 중력에 대항한 신전은 특히, 신체의 정중위(mid-line)와 근위부의 자세 긴장도의 발달에 필요하다. 중력에 대항한 굴곡은 굴곡 범위를 발달시키기 위해 필요하며 이것은 수의적 움직임의 발달에 쓰인다. 비록 신생아는 종종 굴곡된 자세로 있다하더라도 굴곡근 그룹은 여전히 범위를 통한 움직임으로 인해 발달해야 한다. 일단 굴곡과 신전 요소가 활성화되고 신체분절 주위에서 신장되었다면 두 요소는 동시에 움직임을 조절하거나 특별한 분절 또는 분절들의 위치를 유지하기 위해 사용될 수 있다. '움직임의 요소'와 새로운 방법으로 유지하거나 움직이려는 '도전'이 더욱 발달하면서 신체 분절의 같은 면에서 일어나는 굴곡근군과 신전근군의 활성화는 외측 굴곡을 이끌게 된다; 한 면에서 굴곡근군의 활성화와 분절의 반대 면에서 신전근군의 활성화 또는 반대의 경우는 움직임의 회전 패턴을 이끌게 된다. 사지의 외전-내전, 내회전-외회전을 수반한 굴곡, 신전, 외측 굴곡, 회전은 자세와 움직임 전략의 발달에 필수적인 움직임 요소이다. 특별한 전략에 대한 이러한 요소들의 발달(적응)은 각 요소들과 연관된 근기능의 성숙과 각 요소를 발달시키고 조정하는 자동반응의 성숙에 달려있다.

근육의 기능 Muscle Functions

stability와 mobility를 유지하는 근기능은 CNS반사와 반응의 성숙에 좌우되며 stability 또는 mobility와 같은 근육의 주요한 기능에 따라 특별한 근육과 근그룹의 생리학적인 발달에 좌우된다.[7,8] 모든 근육은 먼저 mobility를 발달시키고 많은 부분이 근육의 주요한 기능으로 구별되기 전에 stability단계를 지나간다. mobility작용은 "가동성(moveability)" 또는 변화를 일으킨다. mobility작용은 신체 또는 신체 분절의 위치에서 바라는 일련의 변화들을 이행하기 위한 움직임 전략의 부분으로 기능을 한다. 어떤 근그룹, 특히 숙련된 활동을 위해 사용되는 근육들은 주로 mobilizer로서 기능을 한다.

mobilizer는 범위, 속도, 정확함과 함께 작용하는 그들의 능력에 의해 특징지워진다.[7,8] mobilizer는 보통 상호패턴으로 활성화되며 넓은 관절가동범위를 사용한다.

stability작용은 "stay-ability" 또는 변화의 조절을 낳는다. stability 작용은 자세 변화동안 신체 또는 신체분절의 움직임을 조절하는 mobility를 꺾게 한다. 어떤 그룹들, 특히 좀더 근위부 근육들은 stabilizer로서 더 많은 기능을 하며 자세 긴장도를 낳는다. stabilizer는 즉시 중력과 지지면으로부터 오는 끊임없는 자극에 반응한다. stabilizer는 자세안정성과 움직임의 조절을 위해 근위관절 주위 정중앙에서 짧은 범위로 수축을 유지한다. stability 작용은 자세와 움직임을 조절하기 위해 mobilty작용과 섞이게 된다.

mobility와 stability를 유지하는 근기능은 머리에서 꼬리로, 근위에서 원위부로 연속적으로 발달한다. function-to-purpose 적응과 관련된 신체분절의 발달적 상태에 따라 각 단계 사이에는 겹쳐지는 부분이 있다.

가동성 Mobility, 발달을 위한 첫 번째 근육기능인 가동성의 특징은 주동근의 완전한 짧아짐과 길항근의 완전히 길어짐에 의한 차별화되지 않은 패턴내에서의 근육과 근그룹의 작용(activation)이다. 근육은 범위를 두루 걸쳐 기능을 할 수 있는 능력을 발달시키기 위해서 완전한 동작 범위를 통해 움직이는 것을 필요로 한다. 기능을 발달시키는 데 필요한 선행 조건으로서 근육의 연장에 대한 개념은 "가동성"이라는 생각과 관련된다.[9] 기능에 대해 전적으로 활성화되고 준비되기 위해서는 근육이나 근그룹이 길이가 짧아지는 수축뿐만 아니라 길이가 길어지는 수축도 필요하다[예; 상호 교대적인 발차기나 체중 지지동안의 연장] 가동성 기능의 발달은 위상성 반사(phasic reflex)와 모든 정위 반응의 성숙과 관련이 있다.

안정성 Stability, 발달을 위한 두 번째 근기능인 안정성의 특징은 고위 수준의 자세를 유지하기 위한 모든 메카니즘이 적절하게 되기 전조차도 어떤 특정 위치에서 신체 자세를 유지할 수 있도록 잡아주기 위한 것이고, 협동작용(coactivation) 또는 관절 주위의 주동근과 길항근의 동시적인 수축이라 할 수 있다. 협동작용의 개념은 안정성은 동적인 성질의 것임을 뜻하는 것으로, 이것은 결국 가동성은 안정성과 혼합될 때 동시적으로 움직이거나 유지하는 것을 가능하게 한다[예; 엎드려 누운 자세에서 체간과 머리를 정렬에 맞추어 유지하는 것이나 손-무릎 자세를 유지하는 것]. 안정성의 발달은 긴장성 반사(tonic reflex)와 모든 지지 반응의 성숙과 관련이 있다.

결합된 가동성과 안정성 Combined mobility and stability, 가동성 기능은 아이가 위치(position)를 유지하고 여전히 그 위치에서 제한된 범위내에서 움직이는 것 같은 방법으로 안정성 기능과 겹쳐진다. 사지의 원위부는 지지면(supporting surface)에 고정되는 동안 정중선과 좀더 근위관절 주위에서는 가동성이 덧붙여진다. 근위부 움직임은 동적 안정성을 준비하기 위해 안정성이 가지고 있는 유지의 측면(holding aspect)을 변경시키고,

안정성 요소는 움직임을 조절하기 위한 동적 안정성 사용을 준비하는 전범위 움직임을 변경시킨다[예; 네발기기 자세에서 흔들기 또는 선자세에서 펄쩍 뛰기]. 가동성과 안정성의 결합은 지지반응, 보호 반응, 그리고 모든 정위 반응의 성숙과 관련이 있다.

혼합된 가동성과 안정성 Blended mobility and stability, 혼합된 가동성과 안정성은 아이가 어떤 위치(position)내에서 유지하고 자유롭게 움직이거나 머리와 체간의 원하는 공간 지남력(spatial orientation)을 유지(maintain)하면서 한 위치에서 다른 위치로 움직일 수 있는 것 같은 방법으로 가동성과 안정성 기능이 통합된다는 것을 뜻한다. 시스템이 혼합된 가동성과 안정성 근육 기능이 발달했을 때에는 자세 변화동안 보호나 지지를 위해 더 이상 그것들이 필요하지 않기 때문에 사지는 공간에서 자유롭게 움직일 수 있다. 자세 변화와 사지 움직임을 위한 조절은 중앙선과 근위관절 주위의 동적 안정성 기능에서부터 생기는데, 이것은 가동성을 조절하며 가동성과 관련되어 적응된다[예; 머리와 체간의 수직 위치를 유지하면서 앉은 자세에서 선 자세로 움직이기, 또는 앉은 자세에서 정확한 방향으로 뻗기]. 혼합된 가동성과 안정성은 정중위 안정성(midline stability)과 평형 반응의 성숙과 관련이 있다.

반사와 반응 Reflexes and Reaction

자동적 반사와 반응은 CNS의 기능이다.[6] 그것들은 자세 또는 움직임의 예견가능한 패턴에 영향을 주는 신경학적 기전이다. 반사와 반응은 목적적 행동양식(예를 들어, 구르기, 배밀이, 걷기, 뻗기) 또는 목적적 활동(예를 들어, 스스로 먹기, 종이를 원으로 자르기, 상점까지 걷기)에 적응되어지는 전략에 따라 특별한 자세와 움직임 전략내에서 근과 자세 근긴장에 분포한다. "반사"와 "반응"이란 용어는 특별한 감각 입력 또는 감각 자극의 결합을 위한 특별한 반응 또는 반응의 시리즈를 묘사하기 위해 사용된다. "반응(reactions)은 반응(response)의 좀더 큰 복잡성과 조화되지 않음에 의해서 반사와 구별된다." 이 구별에 따라 "반사(reflex)"는 간단하고, 좀더 예견가능하며, 태아기와 신생아기 반응의 일부로 묘사된다. 그리고 촉각과 전정감각과 같은 감각 자극의 하나 또는 두가지 원천의 결과이다. "반응(reactions)" 용어는 촉각, 고유수용성 감각, 시각, 그리고 청각과 같은 감각 자극의 통합의 결과로 좀더 복잡한 반응에 적용된다. 반응은 보통 영아기에서부터 발달하고 성숙과 함께 존속될지도 모른다; 예를 들어, 보호 신전 반응. 이 장에서는 용어에 있어서 구별이 소개될 것이다.

반사와 반응은 세 가지 그룹으로 고려되어질 수 있다: 원시 반사(primitive reflexion), 과도기적 반응(transitional reactions), 성숙된 반응(matured reaction). 원시 반사는 위상성과 긴장성 반사를 포함하고 출생시에 존재한다. 과도기적 반응은 정위, 지지, 보호 반응을 포함하며 영아가 원시적 행동양식과 성숙적 행동양식 사이의 과도기에 있을 때 발달한다. 성숙반응은 정중위 안정성과 평형반응을 포함하고 전 생애를 통해 습득되어지고 사용되어진다. 반사와 반응의 더욱 자세한 설명은 (부록 4-A)에서 보여진다.

위상성 반사(Phasic reflex)(그림 4-3)는 다양한 외수용성, 내수용성, 고유수용성 동화작용으로부터 시작된다. 위상성 반사는 보통 받아들여진 접촉, 압력, 신체의 움직임, 시각 또는 청각에 반응하여 관찰 가능한(observable) 움직임을 생산한다. 일부의 위상성 반사에는 신체로 움직임을 받아들이는 것과 같은 생존적 기능을 제공하는 움직임 전략의 부분이 있다(예를 들어, rooting or sucking). 다른 것에는 자극의 알 수 없는 근원으로부터 회피를 야기시키는 보호적 목적이 있다 — 예를 들어, avoiding response — 어떤 것은 좀 더 복잡한 행동양식의 전조 forerunner가 되는 전략과 관계되어 있다. 예를 들어, 상호 교대적 사지의 활동을 야기시키는 교차-신전 반사와 같은 반사는 자세조절이 수립되고 난 후 움직임의 고위수준의 상호 교대적 패턴의 발달을 준비한다.[11]

위상성 반사는 움직임의 모든 범위를 통해 근육과 근그룹을 활성화한다. 주동근은 짧게 수축하여 활성화된다. 길항근은 상호신경지배에 의해서 이완되고 늘어난다. 짧아짐(shortening)과 늘어남(lengthening)에 의하여 운동의 모든 범위를 통한 움직임은 근육이 생리학적으로 발달하기 위해 필요하다. 비슷한 기능을 가진 근그룹은 동시에 모든 범위의 운동을 통해 활성화됨으로써 협력적 활동 발달을 돕는다. 운동의 전 범위를 통한 위상성 반사 활동 근육과 근 그룹의 결과는 분화되지 않은 패턴 또는 전 범위의 움직임을 반영하는 가동성과 전략의 발달이다.

원시적 운동성을 일으키는 감각동화 역시 말초에서 중추로의 피드백을 제공한다. 이것은 환경과 자아에 대한 영아의 인식을 증가시킨다. 반사적 운동 순응은 신체 분절의 위치와 동적 변화에 대한 부가적 외수용성, 내수용성, 고유수용성 정보를 제공한다. 영아는 젖꼭지를 획득하기 위해 더듬어 찾는 것과 같이 특정 예측적 반응과 함께 특정 감각 입력이 연합되기 시작하고, 바라는 결과를 획득하기 위한 익숙한 움직임 패턴을 반복할 수 있다. 자발적 머리 도리기는 배고픔을 말해주며, 따라서 영아는 배고픔을 해결하기 위해 젖꼭지를 찾으려고 설근 반사와 머리 돌리기를 연합한다. 영아는 특별한 결과를 같이 연결시키기 시작하거나 원시적 행동과 활동에 대한 원시적 움직임 전략을 적응하기 시작한다.

긴장성 반사(Tonic reflex)(그림 4-4)는 또한 다양한 외수용성, 내수용성, 고유수용성 동화로부터 유래된다. 긴장성 반사는 항상 공간에서 머리와 체간의 위치에 대한 반응을 나타내는 자세에서 볼 수 있다; 예는 긴장성 미로 반사, 비대칭성 긴장성 경반사. 근긴장도는 움직임의 정지나 고정을 일으키는 특별한 자세 패턴으로 분배된다. 긴장성 반사는 자세를 지탱하고 움직임을 조절하기 위한 안정성을 제공하는 신체분절인 근위 관절과 신체 정중위를 상쇄시킨다. 어떤 긴장성 반사는 정중위 선에서 어느 한쪽에 반대 패턴으로 긴장도를 분배시키거나(ATNR), 허리선 위아래에서 반대 패턴으로 긴장도를 분배시킨다(STNR). 분배에서 이러한 차이는 고위 수준에서 자세 조절을 위해 발달하는 안정화 패턴의 타입을 예측할 것이다.

원시 자세 패턴에서 근긴장도의 분배는 관절 범위 내 특정 포인트(굴곡이나 신전의 끝 범위)에서 수축을 유지하는 근육과 근그룹을 활성화시킨다. 주동근과 길항근은 안정성을 제공하기 위해 범위 내에서 동시적인 부분활동이나 동시수축을 준비시킨다. 긴장성 반사에 의해 형성된 유지전략(holding strategy)은 근의 안정성 기능발달을 일으킨다. 안정성 발달은 중력에 대항하는 행동이 요구되는 행동양식에 적응하는 유지전략에 의해 확장되어진다(예, 엎드려 누운 자세에서 머리 들어올리기).

영아가 원시 자세를 유지함에 따라 시스템은 특별한 유지 전략에서 분배된 근긴장도로부터 피드백을 받는다. 하나의 원시 유지 패턴에서 또 다른 패턴으로 움직인다면 영아의 시스템은 긴장도의 분배의 변화에 대한 피드백을 받는다. 긴장도 분배와 분배의 변화에 대한 영아의 인식은 내적 자세조절의 고위 수준을 적응시키는 원시 자세 전략을 준비시킨다.

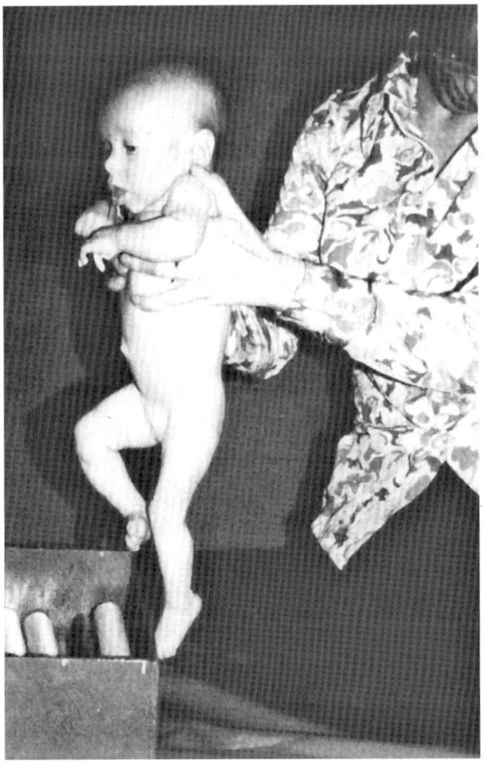

그림 4-3: 위상성 반사(Phasic reflex)

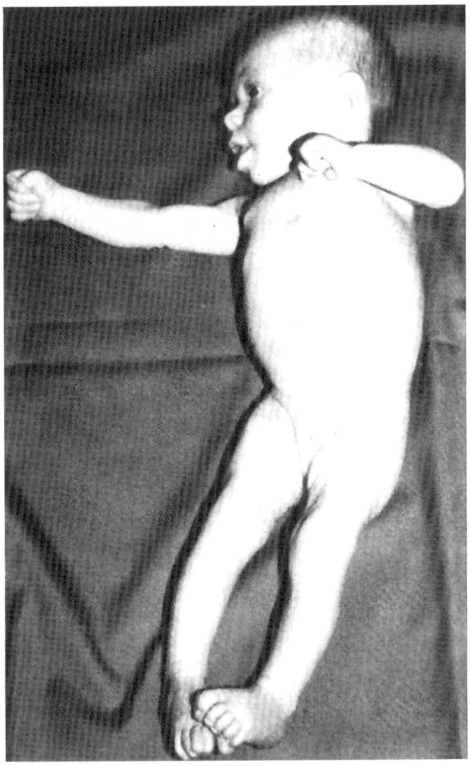

그림 4-4: 긴장성 반사(Tonic reflex)

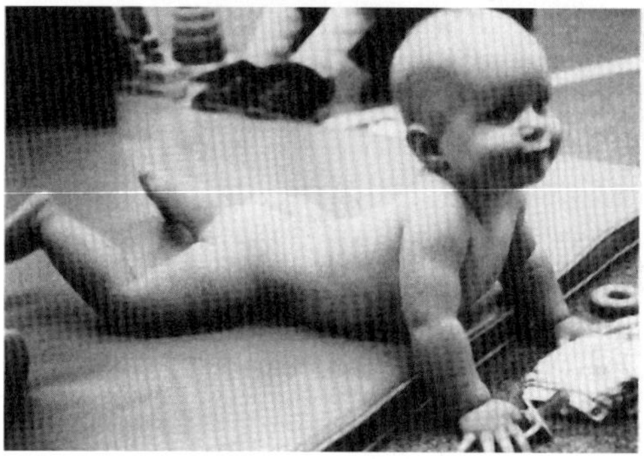

그림 4-5: 수직 정위 반응(Vertical righting)

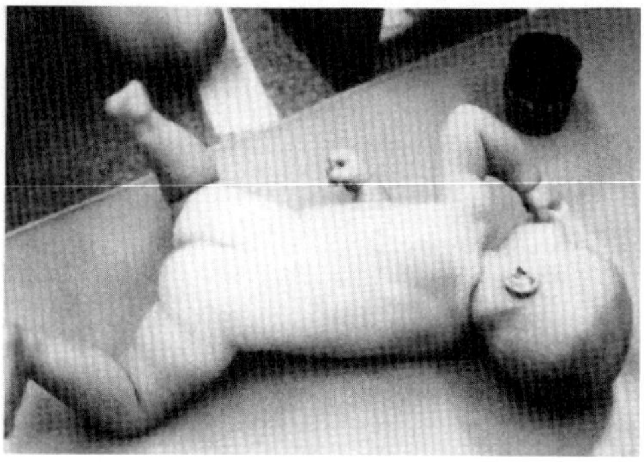

그림 4-6: 회전 정위 반응(Rotational righting)

수직 정위 반응(Vertical righting reaction)(그림 4-5)은 신체의 정중위선을 COG 내에 정렬시키고 움직이는 근그룹을 활성화시킨다. 수직 정위 반응은 미로 정위(머리에 대해 활동하는), 신체 정위(머리에 대해 활동하는), 시각 정위를 포함한다.[11,14] 반응 초기에 반응을 일으키는 감각 수용기에 따라 용어가 만들어진다. 미로 정위는 대개 영아가 공간에서 움직이거나 움직여질 때 시작된다; 미로는 자극되고 영아는 자신의 머리를 바로 세운다. 머리에 대한 신체 정위는 영아가 지지면에서 신체에 대한 국소적인 압력이나 비대칭을 받아들일 때 시작되며, 머리를 수직으로 바로 세운다. 시각 수용으로부터 기인되며, 머리는 세상을 시각적으로 보기 위해 바로 세운다. 다른 감각 동화는 같은 수직 정위의 순응을 초래한다; 동화가 동시적으로 받아들여질 때, 그것들은 통합되어지며 그 결과 수직 정위를 위한 자극으로서 입력의 단일 근원이 더 이상 동일함을 증명할 수 없게 된다.

수직 정위 반응은 태어날 때 나타나지 않고 중추신경계 성숙과 환경의 접촉과 함께 발달한다. 반응들은 머리들기와 머리정렬의 원시적인 행위로부터 적응된다. 수직 정위는 엎드려 누운 자세, 바로 누운 자세, 옆으로 누운 자세에서 중력에 대항해 머리를 움직이는 것과 함께 시작한다. 목 근육들이 활성화되는 신전, 굴곡, 외측굴곡을 발달시킨다. 좀더 성숙되면 머리의 움직임은 수직적 chain reaction을 이끌어낸다. 정위의 자극은 목에서 몸통 근육 그룹까지 이동되고, 몸통 근육들은 움직임의 완전한 범위를 통하여 목 근육들과 협력해서 활성화된다. 몸통이 머리에 뒤따라 움직일 때, 아기는 엎드려 누운 신전을 취하고, 앉히기 위해 팔을 당기는데 참여하거나 옆으로 누운 자세에서 머리와 몸통을 들어올린다. 수직 정위 반응들은 좀더 높은 단계의 안정성 반응을 발달시키기 위해서 뿐만 아니라 머리와 몸통 정렬을 유지하기 위해 자세변화동안 사용된다. 목과 몸통 근육 군이 정중위 쪽으로 발달할 때, 그들은 중력중심과 함께 수직적 정렬을 유지하기 위해 정중위 주위에서 협력활동 동시수축을 위해 준비된다. 또한 수직 정위 반응들은 패턴에서 chain reaction에 의해 사지 근육들이 활성화된다. 목과 몸통에서 신전이 발달할 때, 상지와 하지에서는 완전하게 신전이 발달된다. 머리와 목이 굴곡할 때, 굴곡이 사지에 영향을 주기 위해 퍼진다. 외측 굴곡이 발달할 때, 외측 굴곡된 쪽의 상지 그 다음 하지가 신전하고 외전한다. 수직의 chain reaction에 의해 활성화된 사지 패턴은 분화되지 않았지만 근육조직은 활성화된다. 그리고 이것은 사지지지 반응들이 발달된 후에 보호와 평균 반응에 적응될 것이다.

회전 정위 반응(Rotatoinal righting reaction)(그림 4-6)은 목정위(neck righting)와 신체에 대한 신체 정위(body righting on the body)를 포함한다.[11,14] 반응들은 회전이 머리가 돌아감으로써 시작되는지 또는 몸통부분이 돌아감으로써 시작되는지에 따라 용어가 정해진다. 회전 정위 반응들은 근육을 활성화시키고 신체의 중심축 주위에서 회전하기 위해 머리와 몸통이 움직이게 한다. 목 정위를 시작하기 위해 필요한 일차적 감각동화는 촉각 입력이고, 이것은 머리가 돌아가는 것을 자극하며 목근육들로부터 고유수용성 입력은 돌아감으로써 활성화된다. 그러나 시각과 청각 수용은 회전 정위를 위한 자극의 근원으로서 빠르게 통합된다. 아기는 소리나는 쪽이나 장난감을 보기 위해 돌릴 것이다. 만약 충분한 회전이 신체의 중심축에 위치된다면, 다른 신체 부분들은 정렬을 유지하기 위해 같은 방향으로 자동적으로 뒤따라 갈 것이다.

목 정위는 독립적인 머리 돌리기에 의해 시작된다. 목의 회전은 목 고유수용기와 미로를 자극하고 수직적 부분들을 회전시킨다. 목 회전으로부터 결합된 자극은 chain reaction에 의해 몸통쪽으로 이동되고 몸통은 옆으로 누운 자세에서 머리와 함께 스스로 정렬시키기 위해 뒤따라 돌아간다. 목 정위는 한 단위로서 몸통과 사지를 움직인다. 왜냐하면 신체 부분의 분리는 단지 머리와 몸통 사이에 발달되고 상부체간과 골반 사이에는 발달하지 않기 때문이다.

그러나, 체간은 아기가 바로 누운 자세에서 옆으로 누운 자세로 구를 때 연장된다. 체간의 연장은 고유수용체를 자극하고 옆으로 누운 자세에서 엎드려 누운 자세로 움직이는 체간 근육을 활성화시킨다. 연장, 옆으로 누운 자세에서 촉각 입력, 밀고 당기는 사지로부터의 보조는 체간 근육을 자극시키며 체간에 대한 체간 정위 반응 또는 뒤집는 동안 체간 분절 사이의 회전을 촉진시킨다. 체간 분절의 분화는 옆으로 누운 자세에서 엎드려 누운 자세로의 느리고 조심스러운 구르기를 위해 필요하다. 또한 신체 분절 사이의 회전은 아기가 머리 또는 상부나 하부 체간 사이의 회전에 의해 구르기를 시작할 수 있으며 특히 그의 구르기 패턴을 수정할 수 있음을 뜻한다.

회전적 정위 반응의 성숙에 의한 신체 분절의 분화는 순차적 회전의 발달을 가져온다. 신체 분절이 서로서로 독립적으로 움직일 수 있고 근그룹은 어느 한 방향으로 분절을 회전시키는 것을 발달해 왔기 때문에 아동은 한 방향으로 하나의 분절을 회전시킬 수 있고, 반대 방향으로 또 다른 분절을 회전시키는 패턴을 저지할 수 있다. rotation-

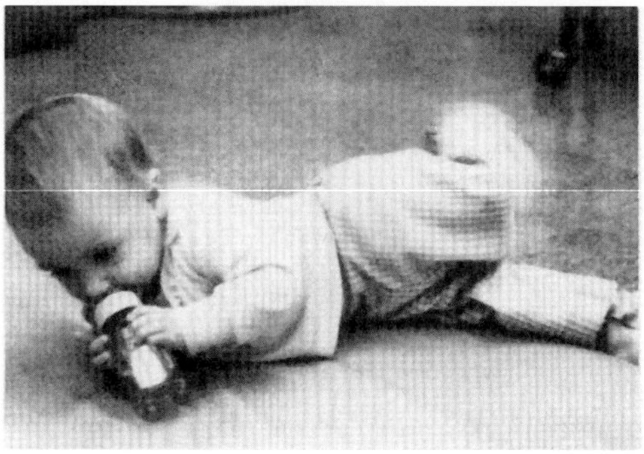

그림 4-7: 바로 누운 자세에서 엎드려 누운 자세로 구르기(Rolling supine to prone)

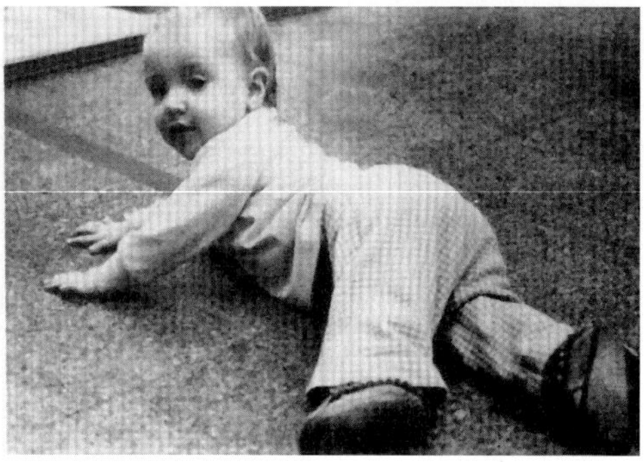

그림 4-8: 앉기 위해 밀기 (Pushing toward sitting)

counterrotation의 효과는 정중위 근처 회전의 균형을 잡는 것이며 완전한 회전 패턴을 수정하는 것이다. rotation-counterrotation 전략이 자세를 조절하기 위해 사용될 때, 어깨와 같은 쪽 골반은 반대 방향으로 움직인다. 움직임의 rotation-counterrotation 패턴은 패턴들이 평형반응의 발달에 적응될 때 더욱 중요하다.[9]

수직과 회전 정위 반응은 둘다 공간에서 전체로 몸을 움직이는 근그룹을 활성화시킨다. 정위반응은 특별한 순서로 움직임을 조절해서 움직임 동안 일시적인 평형이 소실되지 않는다. 정위 반응으로 성취된 새로운 위치는 지지반응의 발달에 의해 안정화되고 유지된다. 그 후, 지지반응을 사용하고 자세를 변화시키기 위한 수직과 회전 정위 반응의 혼합은 평형반응의 성숙을 준비한다. 수직과 회전 정위 반응은 영아가 머리를 돌리면서 동시에 수직을 향해 머리를 오른쪽으로 돌릴 때 최초로 통합된다. 혼합된 정위 반응은 영아가 바로 누운 자세에서 엎드려 누운 자세로 구를 때 또는 구르기나 옆으로 누운 자세에서 밀고 일어나 앉을 때 종종 보여진다(그림 4-7, 그림 4-8). 지지한 채 수직 자세를 취하거나 유지하는 동안 신체 축 내에서 혼합된 회전은 사지의 지지없이 평형 반응을 사용하는 같은 요소로 발달된다.

지지반응(Support Reaction)(그림 4-9)은 원시적인 유지 전략의 적응으로부터 발달한다. 지지반응은 신체의 지지 부분(예, 손바닥, 발바닥, 엉덩이)이 지지면에 닿을 때 유도된다. 바닥에 touch로부터 오는 외수용적 자극, 압박과 원위근육의 신장으로부터 오는 고유수용성 자극은 지지반응에 대한 감각 동화(sensory assimilations)를 낳는다. 운동 적응(motor accomodations)은 적절한 사지 또는 정중위 근처의 근그룹의 협응 활동에 의해 수행된다. 촉각-압력 입력은 source로부터 떨어진 초기 움직임을 일으킨다. 영아는 본질적으로 지지면에 접촉해 있는 동안 자극(지지면)의 원인으로부터 멀리 떨어지게 민다. 접촉점으로부터 떨어진 연달아 일어나는 움직임이 일어난 후에 근그룹은 관절 주위를 고정시키고 체중을 지지하기 위해 또는 그 위치에서 자세를 지지하기 위해 길항근과 협력 활동을 한다. 손바닥이 지지면에 닿고 있을 때 영아는 손바닥을 대고 있는 위치에서 지지면을 밀기 위해 팔을 신전시킨다. 감각 동화가 엉덩이에 국한될 때 영아는 수직 자세로 앉기 위해 목과 체간을 곧게 편다. 이와 마찬가지로 발바닥이 바닥에 닿았을 때도 하지와 목–체간 근육은 서기 위해 협력 활동을 한다.

지지 수용기(support receptor)는 자세 변화에 대해 시스템을 각성시키는 입력 중에 주요한 원천이다. 개인이 움직이거나 공간에서 움직여짐에 따라 지지면에서부터 신체면으로 압력(pressure)이 변화된다. 촉각–압력 입력에서의 변화는 공간에서 위치에 적응하기 위해 지지 반응의 분포에 있어서 자동적인 반응을 일으킨다. 지지 기능은 한 사지에서 다른 사지로, 신체의 한쪽 면에서 다른 쪽 면으로, 또는 상부 신체 분절에서 하부 신체 분절로 그리고 그 역으로 옮겨 갈 수도 있다.

자세를 위한 지지는 아이가 지지 반응을 발달시키기 전에 발달의 모든 단계에서, 사지는 자세에서 어떤 목적의식이 있는 움직임이 발달하기 전에 새로운 자세를 지지한다. 일단 사지가 전체적인 지지(total support)에서부터 자유롭게 되면, 사지는 신전과 지지 반응로부터 보호 반응으로의 사슬 효과(chain effect)를 되돌림에 의해 신체를 보호할 수 있다.

보호 반응(Protective Reaction)(그림 4–10) 사지의 보호 반응은 아이가 연속적 움직임 흐름(sequence movement flow)에 대한 기저(base)를 찾아내도록 하거나, 또는 되돌아가거나 환경적 요구가 아이의 적응 능력을 초과할 때 신체를 보호하도록 한다. 보호 반응은 공간에서의 움직임으로부터 생겨난 전정 동화(vestibular assimilation)와 지지면으로부터의 촉각–압력 변화와 절박한 변화에서의 감각 인식에 대한 조정(accomodation)으로써 이끌어 내어진다. 이러한 동화는 통합되며 넘어지는 것으로부터 보호하는 것과 움

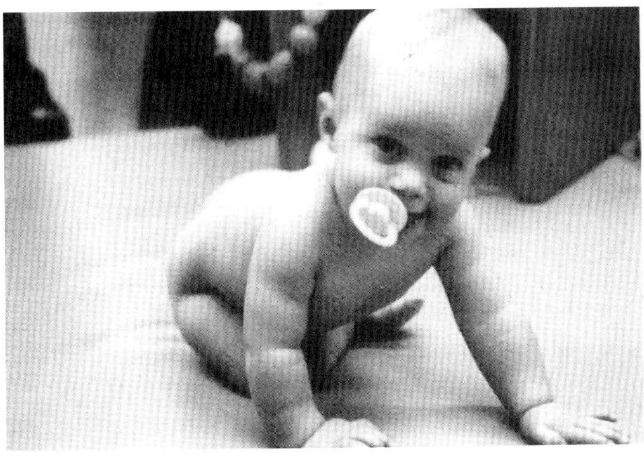

그림 4–9: 지지반응(Support reaction)

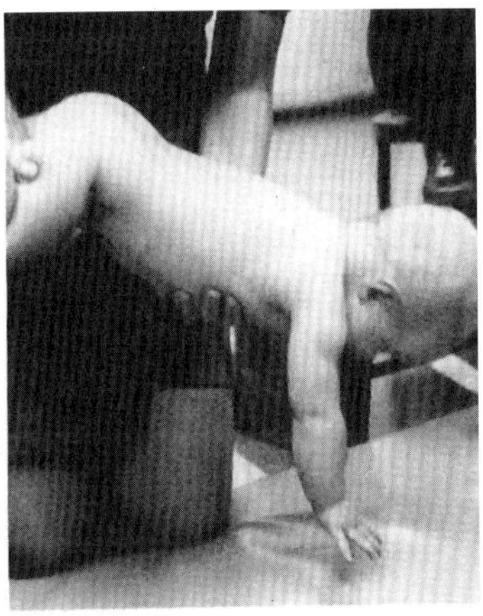

그림 4–10: 보호 반응 (Protective reaction)

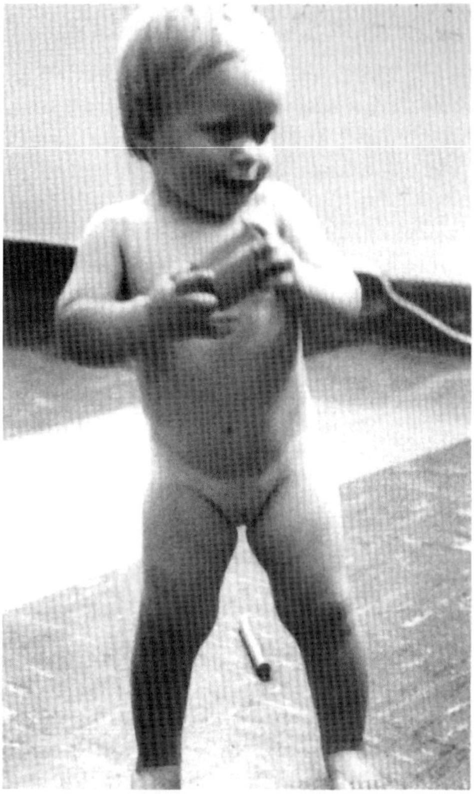

그림 4-11: 정중선 안정성 반응 (Midline stability reaction)

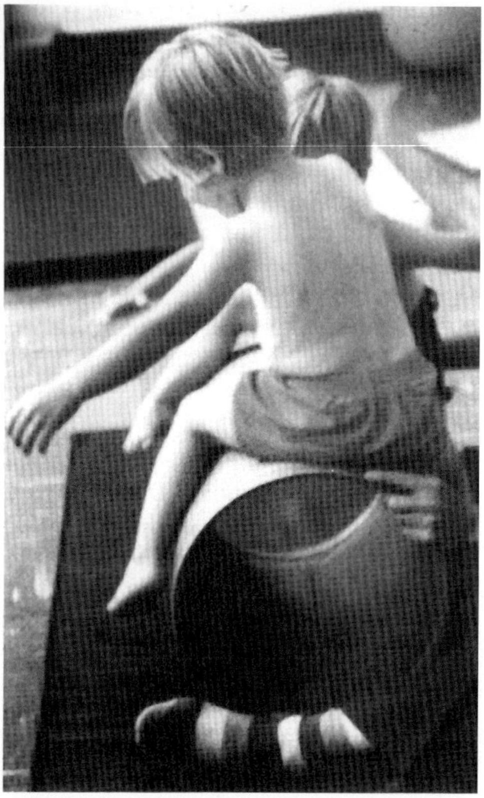

그림 4-12: 평형 반응(Equilibrium reaction)

직임을 위한 지지의 사용이 요구될 때에서는 언제든지 지지면 쪽으로 사지를 신전시키기 시작하는 것으로 이용될 수 있다. 사지의 신전 협력 작용을 위한 초기 입력에 뒤따라서 사슬 반응(chain reaction)에 의해 패턴이 완성된다. 보호 반응의 발달은 완전한 운동 범위를 통해 사지 신전근들의 활동성에 기여한다.

보호 반응이 일단 발달되면, 본래의 형식에 있어서의 사용에 항상 유용하다; 즉, 주어진 적당한 입력에 사지는 지지를 찾음으로 인해 보호를 목적으로 신체의 어떤 면에서라도 자동적으로 신전한다. 게다가, 보호 반응은 보행과 같은 상호 교대적인 행동 양식의 수행에서 지지 반응과 교체되어 적응된다. 보호 반응은 또한 옆으로 재주넘기나 펄쩍뛰기 같은 것을 위해 지지면에 축회전점(pivit point)을 찾은 것 같은 목적적 sequence에 적응된다.

정중선 안정성 반응(Midline Stability Reaction)(그림 4-11) 정중선 안정성 반응은 본래는 수직-회전적 정위(vertical rotational righting)와 지지 반응으로부터 적응되었다. 정중선 안정성 반응은 정중선과 근위 관절 주위의 자세에서 눈에 보이지 않는 또는 겨우 분별 가능한 적응으로 정의된다. 동적 안정성 근육 기능은 자세 근육의 신장 수용기에 대한 중력의 영향과 지지면으로부터 촉감–압력 수용에 있어서의 변화로부터 영향에 의해 촉진된다. 아이는 끊임없는, 그러나 겨우 보일락말락한 자세 긴장도의 분포 변화에 대해 반응하며, 이것은 신체의 정중성이 중력 중심과 정렬을 이루도록 하게 한다. 아이는 평형 반응이 발달하기 전 조차도 수직적 자세를 유지하기 위해 정중선 안정성 반응을 사용한다. 평형 반응이 발달한 후에, 이것은 정중성 안정성과 혼합되어 반응의 두 타입이 연속체(continuum)에서 기능을 한다. 한정된 영역에서의 정중선 반응 조절 자세적 적응은 중력 중심과 관련이 있다. 아이가 중앙에서 멀리 움직이자마자 균형을 위해 평형 반응이 유도된다.

평형 반응(Equilibrium Reaction)(그림 4–12) 평형 반응은 중력에 대한 정중선의 정렬이 심하게 동요되었을 때 정중선 안정성을 되찾기 위해 사용되는 보상 움직임이다. 평형 반응은 특히 목과 체간의 굴곡/회전, 중력중심과 함께 재정렬하는 쪽으로 움직이기 위해 수직적 회전 정위 반응에 적응한다. 보호반응은 평형 반응이 균형을 되찾기에 불충분한 경우에 이용할 수 있다. 촉각–압력, 전정 감각, 그리고 감각 동화 작용은 평형반응이 만들어짐에 따라 통합된다. 평형 반응은 몇몇의 관찰 가능한 순서적 움직임을 포함한다.

1. 균형의 범위가 중력중심으로부터 멀어진 움직임은 중심 쪽으로 목과 상부체간의 굴곡과 회전을 유도해 내는 것을 잃어버릴지도 모른다.
2. 하부체간 분절은 균형을 위해 상부 부분의 회전적 영향을 counterrotate하고 회전의 정도를 조절한다. 신체의 상부 부분은 정중선으로 돌아오고 회전에서 겨우 관찰 가능한 역회전이 있으며, 정중선으로 조절하는 것을 멈추기 위해 상/하부 분절의 패턴을 counterrotation한다.
3. 정중선 쪽으로 뒤로 움직이는 신체의 한쪽면에 있는 사지는 신체를 중심 배열쪽으로 뒤로 당기기 위해 뻗을 수 있고 외전할 수 있다.
4. 반대 쪽 사지는 정중선으로 머리와 체간을 가져오는 것을 도울 수 있다. 그러나, 추가로, 만약 균형을 잃었다면 신체는 보호와 지지를 준비한다. 지지–보호 반응이 사용되었을 때, 사지 반응은 목과 체간의 회전과 신전을 동반한다.

자세조절과 운동 패턴 Postural Control and Movement Patterns

본유의(inherent) 근기능과 함께 운동성분과 반사, 반응을 위한 신경적 기전의 책임(임무)은, 자궁내 생활과 출생후 발달에 따라 연속작용으로 결합한다. 신경적 기전은 우리가 반사 또는 반응뿐만 아니라 수의적 움직임의 패턴으로 인식하게 되는 근반응을 활성화한다. 영아는 공간 내에서 신체의 위치를 조절하려는 정위 반응과 공간 내에서 새로운 위치를 유지하기 위해 지지반응을 창조하는 근 기능의 결합 사용으로 중력에 대한 반응을 시작한다. 자신의 신체의 특별한 분절에 체중지지를 함으로써 자세를 유지하는 능력과 한 분절로부터 체중이동을 하거나 분절을 결합시킴으로써 자세를 변화시키는 능력은 움직임을 조절하기 위해 요구되는 약간의 자세적 안정성을 제공한다. 자세와 움직임 전략은 4가지의 복잡한 체중부하, 체중 이동패턴을 만들어 사용한다.

1. **체중지지(Weight bearing)**(그림 4-13)
   영아는 체간 또는 사지의 특정한 면에 체중지지를 함으로써 공간에서 몸의 위치를 유지할 수 있다. 영아는 몸의 위치 내에서 움직임을 하기 전에 체중지지를 함으로써 몸의 위치를 유지하려고 한다.
2. **양측 체중이동/움직임(Bilateral Weight shift/movement)**(그림 4-14)
   영아는 전후방 움직임 또는 상하 움직임을 상·하지 양측성 사용과 몸 상부에서 하부로 체중이동 및 그 반대 움직임을 할 수 있다. 굴곡, 신전은 양측성 패턴의 초기 요소이다.
3. **편측 체중이동/움직임 패턴(Unilateral Weight shift/movement patterns)** (그림 4-15)
   영아는 중심선 다른 한쪽으로 체중이동을 할 수 있다. 체중지지쪽 체간 또는 사지 어느 하나에 의해 지지되며, 이에 따라 반대쪽 팔 다리가 움직인다. 앞쪽으로 전진하기 위해 사용될 때, 움직임 패턴은 초기 보행 시에 보여지는 것과 같은 체중이동과 측면에서 측면 side-to-sided 움직임으로 움직이는 두 단계 과정에서 유사하다.
4. **대칭적 체중이동/ 움직임 패턴(contralateral weight-shift/movement pattern)** (그림 4-16).
   신체 측 내에서 회전은 신체 한 분절을 한 방향으로 회전시키는 동안 근접한 분절은 반대 방향으로 회전하는 것을 의미한다. 한쪽 상지와 반대 쪽 하지에 무게를 이동하는 동안 다른 쪽 상지와 하지는 움직인다. 앞으로의 전진을 위한 one-step process로 움직임 패턴은 펴지게 된다. 상지의 교대성 패턴은 체간 분절의 rotation & counter-rotation을 만드는 교대성 팔 흔들기 조절과 함께 nonweight-bearing이 적응되어질 수 있다.

원시적 전략의 발달동안 굴곡과 신전의 움직임 요소들이 발달하고 운동성과 안정성의 기능을 동반한다. 원시적 운동성과 위상성반사는 굴곡과 신전의 완전한 범위를 통한 움직임의 다르지 않은 패턴을 형성한다. 원시적 안정성과 긴장성 반사는 굴곡근이나 신전근 우세 위치에서 유지 또는 고정 자세를 형성한다. 원시적 자세와 움직임은 일반적으로 신체 전체 위치나 사지의 위치와 움직임에 영향을 준다. 자세를 위한 지탱은 체간-중심적이고, 신체 자체 내에서보다는 외부근원(침대, 바닥, 다른 사람의 팔)으로부터 좀더 온다.

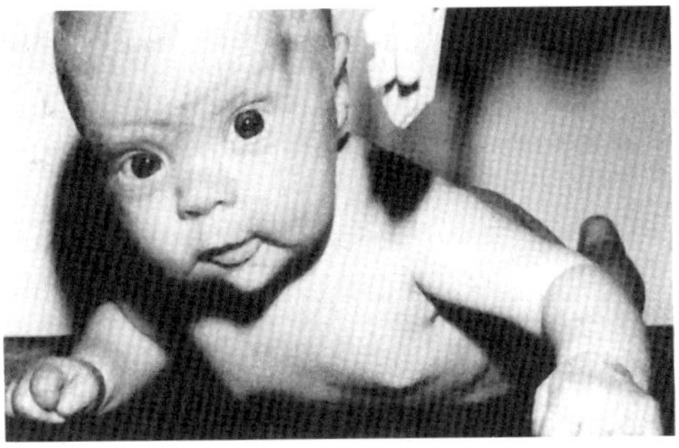

그림 4-13: 체중지지(Weight bearing)

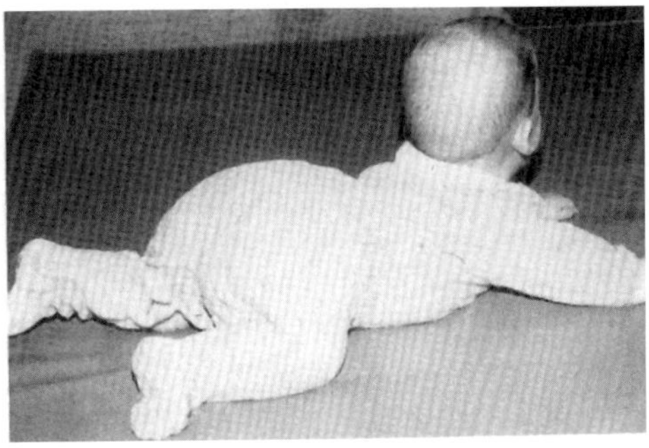

그림 4-14: 양측 체중이동/움직임
(Bilateral weight-shiftlmovement pattern)

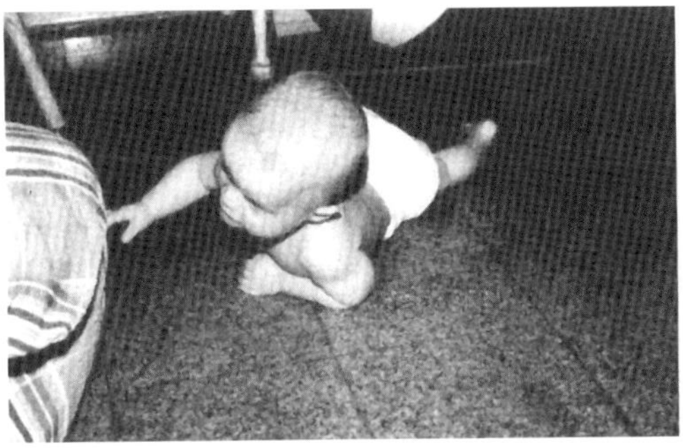

그림 4-15: 편측 체중이동/움직임 패턴
(Unilateral weight-shiftlmovement pattern)

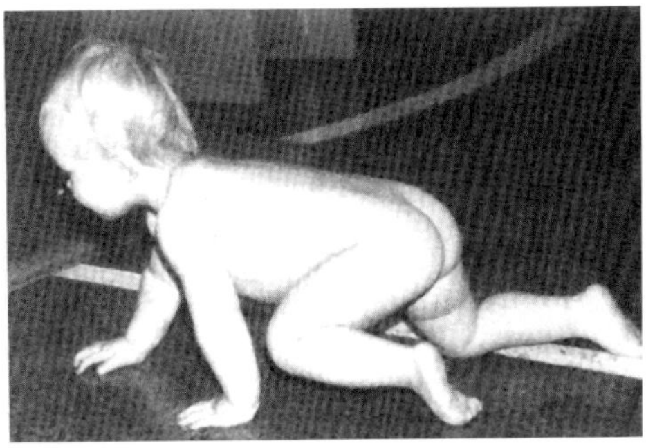

그림 4-16: 대칭적 체중이동/움직임 패턴
(Contralateral weight-shift/movement pattern)

자세 이동 전략의 발달은 출생 후 여러 개월이 지나 시작되고, 성숙한 자세조절과 움직임 패턴이 발달되어질 때까지 지속된다. 고위 수준 자세로의 이동을 위해 원시 반사는 정위, 지지, 보호 반응으로 적응되어진다. 근 기능은 공간에서 새로운 위치를 지탱하기 위해 목, 체간, 근위 관절 주위를 활성화시킨다. 근위부 안정성은 자세 내와 위치 사이의 움직임을 허락하는 운동성 기능과 결합되어진다. 사지로의 체중지지는 자세를 위한 지탱이 사지-중심적이며, 자세를 위한 조절이 목, 체간, 근위 관절에서 발달하는 것을 나타낸다. 수직 정위 반응과 결합된 체중지지 지탱 반응은 공간에서 움직임을 위한 조절의 양측성 체중 이동 패턴을 이끈다. 신체의 위 부분을 움직이기 위해 아래 부분에 무게를 이동시킨다. 수직-회전 정위 반응, 목과 체간의 외측굴곡, 지탱과 보호반응과 결합된 양측성 체중지지 패턴은 움직임 조절을 위한 편측성 체중이동을 이끈다. 신체의 한쪽이나 같은 쪽 상지와 하지로 무게가 이동되어지는 동안 신체의 반대 쪽은 움직인다. 체간의 외측 굴곡은 반대 쪽 즉, 신체의 체중지지 쪽에서 연장을 형성하고, 체간 회전 패턴의 발달을 준비시킨다.

성숙한 전략의 발달은 자세가 신체 쪽 내에서 안정성과 운동성에 의해 조절되어지나 공간에서 위치의 지탱을 위해 사지에 의존하지 않는 그런 방법에서 근기능이 혼합되는 것을 함축한다. 사지는 공간에서 자유롭게 움직이며 이것은 체간이나 좀더 근위 관절의 counter movement에 의해 조절된다. 정중위 안정성 반응과 평형은 자세조절과 움직임 사이에서 균형을 조절하고, 아동에서 자세를 유지하고, 위치 내에서 움직이게 하고, 공간에서 일반적 지남력 변화 없이 자세를 바꾸는 것을 허용하는 자동성 반응을 제공한다. 평형과 movement-countermovement 모델에 기초를 둔 동적 자세 조절은 공간에서 신체의 평형이나 신체와 관련된 사지는 길항근과 외적 힘에 의해 발생되는 관절 주위의 torques가 같게 되고 반대가 되는 위치에 있다는 것을 가정한다. 활성화의 주어진 수준은 반대 근그룹 쪽으로 향하고, 균형 잡힌 위치가 성취될 때까지 평형점에서 점진적인 이동이 있다. 동적 안정성은 움직임이 움직임에 의해 조절되어진다는 것을 의미한다.

요약 Summery

자세와 운동전략은 움직임 구성(movement component), 근육 기능(muscle function), 그리고 반사(reflex), 반응(reaction)으로 구성되고, 이것이 자세조절(postural control)과 운동패턴(movement pattern)으로 통합된다. 전략은 출생 때 보여진 일반적인(generalized) 운동에서 발달한다. 전략은 신경적 성숙과 그들의 발달을 위한 환경적 상호작용에 의존한다. 전략은 원시적, 과도기적, 성숙적 과정을 통해 발달함으로써 발달적 그리고 목적적 연속에 적용된다.

핵심 요소 Key Point

1. 전략(strategies)은 adaptive sequence의 구성요소이다.
2. 전략은 활동의 목적을 잘 수행하기 위해 또한 수행동안 신체나 신체의 부분을 잘 조절하게 한다.
3. 주변 환경과 상호작용하는 아동의 동기(motivation)는 주요한 Neuromuscular의 자극에 도움이 된다.
4. 발달하는 동안, 움직임을 위한 구조와 기능은 특정한 행동과 운동 또는 조절에 가장 적합한지 그렇지 않은지에 따라 구별되는 것에 의해 적응된다.
5. 자세전략(postural strategies)은 움직임을 조절하고 움직임 전략(movement strategies)은 활동(action)을 발생시킨다.
6. 움직임 전략은 몸 또는 몸 부분의 위치에 변화를 촉진하고 차례로 나열한다.

7. 자세전략은 각각 다른 것에 관련된 신체의 움직임을 조절하고 움직임 동안 공간에서 신체의 위치유지를 조절한다.
8. 자동적 반응의 발달을 위한 기본을 위한 유아의 Non-directed 움직임 동안 유아의 directed 움직임에서 수의적 움직임이 발달한다.
9. 근육과 근육의 그룹은 반사와 반응의 성장에 의한 안정적 그리고 운동적 기능을 가진다.
10. 기능적이고 목적적인 function-to-purpose 적응에 의존하는 것은 운동적과 안정적 근육기능의 발달적 단계 가운데 일부분이다.
11. 신경중추 기능(반사와 반응)은 전략이 목적적 행동 또는 활동에 적응할지 그렇지 않을지에 따라 특정한 자세와 움직임 전략에서 근육의 긴장도를 방해한다.
12. 반사와 반응은 세 가지 그룹에서 고려되어져야 한다.: 원시적 반사들, 과도기적 반응들, 그리고 성숙된 반응
13. Phasic 반사는 움직임의 복잡한 배열을 통해 근육과 근육의 그룹들을 활동하게 한다. Tonic 반사는 각각 다른 것에 관여하거나 공간에서 목과 몸통 위치에 반응하는 자세를 취함으로써 나타난다.
14. (수직 정위 반응)Vertical righting reaction은 중력중심과 일직선상으로 신체중심을 이동시키는 muscle group을 촉진시킨다. Rotational righting reaction은 신체 중심축 주위로 머리와 몸통을 돌리게 하는 근육을 촉진한다.
15. Support reaction은 신체의 지지영역을 지지면에 접촉시킬 때와 자세를 바꾸기 위해 조직이 민첩하게 기능할 때 유도된다. Protective reaction은 공간 속 운동에 적응하거나 지지면을 되찾거나 지지면으로 되돌아가기 위해 인간에게 허용된 기능을 할 때 유도된다.
16. Midline stability reaction은 수직적인 자세를 보존하고 제한된 영역 내에 자세 적응을 조절하는 기능을 한다. Equilibrium reaction은 중력으로 인해 인간의 중심선 정렬이 중대한 방해를 받을 때 중심선 안정성(Midline stability)을 되찾기 위해 사용되는 보상적 운동이다.
17. 체중지지(weight-bearing)와 체중이동(weight-shift)/운동 패턴은 위치 내에서 움직일 수 있는 능력과 변화된 위치 내에서 움직일 수 있는 능력을 제공하는 과도기적 단계와 성숙한 단계를 통해 발달한다.
18. 전략(strategies)은 원시적 단계, 과도기적 단계, 성숙 단계를 통해 발달한다. 원시적 단계는 국면적(phasic) 반사와 강직된(tonic) 반사, 운동성 근육의 기능, 일반화된 운동 패턴과 자세조절의 외부원천을 위한 필요로 특징지어 진다. 과도기적 단계는 안전성과 연합된 운동성/안전성 근육활동, 정위반응의 신속함과 체중지지,

양측이나 한쪽으로 체중이 동패턴으로 특징지어진다. 성숙한 단계는 자동적 균형 반응의 신속성, 혼합된 운동성/안전성 기능, 그리고 반대 쪽으로 일어나는 체중 이동/운동패턴을 위해 반응의 성숙을 계속한다.

자가 학습을 위한 지침 Self-study Guidelines

1. 자세 단계(postural strategies)를 운동과 연관지어 설명해라.
2. 운동 단계(movement strategies)를 서술하고, 자세 단계(postural strategies)와 비교/대조하라.
3. 근육기능(muscle function)의 단계는 무엇인가? 각 단계를 서술하라.
4. 반사(reflex)와 반응(reaction)을 비교하고 대조하라.
5. 국면적(phasic) 반사와 강직된(tonic) 반사를 구별하라.
6. (수직 정위 반응) Vertical righting reaction와 Rotational righting reaction의 기능은 무엇인가?
7. 지지반응(support reaction)과 보호반응(protective reaction)을 구별하고 각각의 기능을 서술하라.
8. Midline stability reaction을 정의하라.
9. 반사(reflex), 반응(reaction)과 원시적 단계, 과도기적 단계, 성숙 단계의 근육기능을 연관시켜라.
10. 원시적 단계, 전이적 단계, 성숙한 단계의 효과를 설명하라.

✍ 참고문헌

1. Brooks V: Motor control: How posture and movements are governed. Phys Ther 63(5):664-673, 1983.
2. Massion J: Postural changes accompanying voluntary movements: Normal and pathological aspects. Human Neurobiology 2:261-267, 1984.
3. Holt K: Movement and child development. Clinics in Developmental Medicine. No. 55. Philadelphia, J.B. Lippincott Co., 1975, p 2.
4. Shaffer LH: Rhythm and timing in skill. Psych Rev 89:109-122, 1982.
5. Goodgold-Edwards S: Motor learning as it relates to the development of skilled motor behavior: A review of the literature.Phys Occup Ther in Peds 4:5-16, 1985.
6. Bobath K: A neurophysiological basis for the treatment of cerebral palsy. Clinics in Developmental Medicine. No. 75. Ed 2. Philadelphia, J.B. Lippincott Co., 1980.
7. Stockmeyer S: Sensorimotor approach to treatment. In Pearson P, Williams C (Eds): Physical Therapy Services in the Developmental Disabilities. Springfield, IL, Charles C. Thomas Pubs., 1972, pp 186-222.
8. Coogler E: Differentiation of human skeletal muscle. A self-instructional package. HEW Grant # 5-DOI-AH-50524-02, Georgia State University, 1973.
9. Bly L: The Components of Normal Movement During the First Year of Life and Abnormal Motor Development. Neurodevelopmental Treatment Association, Birmingham, AL, Pathway Press, 1983.
10. Andre-Thomas: The neurological examination of the infant. Clinics in Developmental Medicine. No. 1. Philadelphia, J.B. Lippincott Co., 1964, p 11.
11. Fiorentino MR: Reflex Testing Methods for Evaluating CNS Development. Springfield, IL, Charles C. Thomas Pubs., 1965.
12. Touwen B: Neurological development in infancy. Clinics in Developmental Medicine. No. 58. Philadelphia, J.B. Lippincott Co., 1976.
13. Peiper A: Cerebral Function in Infancy and Childhood. New York, Consultants Bureau, 1963.
14. Carter MC, Shapiro DC: Control of sequential movements: Evidence for generalized motor programs. J Neurophysiology 52:787-796h, 1984.

Appendix 4-A
Reflexes and Reactions[11-14]

Reflex/Reaction	Description	Phase	Related Muscle Functions
1. **Phasic Reflexes**			
Rooting	Touch to corner of mouth elicits head turning towards stimulated side	Primitive	Mobility
Moro	Gentle head drop in supported supine posture elicits abduction-extension of arms, followed by arms coming together in arc over body	Primitive	Mobility
Flexor withdrawal	Touch-pressure to sole of foot of extended leg elicits flexion and withdrawal of stimulated leg	Primitive	Mobility
Crossed extension	Touch-pressure to sole of foot of leg held in extension elicits flexion, followed by extension of opposite leg; or flexion of one leg elicits extension of opposite leg	Primitive	Mobility
Bauer's	Sufficient leg flexion-foot dorsiflexion in prone for sole to touch surface elicits extension of leg and flexion of opposite, or crawling movements	Primitive	Mobility
Stepping	Held in upright position so feet touch surface elicits alternating flexion-extension stepping movements, especially if trunk is bent forward	Primitive	Mobility
Placing legs	Held in upright position and dorsum of foot touched by table edge elicits flexion followed by extension of leg so foot is placed on table	Primitive	Mobility, Stability
Placing arms	Touch to dorsum of hand from table elicits arm flexion followed by placing hand on table	Primitive	Mobility
Avoiding	Light touch on the palm or dorsum of the flexed hand elicits finger extension	Primitive	Mobility

Appendix 4-A—Reflexes and Reactions (continued)

Reflex/Reaction	Description	Level	Function
2. **Tonic Reflexes**			
Tonic labyrinthine	Positioning in supine elicits general extension pattern throughout body; positioning in prone elicits general flexion pattern	Primitive	Mobility
Asymmetrical tonic neck	Head turning elicits extension of face-side arm and leg and flexion of skull-side	Primitive	Mobility, Stability
Symmetrical tonic neck	Head dorsiflexion elicits arm extension and leg flexion; head ventroflexion elicits arm flexion and leg extension	Primitive	Mobility, Stability
Magnet	Touch-pressure to sole of foot with leg flexed elicits extension of leg touched	Primitive	Mobility, Stability
Primary standing	Held in upright position so feet touch surface elicits extension of legs to "stand"	Primitive	Stability
Plantar grasp	Touch-pressure to ball of foot elicits flexion of toes	Primitive	Mobility, Stability
Traction	Pressure on the palm of hand elicits finger flexion followed by flexion of arm	Primitive	Mobility, Stability
Grasp reflex	Pressure on the palm of hand and stretch to finger flexors elicits finger flexion	Primitive	Mobility
3. **Vertical Righting Reactions**			
Labyrinthine righting acting on head	Movement in space causes head and trunk to move toward a vertical orientation in space	Transitional	Mobility
Body righting acting on body	Asymmetrical or changing touch-pressure on the body surface from the supporting surface causes head and trunk to move toward a vertical orientation in space	Transitional	Mobility
Optical righting	Visual awareness causes head and trunk to move toward a vertical orientation in space	Transitional	Mobility

Appendix 4-A—Reflexes and Reactions (continued)

4. **Rotational Righting Reactions**			
Neck righting	Neck rotation causes the rest of the body to turn as a whole in same direction to align head and trunk with each other	Transitional	Mobility
Body righting acting on body	Rotation of one body segment causes adjacent body segments to rotate in sequence in the same direction to align head and trunk with each other	Transitional	Mobility
5. **Supporting reactions**	Touch-pressure from supporting surface to body support receptors causes maintained extension of trunk, arms, or legs to hold position		Stability Combined mobility and stability actions
6. **Protective reactions**	Moving in space and changing touch-pressure information from supporting surface causes arms or legs to extend and protect the body from losing balance.	Transitional	Mobility Combined mobility and stability actions
7. **Midline stability reactions** All positions	Vertical alignment with gravity is maintained by constant adjustment in response to gravity and supporting surface	Mature	Blended mobility and stability functions
8. **Equilibrium** All positions	Compensatory movements used to regain midline stability if alignment with gravity is significantly disturbed	Mature	Blended mobility and stability functions

제 5 장

발달 과정
Developmental Sequences

목표 Objectives

이 책을 읽게 되면

1. 발달의 원시적 단계(primitive), 과도기(transitional), 성숙단계(mature)에 따라 기본적인 5단계 발달인 주요 동작(key behaviors)에 대해 정렬한다.
2. 기본적인 5단계 발달의 주요 동작들에 대해 정의를 하고 묘사를 한다.
3. 주요 동작과 연관하여 움직임의 요소와 근 기능, 반사와 반응, 자세 조절, 움직임 패턴에 대해 정의한다.
4. 주요 동작의 발달에 있어 선행하는 움직임과, 목적, 더 높은 레벨로의 발달에 대한 분석을 하고
5. 정상발달의 이해를 통해 움직임의 연속성(sequences) 발달에 대해 논의를 한다.

개요 Introduction

서기(standing)와 보행(walking)에서 정립 자세(uprighting posture)를 만들고 그로 인해 환경에 대해 탐험하고 조작하는 것은 아기의 발달에 있어 선천적으로 가지고 있는 것이다. 정립 기능과 연관하여 발달상의 동작은(developmental behaviors−예를 들어, creeping) 환경을 탐험하기 위한 움직임의 형태를 일찍부터 제공할 뿐만 아니라 보행에

Hard-wired System		**Soft-wired System**
Developmental Sequences	Intentionality	Purposeful Sequences
Upright Posture	....	Gross Motor Skills
Reach/Grasp	....	Fine Motor Skills

그림 5-1

필요한 하지기능 요소를 촉진하도록 한다. 아동이 정립자세를 이루게 되면, 보행은 상지가 자유롭게 되어 환경 탐험에 대해 중요한 의의를 갖게 된다. 상지가 자유로워짐으로 인해 손으로 조작하는 능력이 발달하게 된다.

CNS성숙에 대해 다루고 있는 논문을 보면 "hard-wired"와 "soft wired"에 대해 정의를 내린다(그림 5-1). "hard-wired"는 인간의 신경계는 미리 프로그램화된 어떤 유전적 요소로 인해 특정 행동, 동작들을 조절할 수 있다고 한다(예로, 일어서기, 두발로 보행하기). 그러나 보행을 위한 유전적 잠재력은 보행을 위한 모든 발달단계와 함께 아이가 발달의 순서(developmental sequences)를 "배우게(learns)" 될 때 실현화된다. 신경계가 성숙될수록 아이는 움직임의 연속성을 ① 환경을 탐험함으로써, ② 움직임에 필요한 중요한 요소들을 반복함으로써, ③ 정립을 위한 각각의 단계를 다양하게 성취함으로써, ④ 신경계의 발달과정과 함께 배우게 된다. 신경근 기능은 움직임과 자세 전략을 위한 한 부분으로 알려져 있으며 발달 과정은 어느 정도 예측이 가능하다. 유전적 요소는 정립 자세를 성취할 수 있는 잠재력과 이를 계획적으로 실행할 수 있도록 한다. 이러한 두 가지 잠재력은 아이가 환경을 탐험하고 배울 수 있게 하는 내재적 동기 유발을 이끌어낸다.

능동적인 활동은 좀 더 "soft wired"에 가까운 개념이다. "soft wired system"은 환경 적응을 위한 목적성이 있는 움직임의 순서에서(purposeful sequences) 부드럽고 정확한 움직임을 가질 수 있게 한다. 정립 기능을 위한 발달 순서에서의 동작(behaviors that develop sequence)은 발달의 순서(developmental sequence)와 차이를 가지고, 목적성이 있는 순서(purposeful sequences)의 완성을 유도한다. 목적성이 있는 순서는 발달 패턴을 의도적으로 사용하여 환경의 변화에 반응하도록 한다. 움직임 패턴의 방법은 의도적인 변화에 유도된다. 변화는 새로운 움직임의 혼합 패턴(내재적 동기유발과 외재적 동기유발을 포함한)에 영향을 미친다.

외부 환경의 목표에 대한 반응은 목적성이 있는 순서 발달을 이끌어낸다. 움직임이 좀 더 의도성을 가지고 자율성을 갖게 될 때, 사람과 물체와 관련하여, 협응과 움직임의 방향이 결정적 요소가 된다. 일반적으로 정립을 이루는 발달 순서의 전략은 대근육 활동을 위한 목적성이 있는 순서 발달에 적응이 되고 손 뻗기(reach)와 쥐기(grasp)는 소근육 활동을 위한 목적성 있는 순서발달에 적응이 된다.

수행능력(ability to perform)은 잠재되어진 유전적 요소의 한 부분으로 여겨지나 기술(skill)의 발달은 좀 더 특별하고 다양한 활동을 필요로 한다. 우리는 모두 피아노를 칠 수 있는 잠재적 능력을 가지고 있다. 놀이를 더욱 숙련되게 하기 위해 개인은 피아노를 잘 칠 수 있도록 하는 목적성 있는 순서 발달을 필요로 한다. 어떤 사람들은 타인에 비해 더욱 월등한 실력으로 발달할 수 있는데 이는 다른 사람에 비해 더욱 잠재된 요소와 동기, 더 많은 노력을 필요로 할 것이다.

이 장에서는 기본적인 5단계 발달의 주요 동작에 대해 설명할 것이다. 5단계의 발달 동작과 각 동작 사이의 연관성에 대한 정보는 정상 발달에 대한 관찰과 논문 등을 통해 정리해 두었다(참고도서를 확인하시오). 기본적인 5단계 발달의 주요 동작은 발달 과정의 원시적 단계(primitive), 과도기(transitional), 성숙단계(mature)에 따라 논의를 한다. 여기서 동작(behaviors)이란 creeping, sitting, rolling, standing/walking, reaching/grasping을 의미한다. 목적성 있는 순서의 발달을 위한 발달 순서 상의 행동 적응은 7장에 제시하였다.

각각의 발달 과정은 주요 동작과 연관하여 묘사하였다. 주요 동작들은 새로운 경험을 위해 이전 동작을 수행하거나 새로운 동작을 성취하기 위해서 미리 요구된 동작들에 대해 적응을 한 포인트와 진전된 동작 사이의 어떤 포인트를 찍은 스냅 사진과도 같다. 주요 동작의 순차적인 발달을 통해 이 책을 읽는 사람들은 더 높은 단계의 동작 발달에 필요로 한 현재 레벨의 목적을 분석할 수 있다. 이는 동작 발달에 장애를 가지는 아이들의 동작을 분석하고 치료할 수 있게 하는 중요한 지식이 된다.

각 발달 단계에서 원시적 단계(primitive phase)는 어떠한 동작을 수행할 것이라는 전조 현상으로 받아들여진다. 신생아는 순간적으로 자세를 유지하거나(primary sitting/primary standing) 사지에서 원시적인 움직임이(primary crawling, walking) 나타날 것이다. 이러한 해석은 아이가 태어난지 며칠 또는 일주일 사이에 보이는 것으로 아이가 그 이후 성숙된 발달 단계를 가질 때에는 명백한 증거자료가 되지 못한다. 아마도 이러한 원시 패턴은 성숙된 동작을 성취하기 위해 제공 되어진 하나의 센스 시스템으로 여겨진다.

원시 발달 단계에서 보여지는 자세와 동작들은 동작 장애를 가진 아이를 위한 중재 프로그램과 연관하여 생각할 수 있다. 원시적 패턴을 보이는(굴곡패턴을 보이거나 또는 원시반사를 가진) 것은 비정상적인 동작의 한 부분으로 여겨진다. 과도기(transition) 단계에서는 정위반응, 파라슈트반응, 원시적 동작 수정을 위한 전략이 사용되어진다. 성숙 단계는 중재프로그램의 목표로서 나타난다. 장애와 중재에 대한 내용은 8, 9, 10장에서 논의할 것이다.

네발기기 Creeping

네발기기(creeping)는 정립 자세에서 움직임을 성취하기 이전에 하나의 이동수단으로써 의미를 가진다. prone에서 네발기기로 발달을 보이는 동안 아이는 목과 체간의 신전근이 발달하고, 체간의 힘보다는 사지를 지지함으로써 이동을 수월하게 한다. 이러한 과정 동안 아기는 굴곡-신전 동작을 사용하여 체중 이동과 앞으로의 전진방향, 위치변경을 통해서 체간의 외측굴곡과 회전 요소를 얻게 되고, 상호교대적인 움직임에 적응을 하고, 상지에서 운동성(mobility)과 안정성(stability) 요소를 획득해감에 따라 뻗기(reach), 쥐기(grasp)에 적응할 수 있게 한다. 정립 기능을 위해 필요한 요소로서 네발기기는 정립 이동(upright locomotion-예로써 midline postural tone과 하지의 상호교대적인 움직임)과 상지기능 사용에(proximal control과 상지의 상호교대적인 움직임) 차별화를 가진다.

prone에서의 발달과 네발기기는 선명한 체중지지, 체중이동 패턴의 변화로 여겨진다.

Primitive Phase
Protective Head Turning
Primary Crawling
Head Lift–Primitive Support

Transitional Phase
Head Control–On Elbows
On Hands
Prone Extension
Pivoting
Crawling

Mature Phase
Creeping

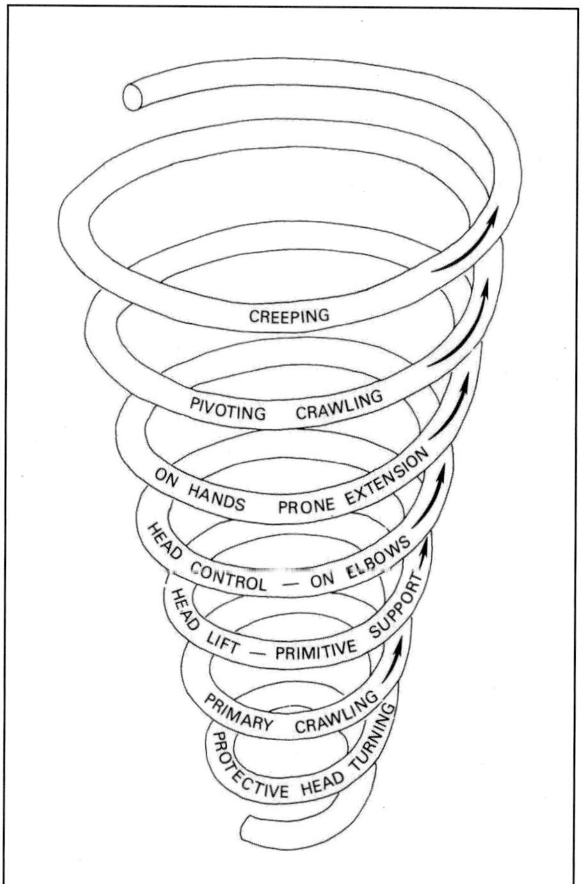

그림 5-2: 네발기기 주요 동작
(Key behavior of creeping)

두측에서 미측으로 체중이동의 변화가 나타난다; 첫 번째 체중지지는 머리와 앞가슴 쪽에서 이루어지고 이후 전완과 중부체간(mid-trunk), 손과 골반, 손과 무릎, 무릎 그리고 끝내 발로써 종지부를 찍게 된다. 상·하지의 체중지지와 체중이동은 체간을 통해 체중을 분배함으로써 두측에서 미측으로 이동하게 한다. 상지와 상부체간, 하지와 하부체간에서 양측 균일한(bilateral) 체중지지가 일어난 이후에는 unilateral(한측면으로), contralateral(반대측의) 체중이동 패턴이 보이는데 상체가 하체보다 먼저 나타난다. unilateral, contralateral 체중이동 패턴은 배밀이(crawling)와 네발기기(creeping)를 하는데 중요한 역할을 한다.

네발기기(creeping)의 발달과 연관된 주요 동작(key behavior)은 다음의 것 (그림 5-2)을 포함한다.

Protective Head Turning

목적과 설명: 태어났을 때 아기는 굴곡된 자세를 가지며 특히 prone에 있을 때 두드러지게 보인다. 상지는 굴곡, 내전되고 shoulder는 내회전, elbow는 shoulder 뒤에 위치하게 된다. 하지는 골반 아래로 굴곡되어 있다. 이로 인해 체중은 앞쪽으로 쏠리게 되고 아이의

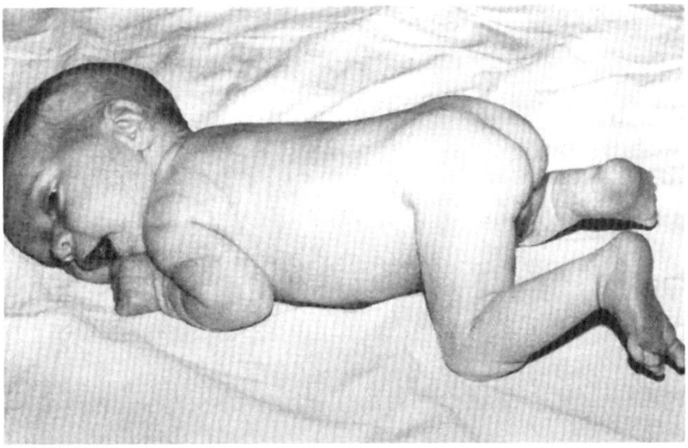

그림 5-3: 엎드린 자세에서 굴곡(Flexed posture in prone)

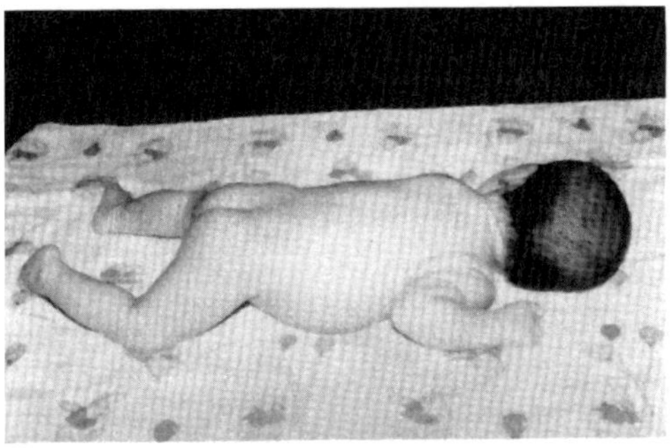

그림 5-4: 한쪽면으로 머리 돌리기 (Head turned to one side)

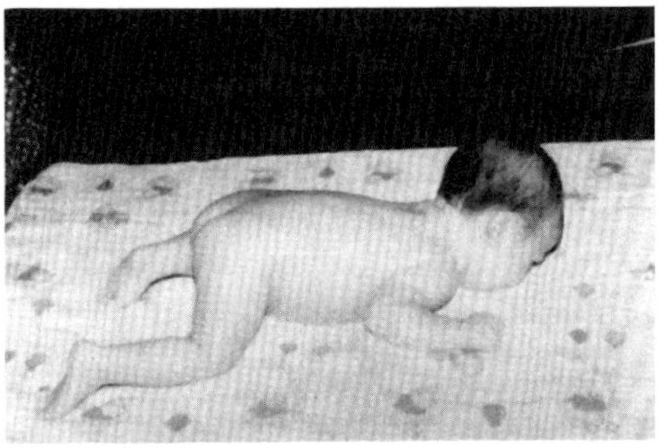

그림 5-5: 엎드린 자세에서 머리 들기 (Head lift while turning)

얼굴은 바닥에 눌려지게 된다. 아이의 이러한 자세는 굴곡된 자세(fetal flexion)와 긴장성 미로반사(tonic labyrinthine reflex)에 영향을 받는다(그림 5-3).

아기는 숨쉬기 위해 고개를 한쪽으로 돌린다. 고개를 돌리는 것은 생존보호반사이다. 아이가 prone에서 고개를 한쪽으로 돌릴 때마다 아기는 미세하지만 스스로 고개를 들어 올린다. 이는 목 신전근을 활성화하고 굴곡된 자세(fetal flexion)를 수정한다. 또한 prone에서 고개들기를 준비하고 정위반응을 발달시킨다(그림 5-4, 5-5).

움직임 요소: 목 신전

근 작용: mobility

반사/반응: tonic labyrinthine reflex

자세 조절/움직임 패턴: 얼굴과 상체에 weight bearing

Primary Crawling(그림 5-6, 5-7)

목적과 설명: 신생아의 굴곡된 자세는 Bauer's reflex(primary crawling)에 의해 교대적인 움직임을 갖게 된다. 때때로 발이 바닥 표면에 닿게 되면 하지는 신전을 만들어 내고 반대편 하지에서는 굴곡을 만들어 낸다. 이는 하지의 리드미컬하고 상호교차적인 것과 유사한 패턴을 만든다. 이러한 하지의 움직임은 비록 상지가 참여하지 않는다 하더라도 지지면 위에서 몸을 움직이게 할 것이다. 이러한 하지의 굴곡-신전 동작과 상호교대적인 움직임은 이후 배밀이(crawling)와 네발기기(creeping)를 위한 준비적 단계가 된다. primary crawling은 prone/creeping을 위한 전조(forerunner)동작의 하나이다.

움직임 요소: 상호교대적인 하지의 굴곡/신전

근 작용: 하지의 굴곡과 신전의 모든 범위에서 mobility

반사/반응: Bauer's reflex

자세 조절/움직임 패턴: 얼굴과 상체에 weight bearing/하체에서 움직임

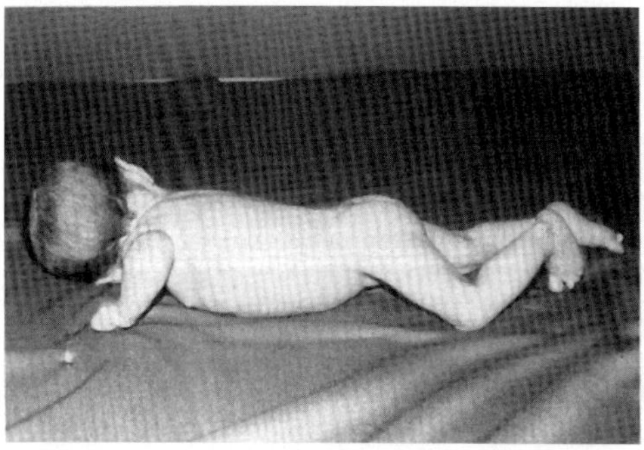

그림 5-6: 첫 배밀이(Primary crawling)

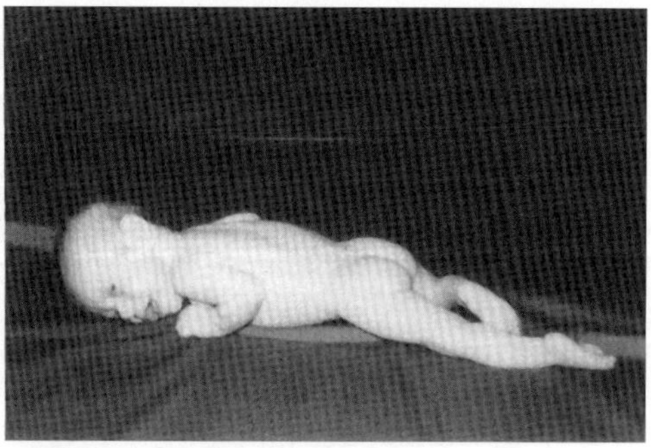

그림 5-7: 첫 배밀이(Primary crawling)

Head Lift-Primitive Support(그림 5-8)

목적과 설명: 생후 2개월 된 아기는 호흡을 위해 스스로 고개를 한쪽으로 돌리는데 이 때 미세하지만 목신전근이 작용을 한다. prone에서 머리 들기는 머리가 중력에 의해 바닥으로 떨어지게 됨으로써 시작된다. 아기가 공간에서 상지와 목신전근으로 머리를 유지하기 이전에 아기는 neck retraction(후인)으로 고개를 들려고 한다. 이러한 neck retraction은 shoulder elevation에 의해 수행되어진다. 이로 인해 아기는 처음으로 공간에서 고개를 들 수 있게 되고 상지의 체중지지 위치를 앞쪽으로 이동할 수 있게 된다. 비록 shoulder가 내회전 되어있고 elbow 역시 shoulder 뒤에 위치하지만, neck retraction으로 인해 좀 더 shoulder가 외전되고 elbow를 shoulder line으로 이끌어오는데 기여하게 된다.

움직임 요소: retraction으로 인해 목의 신전

근 작용: head를 들어올림을 위한 mobility; 유지를 위한 primitive stability

반사/반응: vertical righting reaction의 시초

자세 조절/움직임 패턴: 상부체간과 굴곡된 상지로 좀 더 weight bearing

머리 들기와 원시적 지지(primitive support)는 prone에서 대칭성 있는 자세와 균등한 체중지지를 위한 준비가 된다. 대칭성 경반사 자세(symmetrical tonic neck posture)의 출현은 prone 자세를 적응시킨다. 목신전근은 상지의 신전과 하지가 굴곡되는 대칭성 경반사를 촉진한다(그림 5-9). 팔은 외전과 함께 신전을 하여 앞쪽으로 나오게 되고 주먹을 쥔 손에 처음으로 체중지지가 된다. 이렇게 신전된 팔은 가슴을 좀 더 지면으로부터 들어 올리게 하는 작용을 한다. 목신전근의 발달은 upper back의 발달을 유도하고 목 굴곡근은 neck retraction을 수정하고 미측 방향으로 신전이 발달하도록 한다(대칭성경반사에 의해). 목신전근과 체간 신전근은 on elbow와 on hand가 좀 더 안정적으로 될수록 더 발달할 것이다.

아기가 어느 정도 prone에서 head control이 가능하고 대칭적하다면 이는 prone의

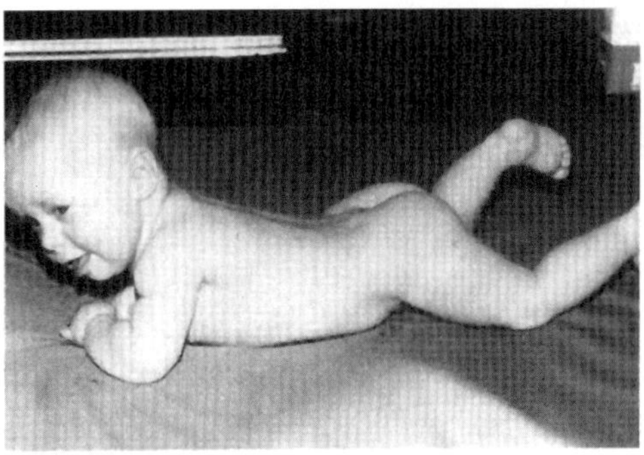

그림 5-8: 첫 지지하여 머리들기
(Head lift-primitive support)

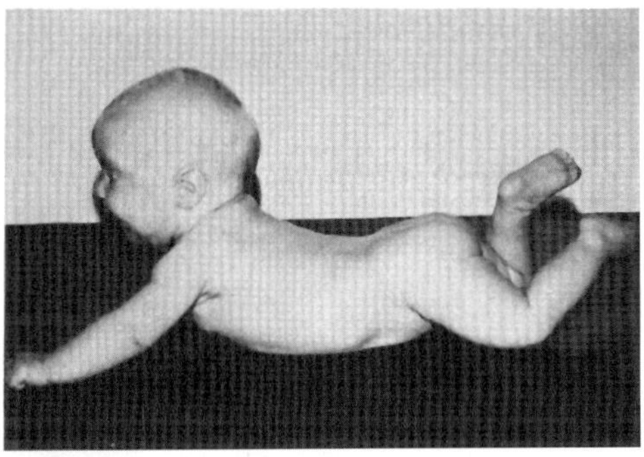

그림 5-9: 대칭적 자세
(Symmetrical posture)

전이단계(transition phase)의 시작이라고 한다. 전이가 되는 동안 원시적인 head-neck, 상지의 반응들은 수정되어지고 수직정위반응(vertical rightin reaction)과 지지/보호반응(support/protective reaction)에 적응을 하게 된다. 이러한 반응들은 네발기기(creeping) 발달에 영향을 미친다. 신전근군이 자세조절(postural control)을 위한 안정근으로서 활성화된다. 목과 체간의 신전은 지지면으로부터 상체를 더 떨어지게 하고 처음에는 상지, 이후에는 상·하지(creeping-all fours) 모두 체중지지를 하게 된다. 이러한 전이가 일어나는 동안, 아기는 지지되어진 상·하지로 전후 체중지지의 이동이 가능하도록 발달하게 된다.

Head Control-On Elbow(그림 5-10)

목적과 설명: 3-4개월 사이에는 prone에서 머리 들기(head raising)가 더욱 성숙되고 elbow로 지지하는 것이 좀 더 명백하게 나타난다. 아기는 45°에서 90°까지 고개를 들 수 있으며 수직정위반응(vertical righting reaction)에 의해 활성화된 목신전근은 chain-reaction 효과에 의해 상부체간의 신전 역시 활성화시킨다. neck retraction은 supine에서 발달된 목굴곡근과 목신전근의 통합(combination)에 의해 수정되어진다. 굴곡근의 발달은 신전근을 신장(elongation)시키고 상부 체간의 신전을 발달시킨다. 상부 체간의 신전은 좀 더 중심선(midline)에서 움직임을 조절할 수 있게 하고 체간과 연결된 견갑골 주위 근육의 활성화를 도모한다. 상부체간과 견갑골의 안정화는 상지지지 패턴의 변화를 위한 조절기로서 작용하게 된다.

상지지지 패턴은 원시적 신전지지 패턴에서 팔꿈치를 굴곡하여 전완과 팔꿈치로 체중을 지지하는(견관절보다 약간 앞쪽으로 위치하여) 패턴으로 변화를 가진다. 어깨와 상부체간 주위의 굴곡근 발달로 인해 굴곡근과 신전근의 조화를 이루게 되고 이는 on elbow에 있어 어깨의 안정성을 만들어 낸다. 체간의 운동성(mobility)이 점점 확보될수록 상지의

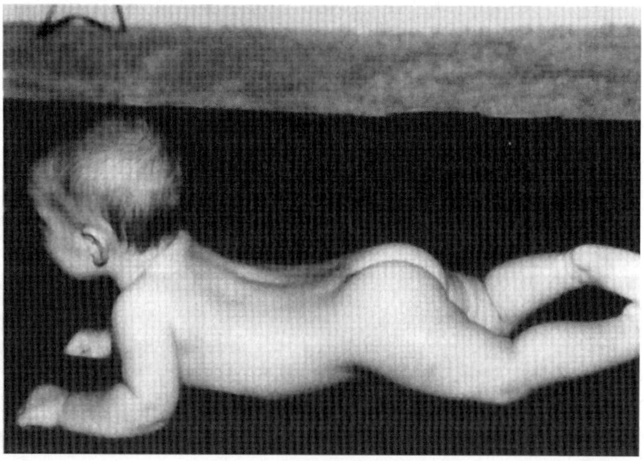

그림 5-10: 팔꿈치 누르며 머리들기(Head control on elbow)

외전이 줄어들게 되고 어깨는 좀 더 중립위치로 찾아오게 된다. 아기가 스스로 안정성을 더 가지려 한다면 손은 주먹을 쥔 채로 있을 것이다. 체중지지는 전완과 중부체간(mid-trunk)에 위치하게 된다. 공간에서 head control은 목굴곡근과 신전근의 동시수축과 체간의 지지로 인해 가능하게 된다. 아기는 head control의 실패 없이 아래에 있는 장난감을 볼 수 있을 것이다. 아기는 공간에서 머리를 든 채로 한쪽에서 한쪽으로 돌릴 수도 있다. 체간이 그대로 바닥에 지지된 상태에서의 고개 돌리기는 체중이동, rolling 등 더 높은 단계의 수행을 준비하도록 한다. 골반으로까지 신전이 내려가게 되면 원시적인 하지 굴곡 형태는 수정되게 된다. 골반은 좀 더 전방경사가 되고 하지는 덜 굴곡이 되지만 그래도 여전히 외전되고 외회전된 모습을 가지게 된다. 이때 하지는 상체가 움직임을 가지게 될 때, 안정 또는 고정되는 역할을 담당하게 된다.

움직임 요소: neck, upper trunk, shoulder extension; neck, upper trunk, shoulder flexion; neck rotation.

근 작용: mobility: 고개 들기; stability: 공간에서의 머리, on elbows; 혼합된 mobility/stability: 고개 돌리기.

반사/반응: vertical righting reaction; 상지지지 반응

자세 조절/움직임 패턴: 전완에 균등한 weight bearing; mid-trunk에 weight bearing

On Hands(그림 5-11)

목적과 설명: 5개월 쯤에는 상지와 체간에서 신전이 나타난다. 아기는 prone에서 on hand 자세를 취하게 된다. 상지 신전의 점진적 발달은 아기가 on elbow에서 on hand로 이행하도록 한다. 아기가 prone에서 손으로 바닥을 지지하는 압박력이 커질수록 지지반응을 촉진하고 신전을 증진하여(특히, elbow) 바닥 지지면에서부터 체간을 좀 더 들어 올려

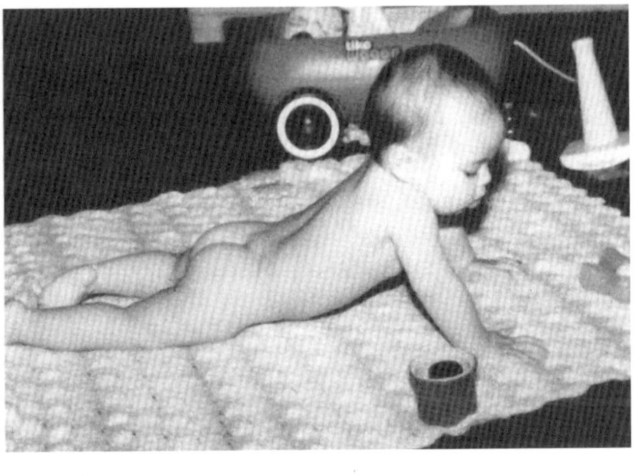

그림 5-11: 손으로 누르기 (On hands)

유지하게 한다. 처음에 손은 주먹을 쥐어 어깨와 상지의 신전에 좀 더 안정성을 제공해 주었을 것이다. 어깨가 점점 안정성을 확보해 갈수록 손은 열리게 되어 손바닥으로 바닥을 지지하게 된다. 이러한 손바닥 지지는 지지반응 수용체(receptor)를 자극하게 되어 신전을 더욱 이끌어내게 되고 hand grasp reaction을 억제할 것이다.

on hand는 상부체간이 지지 표면으로부터 더 멀어졌음을 의미한다. 신전이 둔부 쪽으로 내려가게 되고, 이로 인해 hip과 골반에 체중지지 되어 상체가 움직임과 안정성을 가지도록 하는 하나의 지지점으로서 작용하게 된다. 좀 더 둔부 쪽으로 신전이 내려가게 되면 굴곡된 다리는 좀 더 신전이 되고 중립방향으로 회전하게 된다. 하지의 이러한 자세 변화는 체중이동을 통한 상체 조절에 있어 한쪽으로 체중이동을 좀 더 쉽게 할 수 있게 한다.

아기는 더 높은 레벨의 동작을 성취하고자 하면 상체 조절과 움직임은 더욱 증가하게 된다. 상부체간이 공간에 있고, 아기는 머리와 체간을 정렬할 수 있다. 굴곡근군은 좀 더 활성화되고 신전근군은 신장(elongation)되게 된다. 아기가 좀 더 손으로 바닥을 밀게 되면 머리조절과 어깨-견갑골의 안정성은 증진되고 지나친 손으로의 체중지지를 제한하게 한다. 목과 어깨 근육군의 동시수축(co-activation)과 운동성 및 안정성은 상부 체간의 굴곡/신전과 함께 증진된다. 아기는 전후로 몸을 흔들거나 팔이 펴진 상태에서 옆으로 움직일 수 있을 정도로 안정성을 가지게 된다. 외측체간의 굴곡을 이끌어내는 흔들기(rocking)는 체중이동을 일으킨다. pelvis와 hip의 안정성과 손의 지지는 말단부위의 고정을 통해 흔들기를 이끌어내고 shoulder에서는 체간을 벗어나지 않는 범위내에의 운동성과 안정성을 촉진하게 된다.

움직임 요소: 상지, upper & lower trunk와 hip의 신전

근 작용: mobility: 체간신전 stability, 혼합된 mobility/stability: 목과 체간

반사/반응: vertical righting reaction; 상지지지반응.

자세 조절/움직임 패턴: 상지와 둔부에 균등한 weight bearing

on hand를 통해 아기는 on elbow를 수정하게 된다. on hand는 shoulder의 안정성를 증가시키고 상부체간의 굴곡근과 신전근의 동시수축을 이끌어낸다. shoulder의 안정성 증가는 양측 상지로 체중지지하는 것을 한쪽으로만 할 수 있게 한다. 굴곡/신전의 혼합 작용의 증가와 외측체간굴곡은(신전과 함께) 한쪽 팔로 체중을 이동하는 것을 가능하게 한다. 게다가 둔부 신전의 증가는 상체의 체중이동을 위한 하나의 지지점으로 제공된다. 이 시기의 아기는 on hand에서 한쪽 팔로의 체중이동을 할 만큼 충분히 발달하지 못한다. 그래서 아기는 on-elbow 자세로 내려가 체중이동을 하게 되고 자유로워진 한쪽 팔은 손 뻗기를 시도하게 되며 배밀이(crawling)와 네발기기(creeping)를 하기 위한 준비를 하게 된다.

적응이론(adaptation theory)에 따르면, 새로운 동작(on hand)은 이전에 수행되었던

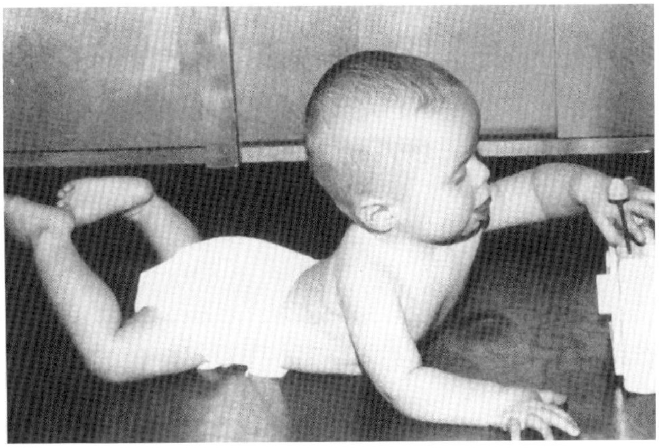

그림 5-12: 팔꿈치 누르며 머리조절(On-elbows reaching)

동작(on elbow)을 수정함으로써 발달하게 된다. 또한 이전에 수행되어진 동작 역시 새로운 동작에 의해 수정되어진다(즉, on hand 자세 유지를 통해 shoulder의 안정성 증가로 on elbow 자세에서 체중이동과 손 뻗기가 가능해진다. 그림 5-12).

한쪽 팔로의 체중이동은 몸에도 영향을 미친다. 체간의 체중이동에서 체중이 지지된 곳은 elongation되고 반대측은 외측굴곡을 유도한다. 게다가 한쪽으로의 체중이동은 체중이 지지된 곳의 상완골두와 견갑골을 분리시키며 이로 인해 좀 더 둔부로 체중지지를 하게 하고 좀 더 하지가 중립위로 오도록 유도한다. 아이가 앞쪽 방향으로 손 뻗기를 하려할 때 체중은 뒤쪽으로 이동하게 된다. prone에서 체중이동은 균형을 위한 요소들을 이끌어 낸다.

Prone Extension(그림 5-13/5-14)

목적과 설명: 4-6개월 사이에는 더 빈번하게, 더 높이 머리를 들게 된다. 목과 체간의 신전은 hip과 하지의 신전을 촉진한다. 이때의 아기는 중력에 대항하여 상지의 지지 없이도 full extension을 만들어 내고 유지할 수 있다. 중력에 대항하여 신전자세를 유지하는 것은(굴곡근군과 함께) 목과 체간의 자세 긴장도를 발달하게 한다. 이러한 신전근의 활성화는 길항근인 굴곡근을 신장(elongation)되게 한다. 체간 지지면으로부터 들어올리기 위해 상지의 굴곡과 견갑골의 내전과 함께 상부체간의 신전근이 사용된다. 척추를 신전하기 위해 상지를 굴곡하고 견갑골을 내전하는 것은 이른 앉기(sitting)와 서기(standing), 보행(walking)에서 반복적으로 보여진다. 이러한 자세는 정립을 만들기 위한 하나의 "high guard"로서 작용하게 된다. 장애를 가진 아기들도 prone에서 신전패턴을 만들어 낼 수 있으나 이는 굴곡근과의 균형없이 이루어져 비정상적인 자세조절을 이끌어낸다. 그렇기 때문에 치료 기법으로 상지의 굴곡, 견갑골의 내전과 함께 이루어진 full extension은 사용하

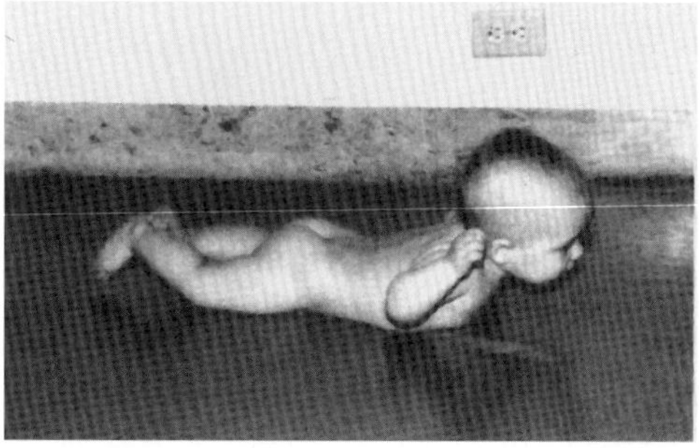

그림 5-13: 엎드린 자세 신전하며 견갑골 내전(Prone extension with scapular adduction)

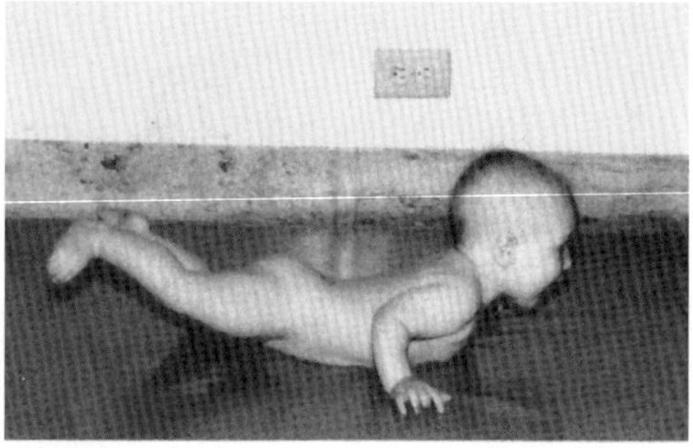

그림 5-14: 엎드린 자세 신전하며 고정 (Prone extension-rocking)

지 않으며 굴곡근군과 조화를 이룬 상태에서 이러한 자세를 수정하고, 꼭 필요한 요소들을 촉진시킬 때만 사용이 된다.

정상 발달을 하는 아기는 쉽게 prone에서 신전을 만들어내고 신전과, 굴곡/신전의 혼합 작용 역시 연습을 한다. 아이는 full extension 자세에서 on elbows 또는 on hands, 또는 양서류 자세(amphibian position)로 휴식(안정)을 취하다가 다시 full extension 자세를 만들어낸다. 이러한 자세에서도 전·후로 흔들기(rocking)를 하며, 이는 신전근군을 더욱 활성화시키고, 상·하지에서 수영을 하는 것과 같은 움직임이 보이게 된다. 아이는 몸과 상·하지로 움직임을 가지게 되면서 놀이(play)를 하게 되고 이는 중력과 연관되어 자세 조절을 하는데 더 유익하게 작용할 것이다.

움직임 요소: neck, trunk, hip, L/E 신전; 견갑골 내전

근 작용: mobility; 신전 stability; 견갑골 내전

반사/반응: vertical righting reaction

자세 조절/움직임 패턴: weight bearing; mid-trunk

Pivoting(그림 5-15)

목적과 설명: 5-6개월 사이에는 공간에서 움직임을 경험하고, 물체를 잡기 위해 손 뻗기(약간 밖으로 나간)를 prone extension 자세에서 시도하게 된다. pivoting은 prone extension자세에서 목, 체간, hip의 신전을 적응시키고, 상·하지 움직임의 모든 요소(굴곡/신전, 외전/내전, 외회전/내회전)와 함께 신전을 혼합한다. pivoting은 아이가 공간에서 앞쪽으로 이동하기 위해 필요로 한 움직임의 요소들을 prone에서 미리 활성화시키도록 하는 하나의 방법이다.

pivoting은 목과 체간의 신전으로 만들어지며 한쪽 몸으로의 체중이동을 이끌어낸다. 이때 체중이동은 수직·회전정위반응(vertical and rotational righting) 뿐만 아니라 지지

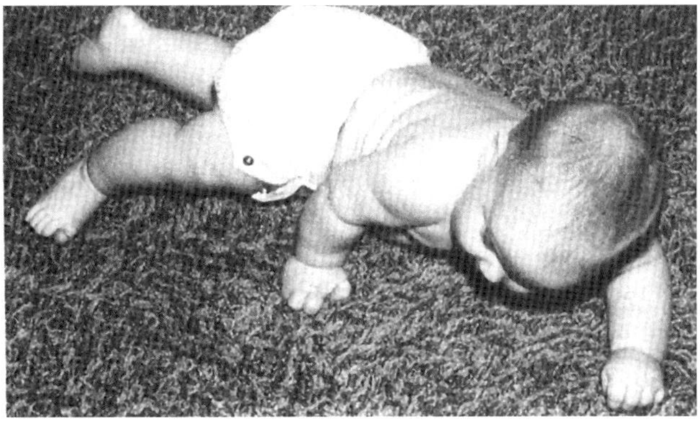

그림 5-15: 원형으로 회전
(Pivot in circle)

반응에 의해 조절되게 된다. 체중이 지지된 곳은 신장(elongation)되고 체중이 지지되지 않은 곳은 외측굴곡에 의해 짧아지면서 수축을 한다. 체중이 지지된 곳은 좀 더 둔부의 신전과 하지를 중립위로 두게 하고 반대측 하지는 hip이 굴곡되고 외회전된 상태를 가지게 된다. 이렇게 prone에서 몸의 좌우 분리가 시작이 되며 배밀이(crawling)와 네발기기(creeping)를 더욱 발달하게 한다. pivoting의 시작은 상지의 밀기(pushing)와 당김(pulling)(견갑골 내전, 상지의 굴곡)에 의해 좀 더 수행이 되나 신경근이 점차 성숙될수록 상·하지의 위치가 pivoting에 영향을 받게 된다.

보통 아이는 체중이 지지되지 않은 곳에서 손 뻗기를 만들어내고 체중이 지지되는 곳으로 지지를 하게 된다. 체중을 받지 않는 곳의 하지는 상체 움직임을 위한 고정점이 되고 둔부는 외전되고 무릎과 발목은 신전되어 있다. 하나의 안정성 지지점으로 작용하는 발은 좀 더 회전되어 이는 상체가 더 자유롭고 많은 범위로 움직일 수 있게 한다. 하지가 안정성으로 작용을 하면서 상지와 반대된 움직임을 가지게 되고 이는 회전요소를 만들어 반대측(contralateral)의 체중이동 패턴을 이끌어내게 한다. 체중지지를 되지 않은 하지는 체중이 지지된 상지와 함께 바닥을 밀게 되며 이로 인해 체중은 반대측(contralateral)으로 이동하게 되고, 반대측에서도 밀고 당길 수 있게 한다. 이 부분에서 반대측(contralateral) 패턴으로의 이행이 중요한 point가 되지만 아이는 배밀이(crawling)와 네발기기(creeping)에서의 contralateral 패턴이 충분히 발달하기 전 까지는 앞으로 전진하기 위한 반대측으로의 체중이동에 적응할 수 없다.

움직임 요소: 상·하지의 외전과 내전; 체간의 외측굴곡과 회전

근 작용: mobility와 혼합된 mobilty/stability-사지

반사/반응: vertical righting reaction

자세 조절/움직임 패턴: 한측으로 weight bearing; 반대측으로의 weight shifting 시작

배밀이 Crawling

목적과 설명: 배밀이(crawling)는 아기가 배꼽으로 움직이는 것으로 묘사되거나 상·하지의 움직임을 사용하거나 또는 체중이동 패턴으로 설명된다. 체간으로의 지지는(배꼽–체간의 중심) 사지의 움직임을 균등하게, 한쪽으로만 또는 상호교대적인 움직임을 가질 수 있도록 하는 안정성을 제공할 뿐만 아니라 체간과 사지의 체중지지를 균등하게, 한측으로 또는 반대측(contralateral)으로 보낼 수 있게 한다. 배밀이(crawling)는 6개월쯤 bilateral하게 시작이 되며 prone extension, pivoting 이후에 종종 관찰된다. 균등한 배밀이(bilateral crawling)는 unilateral(한측으로)하게 변해가고 보통 8개월쯤에 상호교대적인 배밀이(crawling)를 가지게 된다.

Bilateral crawling(그림 5–16/5–17)은 on hands 자세에서부터 시작이 된다. 바닥에 체간이 지지되고 손 역시 안정성으로 작용이 될 때 아기는 등을 밀거나 또는 공간 앞쪽으로 끌어당기기 시작한다. 양측 상지는 밀거나 또는 당기기를 함께 하며 bilateral한 자세조절과 움직임을 이끌어낸다. 손이 지지점으로 제공이 되어 움직임이 특히 어깨와 견갑골 근처에서 일어나게 된다. 상지 근위부의 움직임(어깨, 견갑골)은 근위부 관절 주변의 근육군의 안정성과 운동성의 혼합 작용과 함께 발달되고 공간에서 상지가 자유롭기 위한 준비를 한다. 등을 밀게 되는 동작은(on hands에서) 체중을 좀 더 뒤로 보내 손목에 체중이 가도록 하며 손가락 신전이 일어나도록 유도한다. 비록 많은 아기들이 bilateral한 자세조절과 움직임 전략을 가진다 하더라도 치료에 있어 사용하진 않는다. 발달이 지연되거나 비정상적인 근긴장도를 가진 아기들이 종종 bilateral한 패턴을 가질 수 있을지 몰라도 아마도 그 아이들은 이동을 위해 몸의 좌우분리와 체중이동 패턴을 배워야 할 것이다.

움직임 요소: 상지와 upper trunk의 굴곡/신전

근 작용: 혼합된 mobility/stability

반사/반응: vertical righting reaction; 상지지지 반응

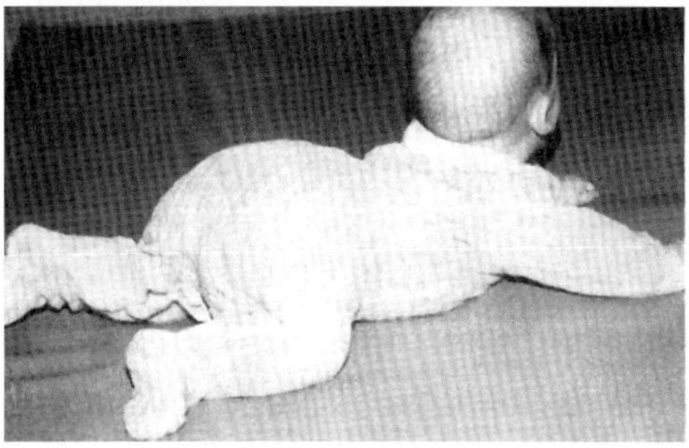

그림 5–16: 등으로 누르며 양쪽으로 기기
(Bilateral crawling–pushing back)

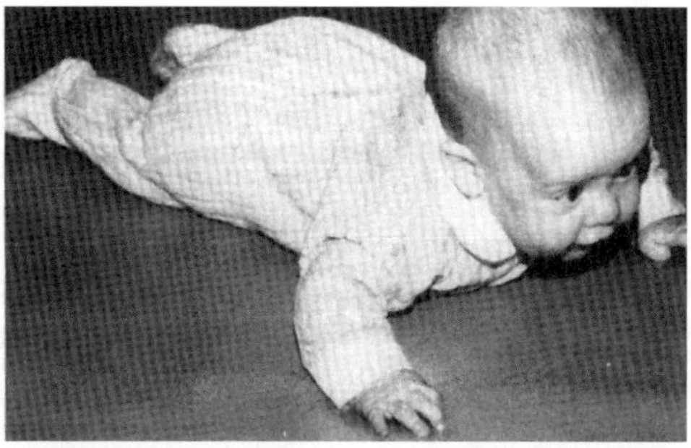

그림 5–17: 앞으로 당기며 양쪽으로 기기
(Bilateral crawling–pulling forward)

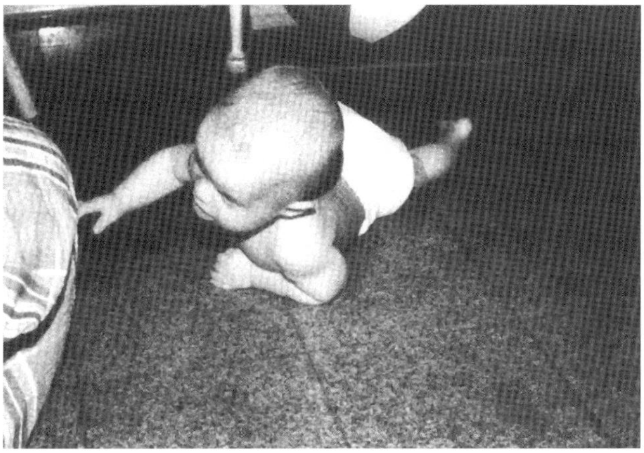

그림 5-18: 한쪽으로 배밀이 (Unilateral crawling)

자세 조절/움직임 패턴: 상지에서 하지로 또는 하지에서 상지로의 bilateral한 weight shifting

Unilateral crawling(그림 5-18)은 bilateral crawling에 적응을 하고 한쪽으로의 체중이동 패턴에 의해 나타나게 된다. 아기는 몸의 한쪽으로 체중이동하며 체중이 지지되지 않은 상지는 앞쪽으로 뻗고 동측의 하지는 굴곡/외전된 자세를 보이게 된다. 이로 인해 아기는 앞쪽으로 이동할 수 있게 된다. unilateral crawling은 체중지지가 되지 않은 측에서 체간 외측굴곡에 의해 지지가 되고 체중이 지지된 곳은 신장(elongation)된다. unilateral crawling은 앞쪽 방향과 옆쪽으로의(side to side) 움직임을 증진시킨다. 공간에서의 움직임은 여전히 안정성과 운동성의 혼합 작용에 의해 조절이 된다. prone에서 수직/회전 평형 반응에 적응해감에 따라 아기는 회전의 활성화 없이 다시 한쪽으로 체중이 이동하는 것처럼 보일 수 있으나, 실제로는 체간이 회전적 요소와 함께 뒤쪽 방향으로 끌어당기는 것이다.

움직임 요소: 상지의 굴곡/신전, 하지의 굴곡/외전-신전/내전, 체간의 외측굴곡/회전

근 작용: 혼합된 mobility/stability; 어깨에서 혼합된 stability/mobility 시작

반사/반응: verticla/rotational righting reaction; equilibrium reaction의 시작

자세 조절/움직임 패턴: unilateral weight shifting

Reciprocal crawling(그림 5-19)은 보통 아기가 hand-knee 자세를 유지하고 이로 인해 체간 신전근과 굴곡근이 더욱 안정성을 갖게 될 때쯤 발달하게 된다. 아기가 다시 체간으로 지지하고 on hands자세에서 손 뻗기를 하게 될 때 상부체간에서 회전이 촉진된다(그림 5-20). 하부체간의 굴곡/신전 혼합 작용의 발달과 함께 아이는 hand-knee 자세에서 하부체간의 회전을 준비한다. 상부체간과 하부체간이 서로 반대 방향으로 회전함과 동시에 반대측의(contralateral) 체중이동 패턴이 시작되고 상호교대적인 움직임이 촉진된

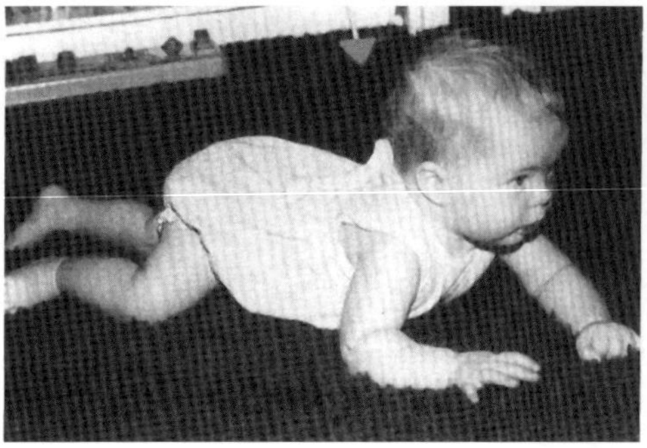

그림 5-19: 교대적으로 배밀이
(Reciprocal crawling)

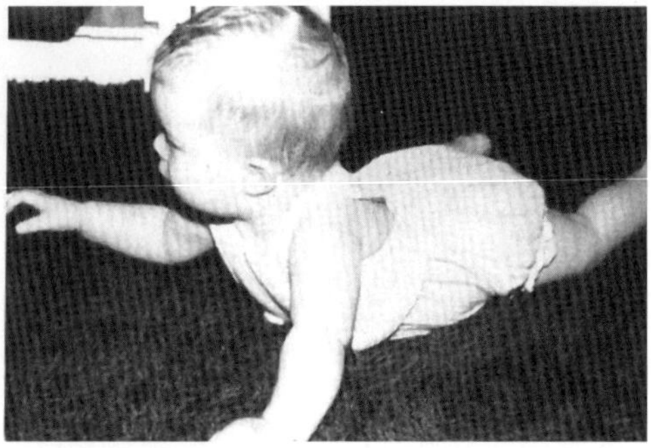

그림 5-20: 손으로 누르며 뻗기
(On-hands reaching)

다. 아이는 pivoting에서 처음으로 반대측의(contralateral) 체중이동 패턴을 경험하고 체간의 조절 능력의 향상과 unilateral crawling의 경험과 함께 점진적으로 반대측 또는 상호교대적인 crawling에 적응을 하게 된다. 체중은 한쪽 팔과 반대측 다리에 주어지게 되며 체중을 받지 않는 팔과 하지는 앞쪽으로 이동하게 된다. 상부체간과 하부체간 분절사이의 회전과 counter rotation은 반대측 체중이동을 촉진하게 하고 앞쪽으로 이동할 수 있게 한다.

움직임 요소: 상지의 굴곡/신전, 하지의 굴곡/외전-신전/내전, 체간의 회전

근 작용: 혼합된 mobility/stability-상지

반사/반응: vertical/rotational righting reaction; equilibrium reaction

자세 조절/움직임 패턴: contralateral weight shifting

Creeping(그림 5-21/5-22)

목적과 설명: 네발기기(creeping)는 손과 무릎으로 움직이는 것을 의미한다. 네발기기를 하기 위해 아기는 체간을 중력에 대항하여 지지면과 수평적으로 들어올려 유지할 수 있어야 한다. 여기서 사지는 네발기기(creeping)를 위한 안정성으로서 작용하게 된다. 네발기기(creeping) 자세에 익숙해질수록 아이는 hip이 굴곡된 bilateral crawling에서 또는 unilateral crawling에서 상지를 뒤로 밀거나 손과 무릎을 뒤로 밀려하는 것을 볼 수 있다.

hand-knee 자세에서 아이는 전후로 흔들기(rocking)를 하며 어깨와 hip, 체간에 안정성과 운동성을 가지게 된다. 이러한 전후 흔들기는 bilateral 체중이동을 반복하게 하고 unilateral/contralateral한 패턴을 준비시킨다. 네발기기(creeping) 이전에 아이는 종종 hand-knee자세로 흔들기를 하거나 상호교대적인 배밀이, hand-feet 자세를 하곤 한다. hand-feet자세는 prone extension의 적응이고 다시 신전근군을 활성화하도록 하며 prone extension과 비교하여 체간의 지지보다는 말단부의 지지가 더 크게 나타난다(그림 5-21).

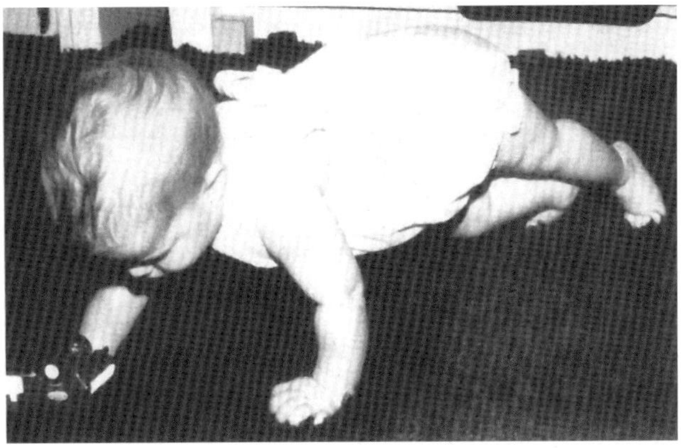

그림 5-21: 손과 발로 지지하기 (Hands-feet support)

상위 레벨로의 요구에 의해(hand-knee와 같이) 이미 성취한 자세로 되돌아가는 움직임을 만들어 내고(reciprocal crawling) 이미 성취한 자세에서의 통합된 움직임은 역시 더 높은 상위 레벨과 연관성을 가진다. 움직임 패턴이 더 높은 단계의 자세를 이끌어낸다. 예를 들어, 상호교대적인 배밀이(crawling)는 hand-knee 자세에 적응하게 하고 이는 네발기기(creeping)패턴을 발달시키게 할 것이다. hand-knee 자세에서 처음에는 unilateral, 그 이후엔 반대측(contralateral)의 네발기기(creeping)를 이끌어 낼 것이다. unilateral, contralateral한 패턴과 함께 근육의 안정성과 운동성은 상·하지의 움직임에 따라 조절될 것이다.

네발기기(creeping)에서 unilateral 체중이동 패턴이 적용될 때, 이 패턴은 prone에서 hands-knees 자세로 변하도록 가정한다. 사지를 모두 뒤로 밀기보다는 아이는 한쪽으로 체중을 이동하여 상지를 신전하고 동측의 체간을 외측굴곡, 하지는 굴곡하여 손과 무릎을 일으켜 세울 것이다. 반대측(contralateral) 체중이동 패턴이 상호교대적인 네발기기(creeping)에 영향을 미친다. 아이는 한쪽 팔과 반대측 다리로 일어나려 할 것이고 반대측(contralateral) 패턴이 강화되고 일어나는 동작이 부드러워지면 아이는 네발기기(creeping)를 통해 앞쪽으로 이동하게 될 것이다. 8-10개월쯤이면 대부분의 아이들이 네발기기(creeping)를 상호교대적으로 하게 가진다. 이러한 상호교대적인 패턴의 성숙은 아이가 서기(standing)를 활성화 할 때 더욱 향상된다. 일어나 서려고 하면 하부체간과 hip의 굴곡/신전근의 동시수축이 일어나야 하며 하부체간의 회전이 있어야 하는데 이때 하지는 contralateral 체중이동 패턴의 영향을 받게 된다.

회전과 회전정위반응은 아이가 네발기기(creeping)에서 앉기(sitting)로 이행을 하도록 유도한다. 네발기기(creeping)에서 앉기(sitting)로의 이행을 위한 회전은 앉은 자세 균형 발달을 위한 준비가 된다.

움직임 요소: 목, 체간, 사지의 요소가 함께 일을 함

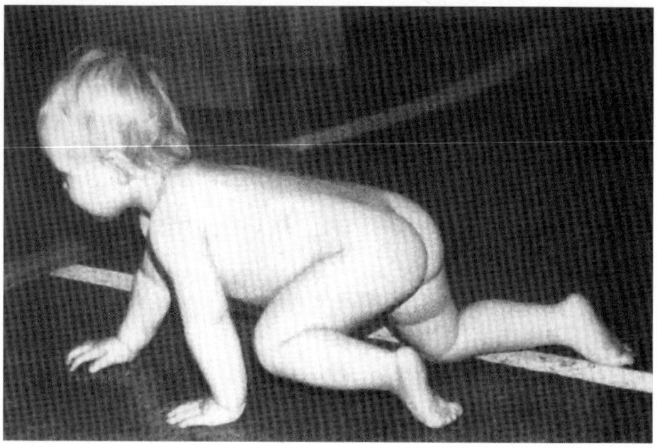

그림 5-22: 네발기기(Creeping)

근 작용: 혼합된 mobility/stability

반사/반응: vertical/rotational righting reaction; equilibrium reaction

자세 조절/움직임 패턴: unilateral 그 이후에 contralateral한 weight shifting 패턴

앉기 Sitting

앉기(sitting)는 서기(standing)를 하기 이전에 중력에 대항하여 목과 체간을 정립하여 수직적으로 유지할 수 있음을 의미한다. 앉기(sitting)는 생애 전반에 걸쳐 휴식을 취하거나 학교나 직장, 사회활동을 할 때 많이 요구되는 자세이다. supine에서 앉기(sitting)로 점진적인 발달을 하는 동안 아이는 목과 체간 상·하지의 굴곡이 발달을 하게 되고 신전과 더불어 자세 긴장도를 발달시키는 준비를 하게 된다. 관절 근위부에 안정성을 갖고 상지지지를 하여 앉는 자세를 유지하게 되며 이후 스스로 앉게 되면 상지가 자유로워지고 앉은 자세에서 네발기기(creeping)로의 이행을 위한 외측굴곡과 회전요소들에 적응을 한다. 이후 아기는 네발기기(creeping)에서 다시 앉기(sitting)로 돌아가는 완벽한 회전 패턴을 사용하게 된다. 앉기(sitting)에서 완벽한 회전, 부분적인 회전, 대칭적인 패턴에 대해서는 6장에 더 자세히 설명해 놓았다.

앉기와 앉은 자세로의 이행은 정위기능의 메카니즘인 평형, 보호, 지지, 정위반응의 통합으로서 설명되어진다. prone에서 앉은 자세로의 이행은 처음엔 수직정위반응과 회전정위반응 사이의 상호작용으로 조절이 되며 상·하지는 지지점으로서 작용이 된다. 상지지지를 통한 앉은 자세의 유지는 COG내에서 몸의 정렬을 맞추게 하고 공간에서 전정계와 시지각을 연결시키게 한다. 수직적 자세를 유지하기 위해 엉덩이에서 체중지지가 일어나게 된다. 앉은 자세로의 이행은 평형반응을 적응시키기 위한 움직임의 패턴을 촉진시킨다.

앉은 자세의 유지는 stability reaction을 적응시키기 위한 움직임의 패턴을 촉진시킨다. 평형반응과 mid-line 반응은 움직임이 자유로워지고, 상지를 사용하게 되고(앉은 자세에서 상지를 지지하지 않고) 서기(standing)와 걷기(walking)를 수행하게 될수록 더욱 더 향상이 된다.

앉은 자세는 상지를 자유롭게 할 뿐만 아니라 공간에서 상지의 움직임을 위한 하나의 배경(background)이 되어준다. prone, supine에서 안정성/운동성 기능과 체간으로부터 상·하지의 분리가 시작되고 상 · 하지 움직임 조절을 위해 사지는 바닥 지지를 먼저 하게 된다. 정립자세에서 안정성이 성립되었을 때 체간과 어깨-견갑골의 안정성은 지지가 아닌 상지의 자유로운 움직임을 위해 사용이 된다. 상지는 물건을 이동시키고 두 손으로 조작을 하며 물건을 잡고 중심선 범위를 지나칠 수도 있게 한다. 하지는 머리와 체간의 정립을 유지하게 하면서 자세변화를 할 수 있도록 도와준다.

앉기(sitting)의 발달과 연관된 주요 동작(key behavior)은 다음의 것(그림 5-23)을

Primitive Phase
Primary Sitting
Head Lag
Head Align
Transitional Phase
Pull to Sit
Hands to Feet/Feet to Mouth
Supported Sitting
Mature Phase
Sitting

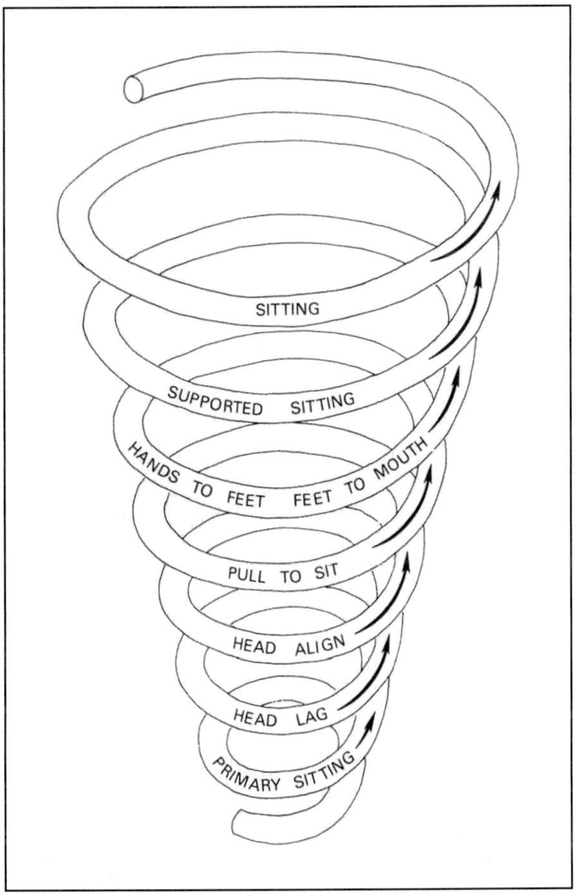

그림 5-23: 앉기 주요한 동작
(Key behaviors of sitting)

포함한다.

Primary Sitting(그림 5-24)

목적과 설명: primary sitting은 앉기(sitting) 동작을 수행하기 위한 하나의 전조동작으로 일찍 보이는 동작 중 하나이다. 신생아를 앉은 자세로 위치시키고 유지하도록 하면 아기는 순간적으로 아기 스스로 머리를 유지하고 상부체간을 정립하려고 시도할 것이다. 머리와 체간의 정립시도는 비협응적이지만 아이가 앉기에 대한 감각을 가질 수 있게 한다. 이는 아마도 엉덩이 부근의 압각에 의한 반응일 것이다. 엉덩이에 대한 압각과 수직정위 반응(머리)은 고위 단계인 앉은자세 균형을 위한 중요한 자극이 된다.

움직임 요소: 신전

근작용: mobility

반사/반응: 이른 시도; vertical righting reaction

자세 조절/움직임 패턴: weight bearing

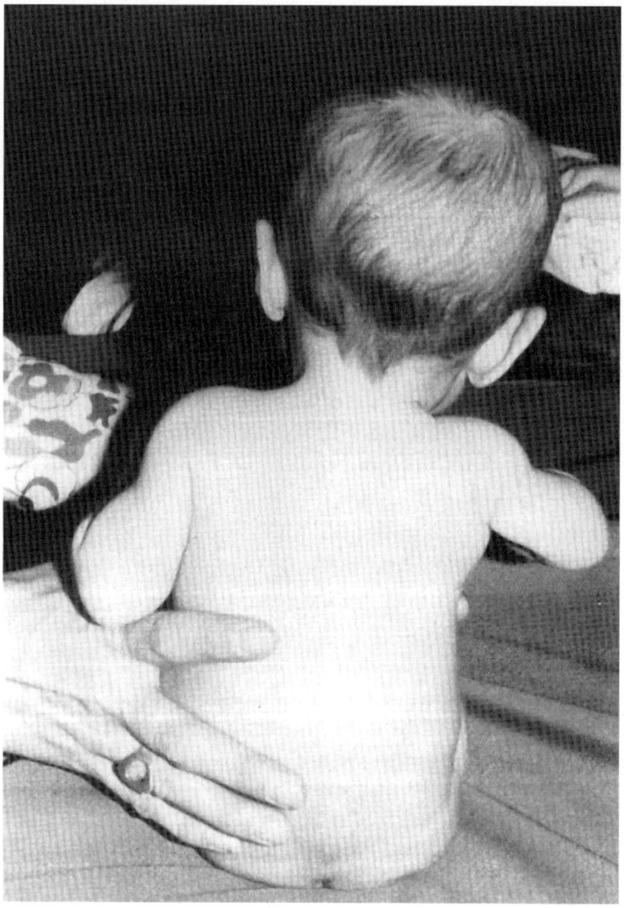

그림 5-24: 첫 앉기
(Primary sitting)

Head Lag(그림 5-25)

목적과 설명: 아기가 지지면으로부터 들어 올려지게 될 때마다 아기를 드는 사람은 아기가 공간에서 머리를 드는 것에 대해 충분히 발달하지 않았다는 것을 염두에 두어 아이의 머리를 지지하고 들어올려야 할 것이다. 만약 아기의 팔만 잡아주어 supine에서부터 끌어당기게 되면(pull to sit) 신생아의 경우 head lag(머리가 뒤로 떨어짐)가 명백히 보이게 된다. head lag는 중력에 대한 영향으로 머리정위반응의 부족과 긴장성미로반사의 영향으로 초래된 것이며 이는 신생아에 있어 supine extension을 촉진시킨다. 모로반사에 의해 처음으로 공간에서 움직임을 갖게 되며 이는 supine에서 머리와 목의 신전을 촉진시킨다. 아이가 중력에 대항하여 굴곡근군을 활성화하는 것은 매우 어려우나 굴곡근의 신장과 전정수용계의 중력효과에 의해 굴곡이 촉진되고 spine과 당겨 앉기에 있어 머리의 정렬과 제어를 이끌어 오게 된다.

움직임 요소: 신전

근 작용: mobility

반사/반응: tonic labyrinthin; moro reflex

자세 조절/움직임 패턴: weight bearing

Head Align(그림 5-26)

목적과 설명: pull to sit을 할 때 아기의 반응은 목굴곡근의 발달여부에 따라 다르게 나타난다. 생후 2~3개월의 아기를 pull to sit 했을 때 아기는 머리의 정렬을 체간과 맞추고자 노력을 할 것이다. supine에서 아기가 머리를 mid-line에서 유지할 수 있는 것은 목굴곡근 발달의 영향이다. supine과 pull to sit에서 나타나는 머리의 mid-line 유지는 대칭적인 발달을 유도하고 비대칭성을 감소시킨다. pull to sit을 하는 동안 목굴곡근의 활성화는 팔의 견인 뿐만 아니라 아기의 손바닥에 가해진 압력에 의해 촉진되어진다. 신생아나 또는 매우 어린 아기에 있어 손바닥의 압력감은 종종 흡철반응을 자극시키고 보통 목과

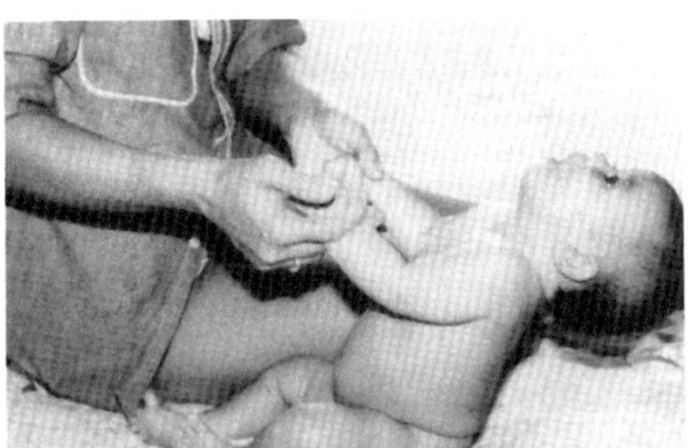

그림 5-25: 머리가 뒤로 떨어짐(Head lag)

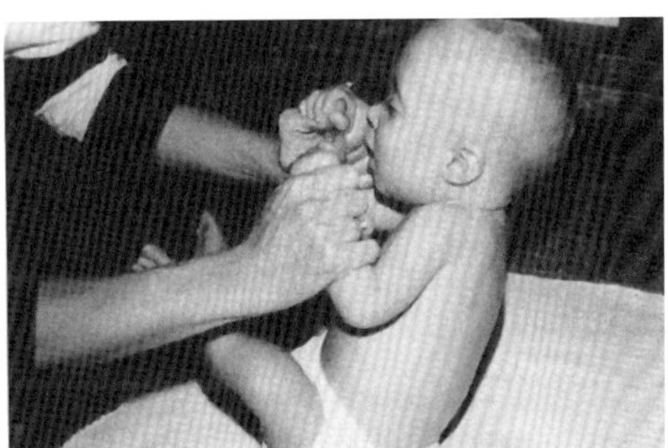

그림 5-26: 머리정렬(Head align)

상부체간의 굴곡긴장도(flexor tone)를 증가시킨다. flexor tone의 증가는 쥐기(grasp)를 증가시키고 pull up을 촉진시킨다. 아기가 중력에 대항하여 움직임을 가지고 있는 동안 머리의 정립을 유지하는 것은 매우 어려운 것이다. 머리의 정립을 돕기 위해 아이는 어깨를 거상시키려 한다. 정상 발달을 하는 아이에 있어 어깨거상이 충분히 목 근육이 수축을 대신할 수 있다하더라도 더 높은 단계에서도 이러한 거상이 나타난다면 이는 비정상적인 요소로 보아야 할 것이다. 목 굴곡근의 활성화와 정위반응의 발달은 head lag의 통합을 위해 필요로 한다.

움직임 요소: 굴곡
근 작용: mobility
반사/반응: sucking
자세 조절/움직임 패턴: weight bearing

Pull To Sit(그림 5-27)

목적과 설명: 4개월쯤에는 supine에서 머리의 mid-line을(굴곡된 상태에서) 충분히 유지할 수 있을 만큼 대칭성이 뚜렷하게 발달한다. 이는 두 손을 좀 더 쉽게 모을 수 있게 하고 pull to sit을 할 때 머리정위반응이 시작되게 한다. 4-5개월이 되면 pull to sit에 있어 수직정위반응(머리)으로 인해 명백한 변화가 보인다. 아기가 pull up을 할 동안 머리는 몸보다 약간 앞쪽으로 오면서 수직방향으로 유지하는 것이 가능하다. 목과 상부체간의 굴곡근은 모든 범위 내에서 활성화가 되며 자세조절을 위해 신전근과 함께 동시 수축되는 것을 준비하게 된다. pull to sit의 반복을 통해 하부체간의 굴곡근이 활성화되고 중력에 대항하기 위한 작용을 준비하게 된다. 뿐만 아니라 반복된 경험을 통해 상체 적응(upper body adaptation) 역시 수정되어진다. 아이가 팔이 굴곡되고 견갑골이 내전된 상태에서 당겨지게 될 때 상부체간의 굴곡근과 신전근이 동시 수축을 하게 된다. 견갑골의 내전에

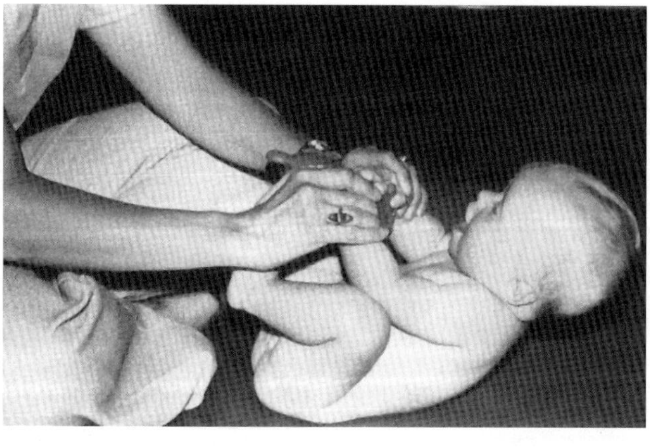

그림 5-27: 당겨 앉기(Pull to sit)

의해 활성화된 상부체간의 신전은 prone extension에서부터 적응되어 진다. 아이는 앉은 자세에서 정립을 유지하게 될 때 머리와 체간의 정렬을 맞출 수 있다. 하지는 안정적인 BOS로 제공되기 위해 굴곡되고 외전된 상태로 계속 남아있게 된다.

움직임 요소: 목과 체간의 굴곡

근 작용: mobility

반사/반응: vertical righting reaction(머리)

자세 조절/움직임 패턴: weight bearing

Hands to Feet / Feet to Mouth(그림 5-28과 5-29)

설명과 목적: 처음 supine에서 midline head control과 supine head righting이 나타나면, supine 굴곡 패턴은 급격하게 발달한다. 아기들은 처음에는 상지를, 후에는 하지를 공간에 뻗을 수 있다. 처음에, 사지를 공간에 유지하는 것은 종종 손이나 발을 중심에 가져가는 것으로 강화된다. 후에, 더 조절을 하게 되면 아기들은 사지를 뻗고 유지할 수 있으며, 무릎이나 발을 뻗고 발을 입에 가져갈 수 있다. 중력에 대항하여 뻗는 것은 상지 움직임 구성 요소의 발달과 조화에 도움을 주고, 역시 상지의 상완골과 견갑골 요소 사이의 분리를 촉진한다. 아기들은 supine에서, 새로운 견갑골 내전 발달에 따라, 견갑골이 상부체간에 대항하여 유지함으로 견갑골의 움직임을 상완의 움직임으로부터 구별한다. 견갑골은 상지 움직임을 보다 더 분리하도록 지지하고 조절하는 안정적인 기능발달을 시작한다. 4-5개월 사이에, 아기들은 공간의 사물에 더 정확히 도달할 뿐만 아니라 무릎, 그리고 후에 발쪽 방향으로 뻗는 것이 시작된다.

무릎과 발을 향해 뻗는 것은 상지 움직임 패턴을 사용할 뿐만 아니라 하부체간과 하지의 발달을 조성한다. 아기들은 엉덩이와 무릎 굴곡근과 함께 lower abdominal muscle의 활성화로 무릎이 손과 만날 수 있도록 위로 가져온다. 복근의 활성화와 지면에 지지하여 엉덩이를 들어 올림은 후방 경사(posterior tilt)를 촉진한다. 후방 경사는 prone extension

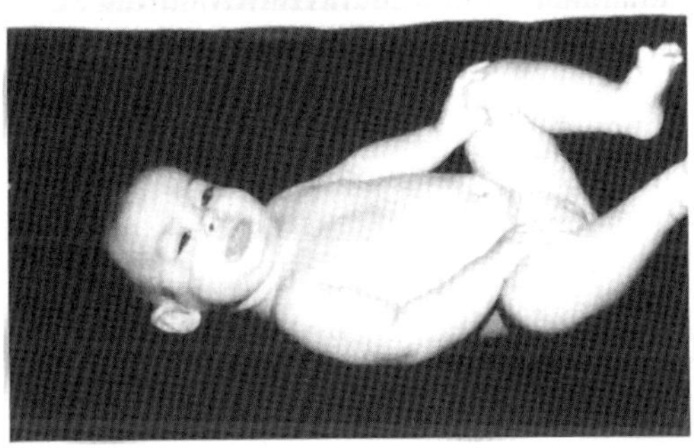

그림 5-28: 무릎에 손(Hands to knees)

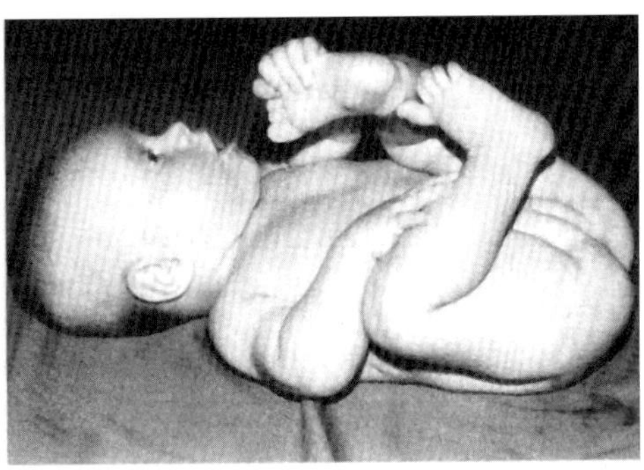

그림 5-29: 발을 입으로(Feet to mouth)

과 함께 발달되는 전방 경사(anterior tilt)와 겸비되며, 골반의 움직임과 상부체간 움직임으로부터 분리되도록 한다. 골반의 움직임과 분리는 앉은 자세에서의 안정성을 위한 골반의 위치는 물론 네발기기(creeping), 구르기(rolling), 걷기(walking)와 대부분 자세 움직임에서 골반 회전의 발달에도 필요하다. 굴곡과 후방경사는 아기들이 손이 발에 닿거나 놀 때 더 많이 강화된다. 더하여, hands to feet은 고관절 굴곡과 함께 슬관절 신전을 해야 하며 그로인해 하지의 굴곡 패턴과 구별된다. 고관절 굴곡과 슬관절 신전으로, 아기들은 다리를 중력에 대항하여 유지하고 앉은 자세를 위한 준비 즉, 체간 신전, 고관절 굴곡, 슬관절 신전을 할 수 있다.

5–6개월 사이에, 아기들은 발을 입으로 가져감으로서 하지 움직임의 범위가 증가한다. 아기 스스로의 지각력(perception)은 hand to knees to feet 그리고 특별히 feet to mouse을 함으로서 매우 증가된다. 아기들은 손과 사물을 입으로 탐색하는데 익숙해지고, 발을 탐색하여 스스로에 대한 정보를 얻고 아기의 구강 운동에도 기여한다.

아기는 supine에서 다양한 자세와 움직임으로 놀이하는데, "교각(briging)"(지면에 발바닥을 지지하고 엉덩이를 신전하여 들어올린 것) 자세에서 움직임을 통해 골반 후방경사와 전방경사를 사용하고, 한쪽으로 교각자세를 취하면 다른 한쪽으로 골반이 회전하여, 손과 발을 유지하면 한쪽으로 구르기(rolling)를 한다. 대부분 supine에서 아기의 활동들은 신체 지절의 구별; 즉, 체간 움직임으로부터 사지의 구별, 한 사지 지절과 다른 사지 지절과의 구별, 상부체간과 하부체간의 구별에 중요하게 기여한다.

움직임 요소: 굴곡–목, 체간, 사지

근 기능: 결합된 mobility/stability; 혼합된 mobility/stability

반사/반응: vertical righting reaction

자세 조절/움직임 패턴: weight bearing; bilateral and unilateral weight shifting

Supported Sitting(그림 5–30)

5–6개월 사이에 앉은 자세의 아기는 rounded–back과 양측의 신전된 팔을 지지하여 전방으로 몸을 기울인다. 신전된 팔을 지지하여 앉는 것은 prone에서 발달되는 보호–지지 반응(protective–support reaction)에 순응하게 된다. 하지는 넓고 안정된 기초를 제공하기 위해 굴곡, 외전, 외회전 된다. 안정된 기반과 상지 발단의 지지는 아기가 머리를 돌리거나 한 상지로부터 다른 상지로 체중을 이동할 때 운동성과 체간 안정성을 결합시킨다. 체중이동은 둔부의 압박을 변화시키고 상지 체간 회전과 함께 머리정위반응을 촉진시킨다. 그리고 이러한 동화와 적응의 결합은 앉은 자세에서의 평형과 독립적인 앉기를 준비한다.

움직임 요소: 목과 체간 굴곡/신전; 회전

근 기능: stability; 결합된 mobility/stability

반사/반응: vertical righting reactions; 상지와 둔부의 지지 reaction

자세 조절/움직임 패턴: weight bearing

7-8개월 때에, 아기는 더 이상 supine으로 있는 것에 흥미를 느끼지 못하고, prone으로 빠르게 구른다. prone으로부터 아기는 앉는 것을 생각하고, 다양한 패턴을 사용한다. 아기가 hands-knee 자세를 취하자마자, 아기는 다리 사이로 등을 밀어 지지하여 앉기를 생각하고, 또는 한쪽 둔부로 체중을 이동하고 밀어, 팔을 지지하는데 사용한다. 아기가 지지하지 않고 앉을 수 있을 때, 체간의 회전이 더 일어나고 팔의 미는 힘이 줄어들게 되며, 앉는 것이 이루어지는 것은 creep-to-sit의 움직임 순서의 설명과 마찬가지로 일어난다.

앉기(Sitting)(그림 5-31)

상지를 지지하여 앉는 것을 시도하는 것은 하부체간과 hip 부분에 안정성과 함께 운동성을 결합시키도록 하고, 상지의 지지없이 앉는 것은 엉덩이 조절을 촉진시킨다. 아기는 지지하고 머리와 체간, 둔부까지 정렬한다. 자세 긴장도를 위한 신전근의 활성화는 상지의 굴곡을 동반한 견갑골 내전을 이루면서 보강된다. 이 자세는 역시 골반의 전방경사를 이룸으로써 안정될 수 있다. 이때 하지는 굴곡, 외전, 외회전된 상태로 남아있다. 굴곡,

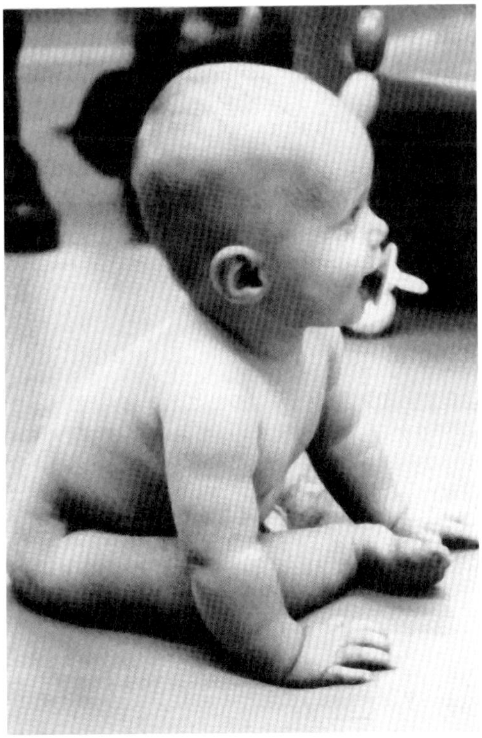

그림 5-30: 지지하에 앉기(Supported Sitting)

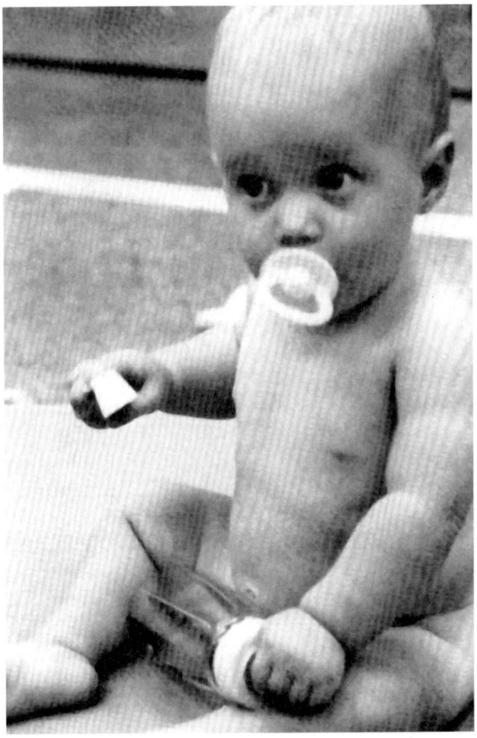

그림 5-31: 앉기(Sitting)

신전 그리고 회전은 지지없이 앉기(unsupported sitting)에서 혼합되고 midline stability가 발달되며, 아기의 팔은 전방(forward)이나 측방(sideward) 보호반응(protective responeses)에 따라 full extension되어 보호준비로 내려온다.

하부체간의 안정성이 증가되면, 아기들은 두 손 사용의 활성화를 위해 자유롭게 두 손을 사용하거나 중심으로부터 뒤의 물건을 잡기 위해서 회전할 수 있다(그림 5-32). 때때로 아기는 손을 뻗는 동안 균형을 잃고, 앉는 동안 지지하는 상지를 보호반응으로 사용할 수 있거나 반대측 상지를 뻗는 동안 균형(balance)을 위해 상부 체간을 고정하는 상태로 상지 한 측은 굴곡하고 견갑골 내전하는 자세를 취한다. 그러나, 평형(equilibrium)과 midline stability가 토대가 된 균형(balance)은 아기가 pulled to stand를 한 후나, 아기가 네발기기(creeping)와 독립적인 앉기(independent sitting) 사이를 돌거나, 다시 네발기기(creeping) 자세로 돌아올 수 있을 때 더 일치될 것이다. 이 두 고위 레벨의 성취는 앉은 자세에서 pelvis-hip 조절을 강화한다. 비록 다른 한 다리는 굴곡, 외전하여 더

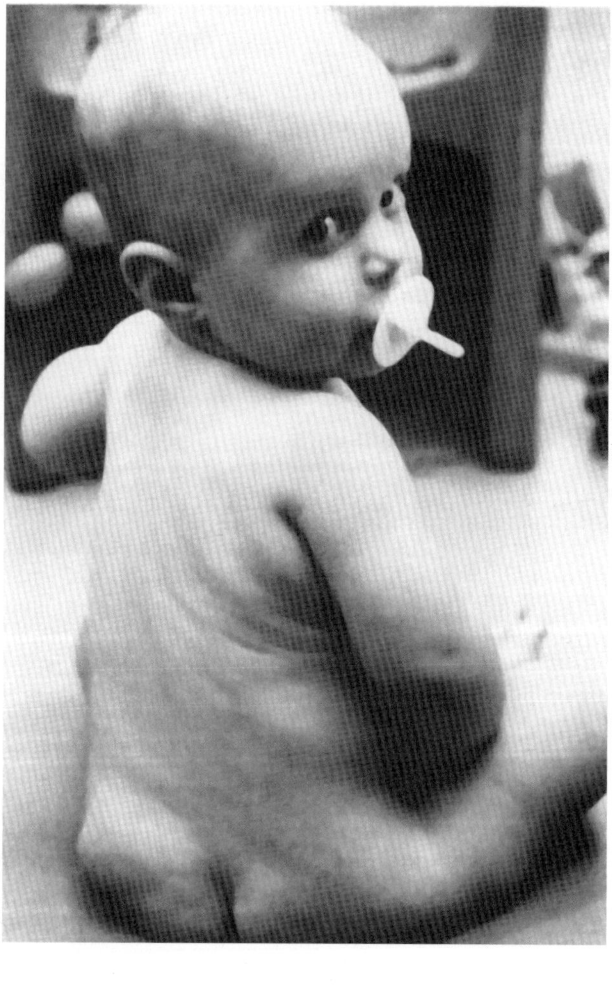

그림 5-32: 앉아서 회전
(Sitting with rotation)

고정된 상태로 남겨두더라도, 중심선과 둔부 조절이 증가된다는 증거는 아기가 한 다리를 더 내전, 중립회전(neutral rotation)하여 신전해서 앉아 있을 수 있을 때 더 명백하게 된다. 두 다리를 모두 펴고 long sitting 자세로 앉을 때, 균형을 위해 고정되었던 한 다리가 굴곡-외전되면서 균형의 깨짐이 되더라도 hips 주위 조절이 더 확립된다(그림 5-33). 하지의 안정성과 하지의 신전이 증가되면 아동은 앉은 자세에서 하지를 외전, 내전시키면서 pivoting을 시작할 수 있다. 앉은 자세에서 pivoting은 prone에서 pivoting과 유사하고 아동들이 사물에 도달하는 것이 더 쉽게 이루어지도록 한다. 하지의 외전-내전은 역시 강화된다.

네발기기와 앉기, 다시 네발기기로 이동된 처음 자세는 몸의 중심선을 따라 회전과 결합한 상지의 지지반응으로서 조절된다(그림 5-34). 차츰, 상지의 협조는 감소되고 한 하지는 자세사이에서 움직임동안 돌기점(pivot point)처럼 작용한다, 하지를 사용하여 중심선 주위에서 움직임을 가지고 조절하는 것은 상지와 하지 분절 사이에 rotation-

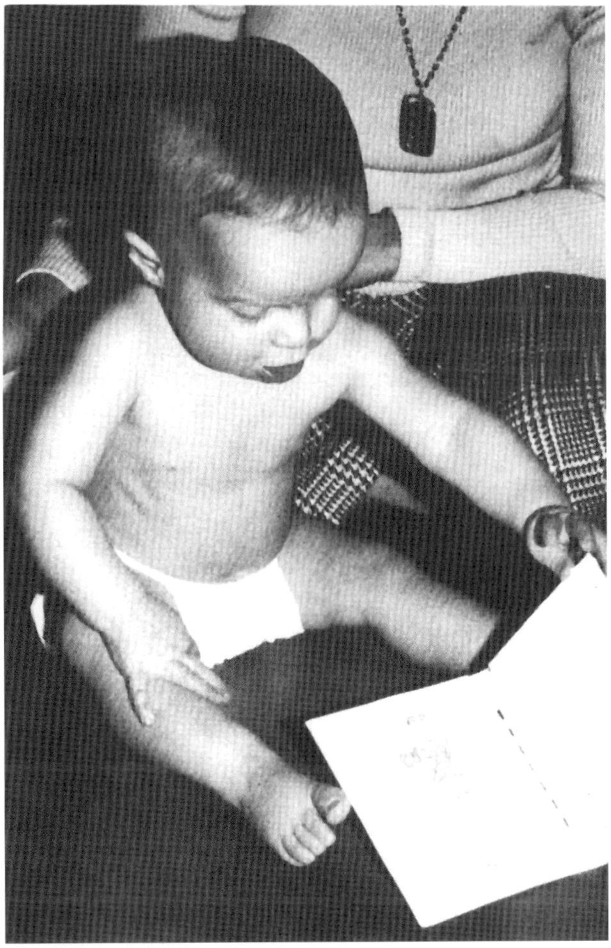

그림 5-33: 길게 앉기(Long sit)

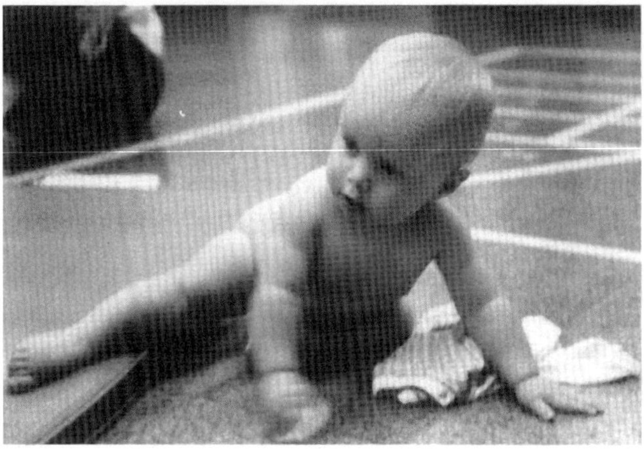

그림 5-34: 앉아서 기기(Sitting to creeping)

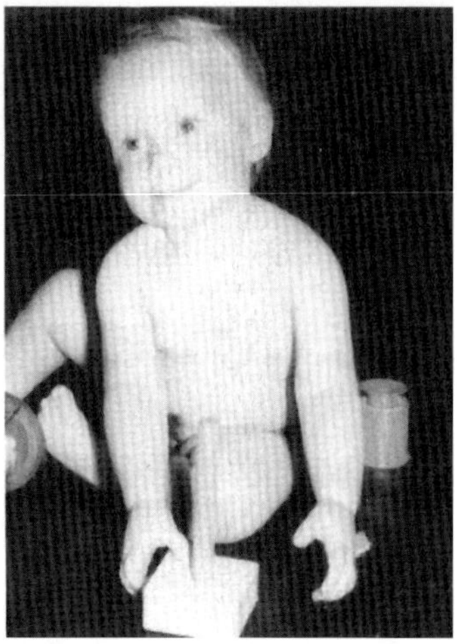

그림 5-35: 성숙한 앉기 (Mature sitting)

counterrotation을 강화한다. 중심선 안정성이 성숙되면 아기는 하지의 자세 변화 동안 목과 체간의 똑바른 정렬을 유지할 수 있다(side sit, lonf sit, tailor sit). 또는 아기가 공간에서 바른 정렬에 대해 방해 없이 앉기(sitting)에서 서기(standing)로 바꿀 수 있다(그림 5-35).

움직임 요소: 목, 체간 사지 요소의 협력 작용

근 기능: 혼합된 mobility/stability

반사/반응: midline stability; equilibrium reaction

자세 조절/움직임 패턴: 앉기의 내외 움직임과 앉기에서 뻗기를 위한 conrtralateral weight shifting

구르기 Rolling

구르기(rolling)는 공간에서 자세를 바꾸거나 prone에서 전방으로 나아가기 발달 전에 공간을 가르는 움직임으로 의미를 가진다. 구르기는 역시 sidelying를 유지하고, sidelying에서 손 놀이(handed play)를 위해 상지를 사용하는 아기의 능력을 이끌어낸다. 구르기의 발달이 진행되는 동안 아기는 회전(rotation)이 발달한다. 예를 들어, 머리와 나머지 몸 사이, 머리와 상부체간 사이, 상부체간과 하부체간 사이에서다. 회전은 신전과 굴곡 패턴의 움직임 결합으로부터 나타난다. 구르기의 초기에는, 목과 체간의 굴곡과 신전의 작용이 뚜렷하다. 예를 들어, supine에서, 아기는 supine에서 hands to feet 자세처럼, 굴곡자세로부터 구르기가 시작될 것이다. sidelying에서 굴곡되어 내어 뻗기는 prone에서 아기가 머리를 들어 올리고 몸 전체에 걸쳐 신전하는 것을 촉진한다. 분절사이의 회전의 초기 증거는 머리 돌리기 시작과 완전할 때 처음에 목에서 나타난다. prone에서도 손으로 지지한 자세에서 목과 체간의 대부분의 신전이 증가했을 때, 머리를 회전할 때, 사지의 긴장도가 비대칭적으로 변화가 나타났을 때, 그리고 supine으로 다시 "떨어질 때(falls)" 비슷한 상황이 나타난다. supine과 prone로부터 초기 구르기의 발생에서, 머리 돌리기(head turning)와 몸 전체를 통한 완전한 굴곡과 신전 패턴의 사이에의 결합은 굴곡과 신전의 더 분리된 결합이 출현하는데 필요한 기초와 중심선 신체 분절 사이에서 회전의 발달은 지지를 제공한다.

아기는 구르기 초기에는 굴곡이나 신전 둘 중 하나를 사용하고 구르기 패턴을 완성할 때에는 신전이나 굴곡 둘 중 하나를 사용하는 것처럼 전체적인 굴곡이나 신전 패턴의 양성은 더 매끄럽고 더 능률적인 구르기를 위해 구별하고 결합된다. 목 회전(neck rotation)을 동반한 머리 돌리기가 나타날 때는 목과 체간 사이와 체간 분절 사이의 회전 정위반응(rotation righting reaction)을 촉진한다. 정위반응은 주로 각 분절 사이의 움직임을 촉진, 순서 그리고 조절하는데 책임이 있다. 회전과 같은 특유의 움직임의 순서에 작용하는 특별

Primitive Phase
Primary Turning

Transition Phase
Spontaneous Rolling
Deliberate Roll to Prone
Deliberate Roll to Supine

Mature Phase
Rolling

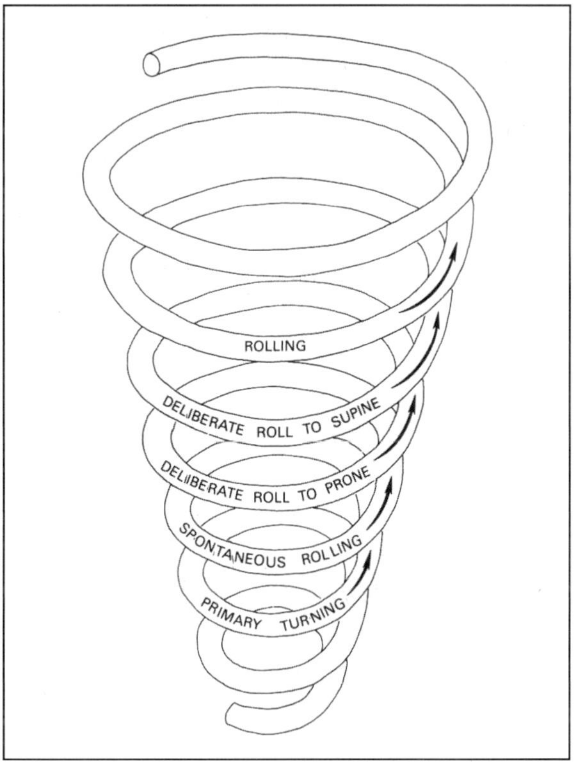

그림 5-36: 구르기 주요한 동작
(Key behavior of rolling)

한 근군을 촉진하는 것은 특수한 진행과정의 한 부분이다. 구르기에서, 굴근과 신근의 작용은 구르기가 시작될 때 활동되는 신체 한 측의 굴근과 그 뒤로 일어나는 구르기를 완성하는 신체 반대 측의 신전과는 구별된다. 회전과 신체 중심선을 가르는 움직임의 대각선 패턴 발달과 신체 분절사이에 분리는 구르기를 촉진한다.

구르기(rolling)에서 신체 분절의 분리는 움직이는 하나의 분절과 그 이전에 움직이는 그것의 근접한 분절, 근접한 분절이 움직이는 동안 안정성을 유지하는 한 분절, 근접한 분절의 반대방향으로 움직이는 분절의 능력처럼 설명할 수 있다. 움직임의 회전 패턴들은, 분절 사이에서 분리, 그리고 회전 정위 반응(rotation righting reaction)들은, 구르기에서 신경근계의 성숙과 발달을 통하여 함께 연결된다. 근접한 분절의 움직임을 촉진하는 분절의 움직임 또는 이끄는 한 분절의 움직임을 조절하는 근접한 분절의 움직임의 반대되는 움직임과 같은 공간을 관통하는 움직임의 연결반응을 생산한다. 움직임으로부터 오는 움직임 조절 과정은 발달과 적응의 고위 레벨에 자세 조절과 부분 움직임을 위한 평형 반응을 적응시킨다.

구르기(rolling)의 발달과 연관된 주요 동작(key behavior)은 다음의 것(그림 5-36)을 포함한다.

Primary Turning(그림 5-37과 5-38)

설명과 목적: 구르기(rolling)는 신체 분절 사이의 회전에 의존한다. 신생아 시기 동안의 빨기는 목 회전과 구르기 발달의 전조(forerunner)이다. 빨기반사(rooting reflex)는 자궁에서부터 시작되고, 영양물을 찾는다는 의미에서 신생아에게 유용하다. 신생아의 얼굴 한 측을 touch하는 것은 아기의 머리가 젖꼭지를 찾아 돌리고 빨기를 시작하도록 야기한다. 아기는 충분하게 배고픔을 느낄 때 머리 돌리기를 할 수 있고 배고픔에 대한 반응이나 빠는 것을 만족시키는 손을 찾을 때 머리 돌리기를 반복하는 경향이 있다. 더해서, 시신경

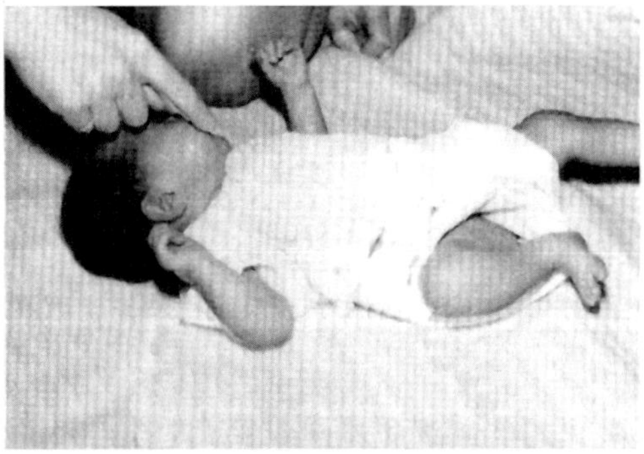

그림 5-37: 첫 회전을 하며 빨기
(Rooting for primary turning)

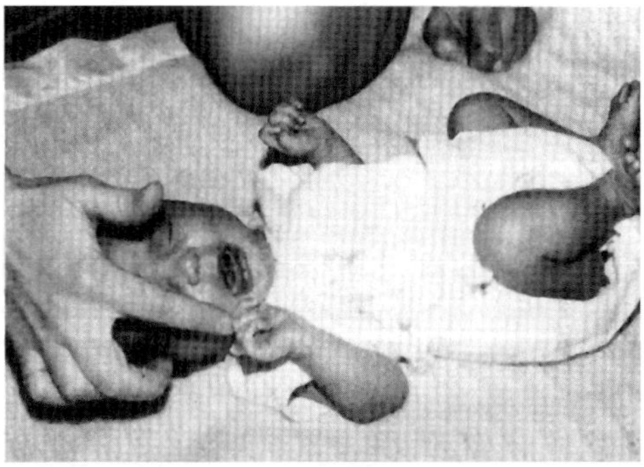

그림 5-38: 첫 회전을 하며 빨기
(Rooting for primary turning)

과 청각 반응은 태어난 이후에 급격하게 발달한다. 시각적으로 아기의 시도는 움직이는 물건이나 사람들을 따라감은 물론, 목소리와 다른 소리가 나는 쪽으로 회전하는 경험들에 의해 자주 일어나는데 이것은 환경의 자극이 supine에서, 한쪽에서 다른 한쪽으로 머리를 돌리는 것을 강화시키는 것을 의미한다(5-39). 이전에서 서술했던 'primitive key behavior of creeping'에서처럼 prone에서 보호적 고개 돌리기는 역시 목 회전 패턴 발달의 초기에 기여한다. 태어난 후에 정위는 머리와 체간 사이의 움직임 범위를 제한시킨다. 머리와 몸은 종종 함께 움직이는데 특히 아기가 울거나 움직임을 시도하고자 할 때로부터 오는 스트레스가 있을 때 나타난다. 촉각, 시각, 청각의 동화로 이끌어낸 목 움직임이 특별하게 이루어지면, 목 움직임의 범위는 증가하고, 머리와 체간 사이의 분리도 증가한다. 목 움직임으로 목의 근육 조직과 척추 분절에 위치해 있는 자기감수체(proprioceptors)는 처음의 비정상적 자세와 후의 정위반응으로 촉진되어 순응한다.

처음 머리 돌리기는 체간과 사지 근육 긴장도의 분리 영향으로 시작된다. 비대칭성 긴장성 목반사(Asymmetrical tonic neck reflex)는 목 돌리기를 하는 동안 목의 자기감수체

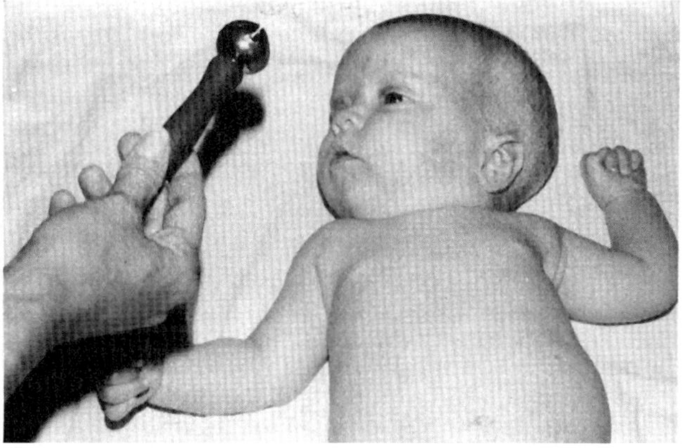

그림 5-39: 시각적 팔로윙 (Visual following)

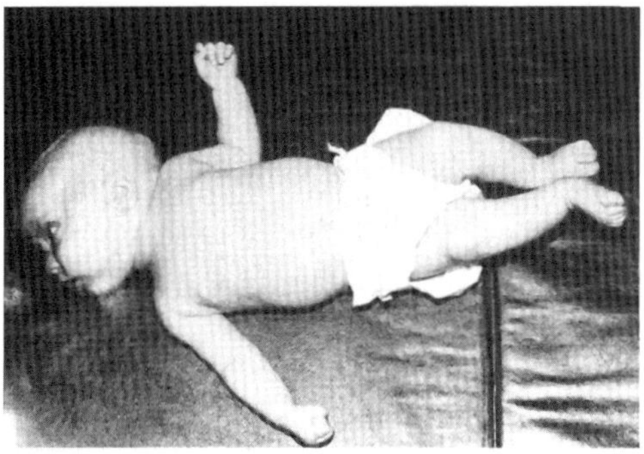

그림 5-40: 비대칭 자세 (Asymmetrical posture)

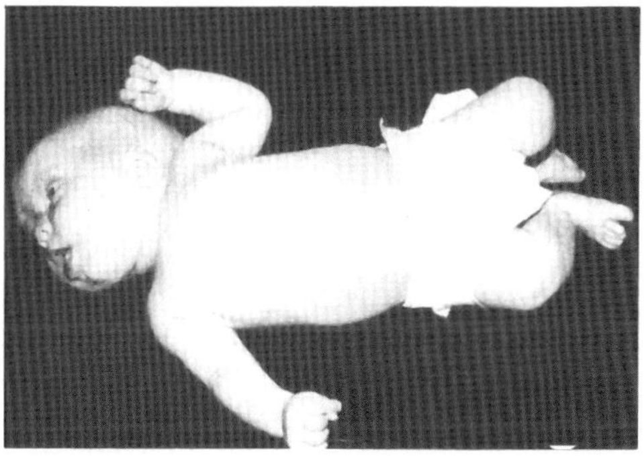

그림 5-41: 활모양(Arching)

(proproiocepteors)의 자극으로부터 이끌어낸다(그림 5-40). 체간의 얼굴 쪽 사지의 신전, 체간의 머리 쪽 사지의 굴곡은 체간의 활처럼 구부러짐에 수반된다. 체간 뻗침의 활 모양 경향은 supine에서 긴장성 미로반사(tonic labyrinthin refelx)에 역시 영향을 미친다. 머리 돌리기로 인한 arching은 신체의 얼굴 쪽 압력을 증가시키고 압력 원인 쪽으로 자동적 체간 돌리기로 인한 자극 원인을 나타낸다(그림 5-41). 비대칭적 자세는 아기들의 정상 발달에 의무적이지 않지만, 쉴 때 빈번한 자세로 나타날 수 있다. 이와 같이 최초 체간 돌리기를 위해 자극을 제공한다. 아기는 supine에서 prone으로 구르기를 하는 준비로 머리 돌리기와 체간 돌리기를 하면서 놀게 된다. 비대칭적인 신전의 힘찬 반복은 아기를 sidelying 쪽으로 이끌 수 있고 sidelying에서 약간의 굴곡을 이끌어 낼 수 있다. 굴곡으로 따른 체간 신전이나 신전에 따른 굴곡은 때때로 구르기를 촉진시키는데 사용되고, 굴곡과 신전을 결합하여 회전 패턴이 되게 한다.

움직임 요소: 목 회전

근 기능: mobility

반사/반응: rooting; asymmetrical tonic reflex

자세 조절/움직임 패턴: weight bearing

Spontaneous Rolling(그림 5-42~5-47)

설명과 목적: 수의적인 구르기(spontaneous rolling)는 prone에서 supine 또는 supine에서 prone으로 공간에서 아기가 몇몇 처음 자세 변화를 촉진한다. spontaneous rolling는 다른 자세에서 시작되고 아기들이 한 자세에서 자세 조절을 잃었을 때 시작되는 것으로 보이거나, 초기 구르기 결과물의 결합으로 초기 패턴의 움직임으로 사용된다. 아기들은 처음부터 자세를 변화시킬 생각으로 보이지 않고 종종 변화는 갑작스럽게 일어난다. 자연스러운 자세 변화의 경험은 발달의 고위 레벨인 계획적인 구르기(deliberate rolling)의 출현에 영향을 준다.

4개월 정도에, 아기는 prone 자세에서 머리를 들고, 팔꿈치나 손의 지지 자세로 쉬고, ATNR을 이끌어내고 아기의 팔 자세에 영향을 미치는 머리 돌리기를 할 수 있다. 한쪽 팔은 굴곡하여 지지하고 한쪽 팔은 신전하여 지지함으로부터 일어나는 불균형으로 아기는 신전된 팔을 밀고 굴곡된 팔 쪽으로 떨어져 sidelying으로 있게 된다. 만약 아기의 팔 움직임이 충분히 힘차거나 체간 신전을 도울 수 있다면 아기는 prone에서 supine으로 떨어질 것이다.

역시 4개월에 목 정위반응이 supine에서 나타나기 시작한다. 목 정위는 회전 정위반응이고 구르기 패턴에 회전 요소를 사용한다. 아기가 자신의 머리를 supine에서 옆으로 돌릴 때 목과 체간 분절의 회전은 근 요소와 척추 분절의 자기감수체를 활성화하고, 이것은 머

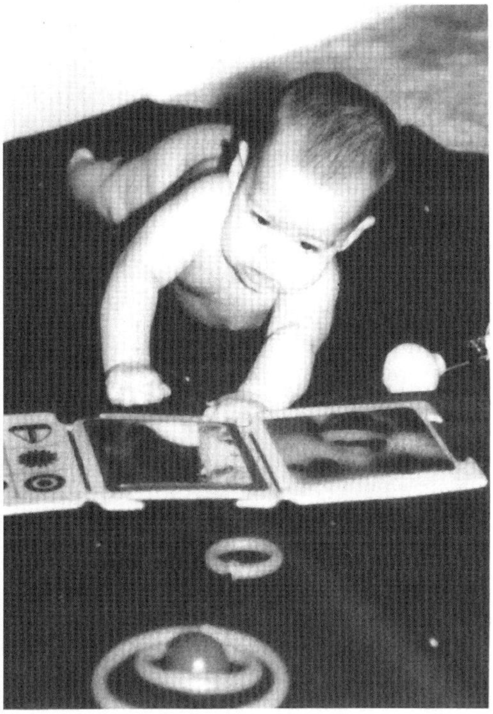

그림 5-42: 엎드린 자세에서 자발적인 구르기(Spontaneous rolling from prone)

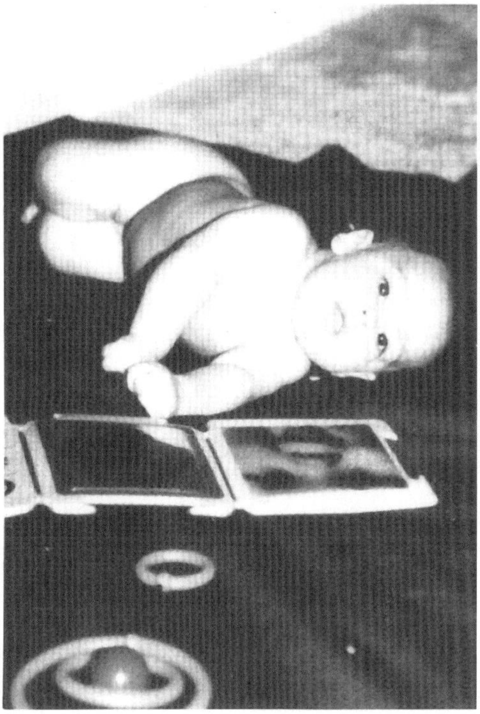

그림 5-43: 엎드린 자세에서 자발적인 구르기(Spontaneous rolling from prone)

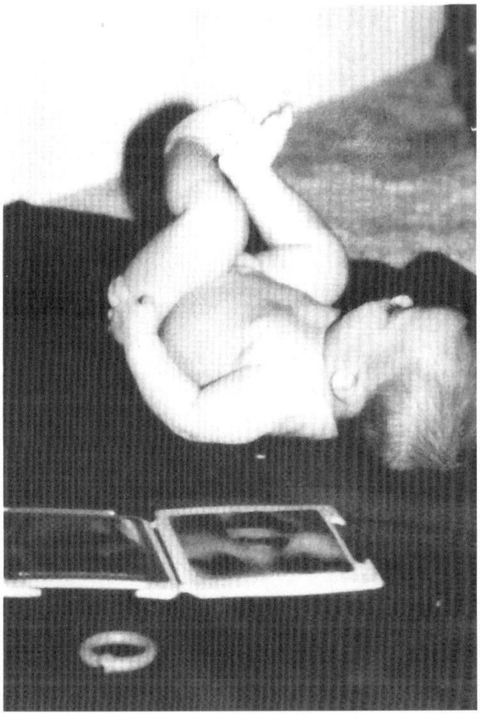

그림 5-44: 엎드린 자세에서 자발적인 구르기(Spontaneous rolling from prone)

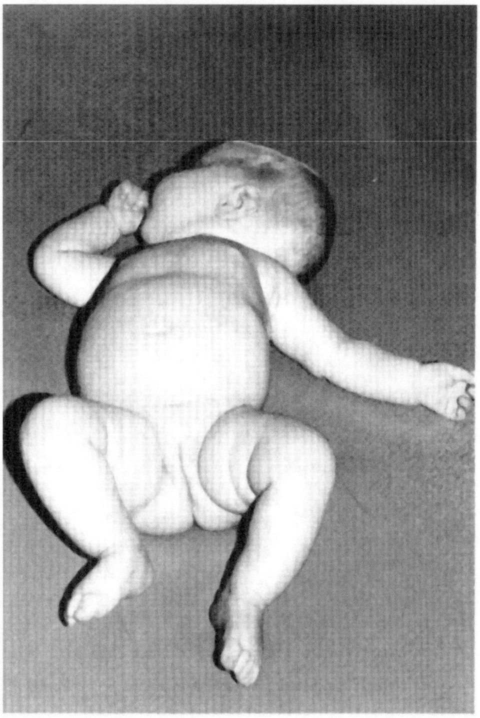

그림 5-45: 누운 자세에서 자발적인 구르기
(Spontaneous rolling from supine)

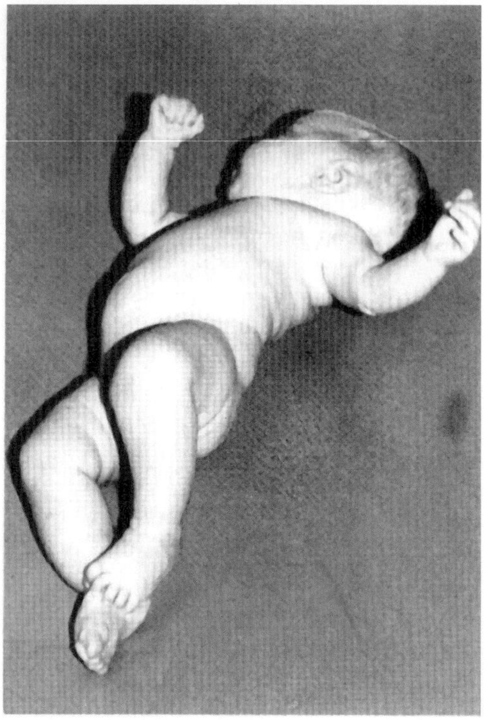

그림 5-46: 누운 자세에서 자발적인 구르기
(Spontaneous rolling from supine)

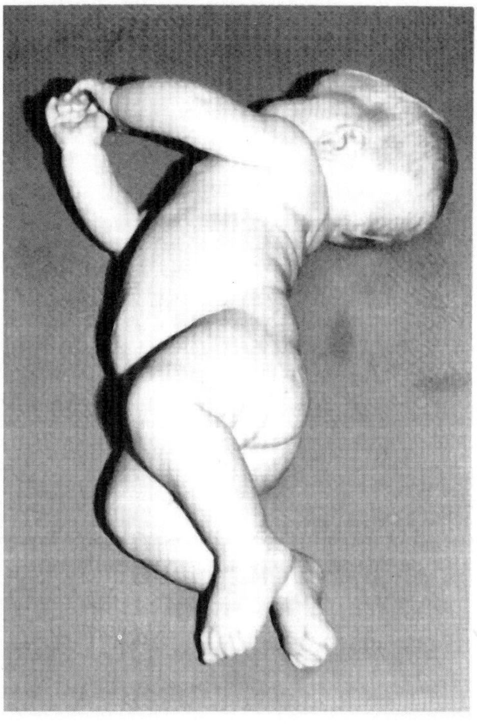

그림 5-47: 누운 자세에서 자발적인 구르기
(Spontaneous rolling from supine)

리의 회전에 따라 몸의 회전을 야기시키고, 아기는 자연스럽게 sidelying으로 구른다. 목의 자기감수체의 활성화는 최초의 머리 돌리기와 그 전에 supine에서 촉진된 비대칭적인 자세에서 시작된다. 고위 레벨의 정위반응의 성숙과 함께 머리돌리기는 보다 더 체간에 영향을 미치고, 그리하여 체간은 머리와 함께 전체적으로 재조정되어 돌아간다. 정렬되고 재조정된 신체 분절에서의 정위반응의 사용은 정위반응의 계속된 성숙을 위해 소비되고, 공간에서의 움직임을 위한 조절에 역할을 다할 것이다. sidelying에서 한 번씩 아기들은 신전된 체간과 발의 밀기를 통해서 prone으로 움직이려고 시도한다. 비록 가끔 성공할 지라도 supine에서 prone으로 구르기를 위해 요소들의 발달은 더 필요할 것이다.

몇몇의 아기들은 supine에서 prone으로 수의적인 구르기(spontaneous rolling)는 supine에서 hands to feet이 나타남과 함께 5-6개월에 강화된다. 아기는 손으로 발을 잡고 유지하는 경험과 한쪽에서 한쪽으로 약간의 체중이동처럼 supine에서 중심선 안정성과 평형성 부족은 아기가 뒤에서 중심 쪽으로 체중을 이동하는데 어렵게 만들고 중력과 목 정위는 아기들이 sidelying쪽으로 구르도록 도와준다. 그동안에, sidelying에서, 압력은 외측의 다양한 목 정위를 촉진시키고 그것은 회전 목 정위를 결합하여 아기가 prone으로 머리 돌리기를 계속할 수 있고 체간을 prone 자세에 따라올 수 있다. 회전은 본질적으로 머리와 체간 사이에 회전 정위 반응의 성숙이 더 이루어질 때까지 일어난다.

움직임 요소: 목 회전

근 기능: mobility

반사/반응: rotational/vertical righting reaction

자세 조절/움직임 패턴: weight bearing

Deliberate Rolling(그림 5-48~5-50)

설명과 목적: 계획적인 구르기(deliberate rolling)는 아기가 구르기의 패턴에서 시작하고 운반하는 것이 함께하여 나타날 때 분명하다. deliberate rolling는 아기가 자연스럽게 시작된 구르기가 더 일관되고 완전할 수 있도록 할 뿐만 아니라 체간분절 사이의 분리와 회전 정위 반응의 더한 성숙을 만든다. 아기는 구르기에서 팔과 함께 상부체간의 당기기나, 다리와 함께 하부체간의 당기기, 또는 발과 함께 하부체간의 밀기를 참여시킨다.

6-7개월 사이에, prone에서 아기는 체간에 대해 골반을 회전하는데 한 발을 사용한다. 하부체간과 상부체간 사이의 회전은 sidelying를 취할 때까지 하부체간을 따라 상부체간을 촉진시킨다. sidelying에서 한 번씩, 외측의 머리 정위는 회전하는 체간의 한쪽의 체중지지에서 오는 체간 외측 굴곡과 신장을 촉진시킨다. sidelying으로부터 아기는 머리 돌리기와 상지의 뻗기를 결합시킴으로서 구르기를 계속 할 수 있고, 이것은 하부체간에 대한 상부체간의 회전을 촉진시키며, supine에서 구르기를 완성한다. 하부체간에 대한 상부체간의

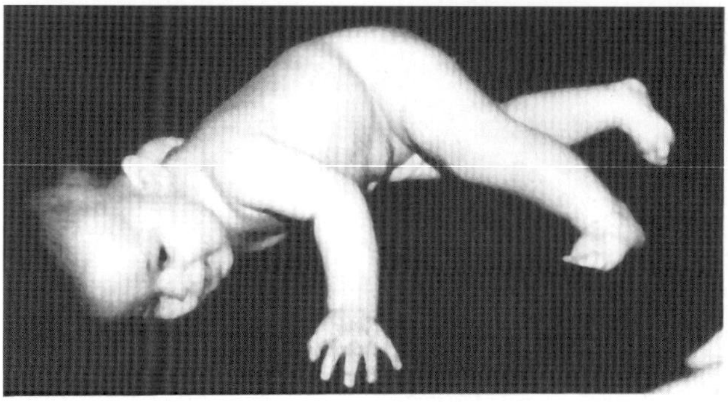

그림 5-48: 엎드린 자세에서 의도적인 구르기(Deliberate rolling from prone)

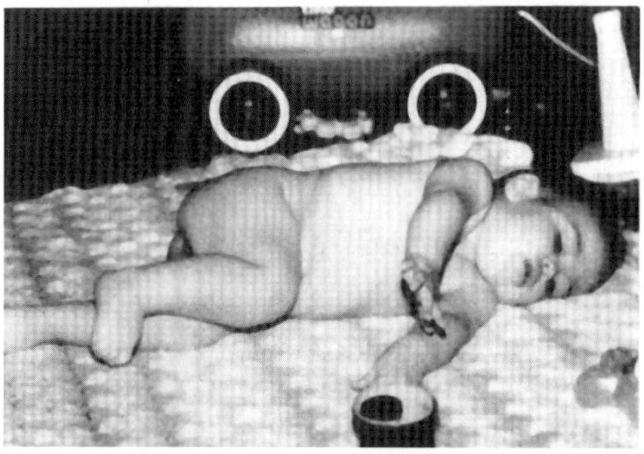

그림 5-49: 누운 자세에서 의도적인 구르기(Deliberate rolling from supine)

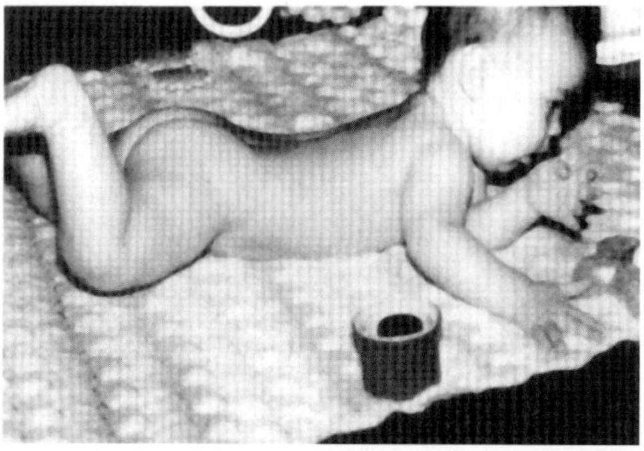

그림 5-50: 누운 자세에서 의도적인 구르기(Deliberate rolling from supine)

회전은 신경계의 성숙에 따라 체간 분절을 분리시키고, 체간 분절 사이의 회전 정위를 촉진시킨다. 또는, 하지는 아기가 sidelying에서 supine으로 구르는 것을 이끌고 상부체간에 대한 하부체간의 회전을 촉진시키고 회전 정위 반응을 더 촉진시킨다.

7개월 때, supine로부터 계획적인 구르기(deliberate rolling)는 관찰된다. 아기는 머리를 돌리고 목 정위가 시작된 후에, 상지로부터의 보조는 하부체간의 앞쪽으로 약간 상부체간이 회전되도록 당긴다. 상부체간과 하부체간 분절 사이의 분리는 근 자기감수체와 척수 분절의 자기감수체, 그리고 신경계의 성숙에 따른 회전 정위의 확장을 역시 촉진한다.

supine로부터 계획적인 구르기(deliberate rolling)는 아기의 하지 사용으로부터 역시 강화된다. supine에서 "교각(bridging)과 반교각(half-bridging)"은 상부체간과 하부체간 분절 사이의 분리를 발달시킨다. 더하여, supine에서 고관절 굴곡과 다리를 신전해서 유지하는 능력은 하지의 움직임을 통제하는 발달조절을 허가한다. 아기들은 하지를 한쪽으로 다리를 만들고 회전하거나, supine에서 한쪽 또는 두 다리 모두를 들어 올려 그들을 한쪽으로 회전시킬 때, 체간 분절 사이의 회전은 회전 정위를 촉진시키고, 그에 따라 상부체간은 하부체간의 회전에 따르게 되고 아기들은 supine에서 prone로 의도적으로 구를 수 있다. 비록 deliberate rolling는 여러 가지 형태로 나타나지만 그것들은 패턴 사이에서 몇몇의 공통점을 가진다. deliberate rolling는 회전 정위 반응의 발달과 신체 분절의 분리 사이에서 상호작용하고, 분절의 움직임을 이끄는 사지의 사용과 신체중심선 내에서 정위 반응의 더 많은 정보로부터 촉진된다. deliberate rolling과 함께 발달하는 회전 정위 반응은 자동적인 구르기(automatic rolling)는 물론 발달의 고위 레벨인 prone에서부터 앉기(sitting)를 취하는 패턴에도 적용된다.

움직임 요소: 목과 체간 회전

근 기능: mobility

반사/반응: rotational righting reactions

자세 조절/움직임 패턴: unilateral weight bearing

Automatic Rolling(그림 5-51과 5-52)

설명과 목적: 자동적인 구르기(automatic rolling)는 8-9개월 정도에 분명해진다. automatic rolling과 함께, 회전 정위반응과 수직 정위반응이 완전히 발달하고 각각을 통합하게 된다. 아기는 어떠한 신체 분절로든 구르기를 시작할 수 있고 다른 신체 분절은 supine에서 prone으로 가는 패턴을 자동적으로 완전히 따라갈 수 있다. 회전은 사지의 도움 없이 신체 중심선 주위로 나타난다. 사실, 아기는 손에 물건을 유지하여 잡고 있는 동안에도 구를 수 있다. 아기는 한 방향으로 구르기 시작하고 반대측 분절의 활성화를 통해 반대 방향으로 바꿀 수도 있다. 순차적이고 반대적인 신체 분절의 활성화는 sidelying을 유지하는데 사용되는 반대측 움직임으로서 아기들의 움직임 조절을 각각 증가시키고, 평형반응의 발달을 적응시킬 수 있다. 아기들이 sidelying을 유지하게 위하여 신체 분절 사이의 회전은 균형을 이루고 하위 분절은 sidelying으로부터 약간 앞쪽으로 회전하고 상위 분절은 뒤쪽으로 약간 회전하면 아기들은 사지로부터의 최소한의 지지로 sidelying을

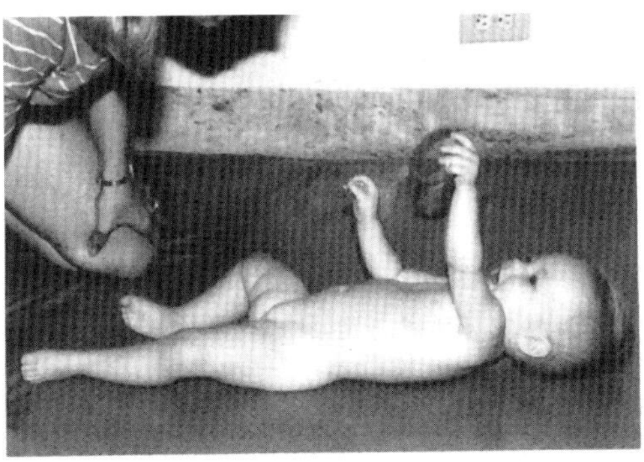

그림 5-51: 자동적인 구르기(Automatic rolling)

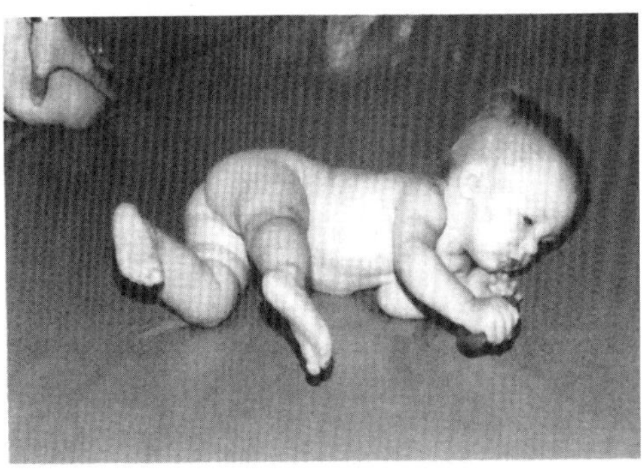

그림 5-52: 자동적인 구르기 (Automatic rolling)

유지한다.

움직임 요소: 목과 체간 회전의 협력 장용

근 기능: mobility

반사/반응: rotational/vertical righting reactions; equilibrium reaction

자세 조절/움직임 패턴: contralateral weight bearing

서기와 걷기 Standing / Walking

서기(standing)와 걷기(walking)는 정립 자세로 이동하는 것에 의미를 부여하고 지지하는 것으로 하지를 이용하고 물건을 운반하는 것으로 상지를 자유롭게 하는 기술 능력의 더 많은 발전을 하게 한다. 정립 자세로 이동은 역시 running, hopping, skipping, 그리고 무수한 games, sports, shopping 그리고 레크레이션 활동처럼 몇몇의 능력을 이끌어낸다. 아동은 네발기기(creeping), 앉기(sitting) 그리고 구르기(rolling)를 하는 동안 발달하는 사지의 지지, 보호, 분리, 조화능력과 함께 정위(righting), midline stability와 평형반응(equilibrium reaction)을 동반하는 굴곡, 신전, 회전의 필수적인 요소를 연합화, 차별화 그리고 적응화 함으로써 서고 걷는 능력을 발달시킨다. 아기들은 처음에 사람이나 물건을 잡고 당겨서 서기(standing)를 한다. 그리고 상지나 체간으로 잡거나 지지하여 서고, 기어오르고, 걷고 또는 사물을 잡고 있는 동안 그 주위를 어슬렁거리고, 웅크려 앉고, 지지없이 서고, 지지없이 걷고, 달리고 깡총거리고 점프한다. 아동이 처음 독립적으로 걷고 서는 것을 관찰하는 것은 아동의 타고난 걷기와 관련하여 본질적인 동기부여에 대한 것을 강조한다. 아동은 그들이 가지는 동기에 대해 완수하고 추적하면서 기쁨을 느낀다. 아동은 어떤 것을 위해 걷는 것을 중요시 하는 것이 아니라 일어나고, 서고, 몇 걸음을 걷고, 넘어지고, 다시 일어나서 스스로 걷는 것에 즐거움을 느낀다. 서기나 걷기의 동작은 새로운 행동의 발달로서, 이전에 취득한 행동의 적응력을 관찰하는 특히 뛰어난 기회를 제공한다. 비록 구-신(old to new), 신-구(new to old)한 행동의 적응력은 발달 진행에 구체적으로 나타나지만, 서기(standing)와 걷기(walking)를 하는 사실은 거의 대부분의 네발기기(creeping), 앉기(sitting), 구르기(rolling)와 완전히 차별화되는 상황이 포함되고, 또한 잠재된 더 많은 스트레스 시공간 조건 아래에서 행해지며, 적응과 스트레스의 나선형 효과는 관찰자로부터 더 뚜렷해질 것이다.

서기(standing)와 걷기(walking)의 발달과 연관된 주요 동작(key behavior)은 다음의 것(그림 5-53)을 포함한다.

Primitive Phase
Primary Standing
Primary Walking

Transitional Phase
Pull to Stand
Supported Standing
Supported Walking

Mature Phase
Squatting
Standing
Walking

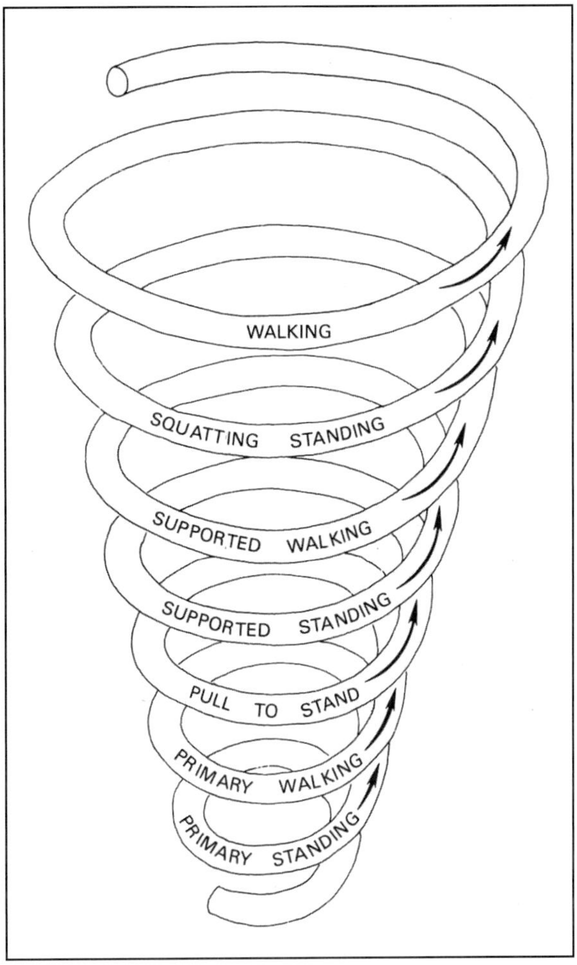

그림 5-53: 서기 걷기 주요 동작
(key behavior of Standing/Walking)

Primary Standing(그림 5-54)

설명과 목적: 만약 아기가 태어난 후에 바르게 서기(standing)를 유지시키면, 아기는 발에 체중을 잠깐 지지하여 서 있는 것처럼 보인다. 이 반응은 primary sitting과 비슷하지만 둔부 대신에 발바닥에 압력이 작용하고, 하지와 체간에 영향을 주어 신전을 이끌어 낸다. primary standing은 아기가 독립적인 서기의 지지를 위해 필요한 운동성과 안정성을 취득한 후에 발달하는 서기의 한 전조(forerunner)이다. 태어나서 몇 주나 몇 달 후에, primary standing은 더 이상 이끌어 낼 수 없다. 아기는 서 있는 모습이면서도 하지를 굴곡하여 당기고 신체의 더 많은 자세 긴장이 주어지기 전까지 끊임없이 체중지지를 하지 않을 것이다.

움직임 요소: 하지 신전

근 기능: mobility

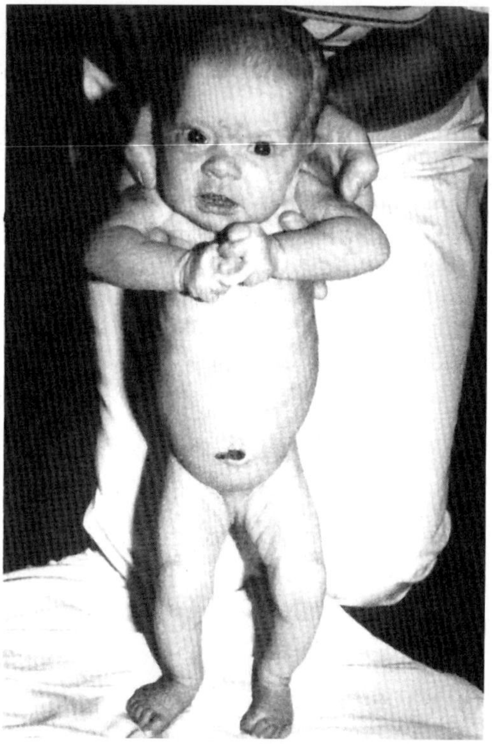

그림 5-54: 첫 서기(Primary standing)

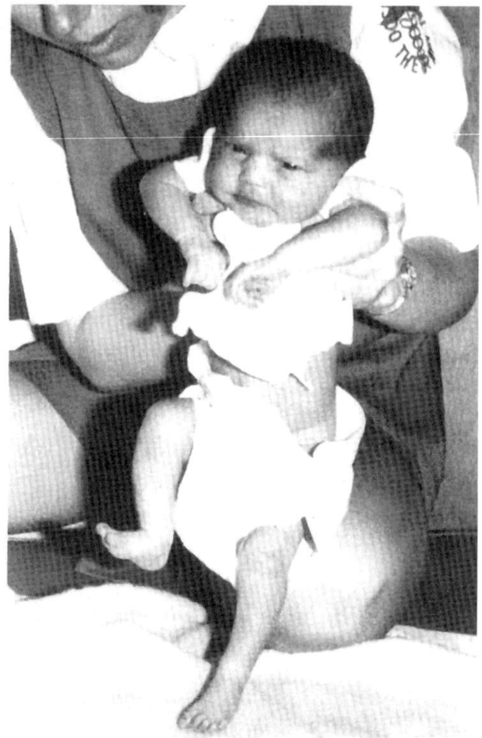

그림 5-55: 첫 걷기(Primary stepping)

반사/반응: primitive support
자세 조절/움직임 패턴: weight bearing

Primary Walking(그림 5-55)

설명과 목적: primary standing처럼 primary walking도 후에 이어지는 기능들의 전조(forerunner)이다. 만약 아기가 지지하여 서는 것이 유지되고 약간 앞으로 움직이면 아기는 최초 상호적인 패턴의 걸음이 나타날 것이다. primary walking은 primary crawling 패턴과 유사하다. 한 발바닥에 대한 자극의 증가는 하지의 신전과 반대측의 굴곡을 야기하고, 굴곡된 하지의 신전과 반대측의 굴곡이 뒤따른다. 하지의 굴곡-신전 패턴은 움직임의 전체 범위를 걸쳐서 활성화되고 이것은 상호적인 패턴의 근군들이 활성화되는데 기여한다. primary walking은 태어난 후에 몇 주에서 한 달 사이동안 이끌어낼 수 있다. 후에 아기는 오직 지지된 서기를 위한 충분한 postural tone이 발달되고, 배밀이(crawling)와 네발기기(creeping)로부터 상호적인 패턴을 결합시키며, stepping 움직임은 올바른 이동의 부분처럼 다시 나타날 것이다.

움직임 요소: 굴곡/신전-하지
근 기능: mobility
반사/반응: crossed extension reflex
자세 조절/움직임 패턴: weight bearing

Pull to Stand(그림 5-56 및 5-57)

설명과 목적: 위로 당겨서 선 자세는 지지하거나 지지하지 않은 서기와 걷기보다 그 이전에 나타난다. supine에서의 pull to sit과 prone에서 crawling/creeping으로 체중이동 패턴 모두 pull to stand 패턴을 적응시킨다. 진보적으로 순화된 pull to stand 패턴은 서기와 걷기의 고위 발달 레벨에 영향을 준다. pull to stand에서의 동기부여는 비록 서기를 위한 postural tone이 발달 진행 중이더라도 올바른 이동과 일찍이 시도된 7개월쯤에 보이는 pulling up과 연결된다.

아기가 pull to stand를 시작하기 위해서 하지는 체중지지를 할 준비가 되어야 한다. 5-6개월쯤에 하지의 양성지지반응의 출현은 최초의 체중지지 능력이 제공된다(그림

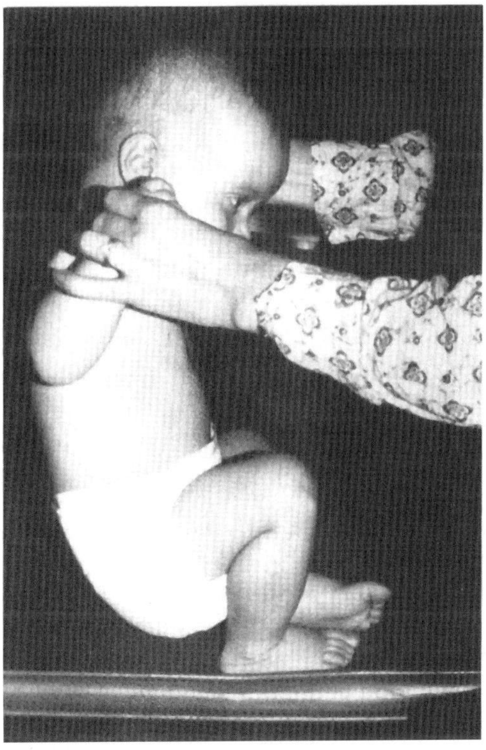
그림 5-56: 당겨서 서기(Pull to stand)

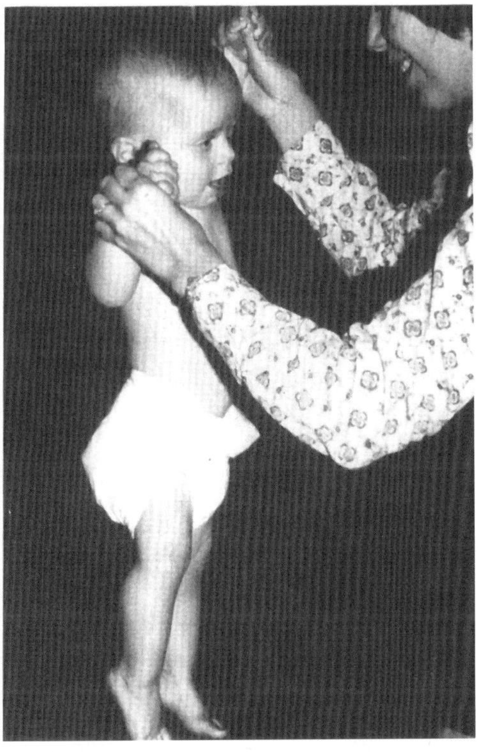
그림 5-57: 당겨서 서기(Pull to stand)

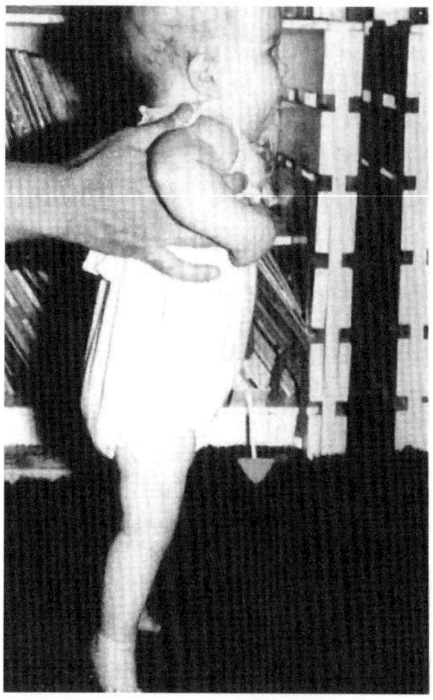

그림 5-58: 긍정적 지지 (Positive support)

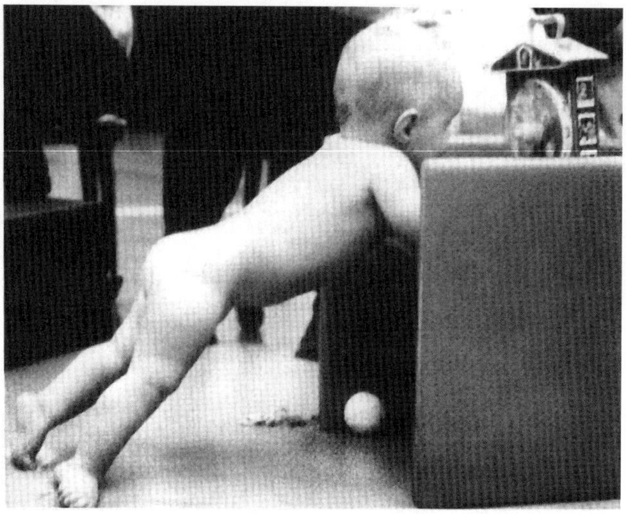

그림 5-59: 양측 잡아 당겨 서기(Bilateral pull to stand)

5-58). 아기는 올바른 자세로 유지되어 바닥쪽으로 내려가면 발의 ball 부분이 지지될 지면에 접촉되고 이것은 하지와 체간을 걸쳐 신근의 긴장도의 전체적인 증가가 나타난다. 아기는 발가락으로 "서기(stands)"하고 체간과 머리의 지지와 함께 올바른 자세로 유지한다. 양성지지반응은 하지지지반응의 하나이다. 한번 제공된 반응은 하지 보호반응(파라슈트)과 결합되고 아기는 신전과 체중지지의 필요를 느끼고 지지할 지면에 접촉하기 전에 하지를 신전, 외전한다. 파라슈트 반응은 고관절과 슬관절의 신전 요소로 유지되지만 저측굴곡과 발가락으로 서는 경향은 수정된다. 그러나 신전근의 긴장도는 직립 기능을 위해 필요하고, 양성지지로서 끌어낼 때 더 강해지고 굴근에 대한 수정과 조합은 몇 년동안 계속될 것이다.

양성지지반응의 출현은 pull-to-sit의 반응을 수정한다. 아기는 supine으로부터 밀어 일어나고, 서는 것의 가능성을 예견하며 앉는 것뿐만 아니라 체중지지의 예견에 하지를 순응시키며, 지지되는 지면에 발바닥을 자극시키자마자 pulled up to stand가 나타난다. 전체적인 신전은 양성지지반응의 활성화로 이끌어낼 수 있다. 아직 독립적인 서기를 위한 신전과 굴곡이 조합되지 않았음에도 불구하고 아이는 스스로 잡아당겨 서는 가능성을 발견하고 행동에 실행한다. 대부분의 아기는 8-9개월 사이에 잡아당겨 서고, 10개월 이전에 대부분 혼자 내려오기를 할 수 있다.

Bilateral pull to stand(그림 5-59)는 pulled to stand로부터 적응한다. 아동은 목적물 위로 배밀이(crawl)나 네발기기(creep)로 넘을 수 있게 되면, 목적물을 사용하여 스스로 pull to stand 할 수 있다. 아기는 하지를 움직여 서기 자세를 취하는 동안, 몸의 상부를 안정화하는데 상지를 사용한다. 아기는 하지를 뒤로 밀고, 움직임에서 양측성 패턴으로 무릎과 둔부를 정립하기보다 서기를 위한 준비에서 체간 아래로 다리를 당긴다. 양측성 체중이동 패턴은 prone에서 네발기기(creeping)자세에서 뒤로 밀기를 사용하는 패턴과 유사하고 서기를 위한 더 성숙한 패턴의 준비에서 운동성과 안정성의 기능을 조합하여 기여한다.

서기로부터 아래로 내려가기는 일어나서 서기보다 더 어렵다. 처음에 아기는 내려가는데 도움을 받으려고 울거나 갑작스럽게 내려가 앉는다. 더 많은 일어나서 서기의 경험은 목적물은 잡고 있는 동안, 스스로 쭈그려 앉기를 하는데 있어 운동성과 안정성 조합의 능력이 발달될 것이다.

움직임 요소: 신전-체간 및 하지

근 기능: 결합된 mobility/stability

반사/반응: positive supporting reaction; vertical righting reaction

자세 조절/움직임 패턴: bilateral weight bearing

Unilateral pull to stand(그림 5-60)는 bilateral pull to stand와 contralateral crawling 패턴으로부터 적응한다. 아동은 한번 신체의 하부부위에서 운동성과 안정성의 조합을 가지고 일어나 서기와 직립자세에서 벗어나기를 하면, 균형 잃음없이 신체의 한쪽으로 체중이동 능력이 발달하고 unilateral pull to stand 패턴이 나타난다. 아이는 양손으로 물건을 잡고 있는 동안 한 무릎 쪽으로 체중을 이동하고, 반대 발을 발바닥 전체를 지지면에 대는 자세로 가져와서, 발바닥 전체를 지지면에 대는 발에 체중 이동을 하고 일어난다. 중요한 점은 신전된 다리의 발 위에 전방으로 움직이기보다 오히려 뒤로 밀어서 서는 것이다.

움직임 요소: 신전-체간 및 하지; 측굴-체간; 하지-굴곡/외전

근 기능: 결합된 mobility/stability; 혼합된 mobility/stability

반사/반응: vertical righting reaction

자세 조절/움직임 패턴: unilateral weight bearing

Contralateral pull to stand(그림 5-61)는 unilateral pull to stand와 contralateral creeping 패턴에서 적응한다. 한 번 아동이 네발기기(creeping)로 인해 하부체간의 회전을 정밀하게 가지고, pull to stand하면서 한 측에 체중을 이동하는 경험을 하고, unilateral한 체중이동 패턴은 체중이동과 동시에 서서 상방으로의 움직임을 위한 의미처럼 체간 회전과 역회전을 포함하여 수정될 것이다. pull to stand에서 unilateral한 체중이동, contralateral한 체중이동 패턴은 회전-역회전(rotation-countrotation)의 적응으로서 나타난다. contralateral한 체중이동과 함께, 아동은 더 조절된 하지의 움직임과 위치

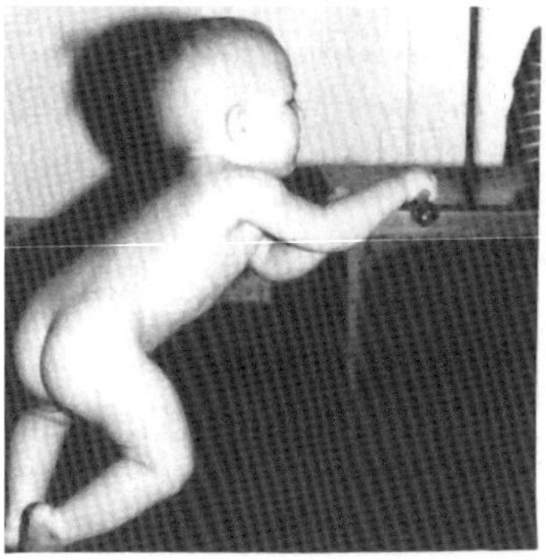

그림 5-60: 일방적으로 당겨서 서기(Unilateral pull to stand)

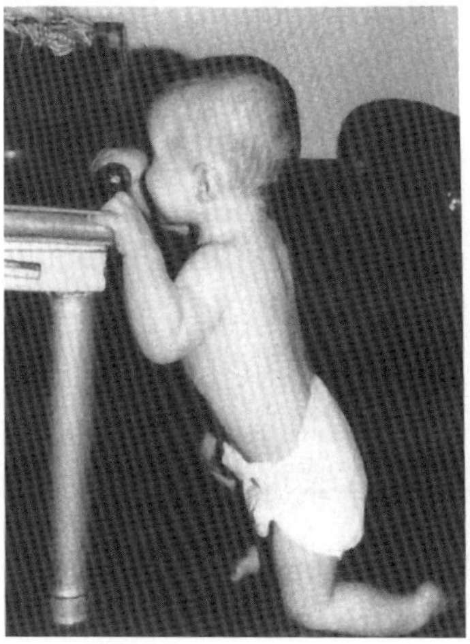

그림 5-61: 반대쪽으로 당겨서 서기(Contralateral pull to stand)

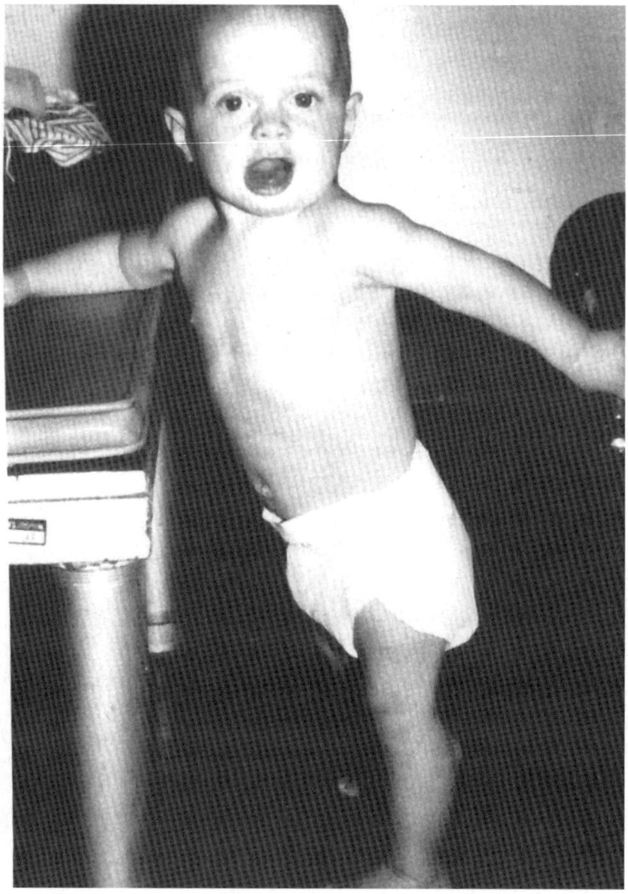

그림 5-62: 지지하여 서기(Supported standing)

를 얻는데, 그리하여 마침내 균형을 위해 유지하는 것 없이 서는 자세를 완성할 수 있다. pull to stand을 위한 contralateral한 체중이동을 사용을 하기 위하여, 아동은 반대측 상지로 균형을 유지하는 동안 체중을 한쪽 무릎으로 이동한다. 상부체간의 회전과 함께 한 상지를 유지하는 것은 전방으로 뻗는 것을 포함한다. 한 하지에 체중지지를 하지 않기 위하여, 사지를 전방으로 가져오고, 발은 발바닥 전체를 땅에 대도록 놓고, 아동은 하부체간을 뒤쪽으로 회전한다. 아동이 서는 것에 따라, 상부체간 분절이 중립에서 뒤로 회전하는 동안, 체중을 지지하는 쪽의 하지 위의 하부체간은 중립에서 전방으로 회전한다. 지지된 contralateral pull to stand 자세에서 회전과 역회전을 사용함으로써, 아동은 서기를 하는데 전방과 상방으로 움직이는 동안 동시에 직립된 정렬을 유지할 수 있다.

움직임 요소: 체간 회전 및 편측성 패턴의 모든 성분

근 기능: 결합된 mobility/stability; 혼합된 mobility/stability

반사/반응: vertical/rotation righting reacion; midline stability reactions
자세 조절/움직임 패턴: contralateral weight shift

지지하여 서기 Supported Standing(그림 5-62)

설명과 목적: 아동이 한번 pull to stand 할 수 있으면, 지지된 서기는 중심선 주위의 발달되는 postural tone을 사용함은 물론 환경에서 물체에 대항하여 유지, 기대는 것으로부터의 지지를 통해 가능하다. 서기를 시작하면 지지없이 서는 것과 걷는 것을 위한 발달이나 순화 요소의 더 많은 기회가 아동에게 제공된다.

비록 아동이 발가락으로 pull to stand 할지라도, 특히 일찍 서기를 하였을 때, 아동은 대부분 발바닥 전체를 땅에 대고 걷는 발 자세가 나타날 것이다. 지지하여 서는 것은 역시 아동에게 하지의 신전과 함께 굴곡이 결합되어 bilateral한 체중이동 패턴을 사용하도록 한다. 처음에 아동은 선 자세에서 하지와 체간, 어깨의 굴곡과 시전을 결합시켜 유지하며 위, 아래로 움직인다. 아동이 쭈그려 앉기를 스스로 하는 능력을 가지면 근 요소들은 하지의 신전 패턴의 통합을 도와 움직임의 전체 범위에 걸쳐 결합된다. 지지하여 서기에서 안정성과 함께 신전이 증가하는 것처럼, 아동은 서기를 유지하는 동안 하부체간에 대한 상부체간의 회전이나 다른 방향으로의 흔들림으로 인해서 쭈그린 자세에서의 체중이동을 시도하게 된다. midline 뒤쪽과 약간 멀리에서 회전과 체중이동은 독립적인 서기를 위한 midline stability equilibrium의 발달을 촉진시킨다.

움직임 요소: 굴곡을 함께 한 신전
근 기능: 결합된 mobility/stability-하지
반사/반응: 하지 지지 반응
자세 조절/움직임 패턴: weight bearing; bilateral weight shift

지지하여 걷기 Supported Walking(그림 5-63)

설명과 목적: 지지하여 서기(supported standing)에서 안정성과 함께, 아동은 네발기기(creeping)로부터의 하지 상호적인 패턴과 지지하여 걷기(supported walking)에서 걸음을 가지기 위한 서기(stand)로부터의 체중지지에 적응할 수 있다. 처음에 아동은 한 하지의 일방적으로 체중을 이동하고 옆의 다른 하지는 외전시키며, 외전된 다리에 체중을 이동하고 옆의 다리는 대항하여 내전한다. 아동은 하지의 움직임과 함께 조화되어 상지를 외전과 내전한다. 손잡이와 같은 물체 주위에서 옆에 지지된 걷기는 10-11개월 사이에 나타나고, 보통 이것은 cruising이라고 불린다(그림 5-64). cruising의 패턴은 prone에서의 pivoting이나 sitting에서의 체중이동, 사지의 외전/내전 패턴과 비슷하게 적응된다.

지지하여 서기에서 균형은 발달하며, 아기는 가볍게 손을 잡고 서는 것을 유지할 수

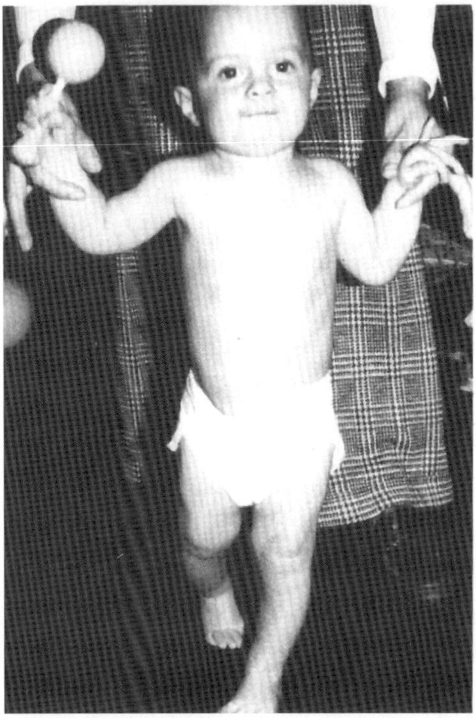

그림 5-63: 지지하여 걷기(Supponed walking)

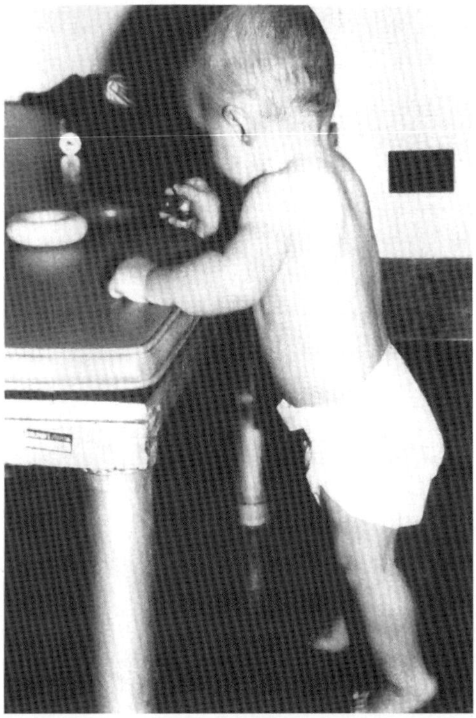

그림 5-64: 크루징(Cruising)

있고, cruising 패턴도 변화한다. 옆으로 걷는 것 대신에, 아기는 한 손을 잡고 지지된 물건과 움직임의 방향 쪽으로 돌 수 있다, 그 결과로 아기는 앞으로 걷기 시작한다. 지지하여 앞으로 걷는 것은 하지가 좀 더 중립적인 회전이 이루어지고 옆으로 대신에 앞으로 걸음으로써 좁은 기반을 지지하여 아기를 촉진한다. 하지를 좀 더 중립적인 회전을 하여 앞으로 걷는 것은 성숙된 네발기기(creeping)로부터 적응된다. 네발기기(creeping)에서 앞으로의 움직임동안 발등부분의 자극은 발목의 배측굴곡을 촉진시킨다. 지지하여 걷기(supported walking)에서 하지를 앞으로 움직이는 것은, 발의 배측굴곡을 동반하고, 올바른 이동의 heel-toe 패턴을 이끌어낸다.

지지하여 걷기(supported walking)는 아기가 처음에 두 손, 그리고 후에 한 손을 잡고 걷기 시작할 때 더 촉진된다. 처음에 체간 조절과 하지 교차패턴의 부족은 걸을 때 더 많은 안정성이 필요하다는 증거이다. 종종 두 손을 잡으면 상부체간의 신전과 안정성을 위하여 아기는 상지를 굴곡하고 견갑골을 내전한다. 체간 신전을 증가시키는데 견갑골의 내전이 사용되는 것은 prone extension에서와 unsupported sitting에서 언급되었던 비슷한 동작으로 적응된다. supported standing에서 아기는 unsupported standing과 걷기를 위해 준비된 패턴을 사용한다. 대략 12개월이 되면, 아동은 체간과 하지를 조절하여 걸을 때

한손을 유지하여 잡는 동안에 아동은 독립적인 걷기를 준비한다.

움직임 요소: 하지 성분 함께 작용

근 기능: 혼합된 mobility/stability–하지

반사/반응: midline stability reactions

자세 조절/움직임 패턴: unilateral weight shift

쭈그려 앉기 Squatting(그림 5–65)

설명과 목적: 쭈그려 앉기(squatting)는 발달의 변화 기간 동안 시작되는 동작이다. 아기는 지지하여 서기(supported standing)로부터 신체를 아래로 내리고 양측성 움직임 전략을 사용하며 지지된 squatting자세로 움직인다. 쭈그려 앉기(squatting)는 잡는 것 없이 midline stability 반응의 성숙을 필요로 하고 서기/걷기의 기간동안 성숙하여 나타난다. 아동이 체간과 머리를 바르게 유지하고, 하지는 전체 굴곡을 하여 아래로 내려가는 움직임이 이루어지면 아동은 균형을 잃지 않고 중심선 뒤쪽 면 방향으로 조금 체중을 이동시킬 수 있다. 아동은 중력에 관계하는 머리와 체간의 자세 조정을 만드는데 의미하는 발바닥의 압력변화에 중요하게 의지한다. 압력수용체로부터의 정보는 쭈그려 앉기(squat)에서 움직임에 반응하는 전정기관과 결합한다. 아동은 하지를 굴곡하여 지지의 기반에 대한 안정성이 신전하는 것보다 덜 조절하여 머리와 체간을 올바르게 적응하여 실행하는 기회를 가진다.

쭈그려 앉기(squatting)는 아동에게 몇 년 동안 보통 노는 자세가 된다. squatting은 아동이 많은 지면에서 놀이를 하기 위해 스스로 지면에 근접하고, 또 쉽게 자세를 바꿀 수 있다. squat 자세로부터 아이는 쉽게 일어나거나 앉는 자세로 돌 수도 있다. squat는 역시 근 기능을 혼합하고 일어서는데 쓰는 패턴을 매끄럽게 하는 역할도 한다. 양성지지반응과 관계된 정보에서 언급한 것처럼, 구분되지 않는 하지와 체간신전은, 처음에 지지표면에서 발의 ball부분의 자극과 함께 정립자세로 놓여짐으로써 촉진되는 강한 반응이다. 발 자극에 대해 반복된 full extenstion 반응의 감소를 위해, 아기는 squat 자세로 시간을 보내고, 발의 압력 자극을 주고 full flexion을 혼합한다.

움직임 요소: 굴곡–하지

근 기능: 혼합된 mobility/stability

반사/반응: midline stability reaction

자세 조절/움직임 패턴: weight bearing

Standing(그림 5–66)

설명과 목적: 아동이 지지하여 서기, 지지하여 걷기 및 일어나 서기와 서기에서 내려오기를 함께 하는 경험은 독립적인 걷기를 위해 요구되는 midline stability를 촉진한다.

아동이 정립 자세에서 잡고 지지하기를 경험을 가지면, 아동은 순간적으로 균형을 잡고 유지하려는 경험을 시작할 것이다. 독립적인 걷기에서 하는 초기 시도는, 하지 지지의 넓은 토대와 지지면을 유지하려는 시도에서 전체 범위의 발가락 굴곡의 특징이 나타난다. 견갑골 내전과 함께 상지의 굴곡을 포함하는 특징들을 더 첨가하면(high guard), 균형의 위험이 지속적이거나 위험할 때에 서기에서 지지없이 midline stability의 더 많은 발달을 의미로서 중력의 중심에서 조금씩 움직이는 경향이 있다. 아기가 서는 자세에서 안정성을 얻는 것에 따라, 발가락의 굴곡은 감소된다. 발가락 신전과 또한 말복 배측굴곡은 아기가 균형을 잃기 시작할 때 나타난다. 공간에서 신체의 이동의 반응에서 발의 배측굴곡은 평형반응의 부분으로 고려된다.

게다가 상지의 패턴도 변화한다. 팔이 high guard에서 준비 보호 위치로 내려오고, 이것은 elbow의 full flexion과 full extension 사이에 어떤 부분에서의 위치이다. high guard에서 팔의 사용이 포함된 준비-보호는 상부체간 안정성의 증가를 위한 의미로서 필요로 하지 않는다. 오히려, 중심선 주위의 안정성은 서기에서 올바른 정렬로 상부체간을 유지하기 위한 의미로 충분하다. 아동은 독립적인 서기에서 유지하고 움직이기 위하여 midline 반응과 안정성의 적당한 정도와 분포로 촉진되는 발바닥으로부터 오는 자기감수

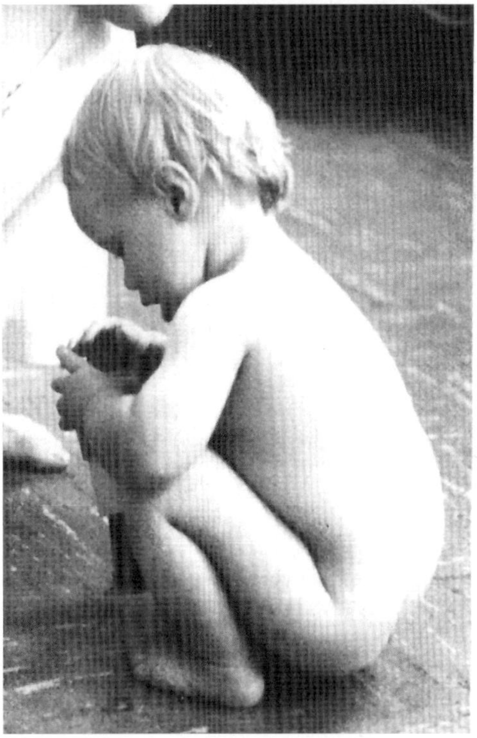

그림 5-65: 쭈그려 앉기(Squatting)

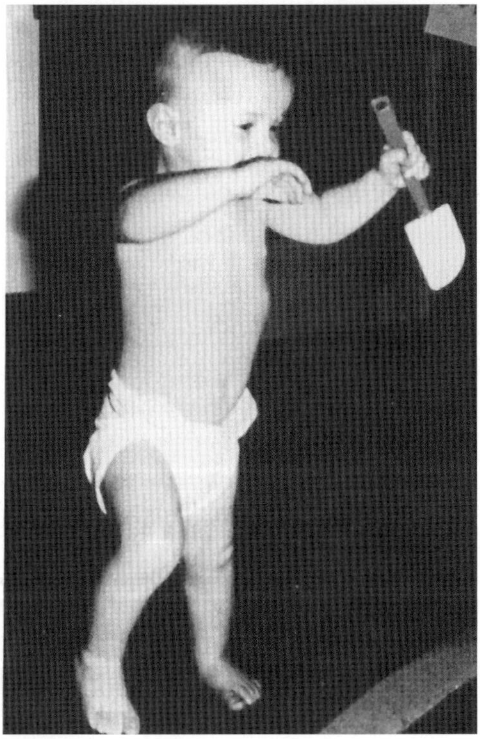

그림 5-66: 서기(Standing)

체의 정보를 더 의지하기 시작한다.

독립적인 서기의 유지를 위한 부가적인 의미는 아동이 약간의 독립적인 걷기의 경험을 한 후에 나타난다. stepping 형태에서의 보호반사는 아동이 midline stability 반응의 범위를 넘어서 중력의 중심으로부터 나가면 균형을 유지하기 위한 의미로 나타난다. 전방으로 떨어지는 것은 전방으로의 걷기 걸음을 제공한다. 옆으로 떨어지는 것은 옆쪽으로 교차된 걸음의 결과로 나타난다. 후방으로 떨어지는 것은 뒤쪽으로의 걸음을 촉진한다. 정립자세에서 평형반응의 발달이 잘 나타날 때, 전방으로의 균형 상실은 하지의 보호적 걸음반응을 이끌어내기 이전에 목과 상부체간의 신전과 어깨의 과신전과 발의 저측굴곡에 의해 대립된다. 후방으로의 균형 상실은 정립 자세를 유지하여 뒤로의 걸음을 사용하기 이전에, 목과 상부체간의 굴곡과 어깨의 전방 굴곡, 발의 배측굴곡, 발가락의 신전에 의해 대립된다. 옆으로의 움직임은 중력중심의 뒤쪽으로 목과 체간의 회전과 중력중심으로의 사지의 내전을 포함한, 도와주는 반대상지의 수평 내전이나 보호준비에서 그 상지의 내전과 함께 더 전형적인 평형반응을 가져온다. 만약 평형 반응이 균형을 유지하는데 불충분하면 교차적인 걸음이 균형을 잡기 위해 사용될 것이다. 일반적으로, 어떤 방향에서든 균형 상실은 모든 다른 회복이나 하지의 보호 반응이 실패하였을 때 상지로부터의 보호 반응을 이끌어낸다. 그러나 한 번의 평형이 잘 성립되고 걷기에서 움직임 발달 패턴이 결합되고, 서기에서의 협조된 움직임이 숙련된 활동이나 공을 치거나 춤을 추는 것과 같은 서기에서 움직임을 요구하는 게임에서 적응할 수 있을 것이다.

움직임 요소: 모든 운동 성분이 함께 적용한다.

근 기능: 혼합된 mobility/stability

반사/반응: midline stability; equilibrium reaction

자세 조절/움직임 패턴: contralateral weight shift

걷기(Walking)(그림 5-67)

설명과 목적: 시간이 지남에 따라 아동은 걷기(walking)를 시작하며, 대부분의 걷기(walking)를 위한 요소들은 네발기기(creeping), 앉기(sitting), 구르기(rolling)와 독립적인 서기(independent standing)를 따라 발달하였다; 예를 들어, 공간에서 머리와 체간의 수직 정렬을 조절, 체간과 사지의 체중 이동/움직임 패턴과 사지의 상호 움직임과 같은 것이다. 걷기를 위한 평균 연령은 보통 13개월이지만, 많은 아동이 일찍 걷고, 다른 아동 중에는 15개월까지도 걷지 못하는 경우도 있다. 독립적인 걷기(independent walking)의 첫 징조는 아동이 사물에서 사물로 몇 발자국을 가질 때, 후에 당겨 일어서거나 선 자세로 있을 때 나타난다. 만약 아동이 떨어지거나 더 빠르거나 많은 거리를 움직이기를 원하면 더 확립된 네발기기 패턴이 이동을 위해 나타나게 된다.

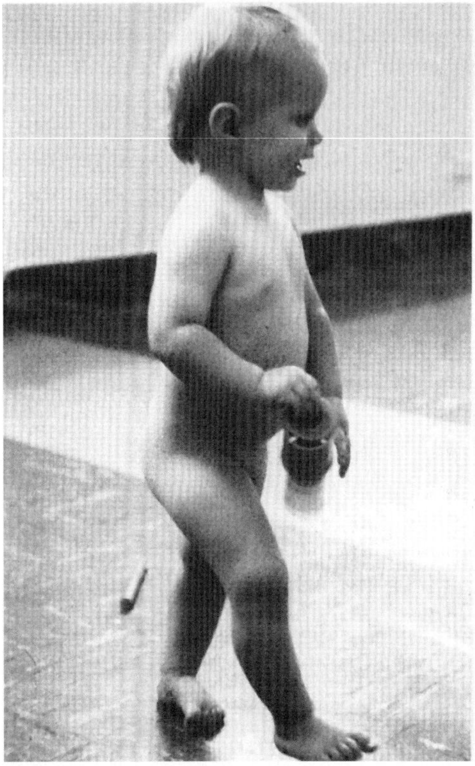

그림 5-67: 걷기(Walking)

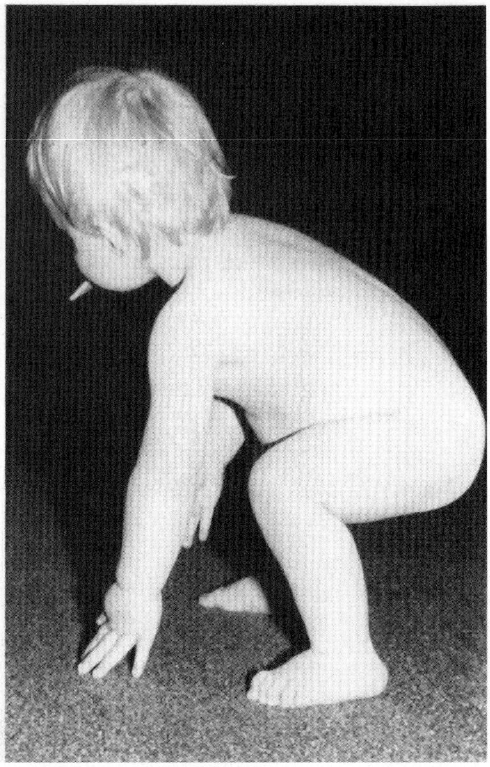

그림 5-68: 일어서기(Getting to stand)

일관된 독립적인 서기(independent standing)의 발달은 중간 정도의 바닥으로부터 서기 하는데 충분한 조절을 포함하고(그림 5-68), 지지와 함께 걷기(walking)가 시작되고 멈추며, 떨어질 때 스스로를 잡는다. 조기의 걷기는 아동이 선 자세에서 전방으로 기대고 걸음을 가지기 위한 의미로서 상지의 보호 신전과 하지의 stepping 둘 다의 보호반응에 의존한다. 조기의 걷기 동안에 아동이 스스로 전방으로 나아가고, 넘어지고 일어서고, 다시 시도하는데 즐거움을 느낀다. 걷기는 아동에게 즐거움 같은 것으로 한번 경험하면 이것은 비록 짧은 거리이더라도 아동의 선호하는 이동 방법이 된다. 이전에 칭해진 내재동기 "걷기(walking)의 동기를 위한 걷기(walking)"는 어느 곳에서 다른 곳으로, 사물에서 사물로 걷기의 외적 동기로부터 신속하게 적응된다.

처음에, 아동은 한 하지로 체중을 이동함과 동시에 반대측 하지는 전방으로 걸음을 내딛는 동안 정립 자세를 조절하기 위한 의미로서 신체 상부의 안정을 사용한다. 견갑골 내전의 신체 상부의 자세와 상지의 굴곡은 pivot prone에서 발달되고 prone에서 척추의 신전을 촉진하는데 사용되며 앉기와 서기에서 얻어지는 패턴으로부터 적응한다. 이 패턴은 신전의 강화로서 요구되는 정립자세에서의 유지와 움직임과 함께 연관되는 스트레스로부터 야기되는 독립적인 걷기에서 일어남이 한층 더 명백하고 더 비슷하다. 안정은 아동이 작은 사물을 손에 잡고 걸을 때 역시 보강된다. 안정성을 위해 사물을 잡는 것은 손을 잡는 지지하여 걷기(supported walking)에서 적응되고 아동에게 독립적인 걷기 위한 지지의 감각을 준다.

아동이 정립 자세의 조절을 위해 신체 상부의 안정을 사용할 때에, 걷기는 체간의 측굴과 함께 한쪽에서 한쪽으로의 unilateral한 체중이동으로서 특징을 나타낸다. 조기 걷기는 한 하지로 체중 이동과 반대측 하지의 전방으로 걸음, 고관절과 슬관절의 굴곡과 지지면 위의 발바닥 접촉의 결합으로 사용되는 두 발 걸음의 과정이다. 이때의 걷기는 옆에서 옆으로의 체중이동으로 걷는 특징으로 어기적거리는 유형이다. 아동이 한번 조기 걷기의 경험을 가지면, 그 이전의 발달 과정에서 오는 자세와 움직임의 전략은 걷기에 적응되고 정립자세에서의 자세조절과 움직임 패턴을 수정한다. midline stability와 평형반응의 적응은 걷기에서의 자세 조절을 수정하고, 체중이동과 사지 움직임 패턴을 촉진한다. midline stability와 평형반응은 목과 체간의 중심선을 따라 굴곡과 신전의 혼합을 촉진하고, 체중이동하는데 아동의 능력이 회전에 적응하며 동시에 전방으로 움직인다. 처음에, midline stability는 full flexion과 full extension 사이에서 상지가 준비 보호 자세의 부분 방법으로 가정될 때 분명하다. 준비 자세에서 상지는 필요에 따라 체간 신전을 촉진하는 굴곡을 다시 시작하거나 만약 균형을 잃었다면 보호로서 뻗게 될 것이다.

회전과 함께, 아동은 contralateral한 체중이동 패턴의 발달을 시작하고 움직임의 상호적인 패턴에서 팔과 다리를 사용한다. contralateral한 체중이동은 신체 하부로부터 반대 방향으로 신체 상부의 회전을 따르고 그에 따라 heel strike를 위해 전방으로의 반대측 다리가 나오면, 팔 한쪽을 전방으로 흔들린다. 반대측 다리가 다음 걸음을 위해 push-off하면 다른 팔은 뒤로 흔들린다. 골반 회전은 push-off에서 heel strike하는데 하지 움직임 조절의 주된 원인이 된다. shoulder와 pelvis 사이에서 회전-역회전(rotation-counterrotation)은 상호적인 사지 움직임의 패턴에서의 결과로 나타난다. 상호적인 상지와 하지의 패턴의 관찰은 걷기에서의 좁은 지지면만큼이나, 근기능을 혼합하고, midline stability와 평형반응에 의해 촉진되며, contralateral한 체중이동 패턴의 조절을 지지한다.

걷기과 함께 하는 아동의 경험은, 또 그 이후 달리기, 패턴이 원활해지고 그로인해 체중이동 및 전방으로의 걸음은 한발-걸음 과정처럼 동시에 나타난다. 하지 요소는 골반 회전, 고관절 굴곡, 슬관절 신전 및 족관절 배측굴곡을 포함한다. heel strike와 push-off는 조기 걷기에서 편평발을 수정한다. heel strike에서 push-off하는 움직임은 발바닥의 자극을 변화하고 공간에서의 위치와 움직임 속도에 대한 정보를 제공한다. 시각 및 전정계 정보와 함께 따르는 발바닥 자극으로부터 오는 정보는 걷는 동안 자세와 움직임에서 신속한 조절을 강화한다.

22개월에 아동은 걷는 동안 가끔 넘어지고, 빨리 걸을 수 있고, 유지하기 및 즉시 한발-걸음에 의한 계단 오르기를 시도한다. 달리기를 시작함에 따라 걷는 것에 더욱더 협조하게 된다. 24개월에 아동은 유지하면서 걸어 내려온다.; 30개월에 교대로 계단오르기를 할 수 있고; 36개월에 발을 교대로 하며 계단을 내려올 수 있다.

움직임 요소: 모든 운동 성분이 함께 작용한다.

근 기능: 혼합된 mobility/stability

반사/반응: midline stability; equilibrium reaction

자세 조절/움직임 패턴: contralateral weight shift

조작하여 잡기 Manipulative Prehension

manipulative prehension은 환경 내의 사람들과 물체로부터 자극을 연합하여 환경을 탐색하고 다루려는 아기의 선천적인 동기에서 발달한다. 그런 까닭에, 탐색을 유발하는 손 뻗기(reach)와 조작을 위한 쥐기(grasp)는 본질적인 동기와 비본질적인 동기 둘 다를 갖게 한다. 손 뻗기(reaching)는 이 장(chapter)의 앞에서 설명했던 행동들을 따라 발달한다. 즉, 엎드린 자세-기기(prone-creeping), 바로 누운 자세-일어나 앉기(supine-sitting) 그리고 구르기 등이다. 쥐기(grasp)와 동반되는 놓기(release)는 반사 행동과 함께 시작되며 신체의 나머지 부분과 마찬가지로 손 자체에서 더 상위 레벨의 기능이 발달할 때 통합된다. 예를 들어, 물체를 잡으려고 하는 초기의 시도들은 쥐기 반사(grasp reflex)에 의해 영향을 받는다. 물체가 아기의 손바닥에 닿는 순간 모든 손가락은 물체 위로 완전히 굴곡한다. 그러나 체중 지지를 통해 손바닥의 과민성이 감소되고 난 후에는, 더 성숙되고 좀 더 분리되는 손가락의 움직임들이 발달하여, 물체를 잡기 위해 요구되는 적절한 힘과 물건에 따른 굴곡 형태를 가지고 물체를 만지는 반응을 할 수가 있다. 물체는 신경근 기능과 마찬가지로, 물체에 대해 손이 적응하기 위해 필요한 쥐기의 방향과 유형(type)을 만들어간다. 일단 쥐기 패턴이 물체를 잡기 위해 발달되고 적응되고 나면, 손의 기능은 한층 더 성숙하여서 손에 쥐고 있는 물체의 조작을 지지한다.

상지 기능은 자동적이거나 수의적인 것으로 생각될 수 있다. 자동적인 기능(automatic function)은 체중지지(W/B), 체중이동(W/S), 보호(protection), 균형 잡기(balancing)를 포함한다. 이러한 자동적인 기능의 발달은 이미 이 장에서 언급되었다. 수의적인 기능(volitional function)은 손 뻗기(reaching), 쥐기(grasping), 놓기(releasing), 그리고 조작(manipulation)을 포함하며 조절된 손 뻗기로부터 조절된 쥐기, 조절된 놓기 그리고 조절된 조작의 순서로 발달한다. 수의적인 기능을 넘어서는 조절은 의지적인 기능에 대한 자동적인 기능의 발달과 적응에 좌우된다. 예를 들어, 안정성을 발달시키는 상지로의 체중지지는 공간 내에서 상지를 가지고 손 뻗기(reach)를 하는 것보다 우선한다. 운동성-안정성의 결합을 발달시키는 상지로의 체중이동은 조화된 운동성-안정성에 좌우되는 공간으로의 정확하고 점진적인(graded) 손 뻗기(reaching)보다 우선한다. 체중지지와 체중이동을 하는 동안 발달한 운동성과 안정성의 적응 외에 상완과 견갑골 사이의 분리 또한 발달하는 동안 획득되며, 일반적인 몸의 움직임으로부터 상지를 자유롭게 함으로, 몸에서 멀어지거나 다시 가까이 가는 움직임 둘 다 가능하게 되고 조절이 되게 된다.

손 뻗기(Reaching)는 공간 내에서 아기의 팔과 손의 움직임과 그 방향성 둘 다를 포함한다. 손 뻗기는 손을 환경과 접촉하도록 함으로 쥐기 반응(grasp response)은 특정한 기능에 적응되고 발달할 수가 있게 된다. 손 뻗기는 공간 내에서 움직임의 시공간적 요구에 순응하기 위하여 상지 근위부의 움직임을 조절하는 것은 물론, 신체의 나머지 부분으로부터 상지의 분리를 필요로 한다. 몸과 환경으로부터의 다양한 지지 정도(degree)와 함께 움직임의 다양한 면(plane)을 통한 상지 기능의 활성화는 분리와 조절 둘 다를 촉진한다. 누운 자세(supine)에서, 손 뻗기는 물체를 치는 것(swiping)으로 시작하는데, 처음엔 옆으로 나중엔 가운데(midline)에서 하게 된다. supine에서 치는 것(swiping)과 나중에 나오는 손 뻗기(reaching)는 처음 견갑골과 상완이 분리하는 것처럼, 중력에 대한 상지의 굴곡과 굴곡-신전 발달에 기여한다. supine 자세는 견갑골 안정성을 위한 근육이 발달하기 이전에도 체간에 견갑골을 유지해 줌으로써 지지면에서 견갑골을 눌러 견갑골의 안정성을 촉진한다(그림 5-69). 아기가 중심선(midline)에서 물체를 향해 옆이나 위로 손을 뻗을 때, 팔이 체간에서 멀어졌다가 되돌아오는 동안 견갑골은 기본적으로 상부 체간에 유지된다. 아기가 양손을 함께 가져오고 동시에 중력에 대해 유지하는 능력이 발달하기 이전에 체간을 가로질러 손을 함께 가져올 수 있게 되면 손을 중심선으로 가져오는 것 또한 supine에서 강화된다. 결국 중심선에 손을 가져오는 것은 중심선을 가로질러 물체를

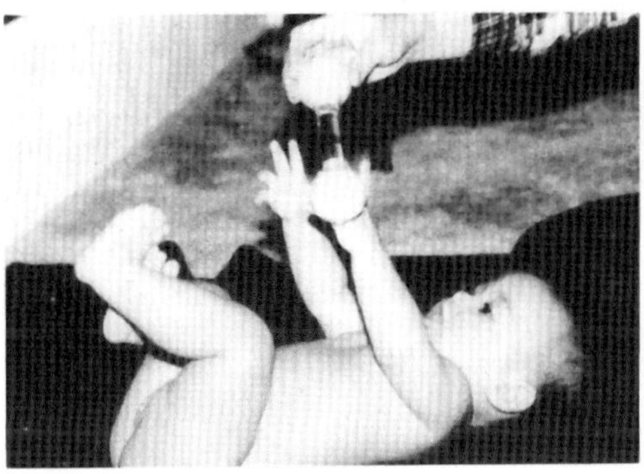

그림 5-69: 누운 자세에서 뻗기
(Reaching from supine)

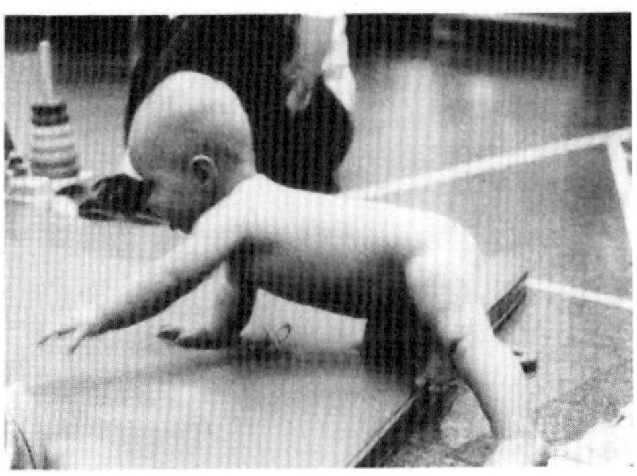

그림 5-70: 엎드린 자세에서 뻗기
(Reaching from prone)

이동시키는 기능을 지지한다.

엎드림(prone)에서, 손 뻗기는 팔꿈치 지지(on-elbow)와 손 지지(on-hand) 자세의 성취와 함께 시작된다(그림 5-70). 한 번 아기가 on-elbow 자세를 유지하고 한쪽 상지에 체중을 지지할 수 있게 되면, 다른 쪽 상지는 몸을 전방으로 움직이거나 장난감을 잡기 위하여 전방으로 손을 자유롭게 뻗게 된다. 엎드림에서의 손 뻗기는 중력에 대해 상지의 신전을 촉진한다. 체간 가까이 견갑골을 유지하기 위하여 상부 체간-견갑골의 안정성이 충분히 잘 확립이 될 때, 견갑골과 상완의 분리 또한 강화된다. 엎드림에서 몸을 전방으로 움직이기 위한 손 뻗기(reaching)는 배밀이(crawling)와 네발기기(creeping)에서 반복이 된다. 아기가 물체를 향해 손을 뻗거나 움직이기 위하여 손을 뻗는(reaching) 패턴은 완전한 배밀이나 네발기기 패턴과는 구분이 된다. 아기는 배를 댄 자세(on tummy) 또는 네발기기 자세(on hands-knees)를 유지하며 물체에 닿기 위하여 손을 전방으로 뻗는다.

구르기(rolling)에서, 아기가 공간 내 신체의 움직임을 돕기 위해서 상지를 사용하는 계획적인 구르기와 함께 시작된다(그림 5-71). 아기는 수평내전의 패턴으로 손 뻗기가 발달하는데, 이것은 상지가 중심선을 가로질러 가고 손을 중심선(midline)으로 가져오는 능력을 강화한다. 일단 자동적인 구르기 패턴과 옆으로 누운 자세(sidelying)가 확립되면, 아기는 완전한 구르기 패턴과 구르기 위하여 손을 뻗는 것을 구별할 수 있게 된다. 신체를 가로지르는 수평면상에서의 손 뻗기(reaching)는 신체의 반대편에 있는 물체를 획득하기 위하여 사용될 수 있다. 상지로 중심선을 가로지르는 것과 동시에 안정된 자세를 유지하는 것은 대개 평형반응(equilibrium reaction)이 존재함을 의미한다. 사실, 손 뻗기(reaching)가 이것을 촉진하는 supine, prone, 또는 rolling 절차로부터 한 번 구별되고 나면, 평형과 midline stability 패턴은 사람이 모든 움직임 면(plane)상에서 reaching을 의미 있게 사용하는 것을 가능하게 만든다.

손에 있는 물체를 놓기(Release)는 쥐기(grasp)와 함께 발달한다. 초기의 쥐기 패턴은

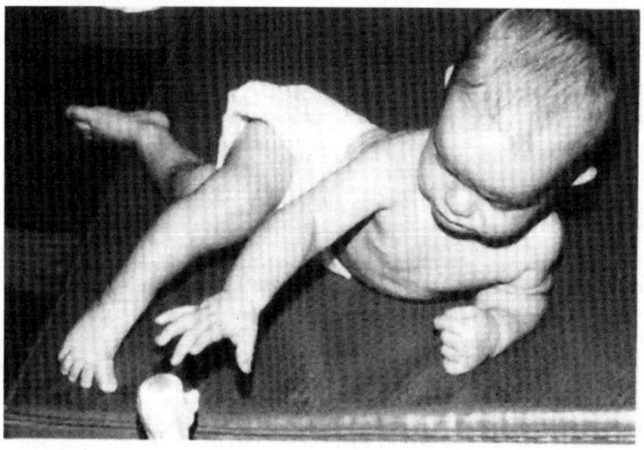

그림 5-71: 누운 자세에서 뻗기
(Reaching from supine)

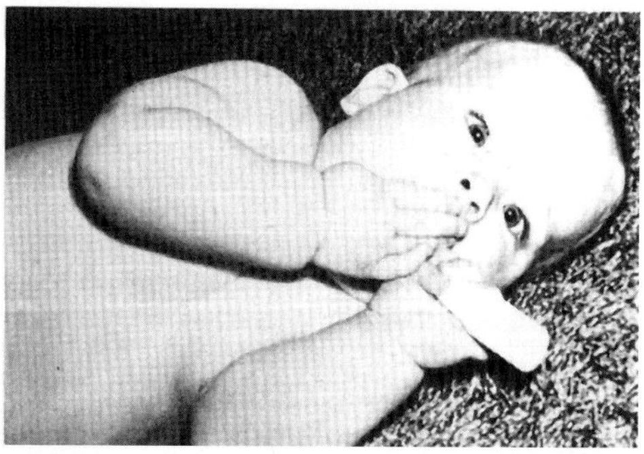

그림 5-72: 엎드린 자세에서 뻗기
(Reaching from prone)

손바닥의 touch에 의해 자극된다. 초기 쥐기의 반사적인 특징은 흔히 손가락 굴곡을 점진적이지 않고 강하게 만드는데, 이것은 손가락 신전과 어우러지는 것을 어렵게 한다. 결과적으로, 아기는 물체를 쉽게 쥘 수 있지만, 놓는 것은 어렵게 된다. 놓기(release)는 수의적인 놓기를 위한 손가락 신전이 충분히 잘 발달되기 이전에, 환경이나 자신의 몸을 사용하는 것에 의해 촉진될 수 있다.

4개월 이전에는, 아기의 손에 물체를 둘 수 있으며 잠시 유지될 수도 있다. 놓기는 상지의 일반적인 움직임의 결과 또는 손 자체를 건드림으로 인해서이며 대개 불수의적이다. 한번 아기가 의지적으로 손을 뻗고 쥐기를 하게 되면 supine에서 손을 중심선(midline)으로 가져와 물체를 입안에 넣는 것이 가능해진다. 입에 넣기(mouthing)는 초기의 놓기(early release)를 돕는데, 만약 아기가 입으로 물체를 안정시킬 수 있으면 물체에서 손을 떼기가 더 쉬워지기 때문이다(그림 5-72). 6, 7개월경 한 손에서 다른 손으로 물체를 이동시키는 것도 유사한 목적을 가진다. 즉, 아기는 한 손으로 물체를 고정하고 반대편 손은 쥐고 있던 것을 놓는다. 초기에 물체는 잡고 있는 손에서 당겨지지만, 손가락의 신전을 더 잘 조절하게 되면서 당기기(pulling)와 놓기(releasing)가 안정성이 필요하다.

7개월에는, 손가락을 포함한 상지의 신전이 보호반응과 지지반응과 함께 급속하게 발달한다. 아기는 유아용 의자와 같이 높은 곳으로부터 물체를 아래로 떨어뜨리기 시작한다. 물체를 떨어뜨리는 것은 상지의 완전한 신전 패턴을 요구하며, 지지하는 물체의 의지적인 놓기의 시작을 나타낸다. 아기는 물체가 떨어지는 것을 보며, 물체의 움직임을 조절하는 것을 즐기는 것으로 보인다. 인과 관계(cause-effect relationships)와 물체의 영속성은 떨어뜨리는 것에 의해 강화되며, 이후엔 물체를 던지게(throwing) 된다.

10-11개월경엔, 아이는 작은 물체를 엄지와 손가락으로 집어 올리며 놓기 또한 세련되어진다. 상지 나머지 부분의 신전을 사용하지 않고 손가락의 신전을 실행하는 대신에, 아이는 지지면이나 또 다른 물체 위에 손가락의 척골 부위(ulnar)를 둠으로써 지지(support)상태로 되돌아간다. 놓기 위한 엄지와 손가락의 좀 더 조절된 신전은 지지를 사용하여 가능해진다. 1년이나 그 이상이 되면, 비록 아이가 수개월, 수년간 수행할 것임에도 불구하고 지지 없이 의지적인 놓기는 어떤 과제수행의 정확한 완성을 위하여 적절한 놓기(release)는 물론, 물체를 확실히 놓기 위해 요구되는 손가락 신전 범위를 조절하기 위해 발달할 것이다.

쥐기(grasp)와 조작(manipulation)은 환경 내에서 물체를 획득하고 탐색하는 아기의 욕구를 지지한다. 쥐기와 조작은 이 장에서 설명한 발달 순서에 따라 발달한다. 원시적 단계(primitive), 과도기(transitional), 그리고 성숙단계(mature)의 쥐기(grasp) 패턴은 쥐기와 조작의 발달을 동반하는 특정한 구강 운동(oral motor)과 시운동(visual motor) 행동과 함께 설명될 것이다. manipulative prehension의 발달과 연관된 주요 동작(key

Primitive Phase
Primary Grasp
Primary Release
Swiping

Transitional Phase
Scratching
Crude Palmar Grasp
Reach and Pat
Palmar Grasp
Index Probing
Instincitive Grasp

Mature Phase
Visual Orientation
Inferior Pinch
Superior Pinch
Prehension
Manipulative Prehension

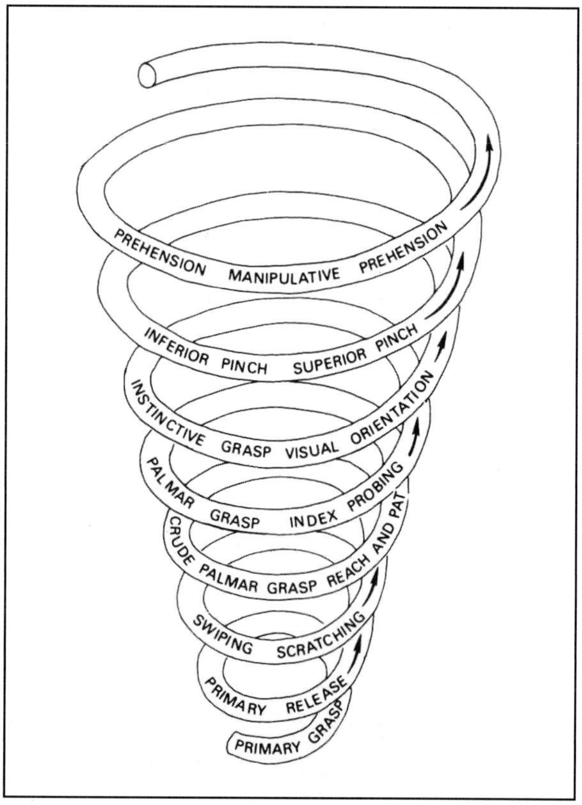

그림 5-73: 조작하여 잡기 주요 동작(Key behaviors of manipulative prehension)

behavior)은 다음의 것(그림 5-73)을 포함한다.

Primary Grasp(그림 5-74와 5-75)

설명과 목적: primary grasp은 손과 상지의 굴곡 요소가 활성화된다. 신생아 시기 때 손바닥을 누르면 손목 손바닥 쪽 굴곡과 팔꿈치의 굴곡과 함께 손가락의 굴곡을 이끌어 낸다. 손바닥 누르기에 반응하는 상지의 전체적인 굴곡은 full ROM의 끝까지 굴곡 요소를 활성화시키는데 이것은 견인 반응(traction response)으로 알려져 있다. 만약 견인 반응이 강하다면, 손바닥을 누르고 손을 잡는 것에 의해 지지면으로부터 아기를 들어 올리는 것이 가능해진다. 견인은 발달의 상위 레벨에서 'pull to sit'과 함께 발달되는 행동의 전조(forerunner)가 될 것이다. 만약 견인이 기능 장애 상태로 지속된다면, 손에 놓인 물체를 쥐고 몸 쪽으로 당기게 될 것이고, 물체를 조작하고 시각적으로 관찰하는 것을 크게 방해할 것이다.

움직임 요소: 굴곡
근 기능: mobility
반사/반응: 견인(tractioin)
자세 조절/움직임 패턴: 없음

1-2개월 사이에, primary grasp의 견인 반응은 grasp reflex(쥐기 반사)로 수정된다(그림 5-73). grasp reflex는 손바닥을 눌렀을 때 손가락은 굴곡되지만, 상지의 나머지 부분은 제외된다. 굴곡은 대개 손의 척골 쪽에서 강하다. 엄지손가락은 손의 요측(radial)이나 손바닥에 내전되어 있다. 상지의 전체 굴곡 패턴을 유도하지 않고 손가락만 굴곡하는 능력은 손 뻗기(reach), 쥐기(grasp)의 발달에 중요한데, 이것은 몸으로부터 팔을 떨어뜨려 손가락 굴곡을 사용하여 물체를 조작하는 동시에, reach를 위한 상지의 신전을 유지해야 한다. 견인(traction)이 grasp reflex(쥐기 반사)로 수정되는 것은 목의 회전이 증가되면서 수반된 ATNR의 출현 때문이다. 아기가 손바닥에 touch를 받고 자극 방향으로 머리를 돌릴 때, ATNR은 견인으로 인한 굴곡 경향을 수정하며 얼굴 쪽 상지의 신전을 촉진한다. 만약 기능장애(dysfunction)가 나타나면, grasp reflex(쥐기 반사)는 손에 물체가 놓였을 때, 손가락의 굴곡을 지속적으로 야기시킬 수 있다. grasp reflex(쥐기 반사)가 유지되면 놓기(release)의 발달을 방해한다. 만약 ATNR이 자세 긴장도에 계속 영향을 준다

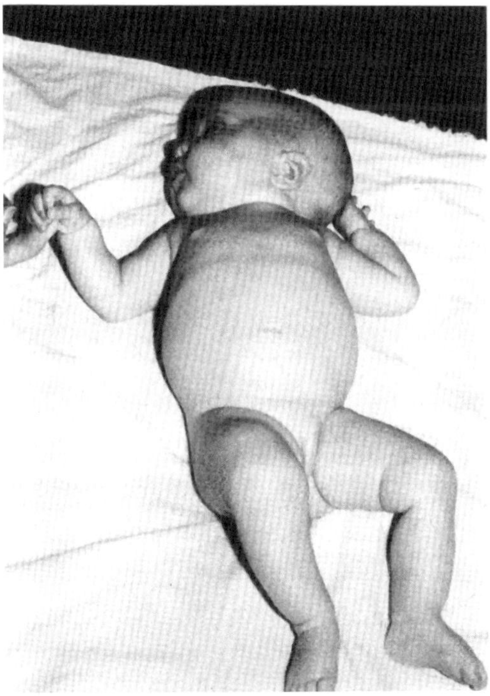

그림 5-74: 견인반응(Traction response)

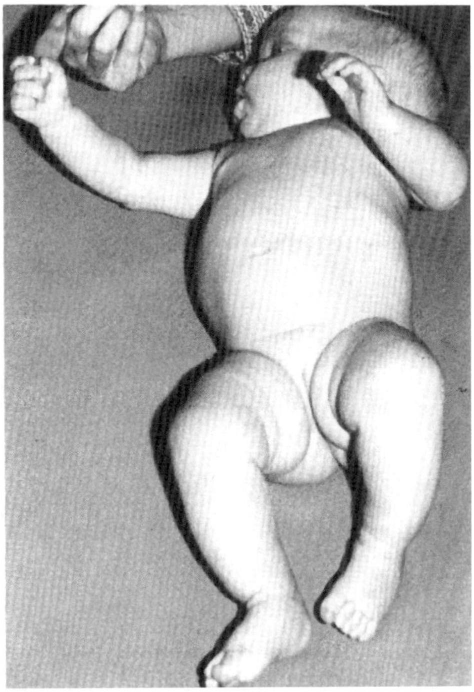

그림 5-75: 쥐기 반사(Grasp reflex)

면, 상지를 굴곡시켜 다른 쪽 손에 물체를 옮기거나 입으로 가져오는 것이 어렵게 될 것이다.

움직임 요소: 굴곡–손가락/신전–팔

근 기능: mobility–손가락/stability–팔

반사/반응: grasp reflex/ATNR

자세 조절/움직임 패턴: weight bearing

Primary Release(그림 5–76)

설명과 목적: 물체를 쥐는 것처럼 놓기 위해서는 굴곡과 함께 손의 신전 발달이 필요하다. 신생아 시기의 회피 반응(avoiding response)은 손가락의 신전을 촉진한다. 나중에, 상지를 통해 신전을 촉진하는 자세와 움직임 전략 또한 좀 더 성숙된 놓기의 발달에 영향을 줄 것이다. 회피 반응(avoiding response)은 손(특히 손의 등쪽)의 가벼운(light) touch로 손가락 신전을 이끌어 낸다. 손가락은 순간적으로 신전되고, 부분적으로 굴곡하거나 굴곡된 자세로 되돌아간다. 손에 touch는 사람으로부터 올 수 있고 또는 담요 같은 환경내의 물체를 접촉하는 것으로부터 올 수 있다. touch나 또 다른 동화(assimilation)에 의해 이끌어내어지는 손가락의 신전은 상위 발달 단계에서 나타나는 수의적인 손가락 신전의 전조(forerunner)일 수 있다. 원시적인 발달 단계 동안 신전을 자극하는 또 다른 원인은 모로반사와 ATNR를 포함하는데, 이것은 상지 신전 패턴의 일부로서 손가락의 신전을 촉진한다.

움직임 요소: 신전

근 기능: mobility

반사/반응: Avoiding, Moro, ATNR

자세 조절/움직임 패턴: weight bearing

또 다른 2가지 요소가 reach와 grasp의 발달에 영향을 주며, grasp의 주요 동작(key behavior)을 적절하게 설명할 것이다. 하나는 손과 물체를 입으로 가져오는 아기의 능력이고(그림 5–72, 5–77), 또 다른 한 가지는 물체를, 자신의 손을, 또 물체와 손을 함께 시각적으로 추적하는 것과 손의 움직임에 직접적으로 시각을 사용하는 아기의 능력이다(그림 5–78). reach와 grasp의 발달에 필수적으로 논의될 것으로 생각되는 최소한의 시각 정보가 여기에 설명되어 있다. 여기에는 아이의 시각과 시지각의 발달에 관해서 유용한 많은 문헌들이 있다.

입안으로 손을 넣는 것은 시각적인 확인이 가능해지기 이전에, 촉각적인 감수체를 통해 아기가 손을 탐색하게 하는 것이다. 입 주변의 촉각 수용기(receptor)는 출생시 한층 더 성숙하며 식별력을 가지는데 이것은 생존기능이기 때문이다. 또한 손을 입에 넣는 것은

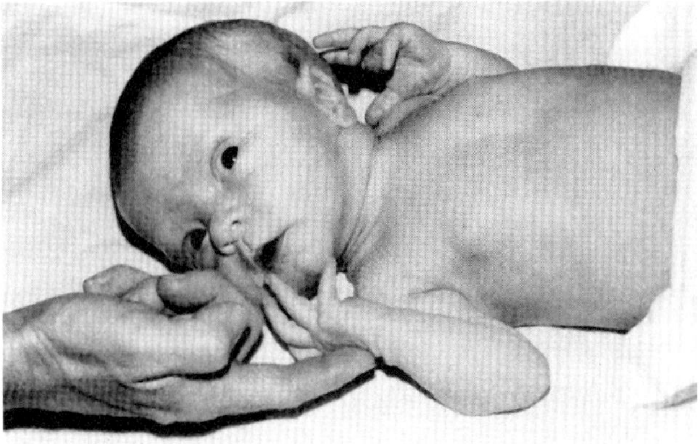

그림 5-76: 첫 놓기
(Primary release)

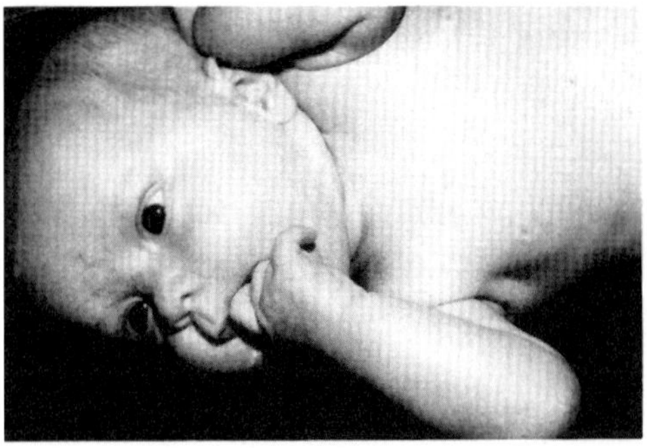

그림 5-77: 손을 입으로(Hands-to-mouth)

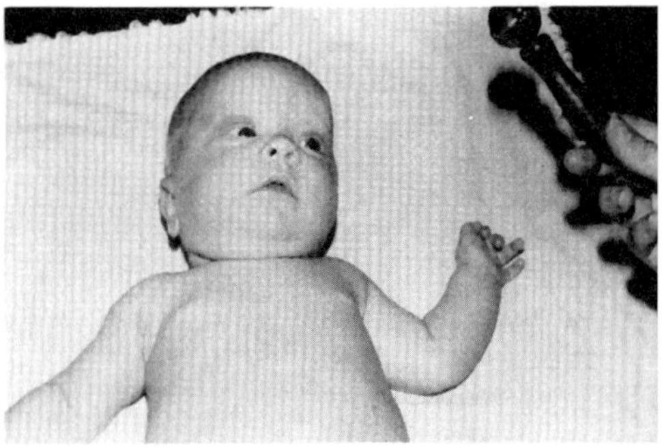

그림 5-78: 시각 추적(Visual tracking)

아이가 손으로 입을 탐색할 수 있게 하여 oral-motor 기능의 발달을 돕는다. 나중에, 아이는 물체를 조작하고 상지의 일부 움직임 요소를 촉진하기 위하여 입으로 물체를 가져올 것이다.

환경은 "grasping(쥐기)" 위하여 시각을 사용하는 영아의 능력은 손의 쥐기 기능보다 한층 더 진보한다. 결과적으로, 아기는 공간내의 물체를 쥐기 위하여 실제로 손을 적응시키기 이전에 자신의 손과 움직이는 손, 물체와 움직이는 물체를 보기 위한 많은 기회를 가진다. 발달의 초기 단계 때, 신생아는 물체나 얼굴에 시각적으로 고정하거나 머리와 함께 눈을 움직일 수 있으며 곧 손의 움직임으로부터 눈의 움직임이 분리되어진다. 1개월에, 아기는 물체에 시선을 오랫동안 고정하여 중심선(midline)까지 물체의 움직임을 추적할 수도 있다. 2개월에는 초점 맞추기가 증가하여, 더듬거리며 중심선을 지나서 추적할 수도 있고 간혹 수직선상을 따라 추적하기도 한다; 3개월에는, 중심선에서의 수렴(convergence), 물체를 보기 위해 중심선을 응시하는 것, 특히 물체에서 또 다른 물체로 시선을 옮기는 것, 중심선을 가로질러 수평으로 180° 추적하는 것, 그리고 수직선상 추적이 나타나는데 수직선상의 추적은 하방응시보다 상방응시가 좀 더 나타난다.

Swiping(그림 5-79)

설명과 목적: 3개월 정도가 되면, 아기는 공간 내에서 손을 볼 수 있는 많은 기회를 가지게 되며, 물체를 치기(swipe) 시작한다. 비대칭성 긴장성 경반사(ATNR)은 아기의 한쪽 면의 시야내로 손을 가져오게 한다. ATNR에 의한 원시적인 자세의 안정성 때문에 아기는 장시간 자신의 손을 볼 기회를 가진다. 3개월경에는, 공간 내의 물체에 초점을 맞추는 아기의 능력이 증가한다(그림 5-80). 만약 딸랑이 같은 물건이 보이면, 아기는 장난감을 흘끗 보고 그것을 건드리는 것에 의해 딸랑이에 접촉하는 것을 시도할 수 있다. 어깨의 움직임은 중력에 대항하여 활성화된다. 쥐기의 원시적인 선행이든지, 어깨 움직임을 조절하기 위한 의미든지, 아니면 둘 다이든지 손가락은 대개 굴곡할 것이다. 아기는 보통 손이 물체를 향해 움직이는 동안 물체에 대해 시각적인 응시를 유지할 수 없다. 따라서 움직임을 시작한 이후엔 딴 곳을 본다. swiping은 물체에 대한 초기 손 뻗기(reaching)를 나타

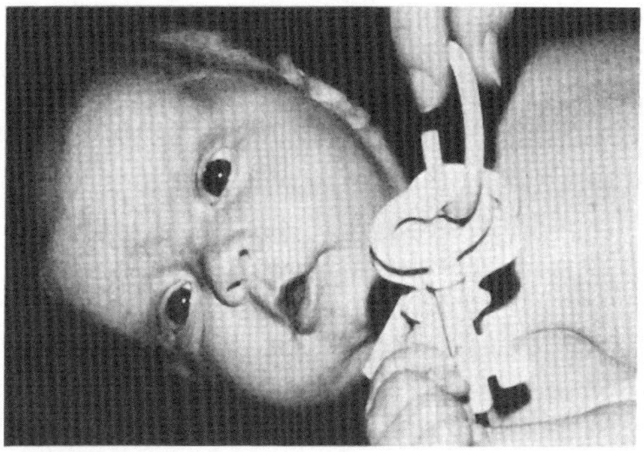

그림 5-79: 스위핑(Swiping)

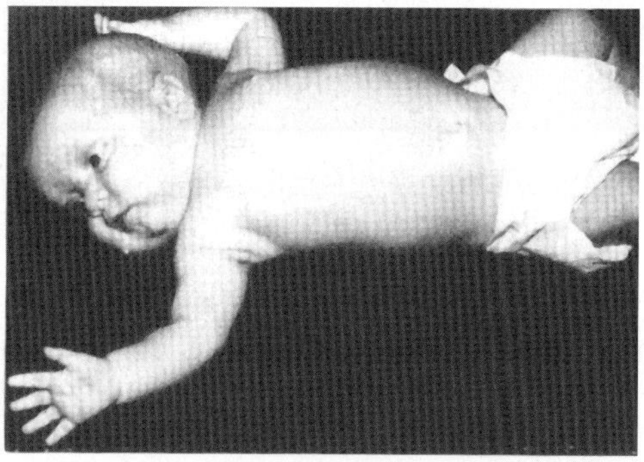

그림 5-80: 손을 보기(Hand regard)

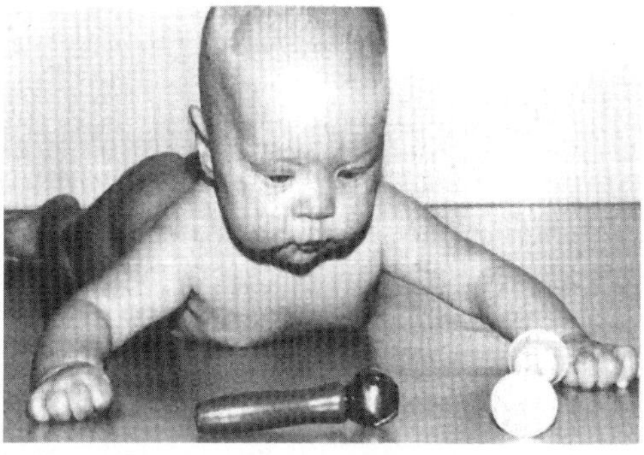

그림 5-81: 주먹쥔 손에 체중지지
(Weight bearing on fisted hands)

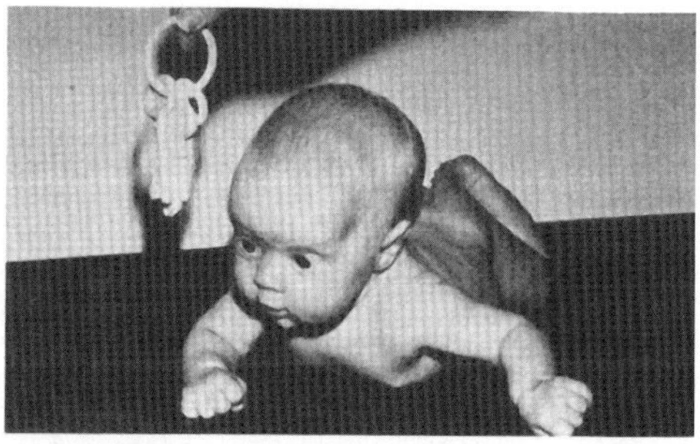

그림 5-82: 요골과 척골 쪽으로 체중지지
(Weight-bearing-radial and ulnar sides)

내는데, 아마도 시각적인 것은 시작이 되지만 아직 시각적으로 안내되거나 자세적으로 조절되는 것은 아니다. 만약 기능이상(dysfunction)이 나타나면, swiping 형태의 움직임을 시작하거나 조절하는 것의 어려움은 빈번하게 관찰되며, 나중에도 마찬가지다. 손을 뻗는 동안 물체에 대한 시각적인 접촉을 유지하는 것 또한 어렵게 될 수 있는데, 이것은 아마도 움직임과 시각적인 정보를 통합하는 것이 발달하지 않았기 때문이다.

움직임 요소: 목 회전; 상지 굴곡/신전

근 기능: mobility

반사/반응: ATNR

자세 조절/움직임 패턴: weight bearing

원시적인 단계의 끝에서, 아기는 prone에서 주먹 쥔 손에 체중을 지지하는데 머리를 돌리는 것에 의해 radial에서 ulnar로 또는 ulnar에서 radial로 체중지지를 바꿀 수 있으며, supine에서는 손을 입으로 가져오기 시작한다. 주먹 쥔 손에 체중을 지지하는 것은 손가락 신전근의 신장(stretch)를 증가시키며 체중지지 자세와 체중을 지지 않는 자세에서 능동적인 손가락의 신전을 촉진하는 것을 돕는다(그림 5-81). prone에서 머리를 돌릴 때의 체중지지는 아기의 팔에서 비대칭성 긴장성 경반사(asymmetrical tonic neck) 자세를 이끌어내며, 손의 척측과 요측면 사이에서 체중지지를 이동시킨다. 초기의 체중이동은 체중지지 상태에서 장난감을 갖고 놀거나 체중이 지지되지 않은 자세에서 가위질을 하든 어느 경우에서나 요측에 운동성을 주기 위해서 척측의 안정성을 준비시킨다. supine에서, 아기의 swiping으로 인한 경험은 상지의 굴곡을 한층 더 촉진하며, 굴곡으로 중력의 영향이 어느 정도 제거되어서 머리를 한쪽 방향으로 돌렸을 때 손을 입으로 가져올 수 있게 한다. 손을 입으로 가져오는 조절은 아기가 언제든지 손을 입에 넣는 것을 선택하게 한다. 아기가 머리를 중심선(midline)에서 좀 더 유지하며 손이 따라올 수 있을 때 중력에 대항하는 굴곡 패턴의 움직임이 발달한다.

Scratching(그림 5-83)

설명과 목적: 4개월경에, 아기는 손, 전완, 팔꿈치 사이에 체중을 분산시키며 팔꿈치로 지지할 수 있고, supine 자세에서 가슴을 가로질러 손을 함께 가져올 수가 있다. 손이 지지면이나 자신의 몸에 접촉되어 있을 때 아기들은 모든 손가락의 굴곡과 신전을 번갈아 사용하여 표면을 긁는 것(scratching)을 즐기는 것처럼 보인다. 긁기(scratching)는 아기에게 완전한 범위의 상호교대적인 굴곡과 신전이 발달할 기회를 준다. 손가락 원위부 관절이 지지면 위에 놓이게 되면 결합된 굴곡과 신전 또한 긁기와 함께 발달하기 시작한다. 아기가 긁기를 계속 사용함에 따라, 특히 의자에 지지되어 앉아 있을 때 손가락이 분리될 수 있어서 한두 개 손가락의 움직임이 모든 손가락이 함께 움직이는 것으로부터

다르게 움직이게 된다. 움직임을 촉진하는 것 외에, scratching은 여러 가지 표면에 대한 촉각 정보를 제공하여 손끝의 촉각 분별력(discrimination)의 발달을 돕는다. scratching은 손의 긁어모으는(raking) 움직임에 적응되어져서 crude palmar grasp의 발달을 이끌어 낸다.

움직임 요소: 굴곡;신전

근 기능: mobility; 결합된 mobility/stability

반사/반응: vertical righting reaction; support reaction

자세 조절/움직임 패턴: Weight bearing

Crude Palmar Grasp(그림 5-84)

설명과 목적: 4-5개월 사이에, 아기는 crude palmar grasp과 함께 손을 뻗어서 물체 위에 손을 놓고 자기 쪽으로 그것을 긁어모은다. crude palmar grasp은 swiping으로부터 적응되지만, prone이나 지지하고 앉은 자세 어느 경우에서든지 전방으로의 손 뻗기 패턴과 함께 시작될 수 있다. prone on-elbow 자세에서, 아기는 한쪽 손을 뻗어 crude grasp을 하기 위하여 다른 한쪽으로 체중을 이동해야 한다.

아기는 손 뻗기의 완전한 조절이 안 되기 때문에 reaching하는 동안 부분적으로 손가락을 펼 수 있다. 결과적으로, 아기는 아직 물체의 크기나 위치에 따라 손을 조정할 수는 없고 단지 물체 위에 서툴게 손을 올려놓는다. palmar grasp은 전완 회내(pronation) 자세에서 물체를 손가락과 손바닥 사이에 쥐는 것을 의미하며, 처음엔 좀 더 척측으로 잡지만, 나중엔 손의 요측으로 잡게 된다.

움직임 요소: 신전; 굴곡

근 기능: mobility; stability; early blending mobility/stability

반사/반응: vertical righting

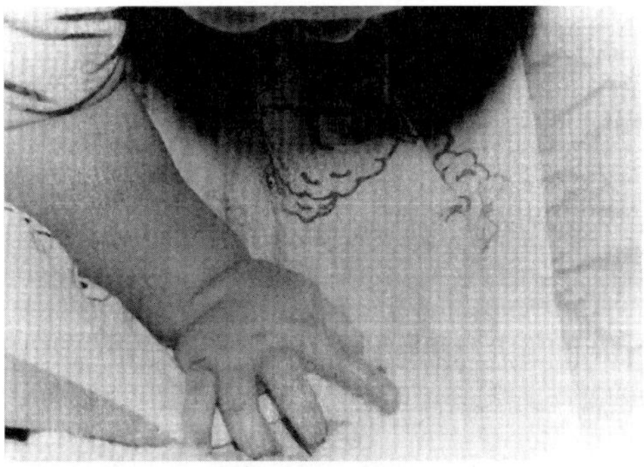

그림 5-83: 긁기 긁어 모으기 (Scratching/raking)

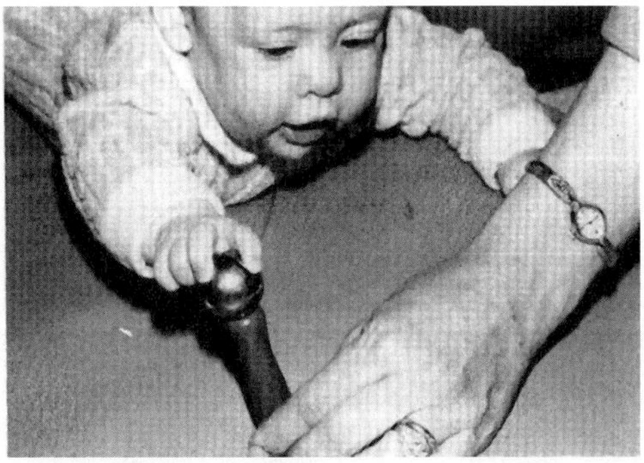

그림 5-84: 조잡한 잡기(Crude grasp)

자세 조절/움직임 패턴: on-elbow 자세에서 한쪽으로 weight shifting 시작

Reach and Pat(그림 5-85)

설명과 목적: 5개월쯤에 reaching은 손 뻗기 패턴의 반복과 자세 조절의 증가로 인해 한층 더 정확하게 된다. 물체를 잡기 위해 손을 뻗는 것 외에도, 아기는 손을 뻗어 유아 의자의 tray나 거울 같은 물체나 얼굴을 두드리기도 한다. Patting은 쥐기 반사의 영향을 억제하면서 동시에 손가락의 신전을 촉진한다. 아기가 물체를 두드릴 때, 손바닥이 자극된다. 그런, 두드리는 동안 아기는 능동적으로 손가락을 완전히 신전하여 유지하면서 손바닥에 압력이 들어와도 굴곡으로 반응하지 않거나 또는 팔의 움직임을 조절하기 위하여 손가락을 굴곡하기도 한다. 손가락 신전근의 촉진은 상지의 보호반응(protective reaction)의 발달을 통한 prone on-hand 자세에서도 일어난다.

움직임 요소: 신전

근 기능: Stability; mobility

반사/반응: Protective; support; vertical righting reactions

자세 조절/움직임 패턴: None

Palmar Grasp(그림 5-86)

설명과 목적: Crude palmar grasp은 6개월쯤에 palmar grasp으로 적응된다. 아기는 손가락을 펴고 전완을 회내한 자세로 손을 뻗어 물체에 접촉하고, 굴곡된 손가락과 손바닥 사이로 물체를 잡는다. 엄지는 손바닥 밖에 있지만, 이 시기에는 쥐기에 많이 참여하지는 않는다. 전완은 물체의 orientation에 상관없이 회내를 유지하고 있기 때문에 손의 위치를 조절하기 위해서는 물체에 대한 orientation이 변화되어야 한다(그림 5-86의 강아지 꼬리의 위치를 주목하라). 물체의 크기와 상관없이 palmar grasp을 유지하며 작은 물체라

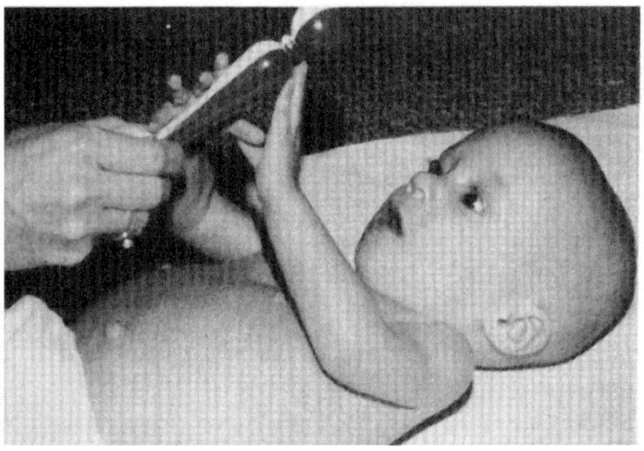

그림 5-85: 가볍게 두드리고 뻗기 (Reach and pat)

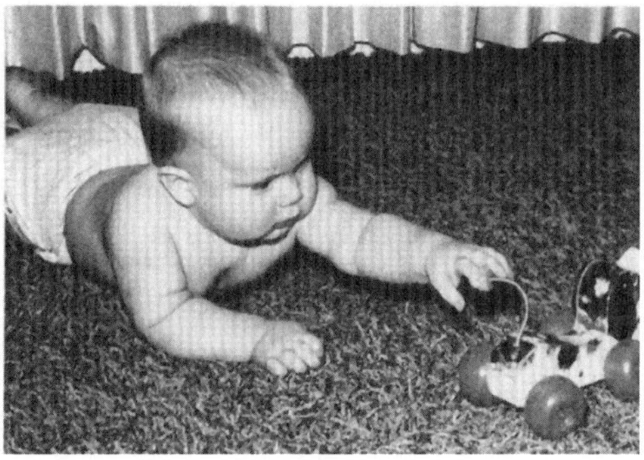

그림 5-86: 손바닥으로 잡기(Palmar grasp)

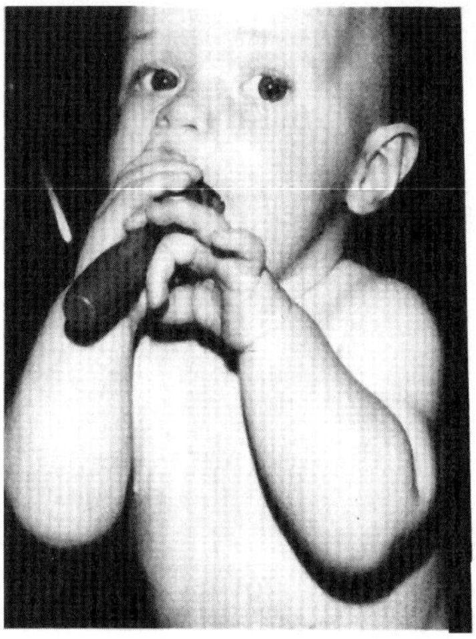

그림 5-87: 물건 조작하기 위해 입으로(Mouthing for object manipulation)

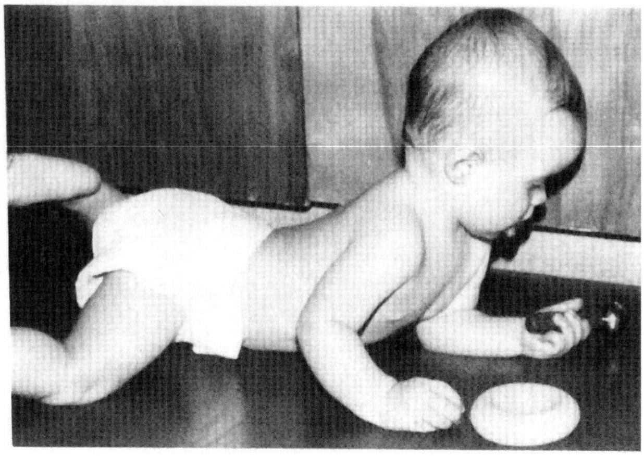

그림 5-88: 완전히 위로 향하게 외전(Full supination)

도 손가락과 손바닥 사이로 잡고 때때로 손바닥에서 놓치기도 한다. prone on elbow에서의 palmar grasp은 조절된 한쪽 면으로의 체중이동 패턴에 의해 지지되는데 이것은 손뻗기와 손가락 움직임의 정확성을 강화한다.

아기가 다양한 상황에서 palmar grasp에 적응함에 따라, 쥐기 패턴 자체는 수정된다. 6-7개월 사이에 척측 손가락은 물체를 좀 더 요측 손가락 쪽으로 누르며 엄지손가락은 물체에 대해 내전될 수도 있다. palmar grasp은 한층 더 요측으로 가며 손의 요측에서의 prehension의 발달을 준비한다.

움직임 요소: 신전; 굴곡; 내전; 외전

근 기능: 혼합된 mobility/stability

반사/반응: vertical righting reactions

자세 조절/움직임 패턴: Unilateral weight shift

비록 쥐기 기능이 빠르게 발달하더라도, 손은 여전히 회내 자세로 원시적으로 사용되어지며 아기들은 물체를 조작하고 철저하게 조사하기 위하여 입으로 물체를 계속적으로 가져간다(그림 5-87). 일단 아이가 손과 물체를 중심선(midline)에 가져와 물체를 입안에 넣을 수 있다면, 손만 사용하는 것보다 쉽게 물건을 조작, 이동(transfer) 또는 놓을(release) 수 있을 것이다. 입과 함께 손으로 물체를 조작하는 것은 전완의 회외-회내와 손목의 굴곡-신전의 움직임을 필요로 한다. 아기는 물체를 잡은 상태를 바꾸기 위해 전완을 돌리는 동안 물체를 안정되게 하기 위해 입을 사용하고 동시에 전완에서는 운동성과 안정성의 기능이 결합한다. 손을 입에 가져가는 것은 아기가 손가락과 손바닥 사이에 갖고 있던 시리얼(cereal)과 같이 작은 물체를 놓는 것을 돕는다. 작은 물체를 입으로 옮기기 위하여 손을 입으로 가져오면서 아기는 전완을 회외하고 손가락을 신전해야 한다. 전완 회외와 손가락 신전의 결합은 상위 발달 레벨에서 palmar grasp을 수정한다.

그러나, 전완의 능동적인 회외가 발달하면서 아기의 손 뻗기와 쥐기 패턴은 적응되어질 수 있다(그림 5-88). 상지에서 회외 기능의 발달이 분리되면서, 상지가 안정된 상태를 유지하며 전완의 회전에 대한 조절을 제공하는 동안 전완은 회외와 회내를 연결하여 돌릴 수 있게 된다. on-elbows의 체중지지가 좀 더 근위부 관절 기능의 안정성을 강화하기 때문에 능동적인 전완의 회전은 대개 on-elbows 자세에서 처음 나타난다. prone on-elbow에서의 회외는 아기가 손에 갖고 있는 물체를 시각적으로 볼 수 있게 한다. 물체에 대한 시각적인 정보는 물체를 입에 넣음(mouthing)으로 인해 얻게 되는 촉각 정보와 함께 통합(integrate)된다. 이 기간 동안, 아기는 시각적으로 물체를 살피는 것이 종종 관찰되며, 이후 물체를 입에 넣었다가 다시 꺼내어 쳐다보며 2개의 정보를 비교하는 것을 보여준다. 회외는 또한 시각과 촉각의 통합(intrgration)을 강화하는 것 외에, 쥐기 패턴을 조절하는 아기의 능력을 중요하게 변화시킨다.

7개월경에, 손과 물체에 대한 시지각은 물체를 놓는(release) 능력은 물론, 물체를 한 손에서 다른 손으로 옮기는 능력에 의해서도 강화된다(그림 5-89). 이렇게 물체를 옮기는(transfer) 동안, 아기는 움직임의 시각적인 안내를 위한 준비로 손에서 물체로 물체에서 손으로 얼핏 보며 열중하게 된다. 또 다른 쥐기 활동들을 할 때도 그렇지만, 물체를 옮기는(transfer) 동안에 시각적으로 스캐닝하는 것은 물체와 관련하여 손의 독특한 모양을 아기가 확인하게 한다. 놓기(release)에 필요한 최소한의 손가락 신전을 사용하여 물체를 한 손에서 다른 손으로 가져갈 수 있기 때문에, 옮기기(transfer) 또한 쥐고 있는 물체의 놓기(release)를 강화한다. 회외가 옮기기(transfer)에 적응될 때, 아이는 양손으로 물체를 조작할 수가 있다. 손 자체 내의 신경근 기능의 성숙뿐만 아니라, 양손의 사용 또한 manipulative prehension에 필요한 엄지와 손가락 기능의 분리를 촉진한다.

Index Probing(그림 5-90)

설명과 목적: 7, 8개월쯤에, 아기는 시지(index finger)의 신전이 분리되기 시작하고, 물체를 손끝으로 찌르거나(poke) probe하기 위해, 그리고 작은 물체를 움직이기 위해 시지(index finger)를 사용하기 시작한다. 시지의 신전을 독립시키기 위하여, 아기는 손의 척측으로 손가락을 굴곡하여서 시지의 활성화(activation)를 위해 척측의 굴곡을 안정성으로 사용한다. 시지의 신전을 위해 더해진 신경근 능력(neuromuscular capability)으로 인해 신전이 좀더 쉽게 분리된다. index probing은 아기가 작은 물건과 작은 공간을 탐색하게 하여, prehension을 위한 준비로 시지의 감수성(sensitivity)을 증가시킨다.

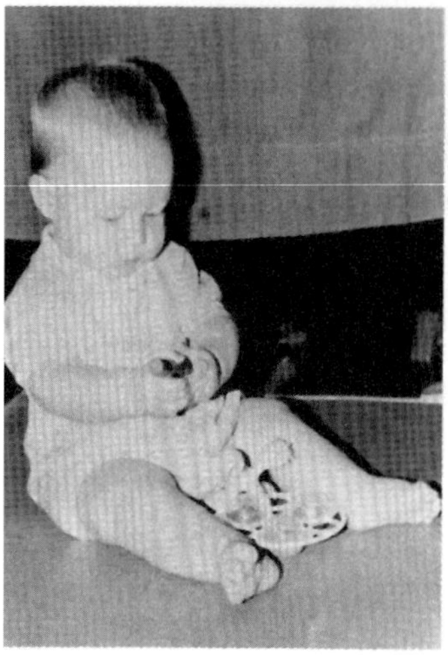

그림 5-89: 사물로 이동 (Transferring objects)

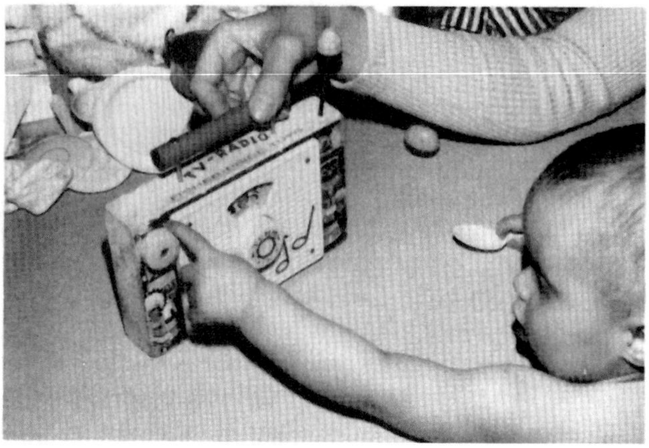

그림 5-90: 인덱스로 탐지(Index probing)

아기는 scratching과 crude palmar grasp으로부터 시지(index finger)의 좀 더 발달된 요소들에 적응한다. 손가락 신전과 굴곡의 혼합은 아기가 raking-type(긁어모으는 형태)의 움직임을 가지고 작은 물체를 손바닥 안으로 끌어당기게 한다. 상위 발달 레벨에서, pincer grasp의 준비로 시지를 가지고 엄지 쪽으로 물체를 움직이게 될 것이다.

움직임 요소: 신전; 굴곡

근기능: 혼합된 mobility/stability

반사/반응: vertical righting reactions

자세 조절/움직임 패턴: Unilateral weight shift

Instinctive Grasp(그림 5-91과 5-92)

설명과 목적: instinctive grasp은 공간 내 물체의 위치에 따라 아기가 손의 위치를 조정하게 하여서 쥐기 패턴의 효율성과 효과를 증가시킨다. 아이가 회내 자세로 물체를 향해 손을 뻗을 때, 물체에 닿으려고 요측면을 조정하는 경향이 있다. 앞서 획득한 radial palmar grasp과 손의 요측면의 증가된 감수성, 특히 index probing으로부터의 우세함은 손에서 물체로의 접촉 방향에 영향을 미친다. 아이가 손의 요측면으로 물체와 접촉할 때 손의 촉각 동화(assimilation)는 잡기 위하여 물체의 위치에 대해 손을 조정하려는 경향을 촉진하여서, (물체에 대한 손의 위치를 변화시키는) 그 수단으로 회외를 통합시키게 한다. 결과적으로, 회내와 관련하여 수직으로 정렬된 물체를 쥐기에 앞서 손의 요측면이 물체에 접촉함으로 인해(회외를 일으켜), 손바닥이 아래를 향한 손으로도 (회내된 손에 대해) 수평으로 정렬된 물체만큼이나 효과적으로 잡을 수 있게 된다. instinctive grasp은 touch를

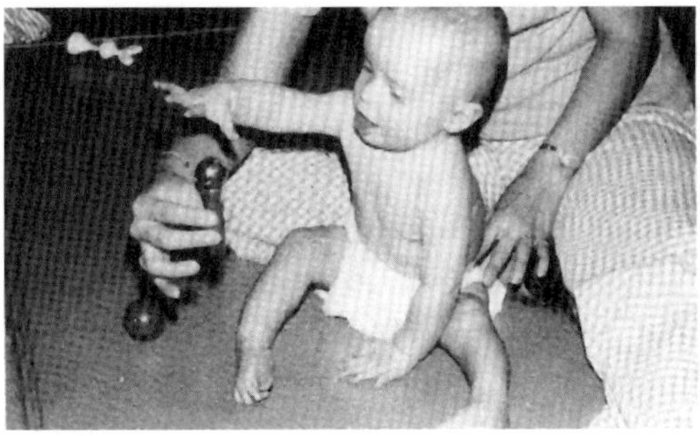

그림 5-91: 본능적으로 잡기
(Instinctive grasp)

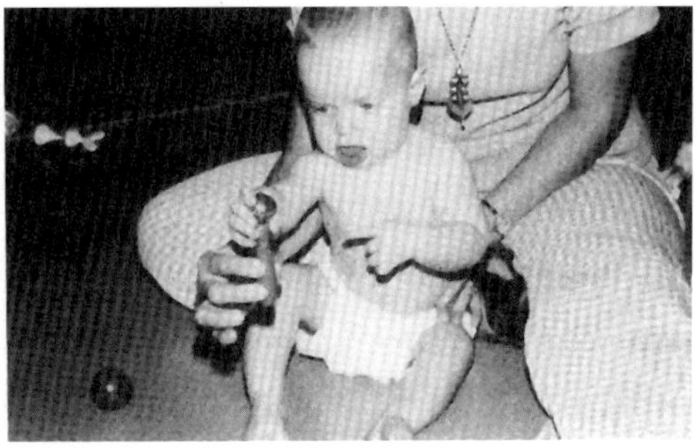

그림 5-92: 본능적으로 잡기
(Instinctive grasp)

통해 물체에 대한 손의 조정을 촉진함으로 손의 조작 능력을 확장시킨다.

움직임 요소: 전완 회외

근 기능: 혼합된 mobility; stability

반사/반응: vertical righting; equilibrium reactions

자세 조절/움직임 패턴: Unilateral weight shift; contralateral weight shift

과도기 단계 말경에, 아이는 어느 방향이든 어느 자세에서든 정확하게 손을 뻗기 위한 어깨와 체간의 충분한 자세 조절을 가진다. 아이가 시각정보와 함께 다양한 물체를 조정하기 위해 그에 따라 서로 다른 grasp 패턴을 사용함으로써 성숙된 손의 기능은 나타난다.

Visual Orientation(그림 5-93)

설명과 목적: visual orientation은 단순히 촉각 정보만 사용하는 것 대신에, 시각 정보를 사용하여 물체의 위치에 따라 아이가 머리의 위치를 조정하도록 한다. 그 결과, 아이는 물체를 직접 잡기 전에 적절한 손의 위치를 예상할 수 있고 조정할 수 있다. 손의 조정을 예상하는 것은 손 뻗기와 쥐기의 패턴을 자연스럽게 하며, 이것은 아이의 조작 능력들의 효율성과 효과를 강화시킨다. 쥐기 형태와 손 뻗기를 조정하기 위한 시각의 사용은 한층 더 성숙한 eye-hand coordination이 출현하기 시작했음을 나타낸다. visual orientation을 가지고 아이는 물체를 잡기 위해 손을 뻗기 전이나 뻗는 동안에 손의 위치를 조정한다. 따라서, 물체를 가장 적절한 방법으로 잡을 수 있게 되며, 아이는 물체를 조작하는 것을 준비하기 시작한다.

움직임 요소: 신전; 회외/회내; 손가락 굴곡

근 기능: 혼합된 mobility/stability

반사/반응: Midline stability reactions; equiligrium reactions

자세 조절/움직임 패턴: Contralateral weight shift

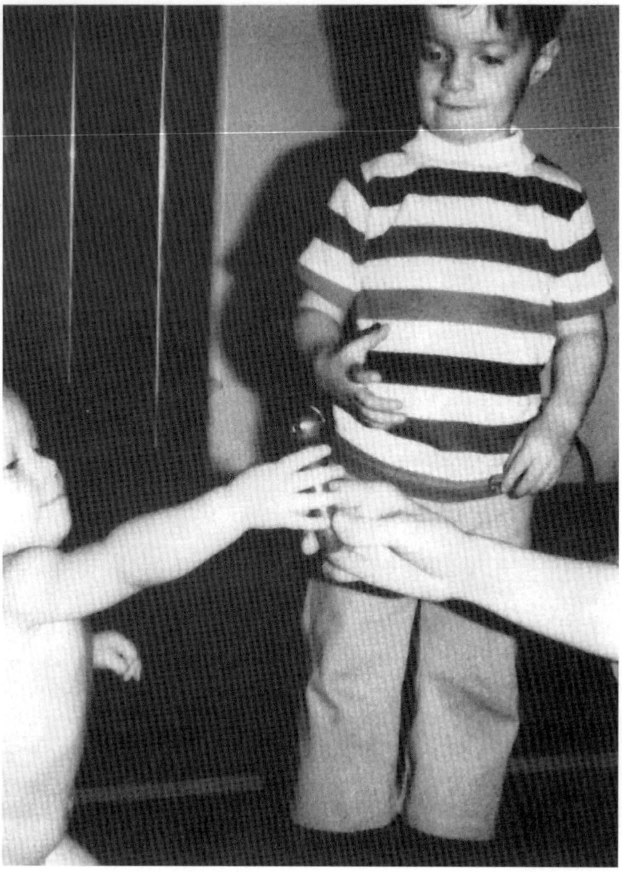

그림 5-93: 시각탐색
(Visual orientation)

손 안에서의 기능들이 구분되어질 때 grasp 패턴은 palmar grasp에서 prehensive grasp으로 바뀌어지며, 손 요측면의 증가된 감수성(sensitivity)은 요측면 엄지와 손가락의 사용을 촉진한다. 손 기능의 구분은 손가락 움직임의 분리, 그리고 척측면의 안정성 기능과 요측면의 운동성 기능의 분배를 포함한다. 아이는 작은 물체를 보다 정확하게 잡으려 할 것이고 prehension 패턴이 발달하기 위해 구별된 기능들에 적응한다. 이 책에서 prehension의 설명은 prehension에 관한 기본적인 개념을 나타낸다. 기본적인 개념은 엄지와 손가락 또는 손가락들이 작은 물체를 잡고 조작하기 위해 상호교대적인 수단으로서 함께 사용한다는 생각을 포함한다. 엄지와 손가락으로 잡으려고 처음 시도를 할 때 엄지는 손과 같은 면(plane)에서 움직인다(inferior pinch). prehension이 성숙됨에 따라, 엄지는 손바닥과 수직을 이루는 자세로 회전한다(superior pinch). prehension은 작은 물체를 엄지와 손가락으로 잡고 조작하기 위해 손가락 관절을 포함한 손의 운동성뿐만 아니라, 안정성도 필요로 한다.

Inferior Pinch(그림 5-94)

설명과 목적: Inferior pinch는 손의 면(plane)을 따라 움직이는 엄지와 함께 시지(index finger)의 요측면과 엄지 사이에 물체를 쥐기 위해 사용되는 패턴이다. inferior pinch는 8-9개월 사이에 시지의 probing으로부터 적응되어진다. 아이가 물체를 얻기 위해 palmar grasp을 사용하는 것보다 시지를 사용함에 따라 엄지가 시지 쪽으로 와서 물체를 들어올린다. 시지 움직임에 대해 엄지를 조절하는 배경(background)으로 척측 안정성을 사용하기 위하여 아이의 손은 지지면 위에 놓여져야 한다. inferior pinch는 손가락에 대해 엄지가 움직임을 시작하는 패턴으로 이것은 prehension의 상위 레벨에 적응된다. inferior 패턴은 열쇠를 잡는 것과 같은 활동들에 지속적으로 사용된다.

움직임 요소: 엄지의 외전/내전; 손가락 신전

근 기능: 혼합된 mobility/stability

반사/반응: Midline stability reactions; equilibrium reaction

자세 조절/움직임 패턴: Contralateral weight shift

Superior Pinch(그림 5-95)

설명과 목적: superior pinch는 엄지의 pad와 2지 또는 3지의 pad 사이에(또는 둘 다) 물체를 쥐기 위해 사용하는 패턴을 말한다. 엄지와 손가락 pad를 함께 사용하기 위하여, 아이는 손의 면(plane)상에 대해 수직을 이루는 자세로 엄지를 회전할 수 있어야 한다. inferior pinch는 표면으로부터의 지지를 필요로 한다. 그러나, 아이가 엄지와 손가락 움직임의 조절을 획득함에 따라, 요구되는 지지(support)는 적어진다. 아이가 지지면 위에 손끝을 놓으면 엄지는 손가락의 pad에 닿기 위해 회전할 수가 있으며 inferior pinch에서 superior pinch로 적응한다. superior pinch는 radial digital grasp과 유사하며 대개 10~12개월에 발달한다. 일단 발달되어 상지 반응과 결합되면, superior pinch는 조절을 위한 지지면이 없어도 물체의 쥐기와 놓기에 사용될 수 있게 된다. 손가락과 엄지 움직임

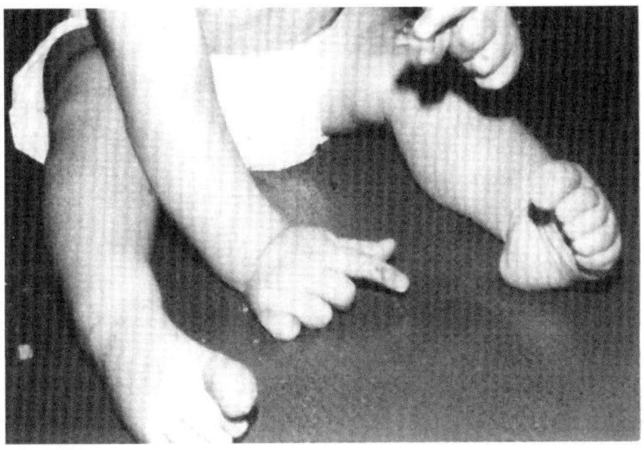

그림 5-94: 아래로 집기(Inferior pinch)

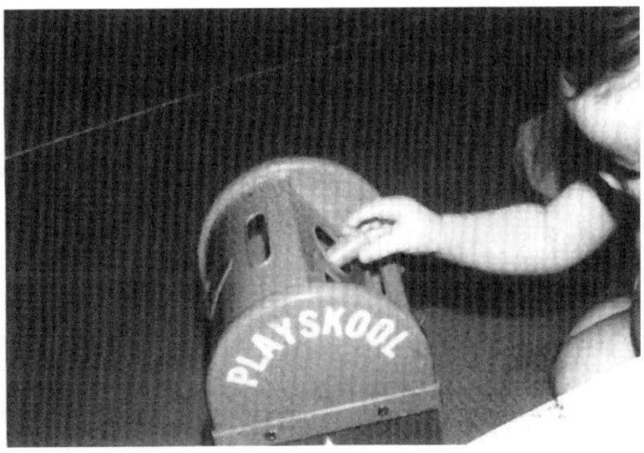

그림 5-95: 위로 집기(Superior pinch)

의 조절은 외부의 지지보다는 손가락 굴곡과 신전의 운동성과 안정성 기능의 혼합에 좌우된다. 손가락 움직임의 timing을 조절하기 위하여, 아이는 MCP 관절을 굴곡함과 동시에 손가락의 신전을 유지하는 경향이 있다. 손가락 지절의 신전은 prehensive 형태의 쥐기를 지지하지만, 물체의 정확한 선택이나 조작을 지지하는(돕는) 것은 아니다.

움직임 요소: MCP는 굴곡하고 손가락은 신전; 엄지는 회전

근 기능: 혼합된 mobility/stability

반사/반응: Midline stability reactions; equilibrium reaction

자세 조절/움직임 패턴: Contralateral weight shift

Prehension(그림 5-96)

설명과 목적: prehension은 아이가 엄지와 시지의 끝을 정확하고 조절된 움직임으로 가져올 수 있을 때 일어난다. prehension은 superior pinch로부터 적응된다. superior pinch는 아이가 IP 관절의 굴곡과 신전의 조절을 획득할 때 prehension으로 수정된다. IP 관절의 굴곡과 신전의 조절은 아이가 손가락과 엄지의 pad를 함께 가져오는 것 대신에, 엄지와 손가락의 끝을 함께 가져오기 위해 손가락 지절을 충분히 굴곡하게 한다. 손끝 prehension은 작은 물체를 다루고 fine motor skill이 발달하기 위한 정교함을 더해준다. 물체의 크기, 모양과 용도는 아이가 사용하는 prehension이나 pinch의 형태를 결정한다.

움직임 요소: IP 굴곡/신전; 엄지 회전

근 기능: 혼합된 mobility/stability

반사/반응: Midline stability reactions; equilibrium reaction

자세 조절/움직임 패턴: Contralateral weight shift

Manipulative Prehension(그림 5-97과 5-98)

설명과 목적: manipulative prehension은 단순히 물체를 잡고 있는 것뿐만 아니라, 특정한 목적을 위한 장소로 물체를 옮기는 것에도 prehension을 사용함을 의미한다. manipulative prehension의 예들은 연필로 글쓰기나 가위로 자르기 등을 포함한다. 손가락 지절의 조화된 운동성과 안정성의 기능들이 아이가 물체를 잡고 동시에 다른 물체에 대해 움직이도록 할 때 손목과 MCP 관절을 통한 안정성이 배경으로 제공된다. manipulative prehension에 관련 있는 정확한 움직임의 패턴은 특정한 목적에 의하여 학습된다. 예를 들어, 정확한 글씨를 쓰는 것이나 특정한 선을 따라 자르기 등에 요구되는 정교한 움직임이다.

움직임 요소: 함께 움직이는 모든 요소

근 기능: 혼합된 mobility/stability

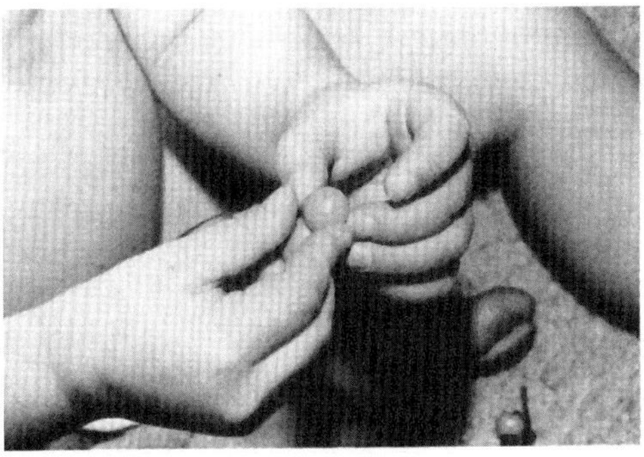

그림 5-96: 잡기(Prehension)

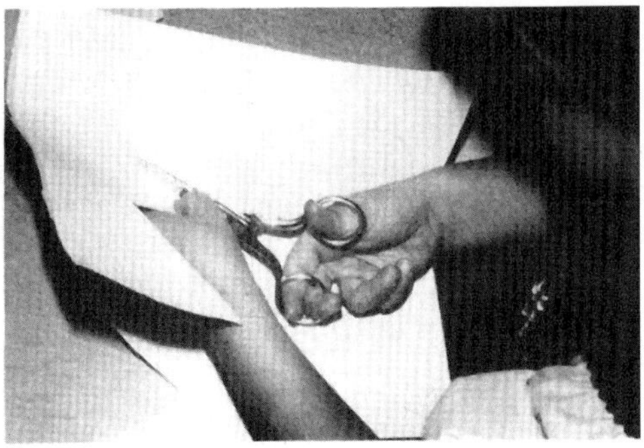

그림 5-97: 조작하여 잡기(Manipulative prehension)

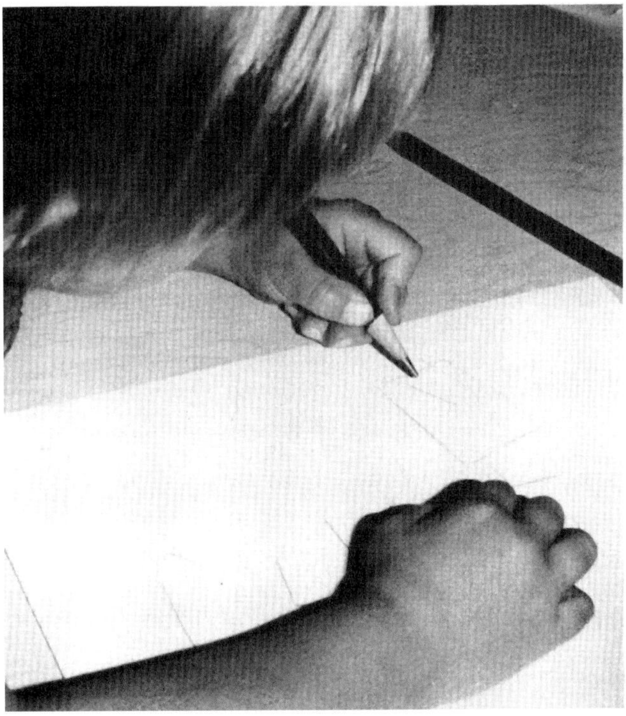

그림 5-98: 조작하여 잡기 (Manipulative prehension)

반사/반응: Midline stability reactions; equilibrium reaction

자세 조절/움직임 패턴: Contralateral weight shift

prehension과 manipulative prehension 패턴은 5세에서 6세 동안 지속적으로 성숙된다. 패턴은 prehension이 필요한 활동들의 감각운동-감각(sensorimotor-sensor, SMS)과 인지적인 요구에 따라 발달된다. 목적성을 가진 prehension sequence를 반복함에 따라, prehension의 필수적인 요소를 내포한 패턴들이 출현하는데, 이것은 패턴을 사용하는 개개인에 따라 독특함을 가진다.

요약 Summary

적응의 나선형 과정은 다섯 가지 기본적인 발달 행동의 점진적 개발을 연구함으로써 설명된다. 이러한 행동들은 직립 자세를 취하고, 주변 환경을 탐색하고 조작하고자 하는 아이들의 잠재력과 추진력과 관련이 있었다. 운동 및 조작성(잡기, 잡아 쥐어서 작동할 수 있는 능력) 향상은 아동의 발달 탐구의 정점을 보여준다. 새로운 행동에서 오래된 행동으로의 적응 및 익숙한 행동에서 새로운 행동으로의 적응을 포함하는 적응의 원리와 시공간 스트레스가 발달에 미치는 영향은 발달 순서에 대한 논의를 통해 분명해졌다. 그림 5-99와 5-100은 논의된 행동과 연대기 관계를 시각적으로 요약해서 보여준다.

핵심 요소 Key Points

1. 직립 보행으로 이어지는 발달 순서는 서기와 걷기에 필요한 요소들을 촉진시킬 뿐만 아니라 뻗치기(reaching)와 궁극적으로는 잡기(grasping)의 발달에도 기여한다.
2. 인간의 신경계의 생리적인 부분은 특정 행동들을 하게끔 "사전 프로그래밍된" 특정 유전자 자질로 구성되어 있다.
3. 후천적인 시스템은 아동이 적응의 목적적 순서에서 움직임을 매끄럽게 하는 데에 기여하며, 이를 통해 궁극적으로는 기술 수행에 기여한다.
4. 일반적으로, 직립으로 이어지는 발달 순서에 사용되는 전략들은 모든 운동 기능에 사용되는 목적적 순서(purposeful sequence)에 맞게 조정된다. 뻗치기와 잡기에 사용되는 전략들은 소근육 운동의 목적적 순서에 맞게 조정된다.
5. 주요 동작(key behaviors)은 어린이가 이전에 취득한 행동을 조정하여 새로운 행동을 달성하거나, 주변 환경 때문에 이전에 취득한 행동을 수정하는 식별 가능한 지점을 의미한다.
6. 초기 발달 과정에서 사용되는 자세와 움직임 전략은 CNS 기능 장애를 동반하는 비정상적인 행동의 일부인 경우가 많다.
7. 기본적인 발달행동으로서 기어가기 순서는 이동 수단을 제공하고 중력에 대한 신장의 발달을 강화한다.
8. 기어가기와 관련된 주요 동작에는 보호용 머리 회전, 1차 배밀이, 엎드린 자세에서 머리 들기, 팔꿈치로 머리 작동, 팔로 지탱하기(on hands), 복와위 확장(prone extension), 중심축 회전(pivoting), 배밀이, 기어가기 등이 있다.
9. 앉는 것은 직립 자세로 서 있기 전에 수직적이고 반중력적인 자세를 취하고 이를

유지하는 수단을 제공하며, 또한 상지를 지지 역할을 하는 것으로부터 해방시킨다.

10. 앉기와 관련된 주요 동작에는 1차 앉기(primary sitting), 머리 처짐(head lag), head align, 앉기 위해 당기기, 손에서 발로 및 발에서 입으로 가져가기(hands to feet and feet to mouth), 도움받이 앉기, 앉기 등이 있다.
11. 뒤집기는 자세를 바꾸거나, 엎드린 자세에서 전진 발달진행이 시작되기 전에 움직이는 데 필요한 수단을 제공해주며, 신체 부분들 사이의 회전의 발달로 이어진다.
12. 뒤집기와 관련된 주요 동작은 일차 회전(primary turning), 자발적 회전, 의도적인 엎드린 자세로 뒤집기, 앙와위(supine) 뒤집기, 옆으로 뒤집기, 그리고 뒤집기 등이 있다.
13. 발달적 행동으로서, 직립과 보행의 순서는 하지를 활용하여 지탱하고 상지를 자유롭게 하여 물체를 운반하고 기술을 발달시킴으로써 직립 자세에서의 이동 수단을 제공한다.
14. 서기와 보행의 발달과 관련된 주요 동작으로는 1차 서기(primary standing), 1차 걷기(primary walking), 서기 위한 당기기, 도움받이 서기(supported standing), 도움받이 걷기(supported walking), 쭈그려 앉기, 서기, 걷기 등이 있다.
15. 발달 순서로서 조종 및 조작성(manipulative prehension)은 환경을 탐구하고 조작하려는 선천적인 동기로부터 발전한다. 뻗기(reaching)는 탐색의 능력을 제공하며 붙잡거나 놓는 것은 물체 조작을 촉진한다.
16. 뻗기, 붙잡기 및 놓기 발달과 관련된 주요 동작은 1차 붙잡기(primary grasp), 1차 놓기(primary release), 밀기, 긁기, 미숙한 손바닥으로 잡기, 뻗어서 쓰다듬기, 손바닥으로 잡기, 집게손가락 찌르기(index probing), 본능적 잡기, 시각적 지향성, inferior pinch(작은 물체를 잡기 위해 엄지와 집게손가락으로 잡기), superior pinch(엄지의 패드와 검지의 패드 또는 중지 사이로 사물 잡기), prehension(엄지와 검지 끝 또는 손톱 끝으로 잡기), 조작하여 잡기(물건을 잡고 움직이고 놓는 것까지)를 포함한다.

자가 학습을 위한 지침 Self-study Guidelines

1. 설명한 발달 순서에 따라 인간 신경계 성숙의 "선천적" 측면과 "후천적" 측면을 구분한다.
2. 감각 운동적 발달에 사용되는 "주요 동작" 정의.
3. 주요 동작의 순차적 개발을 학습하기 위한 두 가지 또는 세 가지 목적을 제시한다.

그림 5-99: 발달 순서(Developmental Sequences)

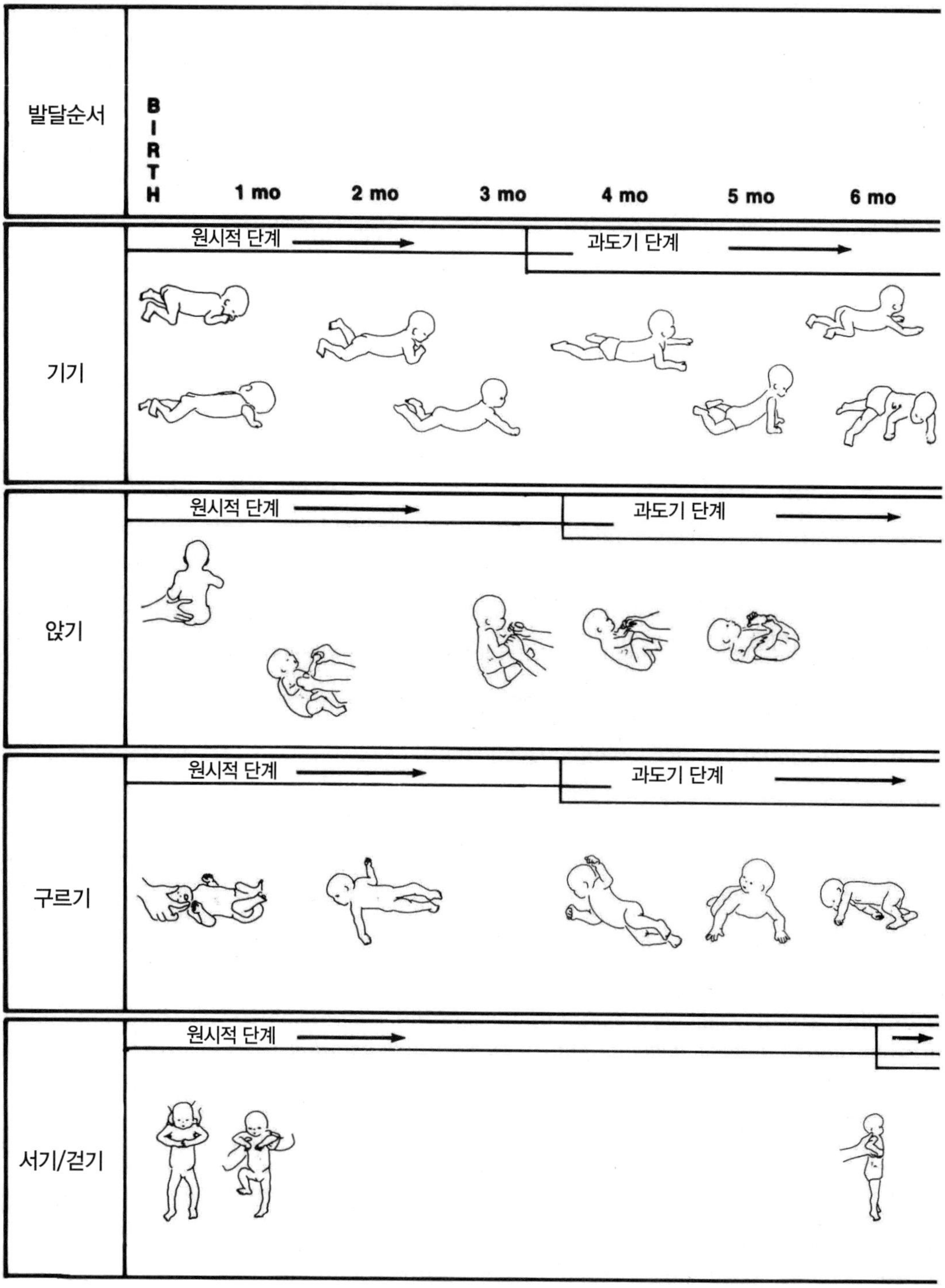

** The names of the behaviors illustrated by drawings on this chart can be found accompanying the photographs in Chapter 5.*

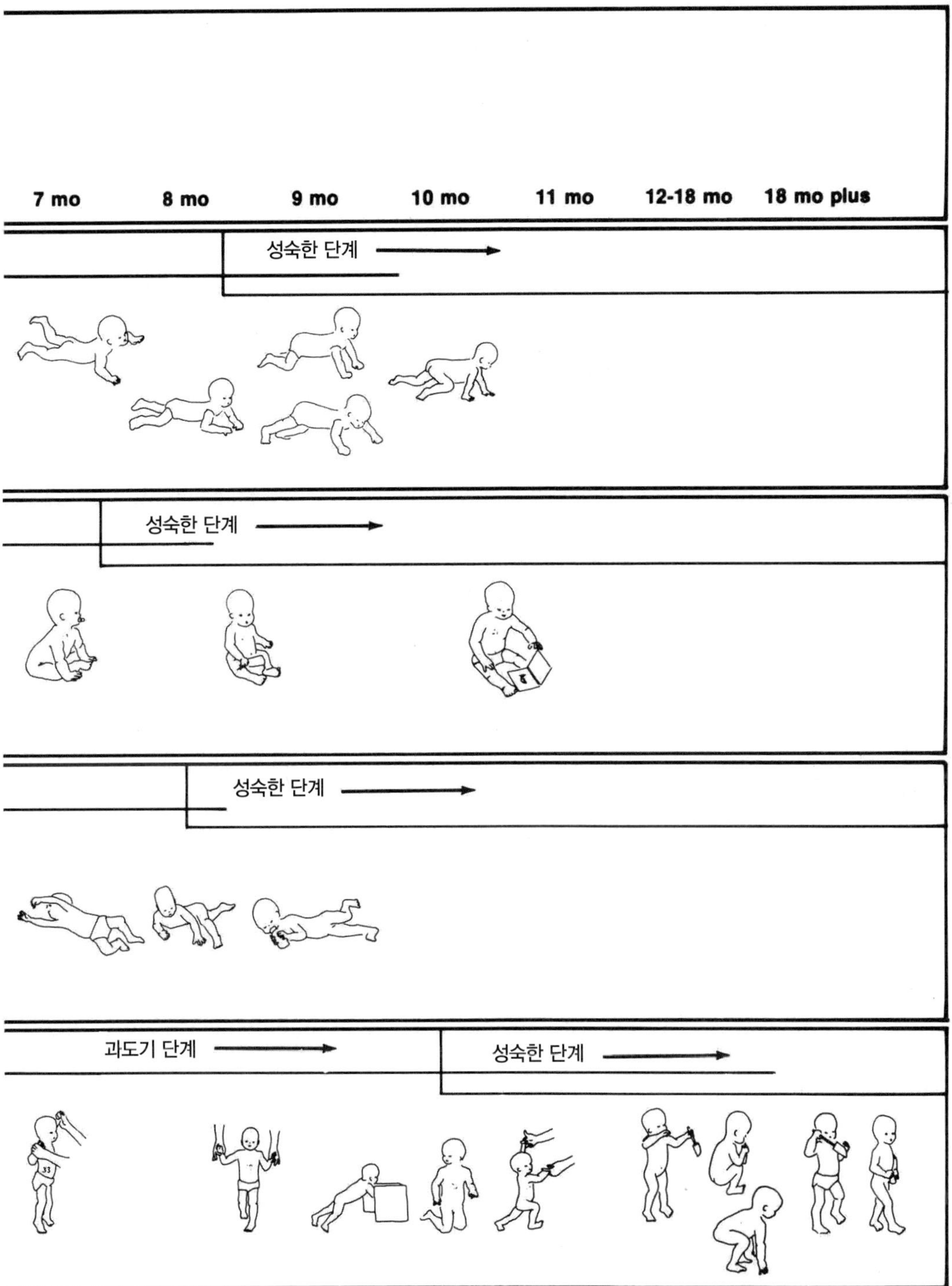

† *The primary purpose of this chart is to illustrate the relationships between the key behaviors of each spiral. The specific ages cited for each behavior represent an average age within the normal range for acquiring the behavior.*

그림 5-100: 발달 순서-상지 기능(Developmental Sequences–Upper Extremity Functions)

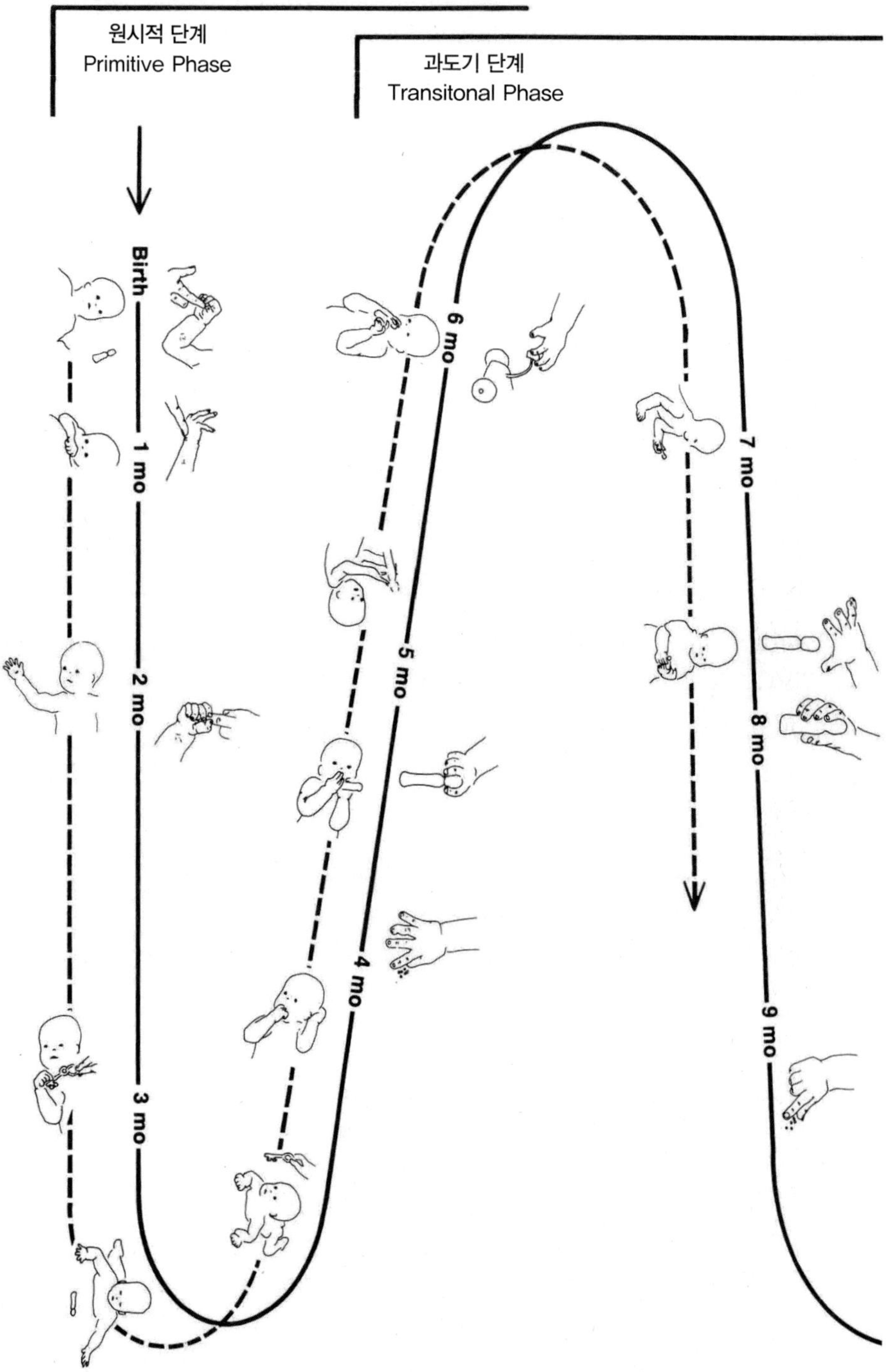

† The purpose of this chart is to illustrate the developmental sequence of grasp and its relationship to developing behaviors. The specific ages cited represent an average age within the normal range for acquiring the function.

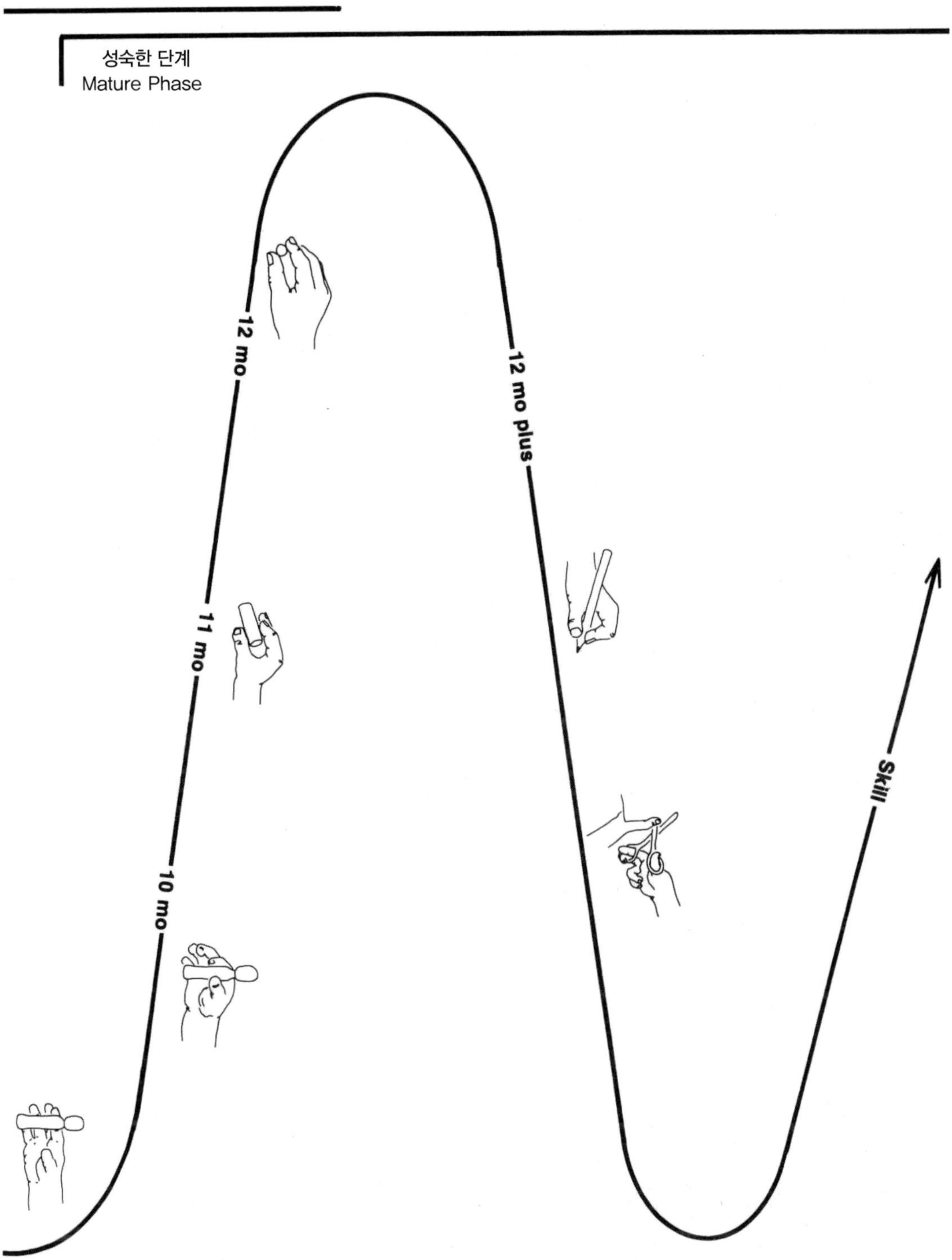
성숙한 단계
Mature Phase
12 mo
11 mo
10 mo
12 mo plus
Skill

4. 발달 순서의 초기 단계와 과도기 단계의 목적을 간략하게 서술한다.
5. 각 발달 진행에 대한 주요 결과를 서술하라. 예를 들어, 기어가기는 서기 발달에 앞서서 이동의 수단을 제공한다.
6. 각 발달 순서의 초기 단계, 과도기 단계 및 성숙 단계에 대한 주요 동작을 나열하고 설명한다.
7. 각 순서의 주요 동작의 움직임 구성요소, 근육 기능, 반사/반응 및 자세 제어(postural control) 등을 나열한다.
8. 유아기에는 신체를 지탱하기 위해 상지가 필요하다. 유아가 환경 탐색에 사지를 이용할 수 있도록 사지를 지탱하는 역할에서부터 자유롭게 할 수 있는 능력을 획득하는 발달 진행 과정을 설명한다.
9. 배밀이와 기기를 비교한다.
10. 비정상적인 발달을 교정하기 위해 고안된 개입 프로그램(intervention program)이 발달 진행의 과도기적 전략을 촉진하도록 설계된 이유는 무엇인가?
11. 왜 공간에서의 대칭과 머리 제어(head control)는 엎드린 자세의 과도기 단계의 시작을 표시하는 행동의 특징인가?
12. 초기 앉은 자세, 서 있는 자세, 걷는 자세에서의 아동의 반복적인 "high guard" 자세(팔을 어깨 위치에 두는 자세)의 사용에 논의함으로써 나선형의 원리를 설명한다.
13. 주요 동작으로서 중심축 회전(pivoting)을 설명한다.
14. 무게 이동 패턴의 차이점을 설명함으로써 양쪽 및 한쪽 배밀이를 비교하고 대조한다.
15. 발적, 의도적 및 자동적 뒤집기를 비교 및 대조한다.
16. 과도기적인 주요 동작으로 "쭈그려 앉기"를 설명한다.
17. 독립적 서기를 위한 초기 시도에서, 팔이 바로 (몸을) 보호할 수 있도록 어깨 높이에서 내려오는 등의 상지의 패턴에 변화가 생긴다. 이것은 무엇을 의미하는가?
18. 뻗기는 물체에 대한 "밀기/스와이핑(swiping)"에서 시작된다. 이는 어떤 근육 기능과 어떤 운동 패턴의 발달에 기여하는가?
19. 뒤집기 순서 중 어떤 주요 동작이 뻗기(reaching)에 기여하는가?
20. 물건을 오물오물 씹는 행위(mouthing objects)가 어떻게 놓기 패턴(release pattern)의 발달에 기여하는지 설명한다.

✍ 참고문헌

Andre-Thomas: The Neurological Examlination of the Infant. Clinics in Developmental Medicine. Philadelphia, JB Lippincott Co, 1964, No. 1.

Ayers AJ: Sensory Integration and Learning Disorders. Los Angeles, Western Psychological Services, 1972.

Beintema JD: A neurological study of newborn infants. Clinics in Developmental Medicine. Philadelphia, Lippincott, 1968, No. 28.

Bly L: The components of normal movement during the first year of life and abnormal motor development. Neurodevelopmental Treatment Association Inc. Birmingham, Alabama: Pittenger & Associates, Pathway Press Association Inc., 1983.

Bobath B, Bobath K: Motor Development in Different Types of Cerebral Palsy. London, W. Heinemann Med. Books, 1975.

Bobath K: The motor deficit in patients with cerebral palsy. Clinics in Developmental Medicine. Philadelphia, Lippincott, 1966, No. 23.

Bobath B: Abnormal Postural Reflex Activity Caused by Brain Lesion. London, W. Heinemann Med. Books, 1975.

Bower TGR: Infant perception of the third dimension and object concept development, in Cohen L, Salapatek P (eds): Infant Perception: From Sensation to Cognition. New York, Academic Press Inc., 1975, vol 2, pp 33-50.

Bruner J: The growth and structure of skill, in Connolly K (ed.), Mechanisms of Motor Skill Development, New York, Academic Press Inc, 1970, pp. 63-92.

Chandler L, Andrews M, Swanson M: Movement assessment of infants, A manual. Child Development and Mental Retardation Center, University of Washington, Seattle, 1980.

Cohen LB, Salapatek P: Infant Perception: From Sensation to Cognition, Basic Visual Process. New York, Academic Press, Inc., 1975.

Connolly K (ed.): Mechanisms of Motor Skill Development. New York, Academic Press, Inc., 1970, pp. 3-18.

Ehrhardt R: Development Prehension Assessment. Baltimore, RAM Publications, 1984.

Erickson J: Activity, Recovery, Growth. New York, WW Norton & Co Inc., 1976, p. xi.

Fantz RL: Visual perception of the third dimension and object concept development, in Cohen L, Salapatek P (eds): Infant Perception: From Sensation to Cognition. New York, Academic Press Inc, 1975, vol 2, pp 33-50.

Fantz R, Faga J, Mirand S: Early visual selectivity, in Cohen L, Salapatek P (eds): Infant Perception: From Sensation to Cognition. New York, Academic Press Inc, 1975, pp 249-340.

Fiorentino MR: Reflex Testing Methods for Evaluating C.N.S. Development. Springfield, Illinois, Charles C. Thomas, 1965.

Gibson EJ: Principles of Perceptual Learning and Development. New York, Appleton, Century, Crofts, 1969.

Gilfoyle E, Grady A: Posture and movement, in Hopkins H, Smith H (eds): Willard and Spackman's Occupational Therapy. Philadelphia, JB Lippincott Co, 1977, pp 58-81.

Hirt S: The tonic neck reflex mechanism in the normal human adult. Am J Phys Med, 46, 362-368, 1967.

Holt K: Movement and child development. Clinics in Developmental Medicine. Philadelphia, Lippincott, 1975, No. 55.

Hopkins H, Smith H (eds.): Willard and Spackman's Occupational Therapy, 5th edition, pp. 58-80. Philadelphia, Lippincott, 1978.

Jones B: The importance of memory traces of motor efferent discharges for learning skilled movements. [incomplete]

Karmel B, Maidel E: A neuronal activity model for infant visual attention, in Cohen L, Salapatek P (eds): Infant Perception: From Sensation to Cognition. New York, Academic Press Inc, 1975, Vol 1, pp 78-125.

Knoblach H, Stevens F, Malone A: Manual of Developmental Diagnosis. New York, Harper & Row, 1980.

Milani-Comparetti A, Gidoni E: Routine developmental examination in normal and retarded children. Dev Med Child Neurology, 9, 631-638, 1967.

Moore JC: Proceedings of the sensorimotor symposium: Movement and learning. San Diego, California, San Diego State University, 1975.

Nash M: Neurodevelopmental treatment course syllabus. Unpublished manual, 1987.

Pearson PH, Williams CE (eds.): Physical Therapy Services in the Developmental Disabilities. Chapter 4, pp. 186-222. Springfield, Illinois, Charles C. Thomas, 1972.

Peiper A: Cerebral Function in Infancy and Childhood. New York, Consultants Bureau, 1963.

Stockmeyer S: A sensorimotor approach to treatment, in Pearson B, Williams C: Physical Therapy Services in the Developmental Disabilities. Springfield, CC Thomas Pubs, 1972, pp 186-222.

Touwen B: Neurological development in infancy. Clinics in Developmental Medicine. Philadelphia, JB Lippincott Co, 1976, No. 58.

Twitchell TE: Attitudinal reflexes. The child with central nervous system deficit. Children's Bureau Publication, US Dept Health, Education, and Welfare, Washington DC, Government Printing Office, 1965, No. 432.

Twitchell TE: Normal motor development. The child with central nervous system deficit. Children's Bureau Publication, US Dept Health, Education, and Welfare, Washington DC, Government Printing Office, 1965, No. 432.

Twitchell TE: Reflex mechanisms and the development of prehension, in Connolly K (ed): Mechanisms of Motor Skill Development. New York, Academic Press Inc, 1970, pp 25-47.

Wells K: Kinesiology. Philadelphia, WB Saunders Co, 1963, ed 3, pp. 327-412.

White B, Castle P, Held R: Observations on the development of visually directed reaching. Child Dev 35:349-364, 1964.

제 6 장

서기 위한 발달학적 연속과정

Developmental Sequences to Stand

목표 Objectives

1. 누운 자세에서 바로서기 자세로 갈 때 발달상의 과정과 chronological order(연대적 순서)를 정리한다.
2. 각 과정의 발달과 함께 사용되는 자세 및 운동 패턴을 설명한다.
3. key 과정 주요 연속/transitional 과정 이행성. 과도기적 연속을 비교하고 대조한다.

소개 Introduction

대부분의 아동들은 당기면서 일어나기를 12개월 경에 시도한다. 그러나 어떤 아동들의 경우 이르게는 7개월 경에 일어나기를 시도하거나, 또 다른 아동들의 경우 14~18개월경이 되어도 서기에 전혀 흥미를 느끼지 못하는 경우도 있다. 당기면서 일어나기는 제5장에서 설명하였다. 잡아주거나 도움 없이 자립적으로 일어서기가 가능해지기 위해서는 쭈그려 앉기 자세에서 균형을 가진 이후 가능하며 이 때는 이미 자립적인 서기를 할 수 있으며 독립보행이 이루어진다. 이러한 패턴은 1세에서 6세 경에 크게 바뀐다. 바로 눕기 자세에서에서 상지를 이용해 당겨서 일어나는 것은 6세 경에 약간의 지지 또는 상지의 지지 없이 가능해 진다. 일어서기 패턴의 변화는 신경로의 성숙과 함께 근 기능의 발달과 반사 능력의 효율성을 증가시키고, 목표를 향해 방향을 정할 수 있게 한다.

신생아는 서기 위해 정위 반응, 지지 반응, 결합된 운동성-안정성 근육 기능을 사용하며 6세 아동은 평형 반응과 결합된 운동성-안정성 반응을 적응함으로써 패턴을 일정한 순서로 배열할 수 있다. 6세 아동의 패턴은 빠르게, 부드럽게, 서기의 목적을 향해 더 직접적으로 향한다. 서기 위해 사용되는 움직임의 연속과 체중이동을 관찰하는 것은 신경근 기능의 성숙과 사용을 알 수 있는 방법이다. 더 첨가하면 일어나기의 여러 단계에서 패턴 변화를 확인하는 것은 발달 연속을 탐구해 볼 수 있는 기회를 얻는 것이다. 이 장에서는 1세에서 6세 또는 독립적으로 서기를 시작해서 6세 까지의 아동에게서 서기 위해 사용되는 key 과정 주요 연속/transitional 과정 이행성. 과도기적 연속에 대해 설명하고 있다. 자세와 운동 전략 및 이전에 얻은 숙련된 발달 연속의 기술이 높은 기술 또는 더 성숙한 단계로 적응되며 중요하고 과도기적 패턴의 전진은 개념의 나선형 연속과 연관된다.

이 책의 초판에서는 단계의 과정 변화 패턴에 대해 6가지로 명했다: (1) 당겨서 일어나는 과정, (2) 완전 회전 과정, (3) 부분-완전 과정, (4) 부분 회전 과정, (5) 대칭-부분 과정, (6) 대칭 과정. 위의 여섯가지는 Florentino에 의해 보고된 3가지의 원본 단계에서 확대된 것이다. 6단계로 확대된 이유는 원래 보고된 3개 단계와 함께 3단계의 이행성 과도기적 연속을 포함시키기 위함이다. 명확하게 하기 위해 연속단계의 차이와 분류를 함이 적절하다.

일어서기를 할 때 잡아주거나 당겨주는 외부의 지지 없이 일어나는 것이 자립적인 서기라 분류한다. 이 책이 초판에서 당기면서 일어서기 과정에 대해 이렇게 설명했다. 물건을 잡기 위해 상지를 이용하고 하지로 체중을 뒤로 이동하거나 한 다리를 체중지지 자세에서 앞으로 두어서 지지하기 위해 팔을 사용해 최초로 뻗어서 선 자세로 당기면서 일어나는 방법이라고 설명했다. 당기면서 일어서기는 네발기기 행동해서 발달된 형태로 적응되며 서기/걷기 기술의 진행에서 독립적인 서기 이전에 일어나며 독립적인 서기 이전에 발달되는 기술로 더 적절하게 분류된다. 체중 이동하는 동안 지지를 위해 상지를 사용하는 경향, 또는 일어나는 동안 바닥 또는 무릎에서 미는 경향이 원래 당기면서 일어서기에서 독립적인 서기형태로 적응된다. 독립적으로 서기 위한 상지패턴의 적응은 이 장을 통해 상세히 설명할 것이다. 나머지 5가지 연속인 완전 회전부터 대칭성 연속은 독립적 서기의 분류가 된다. 완전 회전과 부분 회전 및 대칭성 연속은 주요 연속 과정으로 고려되고 부분-완전과 부분-대칭성 연속은 이행성 연속으로 된다. 연대기적 순서는 다음과 같다.

1. 완전 회전 과정
2. 부분-완전 과정
3. 부분 회전 과정
4. 대칭성-부분 과정
5. 대칭성 연속 과정

주요 연속은 아동이 이전에 얻은 전략과 함께 새로운 전략을 적응하여 통합하는 새로운 행동이 나타나서 연속적으로 사용할 때 중요하게 여긴다. 예를 들어, 부분 회전이 주요 연속에 속하는 이유는 이동이 사용하는 패턴이 정위반응 및 평형 반응을 통합하고 또 지속적으로 한쪽 방향 또는 양쪽으로 회전하여 바로 눕기에서 앉기, 앉기에서 일어서기 위치가 되기 때문이다. 이행성 연속은 부분-완전 회전과 부분 회전-대칭성 연속과정을 포함한다.

이것은 새로 얻은 전략으로 연속적으로 시작할 때를 말하며 과도기적 연속이기 때문에 이전에 사용했던 것을 다시 불러서 사용하는 것을 말한다. 예로 부분-완전 회전은 이행성으로 고려되는데 이는 아동이 한쪽 방향으로 회전함으로써 바로 눕기 자세에서 앉기를 함으로써 서기 연속을 시작하게 되고 바로 눕기 자세에서 앉기 연속의 신경학적인 체계 가 기초를 이루고 평형반응의 등장을 알린다. 그러나 아동의 완전히 앉기 자세에서 회전하여 서기 자세를 하는 것은 정위/지지 반응이 앉아서 서기의 높은 단계의 행동에서 사용되고 있다는 것을 알려준다. 서기 위한 연속과정은 연대기적 순서로 설명된다. 주요 연속에서 이행성 연속에서 주요 연속으로의 진행도 나선형 연속과 서기 위한 과정 사이의 관계를 의논하는 동안 분류될 것이다.

모든 연속 과정은 아동의 바로 누운 자세에서 시작한다. 주요 연속 과정은 아동이 일어서기 위해 체축 주위로 회전하는 방향과 정도에 따라 용어가 사용된다. 각 단계별 적합한 나이 범위는 유용하며 여기에 포함될 것이다. 3세 또는 4세 아동이 앉고 서기 위해 완전 회전 패턴을 사용하는 것처럼 불일치가 명확하지 않는다면 아동의 수행을 판단함에 있어 나이 범위에 대한 데이터는 불충분하다. 과정 자체에 대한 정보가 유용한지가 더 중요하다. 아동 자세와 움직임 패턴을 상위 레벨에서 순서대로 배열하기 위해 정위 반응 대 평형반응을 사용하는 방식을 인식하는 것 또는 패턴이 지속적으로 충분히 사용되는지를 관찰하는 것은 발달건강상 아동의 상태에 대한 통찰력을 제공한다.

주요 연속: 완전 회전
Key Sequence: Complete Rotation

아동은 바로 누운 자세에서 엎드린 자세로 앉고 기기 자세로 당겨서 서기 자세로, 그리고 독립적으로 서기 자세를 위해서 완전 회전 과정을 사용한다(그림 6-1 A-1). 완전 회전 패턴은 7개월경 자동적인 구르기와 함께 시작되며 높은 단계의 자세, 예를 들어, 서기 자세로 18개월에서 25개월경에 적응한다. 바로 누운 자세에서 서기 위해 바로 누운 자세에서 엎드린 자세로 몸을 완전히 회전하는 것은 바로 누운 자세에서 엎드린 자세로 움직이고 발로 일어나기 위해 적절히 무게를 이동하는데 사용되는 많은 단계와 움직임의 범위의 측면에서 보면 간접적이고 비효율적인 접근이다. 그러나, 바로 누운 자세에서 굴곡근의 발달은 비록 목과 체간의 굴곡과 함께 목 정위반응이 충분히 발달하여 바로 누운 자세에서 당겨서 앉거나 당겨서 설 수 있더라도 바로 누운 자세에서 바로 앉거나 서기 위해 중력에 대항한 움직임을 지지하기 위해서는 충분하지 않다. 바로 누운 자세에서 팔로 당기지 않고 앉거나 서기 위해서는 바로 누운 자세에서 서기 위해 움직이기 전에 아동은 굴곡근 특별히 복근이 더 발달되어야 한다. 굴곡근이 더 발달할 때까지, 아동은 반드시 굴러서 엎드려야 한다. 왜냐하면 엎드린 자세에서 신전근이 상위단계의 발달에서 중력에 대항해 움직이기 때문이다. 또한 엎드린 자세에서 사지는 지지와 서기 위해 push-up을 위한 자세를 더 쉽게 취할 수 있다.

아이가 서 있는 자세를 취하기 위해 완전한 회전을 사용할 때쯤, 회전과 수직 정위 반응은 아이가 회전 정위(몸통 위의 머리와 몸통 위의 몸통)를 사용해 구르면서 동시에 머리와 몸통을 수직 방향으로 이동시킬 정도로 통합된다. 이때, 수직 정위(미로 바로잡기) 반응을 이용하여 측면 굽근(굽힘 근육), 그리고 목과 몸통의 폄근 구성요소들이 활성화 된다.

수직 정위반응이 활동하자마자 사지지지 반응이 엎드린 자세와 선 자세 사이의 임시자세를 유지하기 위해 활동한다. 다음 단계는 완전과 부분 회전 사이 전환할 때까지
완전회전을 사용하는 시점부터 순서대로 일어나는 순서와 성숙을 설명하고 있다.

1. 아동은 수직의 정위반응에 통합된 회전 정위를 이용해 구른다. 통합된 근육 기능은 바로 누운 자세에서 엎드린 자세의 움직임을 순서대로 하는 것을 도와준다.
2. 엎드린 자세에서 상지 지지 반응은 수직의 정위반응으로 통합되고 아동은 손과 무릎으로 일어나기 위해 손으로 지지한다. 상지를 사용하는 것은 아동으로 하여금 서기 위한 요구를 충족시키는데 필요한 결합된 운동성-안전성을 일시적으로 야기시킨다.
3. 무게는 상·하지 사이 반대측으로 이동한다. 양서류 반응을 적응하고 한 무릎과 그 다음 무릎으로 일어난다. 아동이 독립적으로 설 수 있을 때까지, 구르고 손과 무릎으로 설 수 있는 예비 단계는 하나의 부드러운 패턴으로 실행되며 혼합된 근기능과 통합된 정위 반응을 사용한다. 아동은 엎드리는 과정 전에 손과 무릎을 향해 움직이고 효율성과 통합된 움직임 과정을 보여준다.
4. 4점 자세에서부터, 아동은 하지를 서기 위한 자세로 하기 위해 양 상지를 양측으로 이동한다. 하지의 움직임을 지지하기 위해 상지의 무게를 이동하는 것은 아동이 서기 위해 당겨서 서는 과정을 지지하기 위해 상지를 사용하는 방식과 같으며 예전 습득한 행동을 새로운 상황으로 적응하는 것을 보여준다. 어떤 의미에서는, 아동은 서기 위해 지지면을 지지하기 위한 "잡기"를 하며 이는 당겨서 서기 위해

물건을 잡는 것과 같다.

5. 몸무게는 점진적으로 성숙한 패턴으로 하지로 이동한다.
   (a) 아동은 양측 움직임에서 두 다리를 앞으로 가져가고 두 발을 양측으로 무게를 뒤로 옮기고 발을 척행함으로 두 발을 동시에 무게를 둔다. 이 패턴은 네발기기 자세와 양측으로 설려는 시작 패턴과 유사하다. 하지로 무게가 실리면서 아동은 무릎을 펴고 상지를 지지하고 엉덩이와 체간을 펴고 일어선다.
   (b) 이 패턴의 반복으로 똑바른 자세로 조절된 신전이 향상되고 아동은 무게가 발에 실리자마자 지지를 높아주고 잠깐 쭈그려 앉고 선다.
   (c) 중앙선을 따라 신전의 발달은 서기 위해 하지로 체중을 옮기는 방법에 있어서

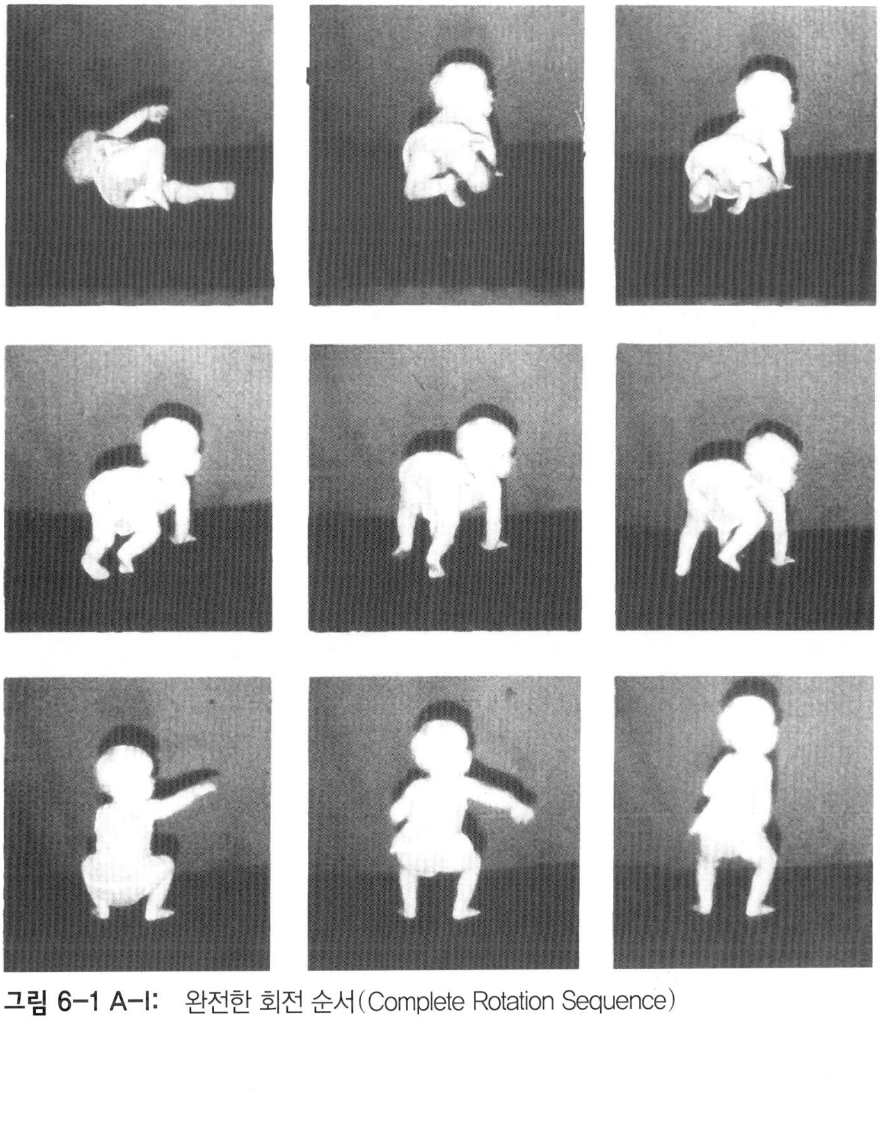

그림 6-1 A-I: 완전한 회전 순서(Complete Rotation Sequence)

변화를 일으킨다. 골반 주변으로 신전과 회전을 이용함으로써 아동은 양팔과 한쪽 무릎으로 체중을 옮기고 반대측 하지를 놓아주고 이는 발이 척행 자세에 있을 때까지 앞으로 움직인다. 무게는 무게를 싣는 발로 이동하고 그동안 다른 발은 척행자세를 가져왔다. 아동은 그 다음 발로 체중을 옮기고 이전 설명한 대로 일어선다.

(d) 편측 하지의 무게 이동의 반복은 더 부드럽고 효율적인 패턴으로 발달하고 이 패턴은 구르기에서 엎드리는 과정동안 상·하지 사이의 반대측의 무게 이동의 능력에 기본을 둔다. 아동은 구르고 무게를 싣는 방향과 같은 방향으로 팔을 두며 그동안 반대측 다리를 가져오고 즉각적으로 발을 척행의 위치에 둔다. 구르고 일어나기 위해 준비하는 것은 부드러운 자세의 부분이다. 그동안, 반대측 팔과 반대측 다리는 무게를 싣는 자세로 있고 아동은 전처럼 선다. 반대측의 무게 이동은 회전과 반대되는 회전 패턴을 이용하고 서기 위한 메커니즘으로 평형 반응의 성숙을 준비한다. 자세를 바꾸는 데 있어 발을 척행으로 두는 것은 아동이 최종적으로 기기 위한 방법과 앉기와 기기 자세 사이의 자세로 놀때 사용되는 "반–곰" 자세의 방법의 적응이다. 여기서 설명한 이 패턴은 부분–완전 회전 과정동안 사용될 때 더 부드러워진다.

6. 아동이 바로 누운 자세에서 4점 자세와 서기 자세로 부드럽고 빠르게 변하는 방법은 완전에서 부분회전으로의 변화를 준비한다.

이행성 연속 과정: 부분–완전 회전

Transitional Sequence: Partial-Complete Rotation

부분–완전 회전 과정 (그림 6–2 A–1)은 부분 회전의 개념을 소개한다. 아동은 약 18개월에서 24개월부터 5세 또는 6세까지 부분 회전의 형태를 사용한다. 부분 회전은 아동의 패턴에서 중대한 변화를 나타내며 그 이유는 아동이 서기 방향으로 갈 때 움직임의 순서를 연속적으로 배열하기 때문이다. 부분 회전은 서기를 목적으로 둘 때 가장 효율적인 길을 선택하는 능력의 시작을 보여준다. 패턴의 변화는 아동이 옆으로 누운 자세로 구르고 똑바른 자세로 앉기 위해 움직일 때 일어난다. 이 때 엎드린 자세로 완전히 구르는 대신에 회전–수직 정위 반응을 사용한다. 결합된 정위반응의 통합과 수직으로 더 효율적으로 움직이려는 경향은 정위반응을 예전에 획득한 앉기 자세에서의 평형 반응으로 적응하게 한다. 새로운 발달상의 성취는 바로 누운 자세에서 앉기 자세로 되는 것이다.

평형은 아동이 머리, 수직 정위에서 변형된 체간 경사(incurvation), 회전 정위에서 변형된 몸통 회전 및 적어도 하나의 상지를 사용하여 외전(abduction)을 통해 무게중심을 향해 당기는 동안, 다른 상지가 위로 밀어올려 앉기에 도움을 줄 수 있는 경우 분명히 드러난다.

그러나 평형반응이 앉기 위한 움직임의 연속을 나열하기 위한 메커니즘으로 등장하였

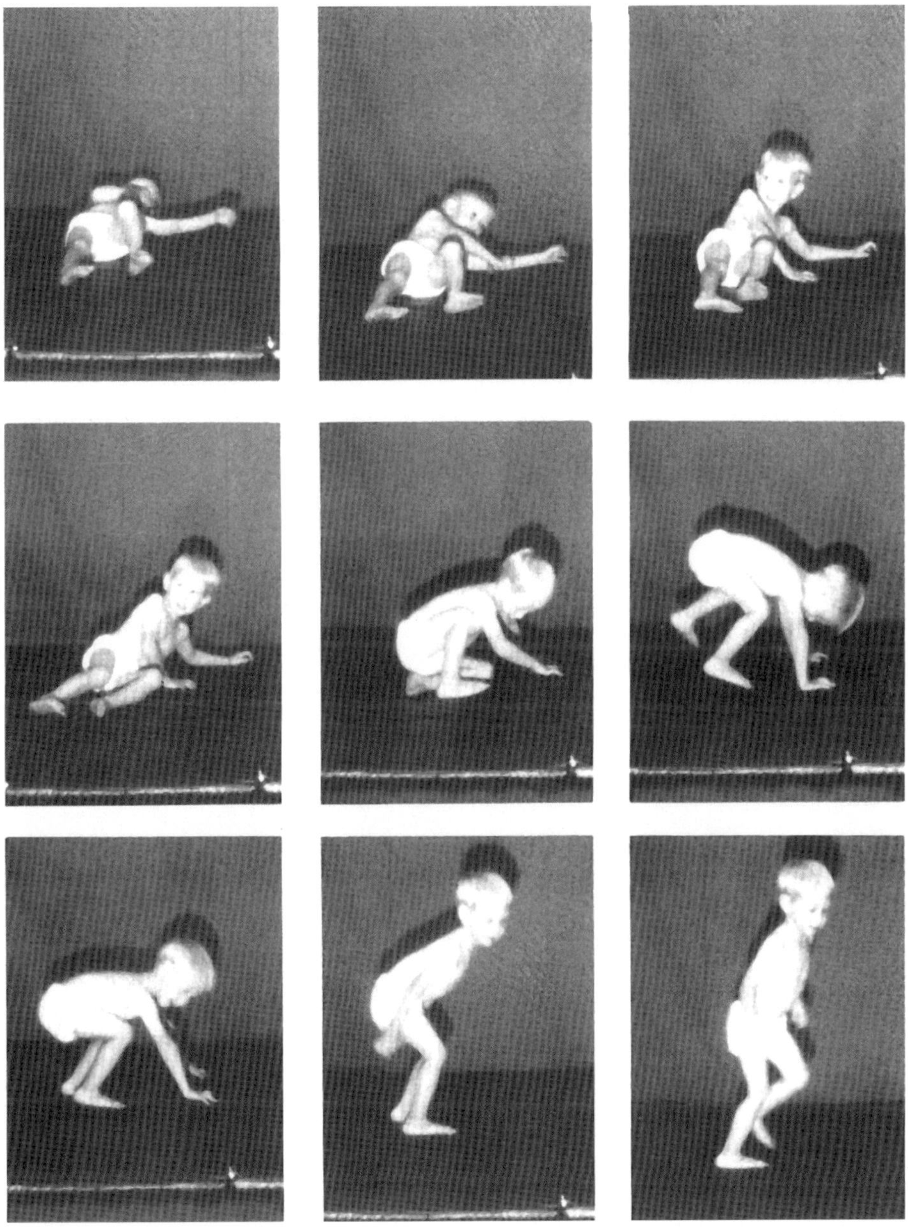

그림 6-2 A-I: 부분-완전 회전 순서(Partial-Complete Rotation Sequence)

기 때문에 앉은 자세에서 선 자세로 하는 것은 아직 유용하지 않다. 아동은 앉은 자세에서 선 자세로 스트레스를 받는 상황에서 부분 회전을 사용할 수 없다. 서기 위한 연속과정은 더 잘 성립된 완전 회전 과정으로 갈 때 완성된다. 다음 단계는 부분–완전 회전 과정에 대한 설명이다.

1. 아동은 회전과 수직 정위 반응을 사용하여 엎드린 자세로 구른다. 아동이 옆으로 누운 자세로 접근할 때 비대칭적 압력이 더 수직의 정위반응을 촉진하여 이는 완전 회전을 통해 서고자 할 때 아동의 강도 높은 경험에 의해 강화된다. 편측의 상지는 신전되고 지지하며 수직 정위 반응은 아동을 앉도록 하고 완전 회전 연속과정을 방해한다. 아동은 예전에 회전 정위근 수직의 정위 반응을 사용하였고 기는 자세에서 앉는 자세로 가기 위해 상지 지지를 사용하였다. 동일 패턴의 부분으로 차별화되고 옆 방향의 지남력에서 앉기 자세로 적응한다. 결과는 완전 회전에서 변화가 오며 이는 아동이 바로 누운 자세에서 앉기 자세로 부분적으로 회전하는데 필요하기 때문이다.
2. 앉기 자세에서 아동은 서기 위해서 엎드린 자세로 완전히 회전한다. 엎드린 자세를 사용함으로써 아동은 상지를 사용하여 발에 무게를 옮길 수 있으며 서기 위한 더 발달된 신전 메커니즘을 사용할 수 있다. 앉기 자세에서 서기 자세에서 사용되는 완전 회전의 패턴과 차이는 완전 회전 부분에서 이전 설명한 것과 동일하다.

주요 연속: 부분 회전
Key Sequence: Partial Rotation

비록 부분 회전(그림 6–3 A–G)은 정위반응이 움직임을 나열하는데 사용되는 방식에서 변화해서 시작하지만 이것은 움직임의 패턴을 만들고 이것은 움직임 과정을 조절하기 위한 평형반응을 사용한다. 평형반응이 존재함으로 부분 회전 패턴은 부분 회전 패턴을 사용하여 바로 누운 자세에서 일어나서 서기자세로 하는 정도를 성숙시킨다. 그리고 완전 회전 패턴은 새로운 행동으로 통합된다. 다음의 단계는 부분적 회전 과정을 설명한다.

1. 아동은 부분적으로 옆으로 누운 자세로 회전한다. 그러나 한쪽에 도달하기 전에 바로 앉은 자세로 움직이기 시작한다. 평형 반응과 함께 발달한 굴곡–회전 패턴은 바로 누운 자세에서 앉기 자세로 적응한다. 무게를 실지 않은 쪽의 상지는 앉기 위해 보조하기 위해 외전하고 무게를 실은 상지를 위로 밀면서 도와준다.
2. 앉기 자세에서 아동은 서기 위한 부분 회전을 계속한다. 엉덩이를 회전함으로써 아동은 반대발을 척행하는 위치로 자세를 취할 수 있으며 몸은 앞으로 움직여 그

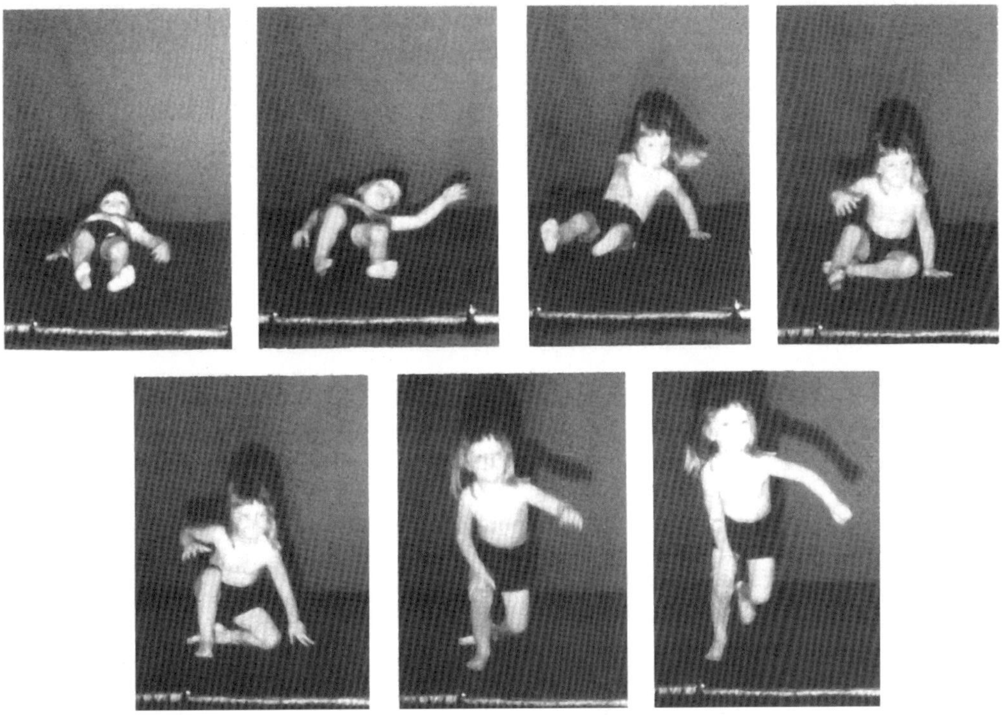

그림 6-3 A-G: 부분 회전 순서(Partial Rotation Sequence)

발로 무게를 옮기며 선 자세로 일어난다. 그러는 동안 다른 발을 위치시켜 몸무게를 견딘다. 지지하고 밀기 위한 상지 사용은 아동은 지지하고 한 개의 말단 부위와 무릎을 바닥에서 밀며 완전 회전 과정에서 적응한다.

3. 반복적으로, 패턴은 부드럽고 협응된 순서로 이루어지고 앞으로 힘을 주어 이루어진다. 정중앙 방향으로 가기 전에 정중선으로부터 덜 회전하고 지지하고 밀기 위해 팔을 덜 사용하고, 앉은 자세에서 선 자세로 몸을 일으키는 것을 돕기 위해 중앙을 향해서는 팔을 더 사용한다. 팔은 신전하며 외전하고, 바로 누운 자세에서 시작하는 방식으로 이루어지며 상지 평형 요소가 순서대로 다시 적응한다. 반복해서 성숙으로 이룬 변화는 대칭적 과정을 향해 준비한다.

이행성 과정: 대칭성-부분 회전

Transitional Sequence: Symmetrical-Partial Rotation

순서기술을 발달하기 위해 전진하는 동안 우리는 정중선 안정성과 평형 반응이 성숙되고 운동성과 안정성 기능이 정중선과 근위관절 주위에서 섞이며 움직임과 무게 이동이 머리와 체간 적응에 의해 더 조절되고 사지 지지 또는 밀기-당기기 패턴이 덜 조절된다. 사지도 평형 반응 또는 보호 패턴을 통하여 도와주는데 자유롭고 기술 활동 또는 이동 참여 또한 자유롭다. 바로 누운 자세에서 똑바른 자세로의 대칭적인 패턴은 특별히 복부의 그룹의 굴곡근의 앞선 발달뿐만 아니라 정중선 안정성을 사용한다. 아동이 부분적으로 회전하고 중력 중심으로 당길 때, 복근 그룹은 우리가 덜 회전하고 패턴이 시작되는 언제든 중력의 중앙으로 움직일때까지 강화된다. 앉은 자세에서 서기까지 부분 회전과 앞으로 힘을 사용하는 것은 바로 누운 자세에서 앉기까지 발달하기 위해 더 대칭적인 패턴에 필요한 요소의 성숙을 기여한다. 바로 누운 자세에서 서기까지 움직임의 대칭적인 패턴을 이용하는 것은 큰 양의 힘과 균형을 요구한다. 규칙적인 패턴이 나타날 때 아동은 바로 누운 자세에서 앉기 자세까지 패턴을 이용한다. 앉기 자세에서 서기까지 움직이는데 발생하는 시간과 공간의 스트레스는 이미 성립된 부분 회전 패턴을 야기한다. 다음의 단계는 대칭적인-부분 회전 과정을 설명한다(그림 6-4 A-H):

1. 아동은 누운 자세에서 고개를 들고 상지 팔을 어깨 뒤로 두어 대칭적으로 앉은 자세에서 일어나기 위한 준비를 한다. 팔의 움직임은 부분적으로 회전하려는 아동의

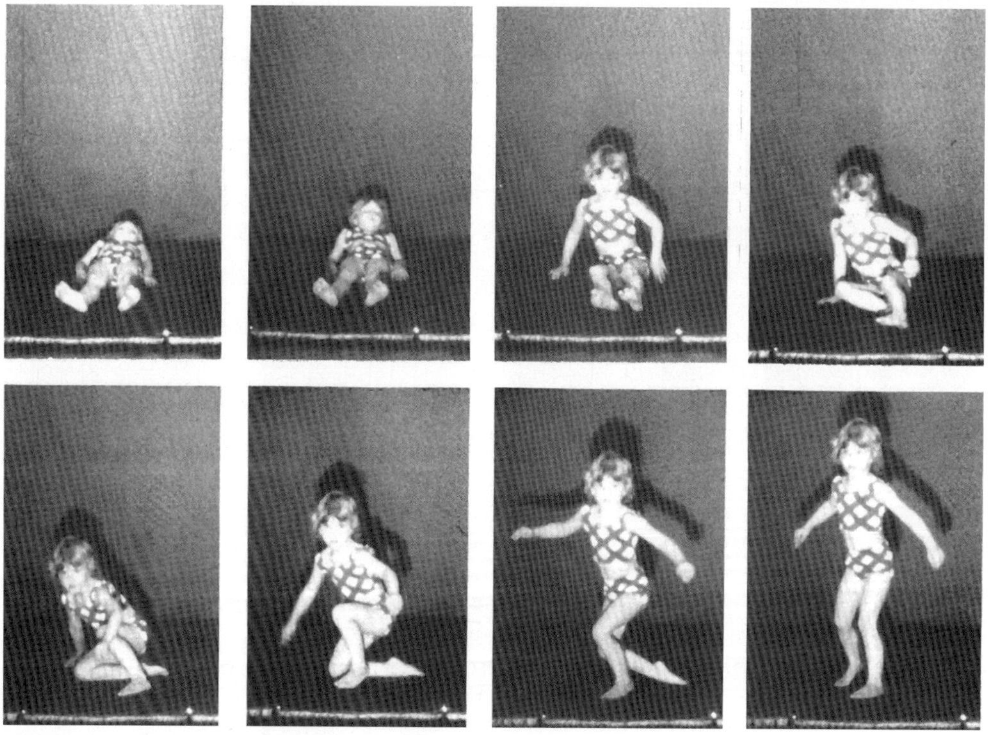

그림 6-4 A-H: 대칭 부분 회전 순서(Symmetrical-Partial Rotation Sequence)

성향을 중단시키고 목과 체간 상부의 굴곡근을 활동시키는 것을 도와준다. 이는 반대로 체간 하부 굴곡근의 활동을 촉진시킨다. 아동은 대칭적으로 앉기자세로 되고 바로 누운 자세에서 앉으면서 수직 정위 반응을 적응한다.

2. 앉은 자세에서부터, 아동은 엉덩이로 무게를 이동하고 반대발을 위치시키고 일어서면서 부분 회전 패턴을 야기한다. 대칭적으로 일어서기 위해 시도하는 시공간적인 스트레스는 대칭적으로 예전에 획득한 부분 회전패턴을 일으킨다. 그러나, 그 패턴은 앉아서 일어서는 지원의 부분 회전과는 다르다. 대칭적으로 앉기 위한 경험은 상지와 체간 상부의 반응을 강화시키고 부분 회전 패턴과 함께 서는 과정은 팔은 덜 지지하고 체간 상부의 움직임의 체간 하부 움직임과 엉덩이는 더 움직이게 한다. 아동은 정중선과 더 근위 관절과 함께 상부와 하부 체간의 활동을 협응함으로써 서기 위한 대칭적인 과정을 준비한다.

주요 연속: 대칭적인 연속과정
Key Sequence: Symmetrical Sequence

일어서기 위한 대칭적인 과정(그림 6.5 A–H)은 아동과 몇몇 어른들에게 가능한 가장 성숙한 패턴을 보여준다. 모든 아동들이 이런 수준의 발달을 성취하는 것은 아니다. 만약 그들이 높은 수준의 수행을 한다면, 그들이 지속적으로 이 패턴을 사용하는 것은 아니며 또는 성인기에 획득할 수도 있다. 이것은 시공간적인 스트레스에 쉽게 영향을 받기 때문이다. 크기, 힘, 피로, 동기의 변화는 서기 위한 과정의 선택에 있어 영향을 미친다.

다음의 과정은 서기 위한 대칭적인 연속과정들을 설명한다.

1. 아동은 엎드린 자세에서 고개를 들고 대칭적으로 앉는다. 상지는 바닥에서 가볍게 일어나기 위해 사용되며 앞으로 손을 뻗고 정중선을 향해 움직임을 연속적으로 할 때 도와준다. 상지의 변화는 정중선에서의 근육 기능의 합을 증가시키고 정중선 안정성을 성립하며 아동이 움직이고 움직이는 동안 머리와 체간의 정렬을 유지시키게 해준다. 아동이 앉으려고 할 때, 서기 위한 하지의 준비는 아동이 실제적으로 앉기 자세를 하기 전에 일어난다. 하지는 무릎과 엉덩이가 굴곡되고 발은 척행의 위치에 있고 서기 위해 몸무게를 견디기 위해 준비된다. 이 하지 적응은 발달 과정 기술을 진행하는 동안 당겨서 앉고 당겨서 서는 과정을 적응할 때 아동의 변화와 유사하다.
2. 두 발이 체중을 싣기 위해 준비하고, 아동은 굴곡자세에서 두 발로 서기 위해 힘을 사용하고 신전과 함께 굴곡을 합하고 대칭적으로 선다. 상지는 균형 또는 일어

나기 위해 사용되며 아동은 서기 위해 무릎과 엉덩이를 신전한다.

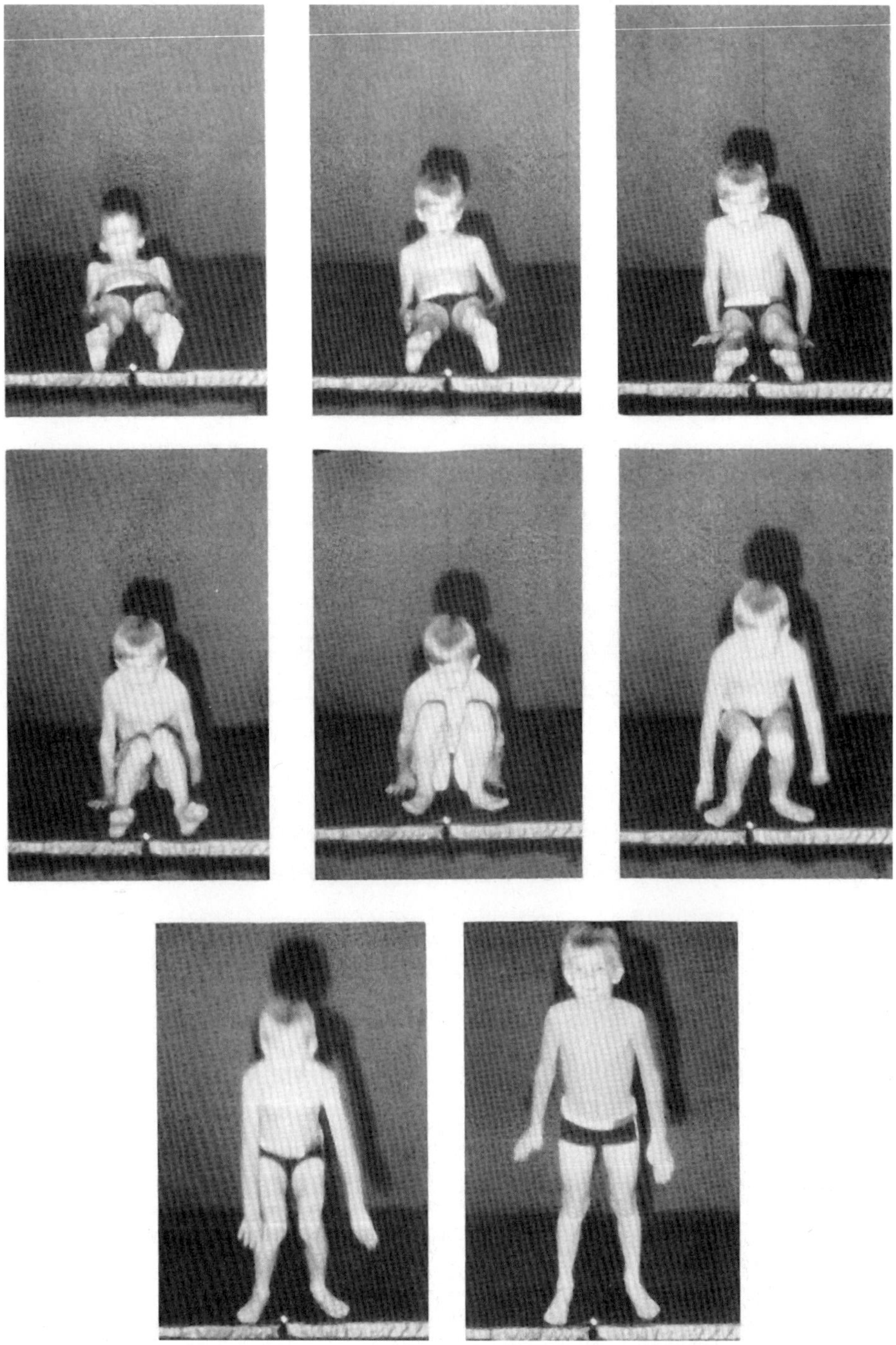

그림 6-5 A-H: 대칭 회전 순서(Symmetrical Sequence)

요약 Summary

서기 위한 탐구는 아동의 타고난 목표이다. 첫 6년동안 서기 자세에서 사용하는 패턴의 변화는 증가된 효율성, 힘, 움직임의 연속과정을 반영하며 이는 신경학적 매커니즘의 성숙, 근육 기능의 발달 그리고 나선형 적응 과정의 성숙과 함께 온다. 5개의 구별되는 패턴이 나타난다: 완전 회전, 부분 회전, 그리고 대칭성은 주요한 연속과정으로 분류된다. 이것들은 예전에 획득한 전략들을 새로 발달한 것으로 적응하고 통합하는 것으로 반영된다. 다른 두 가지 패턴인, 부분-완전과 대칭-부분은 이행성 과정으로 분류된다. 이는 과정을 시작하는 데 있어 새롭게 획득한 전략을 사용하고 목표를 완성하기 위해 예전에 획득한 전략들을 야기시킨다. 이러한 과정들은 독자들이 움직임을 관찰하는데 사용되고 높은 단계의 기술을 위해 새로운 과정을 연합-분리함으로써 어떻게 발달 과정이 연관되는지 고려하도록 여기에 설명되었다.

핵심 요소 Key Points

1. 서기 위해 사용되는 패턴은 6세동안 의미있게 변한다.
2. 일어서기 위한 패턴의 변화는 범위, 힘, 움직임의 연속과정에서 증가된 효율성을 반영한다.
3. 서기 위해 사용되는 움직임과 무게 이동의 과정을 관찰하는 것은 아동의 성숙과 근골격계 기능을 알 수 있는방법이다.
4. 5단계는 완전 회전, 부분-완전 회전, 부분 회전, 부분 회전-대칭, 대칭으로 나뉜다.
5. 완전 회전, 부분 회전, 그리고 대칭은 주요한 연속과정으로 고려되며 부분-완전 회전과 부분 회전-대칭은 이행적 과정으로 고려된다.
6. "주요한" 연속과정은 아동이 이전에 획득한 전략을 새롭게 발달한 전략과 새로운 행동으로 적응하고 통합할 때이고 이를 지속적으로 사용한다.
7. "이행적" 연속과정은 아동이 패턴을 시작하기 위해 새롭게 획득한 전략을 사용하기 시작하나 과정을 완성시키기 위해서 예전에 획득한 전략을 불러낸다.

자가 학습을 위한 지침 Self-study Guidelines

1. 연대순의 순서로 서기 위해 사용되는 발달상의 과정들을 나열하라.
2. "이행적" 연속과정과 "주요한" 과정을 구별해라.
3. 과정이 "주요한" 건지 "이행적"인건지 확인해라.
4. 5 과정 각각을 설명해라.

✍ 참고문헌

1. Fiorentino MR: Reflex Testing Methods for Evaluating C.N.S. Development (sixth printing). Springfield, IL, Charles C. Thomas Pubs., 1971.
2. Fiorentino MR: A Basis for Sensorimotor Development—Normal and Abnormal. Springfield, IL, Charles C. Thomas Pubs., 1981.

제 7 장

목적의식이 있는 연속과정과 숙련된 수행의 획득

Purposeful Sequences and the Acquisition of Skilled Performance

목표 Objectives

1. 목적의식이 있는 연속과정의 개념을 정의하고 설명하고 발달학적과 목적의식이 있는 과정과 구별해라.
2. 움직임과 작업과 연관한 "합목적성"을 정의해라.
3. 감각운동–감각의 적응의 마지막 고정으로 기술을 정의하고 논의해라.
4. 이론에서 사용되는 작업과 작업 수행의 개념을 설명해라.
5. 놀이, 일, 자조를 비교하고 대조해라.
6. 시공간적인 적응 이론은 생태학적 사건 이론과 연관시켜라.
7. 공간에서 움직이고 힘(impetus)을 받고, 힘(impetus)을 주는데 있어 결과물의 능숙한 수행의 예를 설명해라.
8. 이론과 연관된 자율과 능력을 정의하고 논의해라.
9. 놀이의 발달 과정을 토의해라.

소개 Introduction

목적의식이 있는 연속과정은 주위의 상황과 함께 발달학적 과정과 상호작용을 통해 발전된다. 아이가 탐험을 위해 움직임을 시작할 때, 주위의 경험들에게서 스스로 적응하며,

발달순서는 "새로운 의미"를 가지게 된다. 발달순서가 주위의 상황과 함께 적응되어짐으로써, 아이의 각성은 주위의 상황과 관련된 "어떤 일을 하도록" 외재적으로 행동에 동기를 부여하는 것과 통합되어 행동을 "하도록" 내재적으로 동기를 부여한다. 행동자체를 완성하기 위해 네발기기, 구르기, 걷지 않고, 아이들은 장난감을 가지기 위해 구르거나 네발기기하고, "엄마"를 찾기 위해 방을 가로질러 걷는다. 행동의 목적이나 의도는 높은 레벨의 수행에 적응하기 위하여 필요한 기능들을 획득하기 위해 반복적인 자극을 제공하는 것이다. 환경적 상황과 발달학적 과정의 관계는 목적의식이 있는 연속과정이 생긴 결과이다. 과정의 목적성은 나선형의 시공간적인 적응을 위해 새로운 범위를 더한다. "어떤 일을 하는 것"이나 환경적인 상황에 능동적으로 참여하는 것은, 숙련된 수행과 목적의식이 있는 과정을 위해서 과정을 구별하거나 과정에 적응하게 하여 발달학적 과정을 사용하는 과정을 하도록 아이에게 허락한다. 어떤 일을 하는 것"은 아이에게 작업 과정이 되고, 환경적인 상황은 의미있는 작업이 된다.

목적의식이 있는 연속과정은 발달학적 과정에서부터 장소, 사물, 사람 간의 상호작용으로 익숙해진 특수한 패턴까지 여러 요소들이 연결된다. 발달학적 과정과 목적의식이 있는 연속과정 모두 움직임을 만들어 내기 위해서 감각운동 기능을 사용하지만, 특별하게 목적의식이 있는 연속과정은 세상을 탐구하고 익힐 수 있기 위해 아이가 노력할 작업 상황에 의해 동기부여가 되는 의도이고, 자율성과 능력을 통해 그의 호기심을 충족한다. 목적의식이 있는 연속과정의 고유한 개념은 아이의 감각운동-감각 행동들, 환경적인 상황들, 자율성과 능력을 위한 호기심의 상호관계나 상호의존성이다.

자율성과 능력(자율과 능력)은 작업과 상호작용하는 아이의 능력과 직접적인 관계를 가진다; 즉, 아이들의 시공간적인 환경의 다양한 특징은 활동하는 아이들을 자극시키는데 필수요건이 된다. 제2장에서 논의한 것처럼, 환경에 대해 탐구하고 익히기 위해 움직이게 되는 필수적인 동기는 생물학적으로 자가-시스템의 선천적인 자극이다. 내적인 동기는 탐구적 경험적 태도를 높이고 아이들을 유능한 상호작용을 성취하도록 이끌어간다; 그 결과, 아이들은 작업 자체의 성취와 작업과정의 다양성을 수행한다. 아이가 자율성과 능력을 얻게 될 때, 다른 것과의 사회성행동은 "무엇을 하는 것"에 대한 동기를 가지는 새로운 범위를 가지게 된다. 목적의식이 있는 연속과정 또한 "어떤 일을 하는 것"에 대한 가치와 아이의 인식을 높이는 사회적인 보강으로써 외적으로 동기부여가 된다. 아이의 환경을 탐구하고 익히기 위한 외적 내적 동기는 목적의식이 있는 움직임과 작업에 있어 필수적인 요소이다. 게다가, 목적의식이 있는 환경적인 상호행동은 숙련된 수행을 획득하는데 중심이 된다.

숙련된 수행의 획득에 대해 소개하기 위해, 이 장에서는 목적의식이 있는 연속과정, 작업 수행, 기술들, 자율성, 능력을 논의한다. 인간-환경 행동은 또한 시공간적인 적응이론과 생태학적 상황 접근 비교하여 연구되었다. 게다가, 놀이의 과정들과 특징들은 적응을 촉직하기 위하여 핵심 미디어만큼 작업의 예로 소개되어진다. 7장에서는 그 상황과 관련된 작업과 “어떤 일을 하는 것”에 대한 작업 과정을 둘다 강조하였다. 그것은 숙련된 수행과 능력의 성취로 감각운동 적응을 위해 핵심요소이기 때문이다.

목적의식이 있는 연속과정의 설명

Explanation of Purposeful Sequences

비록 나선의 적응이지만, 아이는 환경 안에서 스스로 얻은 이전에 획득한 행동들로 움직임을 한다. 획득한 활동을 그냥 반복하는 그 자체는 발달의 높은 수준을 촉진하는 것을 도와주지 못할 것이다. 발전하는 시공간적인 적응과 일어나는 사건에 대해 성숙하기 위해 자가-시스템의 도움(요구)가 증가되기를 원한다. 요구는 아이가 과정을 반복함으로써 증가되어지며, 시스템은 작업의 시공간적인 특징과 함께 발달학적 과정의 특정한 행동들이 결합되기 위하여 시작된다. 비록 나선의 과정이지만, 발달학적 과정은 상황이나 작업에 적응되어지며 새로 획득된 목표가 생긴다. 과정은 상황을 통해서 목표의 방향이 설정이 되며, 환경에 대한 신기함과 도전은 아이의 의도를 깨우며 목적의식이 있는 작업을 더해준다. 상황에 참여하는 것은 자가-시스템을 위해 의미있는 반응을 촉진시켜 주고 그 자체로 작업이 목적성을 가지게 된다. 피드백은 이전에 획득한 경험보다 더 높은 수준 또는 더 성숙한 목표나 노력을 할 때의 활동과 관련이 있으며 이때의 반응은 의미가 부여된다. 즉, 목적의식이 있는 과정은 감각운동-감각 통합과 논의되며 나선형으로 고위레벨에 대해 적응된다.

목적의식이 있는 과정은 아이의 목표방향에 의해 발달학적 과정과 다를 수도 있다. 발달학적 과정은 스스로-시작하는 행동에 의해 동기가 부여되어졌고, 스스로-시작하는 행동은 몸의 중심과 스스로의 목표와 관련된 것들에 반해(예, 앉고 일어서는 것) 목적의식이 있는 과정은 환경안에서의 상황/작업에 대한 방향이나 몸의 바깥에서 목표를 향한 방향이다; 즉, 그것들은 환경이며 환경과 관련되어 무엇을 하기 위한 가치에 의한 동기부여가 되는이다. 발달하는 동안, 아이들은 어떤 본래의 기능을 이용하는 것처럼 보인다. 고위레벨로 나아가기 위하여 시공간적 적응을 하기 위해 도전을 하고 신기해 하고 획득한 것을 필요로 하는 특수한 발달과 관련된 대부분의 작업을 찾기 위해서 그들에게 용기를 준다. 숙련된 수행을 위한 목적의식이 있는 과정의 적응은 시간과 공간과 목적과 구조의 적응과 움직임과 환경간의 나선의 상호행동이 관계가 있다는 동적인 이론을 설명해준다. 목적의식이 있는 특성, 발달 특성, 감각운동-감각 특성과 함께 적응은 나선의 상호행동의 스트레스와 고통의 특징에 의해 영향을 받는다.

아이가 목적의식이 있는 과정을 할 때, 작업과 함께 활동의 유사점과 차이점은 결과에 대한 지식인 감각 피드백을 제공해준다. 아이는 사건의 목적과 대부분 관계되어지고 활동의 결과에 대해 반응한다; 예를 들어, 장난감을 쥐고, 신발을 묶고, 공을 잡는다. 작업과 함께 행동은 일반적으로 다른 사람과의 사회적 상호작용을 포함한다; 작업적인 과정은 다른 것으로부터 주어지는 외부의 피드백과 함께 스스로의 활동으로부터 감각 피드백을 통합한다. 예를 들어, 사람이 웃거나 기도하는 단어를 듣거나 아이가 안는것. 그러므로 결과에 대한 지식은 외부와 내부의 동기부여를 강화하고, 성취에 대한 성공과 실패를 측정할 수 있도록 아동에게 피드백을 제공한다. 목표를 정하고, 수행에 관하여 피드백을 함께 하는 것은, 성공적이지 못한 경험과 함께 다시 해결해야 할 의미가 있는 경험 또는 반복적인 성공적 경험을 통해 아이에게 동기부여를 하는 것이다. 결과에 대한 아이의 의도의 연합과 분리유사성과 차이점은 각각과 관련되거나 스스로와 관련된 공간과 물체 그리고 다른 사람과의 관계를 증가시킨다. 결과와 목표는 시공간적 적응에 필수적인 기여점이다. 왜냐하면 목표를 성취하는 것은 지속적으로 나선의 적응을 과정하기 위해서 더 복잡한 과정을 시도하는 아이의 도전이기 때문이다. 비록 기능에서 목적의 적응이나 발달적이고 목적의식이 있는 과정과 함께 전략에 대한 나선의 통합은 수행 기술을 발달시킨다.

수행 기술 Performance Skills

기술 획득(acquiring 기술)의 결과로 (a) 시공간적인 차원 내에서 신체의 움직임(예, 춤추기, 뛰기, 건너뛰기), (b) 힘을 받아들이는 것(예, 공을 받는 것), (c) 외부의 물체에게 힘을 주는 것(예, 종이를 가위로 자르거나, 글씨를 쓰는 것)이 가능하게 된다. 적응된 수행기술(adapting 수행 기술)의 3가지 결과는 환경 작업과 함께 아이의 능동적인 참여로 기능은 목적과 같고 목적은 기능과 같다는 계속적인 과정을 통해 성공되었다. 그러므로, 작업은 수행기술(수행 기술)의 적응을 위해 "목적"을 촉진시키는 다양한 중재역활이 된다.

숙련된 수행은 환경의 시공간적인 차원 내에서 자유롭게 움직일 수 있는 것으로 특징되어진다. 기술은 작업의 수행을 위해 사용되는 노력들(속도, 시간, 노력, 장소, 조절)과 관계되어 자세와 움직임에서 사용된다. 숙련된 수행은 자연적인 즉각적 반응의 정도나 무의식적, 자동적, 기초적인 활동일 때 더해진다. 자연적인 즉각적 반응은 시공간적인 차원의 관계에서의 움직임과 자세조절의 결과이다. 자세와 움직임 전략의 조절은 환경적인 상황의 공간적 제한과 관련이 있는 전략에서 시간적인 순서와 관계있다.

주요한 결과들은 수행의 정확성, 효율적인 순서들, 전략들의 조화의 기초가 된다. 수행의 효율성은 성취한 일의 양과 성취한 활동시 에너지나 힘의 소비정도 두 가지 사이에서 연관이 있다. 시공간적인 요소들이 비록 효율성과 정확성 모두에 영향을 미치지만, 움직임의 효율성은 환경적이고 공간적인 차원에 대해 적응하고 이해하는 아이의 능력에 더 의존적이다. 정확성은 활동을 수행할 때 시간적인 차원과 관하여 스스로 인지하는 것에 더 의존적이다. 수행의 정확성은 인식이나 활동의 시간, 조절, 거리, 방향에 대한 판단을 포함한다.

숙련된 수행과 함께, 감각운동-감각 행동은 특별한 수행에 사용되어지며 활동의 변경이나 변화가 필요없다. 즉, 기술은 수행의 고정된 패턴에 의해 특징되어질 수 있으며 이와 같은 입장에서 기술은 감각운동-감각 적응의 마지막 고정이 된다. 그러나, 발달중에, 숙련된 수행은 작업수행시 고위레벨을 성취하기 위해 많아지거나 변화를 필요로 할지 모른다. 즉, 고정된 숙련된 수행은 방해되어지며, 활동은 다시 한 번 목적있게 된다. 활동의 목적성은 고위레벨의 의미있는 반응을 위해 주위환경과 조화된 행동을 더 강화한다. 나선형의 바로 그것을 반복하는 과정이며, 어떤 목적의식이 있는 순서의 기초를 일깨워주며, 새롭게 숙련된 수행능력(숙련된 수행)을 얻게 된다. 예를 들어, 가파른 경사에서 스키를 타는 숙련된 수행력을 가진 아이를 생각해보자. 아이는 더 난이도 있는 경사에서 동네친구들과 함께 놀고 싶다는 동기를 가지고 있다. 이 때문에 숙련된 수행습득력은 더 어려운 지형에서도 다루는 것이 되어져야 한다. 수행하는 과정에서, 활동은 다시 목적성이 되며, 신경계에 의미있는 반응이 촉진되어 더 어려운 지역에서 스키를 타며 자연스럽게 참여하게 된다. 새로운 환경에서 적응하기 위해서, 자가-시스템이 지난번 획득했던 전략을 불러서 직접적인 노력을 순차적으로 하게 된다. 즉, 아이의 수행력은 활동의 특정기술을 많이 얻게 된다. 아이의 연습으로 더 어려운 지형에서 반복적으로 스키를 타는 것에 의해 새로운 기술습득이 이루어진다.

스키를 탈 때 발달과 목적의 순서가 절정을 이룰 때, 자가-시스템은 원래 운동의 효율성과 정확성 패턴과 유사하게 만들어지며, 행동의 기초를 조직하여 발달되어진다. Fowler와 Turvey에 의해 특별한 활동에 사용되는 "coordinative structure"이란 단어의 용어가 정리되었다. 운동학습 이론에 따르면, 하나의 사건(예, 크레용을 쥐는 것)에서 coordinative structure은 다른 사건(예, 펜이나 연필을 쥐는 것)을 적응할 때 불러올 수 있다. 하나의 사건에서 다른 사건까지 전위되는 수행패턴의 능력은 시공간적인 적응내에서 고유한 지각적 과정에 의존한다.

인간이 작업환경에서 활동하기 위해 동기부여를 가질 때, 자가-시스템은 신체가 더 노력하여 일을 수행하거나, 일을 자연스럽게 하거나, 일을 완성시키도록 과제를 계획한다. 수행과 작업은 상호의존적이며 상호교환적이다. 그리고 인간 기능에서 원인과 효과의 관계를 도와준다. 수행은 능력을 촉진하는 사람의 기능적 레벨이라고 말하는 것이 적당하며, 환경적 수요로 증가되며, 고위레벨을 수행하기 위해 사람이 도전하는 것이다. 인간은 작업

안에서 그들의 수행을 통해 자가-인식으로 발달하며, 그들 자신이 할 수 있는 일과 잘 하지 못하는 일에 대해 실제적인 자가-개념으로 발달한다. 작업 수행이지만, 자가-시스템은 적응하기 위해 관련이 있거나 다른 여러 구성요소들로부터 필요한 피드백을 받는다. 작업 수행의 본질은 변형과 변화를 통해 동기부여를 받으며 적응력을 높이는 것이다.

작업적인 수행 Occupational Performance

작업적인 수행은 작업의 시공간적 특성(시공간적인 특징)을 포함한 환경에 의해 구조화되어지고 유도되어지는 활동이다. 작업은 "행위자"의 자가-인식으로부터 목적이나 의미를 이끌어내는 것이다; 즉, 목적의식이 있는 작업은 어떤 사람이 과제를 하기 위해 중요하며, 그 사람의 목표방향을 정해준다. 비록 "행위자"가 목적성을 매우 중요하게 여길지라도, 수행하는 작업의 많은 시공간적인 범위에서 기인하는 작업적인 수행의 중요함은 일을 하는데 동기부여를 하고 의도성을 촉진하는데 필수적이다. 작업은 놀이, 일, 자조활동의 환경적 조건들로 이루어진 일생동안 이루어진다. 그리고 작업은 환경에 대한 탐구와 이해를 위해 공통적으로 구성되는 상호관련된 3자 관련을 만든다. 숙련된 작업수행은 자신과 다른 사람에게 삶의 만족도를 제공해주며, 수행하는 과정에서, 과제들과 규칙들은 자신과 환경에 대해 이해하기 위해서 필수적이다. 작업수행의 상호관련된 3자 관련은 다음의 도식화로 나타낼 수 있다.

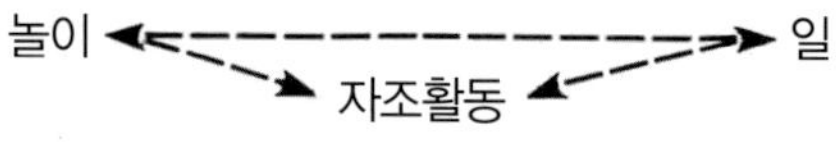

숙련성을 성취하기 위한 과정으로서 정의되는 놀이는 유아기를 통해 노년기까지 다양한 작업을 포함한다. 아동의 놀이는 탐험, 역할놀이, 게임과 같은 활동들을 포함한다. 아동은 숙련성을 필요로 하는 동기를 가지게 되며, 놀이를 통해 환경내에서 적응하고 영향을 받는다. 작업과 같이 놀이의 가치는 시공간적 특징과 상호작용 과정을 가진다(놀이의 과정과 특징은 이 장의 뒤에서 논의될 것이다). 비록 놀이경험일지라도, 자가-시스템은 조직화된 적응을 위해 효과적이고 능률적인 의미를 창조한다. 비록 놀이작업일지라도, "놀이다운 유발"은 아이를 흥분시킬 수 있으며 의미있는 경험들은 시도되고, 연습되고, 조직화되고 적응될 수 있다. 아이들이 해마다 크면서, 그들은 놀이 과제에 대해 신체적인 특징으로 인해 덜 자극받아지게 되며, 오히려 주위 친구들을 통해 더 자극받아지게 된다. 주위 친구들의 행동은 목적성을 가지게 해주는 "놀이다운 유발"를 통해 신기함과 놀람을 제공하

게 해준다. 어린시절과 사춘기를 통해, 놀이는 스포츠, 게임, 취미, 사회활동을 포함한다. 한 사람이 일생 중 후반부에 접어들 때에는 놀이는 여가가 된다. 놀이는 사회와 집단활동 모두에서 넓고 다양하게 포함이 되며 자기의 존엄성과 적성을 통하여 탐구되어지는 지속적인 경험을 하게 된다. 놀이는 아이들에게 그들의 세계를 배울수 있도록 경험을 제공해주며, 그리고 그들의 다양한 습관을 얻게 하는 능력을 성취하게 한다. 즉, 놀이는 일을 위한 기초기원으로 묘사될 수 있다.

숙련성을 표현할 수 있는 과정으로써 정의되는 일은, **생산처럼 작업분류를 포함한다.** 생산적인 작업은 자신의 문화에 대한 전통을 제공하는 작업이거나, 다른 것에 의해 요구되는 서비스나 생산들을 제공하는 여러 가지 사건들이다. 일은 학생, 주부, 자원봉사자, 프로운동선수, 연구원, 다른 직업들 처럼 각각의 역할을 통해서 자기자신의 자가－정체성으로의 중요한 요소이다. 일 역할은(work role) 놀이경험에서부터 생산적인 일상에서까지 경험의 시공간적인 특징을 다시 만들어준다. 일이 사람의 사람－사회 상호작용과, 자가－efficacy의 자각에 있어 중심이 되기 때문에 일활동(work activity)은 학교활동에서 시작된 역할로 인생의 중요한 부분을 차지한다.

자조활동, 일상생활과제들은 먹기, 옷입기, 용변보기, 위생관리, 혼자 이동하기, 휴식하기 등과 같은 활동의 범위들을 포함한다. 자조활동은 건강관리와 하나의 문화로 이해될 수 있는 여러 가지 스스로를 유지하는 과정들이다. 작업의 상호관계의 3자관계의 3개구성요소인 자조활동의 경험은, 자신과 환경 안에서 필요로하는 획득되어진 능력으로 아이를 도와준다. 자조활동의 작업은 조절을 하는 능력을 아이에게 제공한다. 그리고 자기 신뢰와 존엄성에 대한 자각을 얻게 한다. 놀이, 일, 자조활동의 조화로운 균형은 건강한 발달과 후에 발생될 일에 대한 적응에 필수적이다. 놀이, 일, 자조활동의 상호관계적 지속성은 인간의 작업 수행의 구성요소이다.

이 장에서 쓰이는 작업은 환경에 대해 탐험하고 이해하는 것이 많아지도록 기회를 제공해주는 놀이, 일, 자조활동의 사건들로 정의되어지며 자가－효율성, 정체성, 능력을 높여준다. 세계를 탐험하고 이해하기 위해서 탐색하는 것은 작업에 참가하기 위한 중요한 동기를 제공하여 준다; 그러므로 놀이, 일, 자조활동의 작업은 동기를 촉진시키고, 변화하고, 기술의 시공간적 적응을 향상시키는 첫 번째 매체로써 제공되어지는 사건의 활동이다. Joan Erikson은 "변화없이는 회복은 없다. 삶 자체로 볼 수 있는 활동과 변화 없이는, 성장할 수 없다"라고 말했다. 이 과제들과 관련이 있는 활동이나 작업 그리고 수행활동들은 환경적 경험의 고유한 과정만큼 작업수행의 제공으로서 발달의 시공간적 적응과정 내의 핵심적 요소이다. 그리고 작업은 사람－환경에서 생기는 생산물이 된다.

인간과 환경 Person and Environment

환경적 경험의 수요변화에 대한 생각은 Glencross와 Reynolds[8]에 의해 연구된 것에 의해 지지되어지는 작업수행의 고위레벨에 대한 획득과 수정에 영향을 준다. 그들의 논문은 반복적인 과제를 획득하는 동안 집중력에 관한 연구를 하였고, 작업에 관한 집중력의 변화는 기술수행의 고위레벨의 성취를 위해 결정적으로 작용한다. 새로운 과제를 배우고 기술을 획득함으로써, 변화는 조직 활동이 발생하였고, 더 많은 정교한 조절전략이 발달되어졌다. 새로운 환경에 부딪힐 때, 아이는 예전에 획득한 활동을 불러내는 것 뿐만 아니라 주의력은 조직을 보강하는 새로운 과제를 주고 목적들을 조절한다. 기술획득은 환경적인 작업을 경험하고 아이의 의도성과 집중의 협응관계를 통해 생긴다. 동등하게 둘다 중요한, 사람과 환경의 관계는 과학자 Fowler와 Turvey에 의해서 운동기술획득에 관한 생태학적 접근으로 정리가 되었다. 생태학적 이론에서, 사람과 관련된 환경은, 2가지 주요 구성요소를 갖고 있다고 하였고 그것은 적절성과 구조적 매체이다. 적절성은 사람의 사건과 관계가 있으며, 활동에 대해 지지가 제공된다. 환경에서 적절성은 스스로의 의지를 가지고 활동하도록 아이를 허락하고 목적성 있는 작업을 하도록 지지를 제공한다. 스키를 예를 들어, 적절성은 지형, 중력, 스키에 관한 시간적 구성요소이며, 스키를 타는 과정을 위해 지지를 제공한다. 적절성 없이는 스키를 타는 것은 의미가 없다. 환경의 면에서 정의해보면, 물론 똑같이 중요한 구조적 매체는 특수한 것이며 사람에게 필요한 공간적 정보를 제공한다. Fowler와 Turvey의 생태학적 이론에 대한 조사는 시공간적 적응 이론을 지지한다. 작업치료의 철학으로서 뿐만 아니라 그 이론은 변화와 변경에 관하여 이끌어내기 위한 매체로써 작업치료에서 사용된다. 이 이론에 따르면, 스키를 타는 기술을 획득하기 위해서, 사건의 적절성과 구조적 매체와 관련된 협응구조의 적절한 조직을 발견해야 한다. 자가-시스템과 관련된 환경의 조직은 작업치료와 시공간적 적응의 핵심요소이다. Fowler와 Turvey는 사람은 사용하는 움직이는 관절의 대부분을 제한하거나 제거한다. 그래서 과제에 대해 수행하기 위해 모든 움직이는 관절을 조절하는 것을 알때까지 어떤 관절의 움직이는 범위는 감소되어졌다. 시공간적적응 이론은 안정성을 제공하기 위한 본질적인 과제이며, 과제를 성취하기 위해 사용되는 움직임 패턴을 조절한다. 예전에 획득한 전략들을 불러와서, 아이는 자신이 적당한 방법으로 환경에서 요구되는 활동과 반응을 조절할 수 있다. 비록 사건에 대해 과거활동이 통합되었더라도, 고위수준의 순서 또는 "협응구조"는 아이의 수행에 대한 내용의 한 부분이 된다. 각각의 활동은 동작을 완벽하게 할 수 있는 자세와 움직임 전략을 가능하게 하는 구성하는 요인들을 살펴본다. 작업의 적절성과 구조적 매체는 수행을 위해 경계해야 할 조건들을 사람들에게 알려준다. 그러므로 환경의 작업에 특별한 시공간적 특징은 수행을 증진시키는데 필수적이다. 아이가 발달하는 동안 새로운 사건들이 다양하게 생긴다. 활동이 성공하지 못하면 무슨일이 생길까? A는 사람은 자기가 목표를 성취할 때까지 수행을 수정하고 경험을 반복하기 위해 도전한다고 수정하였다. 비록 시공간적 적응이 합쳐져서 지속되더라도, 아이는 고위레벨의 수행을 바로하기 위해 이전에 적응한 전략을 불러내어서 정보로 사용한다.

시공간적 적응 이론은 환경에서 요구되어지거나 현재에서 과거와 통합되어지기 위해서 적응하려고 더 낮은 레벨의 행동에서 불러내어진 자신의 활동이 수행기술의 획득으로 한정되거나 조절된 과정을 통해 발생한다고 주장한다. 작업과 사건은 핵심요소가 된다. 작업의 자가-인식은 수행하는 비슷한 활동에 의해 적응되어진 획득된 행동의 선택을 하게 해준다. 수행기술의 획득에 대한 생태학적 사건접근은 환경과 움직임의 상호작용 뿐만 아니라 환경적 사건이나 작업의 "목적성"을 중요하게 지지해준다.

기술들 Skills

움직임, 환경, 적응, 순환의 동적인 상호작용은 숙련된 수행력 획득들의 다음과 같은 예들로 설명된다. 기능은 목적으로 목적은 기능으로의 과정인 순환의 결과는 — 공간에서 몸을 움직이게 하고, 힘을 받거나 주는 — 논의되는 것에 익숙해져 구성되고 이론의 내용과 범주의 동적인 상호작용으로 설명된다.

공간에서 신체를 움직이기 Moving Body in Space

숙련된 수행력의 예들은 뛰기, 깡충뛰기, 건너뛰기가 포함된 시공간적 범위내에서 움직이는 능력을 필요로 한다. 이 기술들 모두 걷기 발달 동안에 획득되는 움직임 전략들을 포함한다. 고위레벨기술들을 위해서 걷기의 구성요소는 빠르게 움직이거나 한발로 또는 리드미컬한 환경의 조건들에서 목적있게 적응하고 특수화된다.

스피드와 타이밍 변화의 증가와 익숙한 지지면의 변화는 공간에서 자세를 유지하거나 바꾸는 동안 체중이 이동하는 새로운 경험에 아이를 직면하게 한다. 지지해주는 면에서 떨어졌다가 다시 가까이오는 것은 동적인 자세조절에서 새로운 범위를 더해준다. 노력과 방향, 시간을 조절하는 것은 걷기에서부터 뛰기, 깡충뛰기, 건너뛰기의 새로운 기술까지 패턴이 성공적으로 적응할 목적으로 더 많은 발달을 필요로 한다. 움직임의 새로운 기술패턴을 창조하기 위해서 예전에 획득한 걷기패턴을 사용할 때, 확립되어진 움직임의 더 많은 예전의 모양들은 새로운 도전에 적응되어 익숙해질지 모른다; 예를 들어, 초기 걷기 시 보이는 편측성의 체중이동이나 움직임 패턴이 초기 뛰기, 깡충뛰기, 건너뛰기에도 다시 보일지도 모른다.

공간에서 몸이 움직이기 위해서 목적의식이 있는 발달에서부터 숙련된 행위들까지 적응에 대한 순환지속성을 설명하기 위하여, 뛰기, 깡충뛰기, 건너뛰기의 획득은 설명되어질 것이다. 각각의 설명은 새로운 도전에 부딪혔을 때 이전에 획득된 전략들로부터 참고되어지며, 이 전략의 방법들은 전략의 성숙과 순서 모두와 기술수행의 적응에 성공적으로 사용되어진다.

뛰기 Running

뛰기는 똑바른 자세인 공간에서 진보된 타입이다. 뛰기는 빨라진 속도와 발이 지지면에 접촉하지 않는 단계에 의해 걷기와 구별된다. 뛰기는 18개월에서부터 2개월까지에서 시작되며 아이가 걷기할때부터 의존된다. 초기 뛰기는 직선으로 되는 경향이 있으나, 전학령기인 동안에는, 아이는 빨리 멈추거나 재빨리 물체를 피하거나 달리는 동안 방향을 바꾸는데 도움을 주는 움직임 구성요소와 지각 능력이 발달된다. 뛰기 전략의 발달은 걷기 위해 사용된 전략들의 성숙에 더 의존하게 되곤 한다. 시공간적 자극이 초기 뛰기에 사용되기 위해 걷기에서 예전의 초기 구성요소들을 가져와서 달리기 위한 시도에 의해서 경험되어지는데 시간이 걸릴 것이다. 신경계의 더 높은 성숙과 반복적인 뛰기에도, 뛰기 패턴은, 걷기 처럼, 공간을 통해 빨리 움직이는 협응방법이 천천히 발달된다.

빠른 뛰기. 아이는 체간 신전을 증가시켜 팔들을 high guard 자세로, 똑바른 자세를 유지하기 위하여 양측의 몸의 상부를 안정성으로 사용하고 하지 행동의 속도를 증가시키기 위해서 주변 긴장도를 제공한다. 아이는 또한 안정성을 위해 하지의 면을 넓게하고 하지의 더 많은 수직의 위아래로 움직이는 것 —발바닥을 편평하게 하거나 발가락을 들어올려서 — 을 예전에 습득한 것에서 꺼낸다. 몸의 상부를 유지하고 체간의 신전 긴장도를 증가시키고, 수직의 위아래 움직임을 가지고, 체간에서 신체 부위사이의 회전을 감소한다.

체간 안정성을 향상시키기 위해서, 팔들은 "보호하기 위해 준비함" 하기 위해서 아래로 떨어뜨리고, 상부 체간 잡기를 낮추며, 긴 축을 따라서 체간 회전을 시킨다. 전체로 체간 회전과 같은 쪽의 팔과 다리는 앞쪽으로 함께 온다. 패턴은 예전에 초기 배밀이, 네발기기, 걷기에서 보여준 편측의 무게 이동/움직임 패턴과 유사하다.

성숙한 뛰기. 아이는 뛰기를 위해 회전과 반대되는 회전에 적응하기 위해서 더 빠른 움직임 자세시와 똑바른 자세에서 충분한 안정성을 얻는다. 회전이 가능할 때, 반대측의 무게 이동/움직임 패턴과 팔과 다리에서의 교대적인 움직임이 가능하다. 하지의 좁은 지지면과 팔과 다리는 전방으로 팔을 뻗을시 회전을 도와준다. 수직의 움직임은 보폭의 길이를 감소시키며 지지하지 않는 시간이 증가되며, 부드럽게 뛰게하기 위해 전방으로 수평의 움직임을 만들어 낸다. 몇 년후 조깅 뿐만 아니라 뛰기는 많은 공식적·비공식적 게임에 의해 적응되어진다.

깡충뛰기 Hopping

깡충뛰기는 같은 발이 땅에서 떨어졌다가 돌아오는 뛰기의 한 형태이다.

빠른 깡충뛰기는 아이가 한 발로 설 수는 있지만 서 있는쪽 다리가 무게가 실리지 않도록 할 수 없을 때인 2세에서 2세반 정도의 나이때부터 시작한다. 서있는 다리가 무게가 실리지 않고 전방으로 추진하려고 시도하는 것은 반대쪽 다리에 단계를 가지는 결과가 나온다. 그것은 작은 bounce 행동이며 이것은 깡충뛰기를 할려고 하는 것을 나타낸다. 더욱 무게가 실리지 않는가 가능할 때, 깡충뛰기는 뛰기로부터 위아래 움직임이 적응되어 공간에서 하게된다. 한쪽 다리를 전방으로 추진하는 것은 여전히 어렵다. 한쪽 다리로 서있는 것과 전방으로 추진하려고 시도하는 것은 몸의 상부 부분으로부터 항상 안정화를 요구한다. 아이는 필요한 양측의 안정성을 얻기 위하여 다시 팔을 이용하여 high guard를 사용하거나 보호하기 위해 준비한다.

한쪽 다리로 섰을 때 균형을 증가시키기 위하여, 아이는 동시에 앞쪽과 위 아래로 움직이기 위하여 전방으로 나가는 것을 증가시킬 방법을 찾는다. 팔과 지지되지 않은 다리 둘다 보조한다. 균형을 잃어버렸을 때 스텝을 사용하거나 굴곡시켜 전방을 유지할, 지지하지 않는 leg는 지지된 다리를 무게가 실리지 않게 전방으로 흔들기하거나 pumping 활동을 하게 도움을 주기 시작한다. 팔은 안정화 자세를 이끌어주며 몸의 전방움직임을 도와주기 위하여 양측 전방으로 흔들기한다.

성숙한 깡충뛰기. 깡충뛰기 패턴은 거의 4세쯤에 성숙한 형태로 부드러워지게 된다. 성숙한 깡충뛰기는 반대되는 무게 이동/움직임 패턴에 의해 순서를 가지게된다. 지지하지 않는쪽 다리는 지지가 된 다리가 전방으로 나가기 전에 전방으로 흔들기한다. 지지하지 않는쪽의 반대쪽 팔은 지지하지 않는 다리가 전방으로 흔들기될 때 전방으로 온다. 그동안, 지지하지 않는쪽 팔은 공간에서 몸이 전방으로 움직일 때 균형을 위해 뒤로 움직인다. 깡충뛰기는 아동 중기때 게임을 통해서 익숙해지며 건너뛰기를 적응시킨다.

건너뛰기 Skipping

건너뛰기는 깡충뛰기 기술을 이용하여 전진하는 방식이고, 신체의 한 측에서 다른 측으로 교대로 체중이동을 하는 방식이다.

빠른 건너뛰기는 아이들이 한 발로 건너 뛸 수 있고 다른 발로 발을 뗄 수 있는 4~5세 정도에 시작한다. 이러한 초기단계의 건너뛰기는 깡충뛰기의 수정이다. 아이들은 사실상 지지하는 발로 뛰고 다른 발로 뛰기 위해 반대쪽 발에 체중이동을 시키지만 연속적인 뛰기는 할 수 없고 대신 발을 뗀다. 일정하지 않은 타이밍 기간 동안, 하지가 새로운 연속적인 기술을 획득하는 동안 팔은 상체를 안정시키기 위해 high guard를 다시 사용한다. 그리고 또는 팔을 체중을 이동시키는 동안 뛰기를 촉진시키기 위해 양측을 앞으로 오게 할 수도 있다. 아이들은 어떤 리듬을 얻게 되고 반복되는 깡충뛰기–step 패턴으로부터 균형이 증가되어진다. 패턴은 또한 아이들이 깡충뛰기 leg 위쪽으로 밀고 걸으면서 앞쪽으로 뻗는 것처럼 약간 뛰기의 특성을 지닌다. 균형과 리듬은 깡충뛰기–walk 패턴이 galloping(질주)로 발달할 때까지 속도를 증가시키게 한다. Galloping은 더욱 조절을 위해 한 측의 W/S과 움직임 패턴에 의존한다. 동측의 상·하지는 앞쪽으로 함께 이동하고 동측의 신체는 앞쪽으로 움직임을 이끈다.

성숙한 건너뛰기는 6살 정도에 신체의 양측은 건너뛰기에 관여한다. 왜냐하면 아이들이 연속적으로 체중이동을 할 수 있고 상호적으로 깡충뛰기와 같은 움직임의 연속으로 앞으로 움직이기 때문이다. 체간 분절 사이의 회전 형태로 반대측으로 체중이동/움직임 패턴을 일으킨다. 사지는 몸통 조절을 따라 교대적인 움직임에 반응할 수 있고, 신체를 앞으로 나아가는데 도움을 주고, 체중이동과 리듬을 수월하게 해준다. 성숙한 건너뛰기 패턴을 위해, 한 팔과 반대측 다리가 앞으로 나아간다. 반면에 다른 팔은 앞쪽으로의 균형 움직임을 위해 뒤로 움직이고, 반대측 발은 건너뛰기해서 밀어낸다. 건너뛰기는 숙련된 움직임의 정보를 갖는 움직임과 리듬의 정보를 제공하고, 아이들이 자신의 반응수행의 일부로 건너뛰기를 수행한다.

위에서 설명된 과정과 기술들은 공간에서 목적있게 신체를 움직이기 위해 가능한 몇 가지일 뿐이다. 뛰기, 깡충뛰기, 건너뛰기는 아이들의 레파토리에서 기술뿐만 아니라, 이러한 기술 패턴 양상이 게임과 스포츠에서 참여가 상위수준으로 적응되어진다. 게다가 완성된 전략들은 이러한 기술들이 발달하는 동안 일어나고 아이들의 걷기 패턴을 향상시킨다.

자극 받기 Receiving Impetus

위에서 설명된 기술들은 조절의 지점 사이에서 공간에서 무게이동을 통해 신체를 움직이는 것을 포함한다. 타이밍은 조절되는 지점에서 신체의 움직임과 관계된다. 기술들은 사지를 이용해 공간에서 물체를 주고 받는 힘과 연합되는데, 하지에서 kicking과 같은 활동을 포함시키지만 일차적으로 상지의 뻗고 쥐기의 사용과 함께 연합된다. 타이밍은 체성감각과 공간에서 자신과 물체에 대한 시각적 정보를 일치하여 사지의 움직임의 협응과 관계된다. 시각 정보는 다양한 속도에서 움직이는 물체에 반응하는 shaping movt를 위해 특히 중요하다. 물체를 받는 힘의 예는 잡기이다.

잡기 Catching

잡기는 일반적으로 공간을 통해 전진하는 물체를 멈추게 하고 잡기 위해 신체와 신체 일부를 사용함으로써 보통 양손을 사용하는 것으로 설명된다.

빠른 잡기. 잡기의 첫 단계는 공간에서 움직이는 공을 인식한 지각에 초점을 둔다. 아이의 상지는 지지하는 역할로부터 자유로워지고 하지는 보통 신전과 외전과 함께 안전하게 앉을 수 있게 되자마자 아이는 자기에게 굴러오는 공을 받을 준비를 한다. 아이는 다리로 공을 막으려 시도하고 두 손으로 공을 잡기 위해 팔을 뻗을 수도 있다. 아이는 하지의 지지면으로부터 더욱 자세조절을 하여 공을 받을 것을 예상해 앞으로 기울여 두 손으로 공을 받을 수 있다. 잡기의 반복과 연습을 통해, 아이는 공간에서 공의 변화하는 위치에 대한 정보를 얻고 타이밍은 변화의 적응으로 필요하게 될 뿐만 아니라 공간에서 아이의 신체의 자세변화가 공과 관계하여 변화되는 타이밍도 얻게 된다.

움직이는 공의 지각발달의 두 번째 양상은 아이가 자리에서 일어날 수 있고, 공을 쫓아가고, 공간에서 움직임을 조절하여 공의 움직임을 멈추게 할 수 있을 때 뚜렷해진다. 공간에서 잡기 하기 위한 움직임은 잡기 능력이 완성될 때 더욱 중요하게 된다. 공을 쫓아가고 멈추게 하는 것은 자신에게 다가오는 공뿐만 아니라 멀리서 움직이는 공에 대한 정보도 제공해준다.

2~3살 사이에, 아이들은 공중으로 자신에게 오는 공을 잡는 것을 시도한다. 공을 받기 위해 준비하고 공간에서 신체의 자세뿐만 아니라, 상지 활동에서 연속적으로 변한다. 공놀이에서 크기와 속도는 특정한 나이에 아이가 잡기를 성공하는데 중요한 역할을 한다. 처음에, 아이는 두 손의 손바닥을 들어 몸 앞으로 손을 뻗는다. 일반적으로, 어떤 크기의 공은 아이가 공을 잡으려고 팔을 조절하기 전에 아이의 가슴에서 튕겨 나갈 수도 있다. 그러나, 아이는 곧 팔꿈치를 굴곡하는 것을 배우고 가슴으로 공을 막는다. 다음 단계로, 아이는 팔로 공을 막고 에워싸는 것을 시도하지만, 보통은 공이 다다르기 전에 팔의 활동이 일어나서 아이는 대신에 두 손만 마주치게 된다. 그러나 만약 공이 충분히 크다면, 팔의 활동이 손과 가슴 사이에서 공을 충분히 잘 막을 수 있는 때가 가끔 있을지 모른다. 일반적으로, 아이는 팔의 활동을 더욱 조화되게 하기 위해서 던지는 사람 쪽으로 설 것이고, 아이는 공기 잡기 위한 준비로 약간 웅크릴 것이고, 두 손을 모아서 공을 잡을 것이다.

성숙한 잡기. 성숙한 잡기는 아이가 준비된 자세를 유지해서 공이 접근하는 속도와 회전에 관계하여 양손의 빠른 자세조절을 만들기 위해 상지의 움직임을 더욱 넓혀서 조절하는 것을 요구하게 된다. 공을 두손으로 잡는데, 보통 공의 받는 힘을 위한 준비로 팔꿈치를 약간 굴곡시켜서 잡는다. 아이는 잡는 동안 앞으로 한발을 딛고, 신체의 자세를 더욱 유연하게 조절하기 위해 신체 축 주위를 약간 회전시킨다. 만약 잡기와 던지기가 게임의 일부라면 앞으로 한발을 딛는 것은 또한 던지기 패턴의 시작을 위한 준비이다. 잡기는 많은 게임과 경기에 의해 적응되어진다. 종종 공간에서 움직이는 동안의 잡기는 상위수준의 잡기 기술에 대한 특징을 보여주는 것이다.

자극 주기 Giving Impetus

물체에 자극을 주는 것은 신체, 특히 사지를 사용하여 공간을 통해 물체를 추진하거나 밀어낼 수 있는 방법을 말한다. 주요 구성 요소에는 움직임의 방향에 따른 시각 정보를 사용하고 움직임을 제어하는 기능이 포함된다. 물체에 자극을 주는 것을 기반으로 한 기술은 던지기, 치기, 발차기, 색칠하기, 글쓰기, 자르기 등이 있다. 현재 진행 중인 나선형 과정을 설명하기 위해 던지기, 색칠하기, 글쓰기가 논의될 것이다.

던지기 Throwing

던지는 것은 한팔 또는 양팔 움직임으로 물체를 다른 공간으로 밀어 넣는 것으로 설명될 수 있다. 목표를 향해 던지는 것은 던지는 자체의 목적성이 증가시킬 수 있다. 던지기 패턴은 아이의 성숙도와 경험 수준뿐만 아니라 물체의 크기에 따라 달라진다. 큰 공을 던질 때 양손을 사용하는 패턴은 팔의 아래쪽으로 움직이는 것부터 시작해서 언더핸드로 앞쪽 던지기, 언더핸드로 옆쪽 던지기, 오버핸드로 앞쪽 던지기 순으로 사용된다. 한손을 사용하는 패턴도 아래 팔 움직임에서 시작된다. 언더핸드 던지기 패턴이 먼저 나타나고, 이어 오버핸드 패턴이 나타난다.

조기 던지기. 처음 던지려는 시도를 할 때 주로 팔꿈치관절의 폄을 사용하여 팔이나 팔의 빠른 아래쪽으로 움직이는 것이 특징이다. 이 패턴은 완전한 상지 폄 패턴을 도출할 수 있을 만큼 충분한 힘으로 물체를 떨어뜨려 물체를 놓는데 사용되는 움직임 전략에서 적응된다. 아이가 물체의 영속성을 발달시킬 때, 물건을 떨어뜨려 놓아주는 것은 물체가 어디로 가는지에 대한 호기심과 연결된다. 아이는 의도적으로 물체를 다른 공간으로 투사하기 시작하고 시각적으로 물체의 이동 경로를 따라가게 된다. 다른 사람들이 아이에게 공을 던지라고 격려함에 따라, 아이가 어떤 사람 또는 어떤 것을 향해 던질 때 물체를 놓아주는 의지적인 측면이 강화된다. 그리고 나서 강조해야 할 부분은 목표물에 도달하는 데 필요한 궤도와 힘을 계획하는 것이다. 일반적으로 조기 던지기(early throwing)에서 아이는 던지기 방향을 향하게 서 있고 상지 운동이 동반된 매우 작은 신체움직임이 나타난다. 그러나 직접 움직이는 추진력이 높아지면서 준비된 팔 움직임이 나타난다. 아이의 팔은 던지기 전에 옆과 뒤로, 또는 완전한 팔꿈치관절 폄을 가지고 어깨 위로 움직인다. 준비된 움직임은 힘의 증가와 방향 결정의 일부로 주동근-대항근의 움직임의 전체 범위를 이용한다.

3세 6개월에서 5세 사이에는 던지기 패턴의 일부로 더 많은 몸동작이 포함되며, 한손으로 잡을 수 있는 대부분의 물체에 대해서는 한손을 이용한 던지기 동작이 선호된다. 몸통 움직임 시작은 팔이 뒤로 당겨질 때 체간이 뒤로 회전한 다음 던지면서 앞으로 회전하는 것을 포함한다. 처음에 아이의 체간이 상체와 하체 분절사이에서 많은 회전 없이 전체적으로 회전하는 것처럼 보인다. 그러나 사지는 이 연령대에서 현저하게 참여하지 않는다.

5~6세가 되면 던지는 동안 팔과 같은 쪽의 다리를 사용하면서 아이가 앞으로 나선다. 아이의 팔은 던지기 전에 뒤로 더 당겨지고 공을 놓은 후 후속 기술로 확장된다. 아이가 던질 때, 체중은 대측성 전략 전 편측으로 사지 움직임을 조정했던 이전의 상호의 패턴을 연상시키는 편측 체중 이동/움직임 패턴을 활용하면서, 다리를 앞쪽으로 이동시킨다.

성숙 던지기. 6살에서 7살 사이에 성숙한 던지기 패턴이 나타나기 시작한다. 가장 중요한 사건 중 하나는 전진 단계의 변화다. 성숙해진 상태에서 아이와 어른은 던지는 팔의 반대쪽 다리를 앞으로 내딛는다. 본질적으로, 아이는 몸을 공간에 던지고 위치시키기 위해 대측성 방향 체중 이동/움직임 패턴을 사용한다. 대측성 패턴은 신체 부위 간에 회전이 필요하다. 상부 체간이 던짐과 함께 전방으로 회전할 때 하부 체간이 역회전하여 상부 체간 회전 범위를 제어한다. 반대쪽 다리의 무게는 역회전 패턴을 용이하게 한다. 체간 분절의 회전과 역회전 사이의 흐름은 던지는 팔의 움직임을 확장하기 위한 배경 안정성을 제공한다.

속도와 방향을 모두 향상시키는 팔꿈치관절 폄과 어깨 수평 모음을 사용하는 어깨 움직임이 증가한다. 던지기 구성 요소는 게임의 규칙에 따른 특정한 적응이 필요한 수많은 게임과 스포츠에 적응한다. 증가된 힘과 민첩성은 달리기, 던지기 뿐만 아니라 달리기, 잡기도 가능하게 한다. 대측성 전략의 성숙은 복잡하고, 목적 있는 움직임에 필요한 역동적 안정성을 촉진시켜준다.

쓰기와 색칠하기 Writing/Coloring

쓰기와 색칠하기는 몸을 전체적으로 운동 조작하는 것보다 더 정밀하게 사물에 운동량을 줄 수 있는 능력을 필요로 한다. 연필과 크레용은 손의 연장선이 되어 손가락이 움직이는 방식을 모방하는 형태로 움직일 수 있다. 시각은 움직임의 방향과 결과에 대한 중요한 정보를 제공한다. 인지작용은 쓰기에서는 단어를 만들기 위한 특정 글자를 쓰기, 그림을 그리는 과정에서는 특정 부분의 색칠하기와 같은 동작의 목적을 지속적으로 명령한다.

연필이나 크레용을 잡고 조작하는 것은 근위 관절뿐만 아니라 손 자체의 조작능력을 필요로 한다. 근위에서 원위 방향으로 팔의 움직임을 조작하는 증거는 아기가 손목이나 팔꿈치 동작으로 딸랑이(rattle)를 움직일 수 있게 되기 이전에 어깨만을 움직여서 딸랑이를 흔들 때 관찰할 수 있다. 손에 쥐고 있는 물체, 가령 크레용과 같은 조작 가능한 물체에 대한 총체적인 제어는 어깨의 움직임으로 시작하여, 팔꿈치로 내려가 손목으로 이어져 결국 손 자체만으로 크레용을 다룰 수 있게 된다.

한편, 손의 사물에 대한 적응은 총체적인 움직임과 세밀한 움직임에 대한 제어가 진행되면서 변화한다. 예를 들어, 크레용은 회내 위치에서 손바닥 잡기로 잡거나 중간 위치에서 손바닥 잡기로 잡을 수 있다. 근위와 원위 동작에 대한 제어능력이 증가하면서, 아이는 크레용이나 연필을 아래집기, 위집기로 이어서는 손가락 잡기로 잡게 된다. 근위와 원위 제어의 다양한 조합이 가능하고, 더 성숙하거나 덜 성숙한 패턴 사이의 움직임은 적응과 자극의 원리를 따른다. 예를 들어, 아이는 어깨 움직임을 크레용을 움직이는데 우세하게 이용하면서 어떤 형태의 집기 또는 손가락 잡기로 크레용을 쥘 수 있다. 그러나 크레용을 팔꿈치 동작으로 움직이려면 아이가 크레용 잡는 방법을 손바닥 잡기로 바꿔야만 가능할 수도 있다. 또는, 손가락 잡기는 색칠하는데 이용할 수 있는데, 아이가 이름을 쓰려면 글자를 고르고 만드는 측면의 인지로부터 오는 스트레스로 손바닥 잡기로 바꿀 수 있다.

위의 예들은 환경과 동작의 나선형의 상호작용을 기술하고 있으며, 더 나아가 숙련된 수행능력을 습득하는데 있어 목적성 있는 작업과 작업과정의 중요성을 강조한다.

놀이 기술의 적응 Adaptation of Skill to Play

유아나 아이들의 배움과 발달, 그리고 적응은 의미 있는 놀이를 통해 성취된다. 놀이는 기술 습득을 위한 일차적인 작업이다: 즉, 기술의 적응은 아이들의 놀이 세계를 확장시킨다. 절차와 시공간 적응의 결과물로서 놀이의 개념이 기술과 놀이를 통한 상호작용에 내재되어 있고, 아이들의 자주성과 능숙함을 위한 임무는 상호작용의 목적성에 포함되어 있다.

능숙함을 얻고 자주성을 느끼는 것은 발달하는 아이의 관심의 핵심 또는 주요 영역이다. 그래서, 능숙함은 시공간 적응의 나선형 연속체의 결과물로 나타난다. 나선형 과정을 통해 시공간 적응이 단지 물리적 환경에 맞춘 조정에 그치는 것이 아니라 인간의 인지와 생각 그리고 가치에 의해 공유된 환경을 포함한다는 것임을 인식하는 것이 중요하다. 작업에 참여하는 것은 물리적 환경 내에서 적응하는 것을 필요로 하며, 물리적 환경의 중요성은 개인의 자주성과 능숙함의 감각을 통해 조정된다.[11]

몇 가지 발달 이론들이 자주성 또는 자기 효능감이나 자기 능력에 대한 감각의 중요성을 기술하고 있다. Bandura[12]는 사회적 배움의 구성요소가 자기 효능감 발달이라 주장하며, 개인의 자기 효능감에 대한 인식은 수행능력과 숙달함, 그리고 다른 이들의 설득과 모델링에 의한 추가적인 영향력에 기초한다고 서술한 바 있다. Erikson[13]은 아이의 후천적 신경근 성숙이 아이 자신과 자주성에 대한 감각을 획득하기 시작하면서 사회적 양상이 향상될 수 있게 하는 바탕이 된다고 제시했다. Allport[12] 또한 자주성의 중요성을 강조했고, "기능적 해부학"의 획득을 성숙의 징조로 묘사하면서 기능적 해부학의 발달은 한 개인의 환경과 상호작용하는 동적이며 조직적인 과정이라 표현했다.

자주성에 대한 감각은 개인의 자기능력에 대한 인식에 의존적이다. Kielhofner는 능력을 "개인의 요구나 특정 범위의 환경에서 효과적으로 대응할 수 있는 수용력을 갖거나 그렇게 할 수 있는 자질"이라 정의했다.[5,p.502] 능력은 환경에서 벌어지는 사건의 요구를 충족할 수 있는 적절하고 적합한 행동을 하는 것이라 정의할 수 있다.[14] White[15]는 탐험이나 행동, 숙련과 같은 행동 현상은 본능과 욕구의 관점을 넘어서 있다고 주장했다. 그는 이 행동현상들은 "능력"에 대한 동기 형성의 결과로서 나타난다고 믿었다. White는 능력에 대한 동기부여를 "효능 동기"라 규정했고, 효능 동기는 만족감과 능률을 느끼는 것을 포함한다고 서술했다. White[15,p.329]에 따르면, "효능 동기는 사람이 어떻게 환경이 변화했는지, 무슨 결과가 일어날지를 이해하게 한다." Smith[16]는 능력과 효능 동기를 탐구하면서, 능률에 대한 감각이 발생하기 위해서는 자기존중적 태도와 환경에 대한 "희망"이 필요하다고 주장했다. Smith는 또한 능력은 도전과 성공을 잘하며, 숙련됨을 느끼는 것은 개인의 건강과 능률에 공헌한다고 덧붙였다. 한 개인의 자기 능력과 자주성에 대한 인식은 환경과의 상호작용에서 방향성과 선택성을 제공할 뿐만 아니라 작업이나 즐겁고 탐구적인 활동에 참여함으로써 획득될 수 있다. 그러므로, 놀이 작업과 수행기술 획득은 아이들이 자주성과 능력에 대한 감각을 획득할 수 있게 하는 힘과 수단을 제공한다.

놀이의 특성과 과정은 시공간 적응을 향상시키는 중요한 매체로서의 한 작업의 예로 아래에 기술할 것이다.

놀이의 특성 Properties of Play

Reily에 따르면,[17] 놀이는 생물사회적 현상이다. 생물학적 구성요소라는 것은 놀이가 생명체에 의해 벌어지는 활동이라는 사실로부터 알 수 있으며, 이것은 놀이가 시간에 따라 점차 더 복잡해져 왔음을 암시한다. 아이는 자라는 동안 더 복잡한 자기 시스템을 발달시키면서, 더 부담이 큰 놀이 작업에 참여할 수 있게 된다. 더 복잡한 시스템은 시공간 적응 과정과 성숙의 결과이자 이를 촉진하는 역할을 한다.

놀이의 사회적 구성요소는 놀이가 아이가 환경과 상호작용을 통해 얻은 경험의 결과로서 조직된다는 사실로부터 발달하기 시작한다. 환경적 경험을 조직하는 사회적 현상은 지각, 인식, 감정의 발달과 이 시스템들의 조직화를 내포한다. 이후 저자들은 놀이를 생물심리사회적 현상으로 묘사하면서, 놀이의 심리적 또는 자신의 인지적, 감정적 구성요소를 강조할 뿐만 아니라, 생물적, 사회적 현상임에 주목한다.

놀이는 놀이의 점점 복잡해지는 요구와 그에 대한 더 성숙한 대응이 필요함으로써 상호간에 조화가 가능해질 때와, 아이들이 행동과 경험을 획득한 과거를 적응할 기회를 주는 시공간 차원을 제공하는데 이용될 때, "목적의식이 있다"고 할 수 있다. 목적성 있는 작업으로서, 놀이는 환경적 경험을 더 높은 수준으로 통합할 수 있도록 조직하고 평가할 자기 시스템을 필요로 한다. 놀이는, 그때 비로소, 그 고유의 생물심리사회적 구성요소에 의해, 더 성숙한 반응을 이끌어내고 아이들이 운동지각과 지각능력의 통합을 향상시킬 수 있다.

놀이를 하는 동안 아이의 의도와 집중력은 환경의 새로움과 도전에서 비롯된다; 그래서 만약 놀이 배경의 시공간 차원이 도전적이지 않으면, 아이는 지루해할 수 있으며, 놀이 환경이 아이에게 벅차면, 아이는 괴로움을 경험할 것이다. 놀이에 대한 의도와 각성은 심리적 기질에 의해 유발됨에도 불구하고, 지속된 물리적 환경 내에서의 적응은 사회적 상호작용을 통해 조절된다.[18]

놀이의 과정 Processes of Play

Reilly[17]는 놀이의 세 단계를 구별했다: 탐험, 기능, 성취가 그것이다. **탐험**은 새로운 경험, 사물, 사람들 이 호기심과 의도를 불러 일으키는 시간이다. **기능**은 두 번째 단계로서 놀이가 획득한 놀이 기술과 실험을 환경과의 상호작용과 함께 반복하고 실행하는 기회가 되는 기간이다. 그리고 세 번째 단계인 **성취**에서는 놀이의 초점이 숙련된 수행능력에 놓인다. Reilly에게 첫 두 단계는 본질적으로 동기부여 되며, 비슷한 관점에서 Ayres[19]는 아이들의 "놀이 본능"을 기술했다. Reilly[17]는 놀이의 세 번째 단계는 외부 기준으로 측정 가능하기 때문에 외재적 요인에 의해 동기부여 된다고 믿었다. 우리는 놀이가 발달적이며, 놀이 과정 중에 그 목적이 변화한다는 Reilly의 주장에 동의한다. 시공간 적응 이론의 발달에 책임을 맡은 비교 분석 연구는 Reilly[17]의 놀이 단계 분류를 수정하게 만들었다. 시공간 적응 이론 내에서, 놀이는 네 단계를 가지며, 각 단계는 구별된 초점을 갖고 있으나 나선형 개념의 상호 조화를 통해 서로 연관되어 있다.

첫 번째 놀이의 단계는 **의도** 단계이며, 사건의 새로움이 아이의 흥미를 불러 일으킨다는 점에서 Reilly의 첫 번째 단계와 유사하다. 의도는 아이의 상호작용하고자 하는 호기심을 깨우는 최초의 경험이다. 의도는 자기시스템이 사건에 대해 행동하거나 행동하지 않을 목표를 설정하는 기간을 말한다.

집중이 두 번째 단계이며, 아이들은 사건을 탐험하는데 몰입하게 된다. 첫 의도 단계에서 경험된 사건의 새로움이 아이를 압도하지 않을 정도로 충분할 때, 아이는 충분히 좋은 환경을 찾고 시공간 차원에 대한 배움을 시작한다. 또한, 충분히 좋거나 또는 딱 맞는 환경에서, 아이는 사물과 환경적 관계에서 신뢰감을 형성한다. Berlyne[20]은 환경이 충분하거나 딱 맞는 도전이 나선형 조직자가 된다고 믿었다. 놀이 작업의 위계적 조직은 나선적 적응을 가능하게 하는 동작과 시공간 환경의 상호작용으로 구성된다. 집중 단계 중 놀이 활동의 맥락은 아이들의 탐구하고 자립심을 획득하는 능력에 영향을 준다. 아이는 어떻게 몸이 움직이는지에 대한 운동지각의 법칙을 배우기 시작한다. 이 운동지각의 법칙이라는 것들은 어떻게 사람의 몸이 공간에서 움직이는지를 가르쳐주는 운동의 법칙과 환경 속의 물건의 특징에 대한 지식들이 모인 사물의 법칙, 그리고 다른 사람에게 어떻게 행동해야 하고 무슨 행동을 해야 하는지에 관한 사람의 법칙을 포함한다. 의도 단계와 집중 단계 모두에서 놀이는 내재적으로 동기 부여되고 아이들은 "하는 것" 자체를 위해 참가하게 된다.

세 번째 단계인 **숙련** 단계는 이전 단계에서 얻은 경험들로부터 더 많은 환경과의 상호작용을 시험하는 것뿐만 아니라 "하는 것"을 반복하고 연습하는 경험을 포함한다. 놀이의 세 번째 단계는 아이가 환경의 사건들에 숙련되도록 동기 부여되는 시간이다. 숙련 동기는 내재적, 외재적 요인을 모두 포함하며 이는 이전에 언급된 White[15]의 효능 동기와도 유사하다. 숙련 단계는 아이들이 자신의 능력과 역량에 대해 알게 되고 스스로의 일에 대한 성공과 실패를 깨닫게 되는 시간으로 숙련단계 동안 아이들은 환경이 어떻게 변하고 어떤 결과가 생길지 보는 것을 실험해보도록 동기 부여된다. 숙련은 호기심, 탐험, 반복, 실험, 창조성, 역할놀이, 그리고 문제해결에 대한 기회를 제공하며, 이는 결과적으로 자기 효능감에 대한 인식으로 이어진다.

의도와 집중 그리고 숙련 단계의 나선형적인 영향력은 네 번째 놀이의 단계에서 한 단계 진화하며 이는 **능숙** 단계라 불린다. 마지막 단계로서 능숙 단계는 놀이 경험의 결과로서 도출된다. 의도와 집중, 숙련이 엮여가는 과정을 겪으면서 아이는 자신의 역량에 대응하는 적절함과 만족감을 얻는다.

놀이 단계 동안 아이는 시공간 인지능력과 사회적 상호작용을 배우고 유연성과 적응성을 기르며 미래의 경험으로부터 얻을 수 있는 지식과 기술이 증대된다. 그러므로 놀이는 아이의 문제해결에 대한 총체적인 정보를 늘려줄 뿐만 아니라 아이의 앞으로의 환경 속에서 스스로를 적응시켜 나갈 기술들이 확장된다. 놀이가 경기와 즐거움을 확장시킴으로써, 환경으로부터 더 큰 도전을 받으면서 유전적으로 획득하거나 의도적으로 발전시킨 기술들이 갈고 닦여나갈 것이다.

요약 Summary

숙련된 수행능력의 획득은 지속되는 발달과정이나 의도적인 사건들에서의 전략이 담긴 시공간 적응의 나선형 절차를 통해 일어난다. 작업과 작업적 수행의 핵심요소들은 사람과 환경의 나선적인 상호작용에 내재되어 있다. 아이들의 자율성과 능숙함에 대한 지각은 시공간 적응의 결과물이 된다.

의도적인 사건에 대한 적응은 아이들이 스스로를 환경 속의 사건에 적응시키기 시작하면서 "하는 것"을 하는 행동에 새로운 차원을 부여하고, "무언가를 하는 것"이나 환경에 대한 능동적인 참여는 더 높은 수준의 기술로 적응할 수 있도록 사건을 보는 시점을 다양화하는 기회를 제공한다. 환경과 관련하여 "무언가를 하는 것"은 작업적 수행과정이나 작업 활동 또는 사건으로서 논의되어 왔다. 의도적인 사건은 내재적, 외재적 동기 모두에 의해 동기 부여되는 행동과 함께 목표지향적인 행동들로 정의되었다.

작업수행과 놀이, 일, 스스로에 대한 돌봄으로서의 작업에 대한 개념이 아이가 세상을 탐험하고 자립심과 능숙함을 얻는 과정과 결과로서 표현되었다. 아이들의 능숙함에 대한 인지와 기술적인 수행이 시공간 적응과정의 결과물과 함께 놀이의 특성과 놀이과정은 적응도를 향상시키기 위한 작업의 한 예로서 논의되어왔다. 기술이 수행능력의 일관성이라는 특징을 가지기 때문에 기술은 운동지각 발달과정의 마지막 안정화로 정의되었다. 숙련된 수행은 사물에 자극을 받고 주면서 몸이 공간에서 움직이는 예를 통해 설명되어 있다.

1장에서 7장까지 시공간 적응의 기초 이론을 조직화하여 설명했고, 이론의 뒷받침이 되는 신경과학적 개념에 대해 논의하고, 이론, 카테고리, 특성의 동적인 상호작용을 설명했으며 기술의 획득을 위한 적응 전략과 일련의 사건들에 대해 묘사했다. 남은 8, 9, 10장에서는 치료활동을 위한 이론의 관계를 독자들에게 제공할 것이며, 8장은 부적응에 대한 개념과 비정상적인 발달에 대해 논의할 것이며, 9장은 이론이 실제 상황과 연관될 수 있도록 이론적인 뼈대를 그리고 10장은 작업치료의 영역에서 이론 발달의 문맥적 상황에서 이 이론을 논의할 것이다.

핵심 요소 Key Points

1. 목적성을 띤 연속은 환경적 사건과 발달적 순서의 상호작용을 통해 발달한다.
2. 단순한 연속과 기술의 반복은 아이들의 능력을 향상시키거나 발달을 촉진할 수 없다; 환경적 요구가 늘어나야 하고, 환경적 요구가 환경 상호작용의 목적성 절차를 촉진한다.
3. 연속체가 환경적 사건에 대해 목적지향적으로 변하면, 아이들의 의도성이 깨어나 작업의 목적성이 증진된다.
4. 아이가 목적성 사건에 참여하면서, 결과의 피드백적 지식의 중요한 측면을 행동의 연계와 다양화를 통해 얻을 수 있다.
5. 목적성 연속체는 내재적 동기와 외재적 동기 모두에 의해 동기 부여된다.
6. 숙련된 수행능력은 운동지각적 적응과정의 마지막 결과물이며, 그로 인해, 기술은 움직임의 자유로움, 자연적인 반응, 패턴의 일관성, 그리고 환경의 시공간 차원과 관련된 효율성과 정확성으로 정의된다.
7. 기술의 주요한 결과물은 시공간 차원 내에서 몸을 움직이고 자극을 주고 받는 능력을 포함한다.
8. Fowler와 Turvey는 운동능력이론가로서 기술획득을 위한 사건 접근법을 묘사

했다. 과거와 현재의 나선적 작용은 Fowler와 Turvey의 운동기술 획득에 대한 설명을 제공하는 이론적 연구로부터 지지받는다.

9. 작업적 수행은 환경에 의해 끌어내진 그리고 구조화된 활동이며, 이는 작업의 시공간적 특성을 포함한다.
10. 작업은 놀이, 일, 자기 돌봄과 함께 환경적 상호작용으로서 일생 동안 펼쳐진다.
11. 작업은 그 목적과 의미를 "행동가"의 자기 인식으로부터 얻는다. 작업의 목적성은 특정 사람이 "하는 것"마다 고유하고 그 사람의 목적 지향성에 국한된다.
12. 자립심과 능숙함에 대한 인지는 작업적 수행 기술과 숙련된 수행의 시공간적 적응의 결과물이다.
13. 수행능력의 획득과 작업은 아이들이 자립심과 능숙함을 얻는 수단과 힘을 제공한다.
14. 작업으로서 놀이는 능숙함을 얻는 과정이며, 놀이 기술의 발달 동안 서로 엮여가는 네 가지 단계, 의도, 집중, 숙련, 능숙 단계를 거친다.

자가 학습을 위한 지침 Self-study Guidelines

1. 다음의 용어를 정의하시오: 목적성있는, 목적성있는 연속체, 작업, 작업수행, 놀이, 일, 자기돌봄, 기술, 자립심, 능숙, 행동유도성, 구조화된 매체
2. Fowler와 Turvey의 시공간 적응에 관한 생태학적 사건 이론의 개념을 비교하고 대조하시오.
3. 상호 연관된 놀이, 일, 자기 돌봄의 환경을 탐구하고 숙련하기 위한 작업으로서의 세 요소를 논하시오.
4. 몸이 공간에서 움직이고 자극을 받는 두 가지 예를 서술하시오.
5. 시공간 적응의 주요한 측면으로서의 작업을 설명하시오.
6. 발달적 연속체와 목적성 연속체를 구별하여 서술하시오.
7. 개인-환경의 상호작용의 절차로서의 작업수행과 결과물로서의 작업에 대해 설명하시오.
8. Reily에 의해 논의된 놀이의 발달단계를 논하고 이 단계들을 의도, 집중, 숙련, 능숙 단계와 비교하시오.
9. 자립심과 능숙함을 시공간 적응과정의 결과물이라는 관점에서 논하시오.

✍ 참고문헌

1. Wells K: Kinesiology. Philadelphia, Ed 3. W.B. Saunders Co., 1963, pp. 327-412.
2. Connolly K (Ed.): Mechanisms of Motor Skill Development. New York, Academic Press, Inc., 1970, pp. 3-18.
3. Bruner J: The growth and structure of skill. In Connolly K (Ed.), Mechanisms of Motor Skill Development, 1950, pp. 63-92.
4. Fowler CA, Turvey MT: Skill acquisition: An event approach with special reference to searching for the optimum of a function of several variables. In Stelmuch G (Ed.), Information Processing in Motor Control and Learning. New York, Academic Press, 1978.
5. Kielhofner G (Ed.): A Model of Human Occupation: Theory and Application. Baltimore, Williams & Wilkins, 1985.
6. Kielhofner G: Occupation. In Hopkins H, Smith H (Eds). Willard and Spackman's Occupational Therapy. Philadelphia, J.B. Lippincott, 1983, pp. 31-41.
7. Erikson J: Activity, Recovery, Growth. New York, W.W. Norton & Co., Inc., 1976, p. xi.
8. Glencross D, Reynolds N: Attentional strategies during the learning of a sequential skill. J Human Mot Studies 7:23-32, 1981.
9. Gliner J: Purposeful activity in motor learning theory: An event approach to motor skill acquisition. Am J Occup Ther 39:28-34, 1985.
10. Wickstrom RL: Fundamental Motor Patterns. 3rd Edition. Philadelphia, Lea and Febiger, 1983.
11. Englehardt HT: The importance of values in shaping professional direction and behavior. In Target 2000: Occupational Therapy Education. Rockville, MD, American Occupational Therapy Association, 1983, p. 42.
12. Bandura AC: Self-efficacy mechanism in human agency. Am Psych 37:122-147, 1982.
13. Erikson EH: Childhood and Society. New York, W. W. Norton, Inc., 1963.
14. Allport GW: Pattern and Growth in Personality. New York, Holt Rinehart Winston, Inc., 1961.
15. White R: The urge toward competence. Am J Occup Ther 25:271-274, 1971.
16. Smith MB: Competence and adaptation. Am J Occup Ther 28:11-15, 1974.
17. Reilly M (Ed): Play as Exploratory Learning. Beverly Hills, Sage Pub., 1974.
18. Kielhofner G, et al.: A comparison of play behavior in nonhospitalized and hospitalized children. Am J Occup Ther 37:305-312, 1983.
19. Ayres AJ: Sensory Integration and Learning Disorders. Los Angeles, Western Psychological Services, 1972.
20. Berlyne D: Conflict, Arousal and Curiosity. New York, McGraw-Hill Book Co., 1960.
21. Robinson AL: Play: The arena for acquisition of rules for competent behavior. Am J Occup Ther 31:248-253, 1977.

제 8 장

시공간적 고통과 기능 장애
Spatiotemporal Distress and Dysfunction

목표 Objectives

독자는 아래의 사항들을 할 수 있게 된다.

1. 고통의 개념을 정의하고 고통 과정에 대해서 논한다.
2. 스트레스와 고통의 개념을 비교하고 대조한다.
3. SMS 요인에 대한 시공간적 고통의 영향을 묘사한다.
4. 기능장애의 초기 징후를 묘사한다.
5. 핵심 행동의 발달에 대한 고통과 기능장애의 영향을 논의한다.
6. 뇌성마비 진단을 받은 아이의 운동지각적 수행능력과 지각 통합 기능장애를 진단 받은 아이의 수행능력에 대한 고통의 영향을 비교한다.

서문 Introduction

시공간 적응 이론에 따르면 사람과 환경에서의 변화는 사람과 환경사이의 더 효과적이고 능률적인 적응으로 이어질 수 있다. 발달하는 아이에게, 운동지각적 발달과 연관된 구조, 기능, 목적의 변화는 충분히 좋은 환경일 뿐만 아니라, 효과적인 적응이 일어나기 위해 필수적이다. 변화와 적응 사이의 관계는 2장에서 서술되어 있고 시공간 적응의 카테고리와 특성이 밝혀져 있다. "나선적 연속성"으로 용어 정의된 카테고리는 그것의 스트레스와 고통의 특성과 함께 이 장에서 다루고 있는 개념과 가장 밀접히 연관되어 있다. 시공간 스트레스의 효과는 발달과 목적성 연속체에 대한 설명을 통틀어 강조되어 있다. 이 장은 시공간적 고통의 영향과 그것이 아이들에게 수행 도전을 만드는 과정에 발생하는 몇 가지 기능장애의 종류에 대해 설명할 것이다.

스트레스는 2장에서 논의한 바와 같이 몸의 구조, 기능, 목적이 더 효과적이고 효율적으로 환경에 조정, 적응되는 것을 지지하는 변화를 만들어 내는 방식에 영향을 준다. 스트레스는 일시적으로 운동지각 발달 과정을 방해할 수 있는데, 이 방해작용은 아이가 새로운 상황에 맞닥뜨려 적응하기 위해 이전에 획득한 행동을 불러오는 과정에서 대개 발생한다. 스트레스는 초기에 연속적 발달을 방해할 수는 있지만, 보통의 상황에서 스트레스는 결국 구조와 기능, 그리고 아이가 새로운 수행적 도전을 만났을 때 대응의 형태가 성숙되게 한다. 스트레스는 아이가 전형적으로 발달하는 한 긍정적인 요인이 된다.

하지만 그럼에도 불구하고, 아이의 신경망이 전형적으로 발달하지 않거나 전형적인 발달과정이 신경망에 획득된 모욕에 의해 영향을 받으면 운동지각 능력 발달과 적응에 부정적인 요인을 만들 수 있다. 환경으로부터의 도전을 더 높은 수준으로의 발달과 적응에 필요한 자극의 원천으로 사용하는 것 대신에, 아이는 이전에 획득한 더 낮은 단계의 대응을 계속해서 새로운 도전에 대해서도 시도한다. 변화하고 도전적인 환경에 적응하기 위해 더 효율적이고 효과적인 수단을 발달시키는 노력은 쉽게 좌절된다. 아이는 고통의 고집된

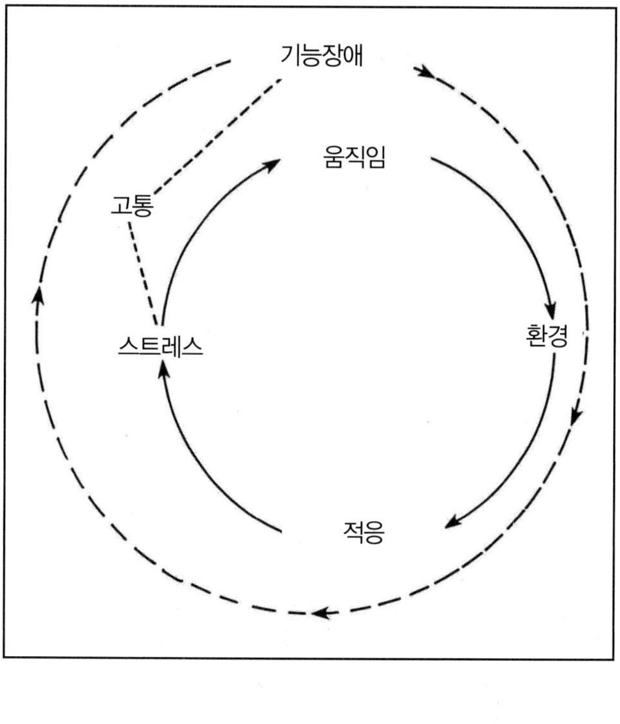

그림 8-1: 시공간 고통에서 기능 장애로 이어지는 과정

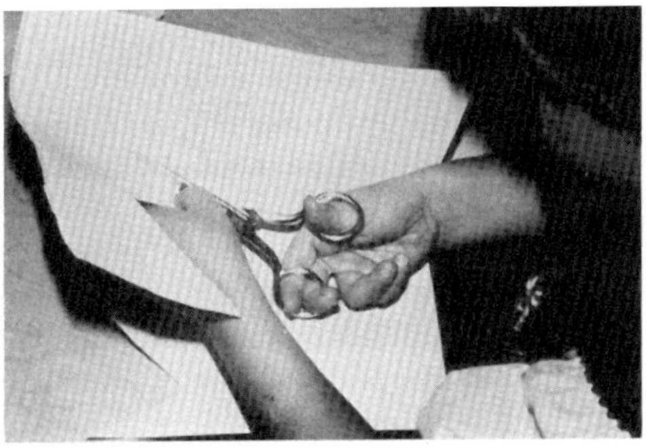

그림 8-2: 일반적인 자르기: 이 5살 아이는 조작적 터득과 손의 움직임과 정지를 구별할 수 있어 정상적인 적응 패턴으로 자르기를 할 수 있다. 척골부의 손은 정지해 있기 때문에 가위를 조작하는 방사성 운동의 조작을 할 수 있다.

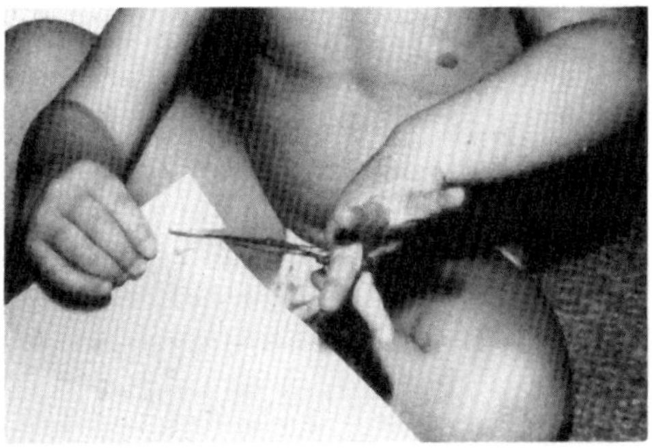

그림 8-3: 원시적인 자르기: 그림 8-2의 아이와 같은 아이가 2살일 때 미분화된 움직임으로 자르기를 하며, 이는 이 나이 대에서 정상적인 적응형태이다.

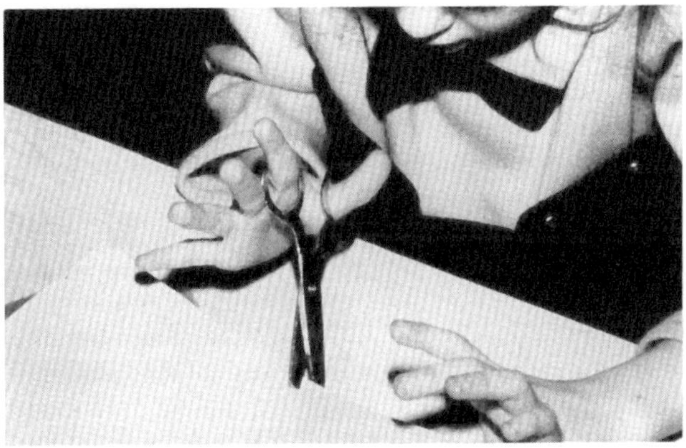

그림 8-4: 자르기에 있어 고통: 이 5살 소녀는 미분화된 패턴(모두 이완하고 모두 펴는 움직임)으로 가위를 조작해서 자르기를 배우는데 어려움을 겪고 있다. 이 소녀의 패턴은 가위를 쥐는 더 어린 아이들의 적응형태를 반영한다.

상태를 발전시킬 위험이 있고, 이는 어떤 종류의 기능장애로 이어진다.

시공간 고통은 제어를 벗어난 스트레스로서, 일반적인 자세나 움직임 전략의 발달이나 행동의 발달 또는 목적성 연속체에 대한 전략의 적응으로 해결되지 않는다. 시공간 고통의 근원지는 아이에게 있거나(신경망에 구조와 기능의 성숙도를 막는 병변이 있는 경우), 또는 발달을 위한 자극이 긍정적이지 않은 환경에 있거나 둘 다에 있을 수 있다. 어떤 경우이든지 적응의 운동지각-지각 과정은 방해 받고 이 방해를 받음은 아이의 정보를 이해하고 정보에 순응하며 운동지각 능력 발달에 영향을 주는 정보들을 통합하고 구별해낼 수 있는 능력을 드러내게 된다. 고통은 아이들의 더 높은 수준의 기능을 향한 추구에 부정적인 요인이다. 고통이 있으면, 스트레스가 있는 것과 마찬가지로, 시스템의 평형상태에 변화가 생긴다. 하지만, 스트레스의 경우 아이가 스트레스를 주는 상황에 이전에 획득한 행동을 불러오거나 새로운 행동을 발달시켜 적응한 후에, 구조 속에 평형상태 또는 항상성이 회복된다. 만약 고통이 아이가 새로운 높은 수준의 행동을 발달시키는 상황을 막는다면, 아이는 더 복잡한 환경적 요구에 적응하기 위해 노력하면서도 계속해서 낮은 수준의 반응을 반복할 것이다. 시스템은 최적의 평형상태로 돌아오거나 발달하지 않는다. 목적의식이 있는 움직임 대신에 목적의식이 없는 움직임이 강화되는 상황이 뒤따르고, 목적을 성취하는 결과를 만들지 못하는 고통스러운 경험을 반복하는 것은 운동지각적 수행능력과 다른 발달 영역에도 역시 기능장애를 일으킬 수 있다. 이 개념을 담은 예가 (그림 8-2, 8-3, 8-4)에 설명되어 있다.

공간지각적 고통은 (1) 비정상적인 동화(예를 들어, 비정상적인 감각인지, 감각 박탈 또는 감각 과부하), (2) 비정상적인 순응(목적성없는 운동지각적 패턴, 비정상적인 근신경 특징(긴장, 범위, 조작, 스피드) 그리고 (3) 비정상적인 연계나 분화(불완전한 운동지각능력과 감각의 통합)으로 인해 일어날 수 있다.

운동지각적 수행의 기능장애를 일으키는 시공간적 고통의 원인은 셀 수 없이 많다. 유전적인 요인으로 염색체 이상, 알 수 없는 유전적 결함, 태아기 질환 또는 자궁의 발달 부족, 조숙 또는 발달지연, 출산 전, 중, 후에 생긴 잔여 뇌 병반으로 인한 어려움, 정신지체, 트라우마나 중앙 신경계나 말초신경계에 영향을 주는 질병으로 인해 획득된 문제들, 학대, 방치, 환경적 박탈을 들 수 있다. 아이의 고통이나 기능장애의 원인에 대한 정보가 평가와 진단, 진행상황을 모니터링하고 계획하는 등의 목적에 매우 귀중하지만, 시공간적 고통 분석에 이용 가능한 가장 귀중한 정보의 근원지는 아이이다.

시공간적 고통은 아이가 성숙해가는 과정 모든 측면에 영향을 준다. 아이의 가족과 바깥 세상과의 관계, 아이의 능숙함과 자립심, 그리고 다른 사람의 아이에 대한 반응은 아이와 다른 사람들이 아이 스스로에게 갖는 수행적 기대 위에 세워진다. 이전에 아이들의 시공간 적응능력에 대해 측정 가능한 수행이 세워졌기 때문에, 과정에서의 방해나 기대에 따라 발달하는 것의 실패가 SMS 작용에 신경생리학적이나 감정적으로 메아리치는 효과를 갖고 있다.

SMS 요인 SMS Factor

감각 동화의 질과 양은 SMS 과정의 나머지 부분에 분명한 영향이 있다.

1. **너무 적은 감각의 입력**은 방치되거나 자극을 주지 않는 환경에 처한 아이들에서 경험되는데, 이는 운동순응이 아예 안되거나 양이나 질적으로 나쁜 형태의 운동순응으로 이어진다. 다른 사람들로부터의 불충분한 반응으로부터 온 자신에 대한 감각

적 피드백은 질적으로나 양적으로 증대된 입력의 가능성을 낮춘다. 어느 정도의 기간을 넘어서면, 이 사이클은 적응에서의 기능장애를 야기할만한 충분한 고통으로 이어질 수 있다.

2. **너무 많은 감각의 입력**은 선의의 환경이나 과도한 자극을 주는 상황에 발생할 수 있고, 시스템에 과부하를 줘서 적절한 순응이나 협업-분화에 대한 피드백이 일어나지 않게 할 수 있다. 아이는 자극에 계속해서 반응을 할 것이나, 아이의 시스템은 적응에 대한 충분한 동화작용을 할 수 없을 것이다
3. 지각동화가 아동학대와 같은 상황으로 **위협**받고 위험한 경우, 또는 방어기제의 적응의 지체로 인해 **위협으로 인식된** 입력의 경우 아이가 정신적으로나 육체적으로 움츠러들게 할 수 있다. 다시, 순응－피드백의 과정이 바뀌게 되고, 초기의 시스템 조작의 시작원으로부터 움츠러들게 되면 아이는 원시적 상태의 기능에 머물러 있거나 원시적 자세나 전략으로 더 높은 수준의 기능에 시도하게 된다.
4. 낮은 단계의 기능을 하거나 감각 통합에 문제가 있는 어떤 아이들은 감각 동화를 **받았지만 인식하지 못할 수 있다.** 만약 입력된 것이 의미 있지 않다면, 어떤 순응도 없거나 감각 자극에 대해 부적절한 순응이 있을 것이다. 둘 중 어떤 대응도 시스템상의 변화를 위한 적절한 피드백을 제공해주지 못한다.

운동 순응의 양과 질은 SMS 과정에 영향을 미친다. 초기 감각 동화가 반응을 끌어내는데 적절하다고 여겨지는 것이 가능하지만, 어려움은 **운동 순응** 그 자체에 있다. 순응이 변화를 위한 피드백에 필수적인 역할을 하기 때문에, 전체 SMS 시스템은 운동 순응의 어려움이 일차적인 문제로 보이더라도 빠르게 영향을 받는다.

1. 감각 동화는 적절해 보이고 아이에 의해 인지되는 것으로 보인다. 성숙 지연이나 시스템 내의 트라우마 때문에, **운동 순응**이 없거나 목적을 상실, 또는 미성숙한 전략적 특징을 보이거나 신경, 근육 기능의 문제를 포함할 수 있다. 만약 순응이 없거나 목적성이 없다면 적응에 대한 피드백이 부족한 것이고 반응이 있음에도 비정상적이라면 피드백이 비정상적인 것이다.
2. 비정상적인 피드백으로부터 온 감각 동화는 문제가 운동 영역에 일차적으로 나타나는 아이들의 적응의 기초가 된다. 원시적 신경 메커니즘에 의해 조절되는 비정상적인 근육 긴장이 아이의 적응 시도의 특징이 된다. 비정상적인 움직임 패턴은 이 장 이후에서 다룰 비정상적인 독특한 연속체로 발전할 수 있다.

마지막으로, 어떤 아이들에게 SMS 과정은 발달과 목적성 연속체를 얻기에 온전한 것으로 보일 수 있다. 그러나 **감각 피드백**을 의미 있게 사용하여 통합시키는 데 어려움이 있을지도 모른다.

1. 아이가 감각 동화를 이루어냈다 하더라도, 피드백이 연계되고 분화되어야 한다.

피드백을 적절하게 연계하고 분화하는데 실패하면 이는 감각 판단에 결손을 일으킬 수 있어 그것 때문에 운동지각-감각의 통합적 과정과 인지 발달이 저해될 수 있다.

2. 부족한 협업-분화로부터 온 잘못된 **피드백**이 더 높은 단계의 발달, 활동 기술로 나아가는 적응 전략의 기초가 된다. 이 결과로 아이의 수행은 낮은 단계의 원시적이거나 과도기적 전략을 성숙한 형태의 행동과 활동에 적응하는데 시도하는 것으로 나타날 수 있다. 이 과정은 더 복잡해지는데, 이는 반복된 미성숙한 적응들이 변화를 만드는데 의미가 없기 때문이다. 아이는 자세와 움직임 전략을 발달시키지 못하고 이는 기술 수행능력으로 이어진다.

운동지각-감각적 적응이 나선형의 과정이기 때문에, 과정 중 한 측면에서 방해요소는 시스템 나머지에 영향을 줄 수 있다. 시스템 내에서 고통의 결과는 즉각적으로 관찰 가능하거나 온전히 드러나는데 수년이 걸리기도 한다. 특정 종류의 선천적인 문제가 고통의 일차적인 요인과 관련되어 있기도 하지만, 고통의 SMS적응에 대한 영향은 널리 퍼지고 아이와 아이의 환경에 총체적으로 영향을 준다. 문제의 일차적인 원인을 아는 것이 시스템을 구성하는 감각과 운동과 피드백 사이의 상호작용의 영향을 알 수 있는 한 평가와 중재에 있어 중요하다. 대개 학대 아동, 방치아동, 또는 과자극, 저자극 상태나 발달 지연, 지체를 겪는 아이들은 초기 동화단계를 이용하거나 처리하는데 어려움을 겪는 데서 오는 문제를 갖고 있다. 그들의 적응 과정의 측면은 대체로 원시적으로 남아 있고 또는 특이한 자세나 반복적인 패턴을 보이는 경우가 있다. 뇌성마비나 운동 지체, 저근긴장 증세와 같은 특수한 근육긴장 문제를 진단받은 아동은 운동 순응에 초기 단계에서 어려움을 겪는다. 그들의 행동과 활동수행은 전형적인 자세나 움직임 패턴, 비정상적 반사, 비정상적 근육 긴장, 정상적인 발달을 반영하지 못하는 적응의 발달로 식별된다.

마지막으로 감각 통합 기능장애가 있거나, 학습장애, 또는 다른 발육지연을 겪는 아이들은 초기에 감각 동화를 정확히 인식하는데 실패하는 통합적 문제를 갖고 있을 수 있어서 적응하기 위한 기초로서 SMS 과정을 타협적으로 이용한다. 감각 통합 기능장애가 있는 다른 아이들은 운동지각적 경험으로부터 피드백을 합치거나 분화시키는데 실패하는 문제를 갖고 있을 수 있다. 그러므로 원시적이거나 과도기적인 전략이 발달과 활동 수행에 영향을 준다.

후천적으로 SMS과정에 방해를 받은 아이들은 다른 특징을 나타낸다. 트라우마나 머리부상, Reye증후군, 화상, 절단, 소아 관절염 등의 질병이 SMS 통합의 기초가 정립된 이후 발달을 저해한다면, 어떤 과정적 측면이 가장 영향을 많이 받았는지 결정하기 더 어려워진다. SMS 시스템이 전체로서 기능하기 때문에, 시스템은 전체적으로 영향을 받는다. 획득된 시공간적 고통의 징후는 적응의 퇴행으로서 나타나는데 이전에 통합되었던 원시적이거나 과도기적 전략과 행동을 불러오는 형태로 나타난다. 또한 질병이나 트라우마가 중앙신경계와 연관되어 있는 경우, 아이들은 비정상적인 근육 긴장이 비정상적 적응 과정 중에 나타날 수 있다.

시공간적 고통이 선천적이든 후천적이든, 정상적인 발달 단계에서 스트레스를 야기할 경향이 있는 요인들(중력, 움직임의 조합, 행동과 활동 자체의 복잡성)은 또한 고통과 기능장애와 연관된 요인이 된다. 아이의 시스템 내부 또는 환경에 있는 문제의 존재 하에서, 문제는 아이가 스트레스 상황을 대응을 통해 조작할 수 없게 만들기 때문에, 스트레스 요인들은 기능장애로 이어지는 고통을 일으키게 된다. 아이는 미성숙하거나 비정상적인 연속체의 한정된 레퍼토리를 바꾸지 않고 반복하는 경향을 보이고 기능장애가 만연하게 된다. 덧붙여서 스트레스 요인들은 이후의 기능장애 수행이 심화시킬 수 있다. 아이들의 중력에 대한 미성숙하고 비정상적인 근육 기능과 움직임 패턴에 대응하려는 반복된 시도는 더 복잡한 적응 요구를 증대시키고 아이의 자기 능숙함에 대한 실패적 평가와 수정되지 않는 경험, 모든 것들이 수행적 기능장애의 2차적 요인을 구성한다(그림 8-5, 8-6, 8-7, 8-8, 8-9, 8-10). 1, 2차적 스트레스 요인 모두 기술 수행을 지탱하는 발달, 목적성 연속체에 대한 전략을 발달시키고 적응하는데 부정적인 영향을 준다.

고통의 결과로서 자세와 움직임 전략은 지체되거나 신경근육기능의 질적으로나 양적으로 어긋난 방향으로 발달하기 쉽다. 전략들은 발달 연속체에 부족하게 적응하거나 아예 적응하지 못할 수 있고, 다양하게 펼쳐지는 행동보다 고립된 고정관념적 전략의 지배하에 자세와 움직임이 결정되버린다. 더 높은 수준의 발달과 목적 행동에 대한 욕구는 존재할 수도 존재하지 않을 수도 있다. 만약 발달에 대한 탐구가 없거나 심하게 늦춰진다면, 목적성 없는 결국에는 비정상적인 전략이 우세하게 될 것이다. 만약 목적성 발달 행동을 향한 욕구가 온전한데도 아이가 적응을 위해 충분히 전략을 수정하지 못한다면, 수행이나 수행하려는 시도는 목적 지향적이지만, 원시적이거나 과도기적 또는 비정상적인 움직임과 자세 제어로 표출될 것이다.

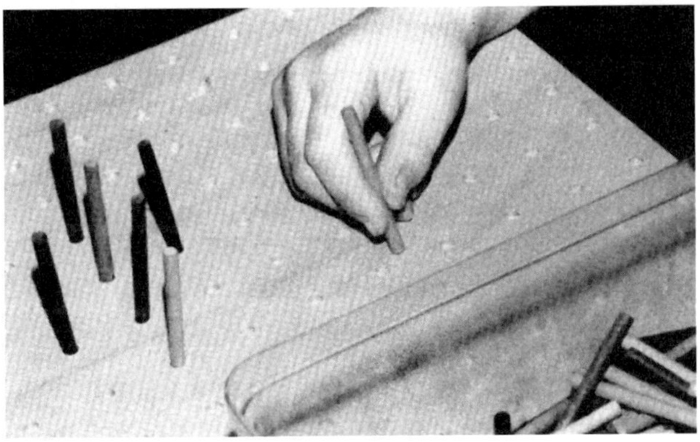

그림 8-5: 이 5살 소년은 뇌성마비와 뇌성마비성 사지마비를 갖고 있어 사물에 대해 최소한의 조작만을 요구하는 상위 족집게 잡기를 사용한다.

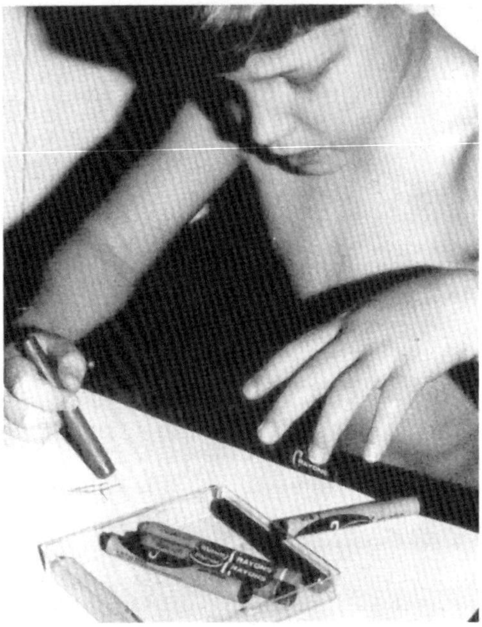

그림 8-6: 크레용을 조작하는데 적응하면서 처음에 내부 족집게 잡기를 불러온다.

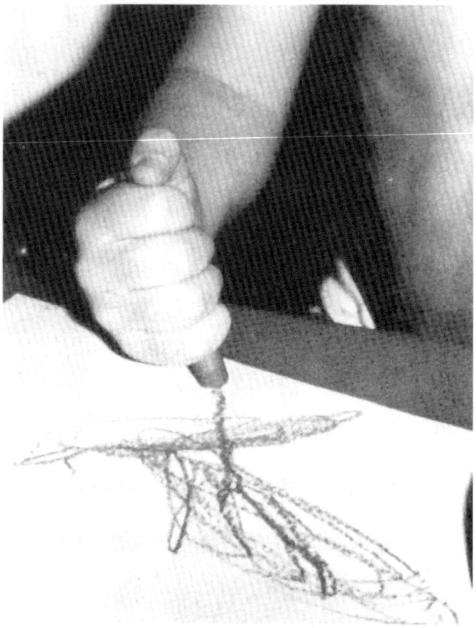

그림 8-7: 하지만, 크레용을 조작하는데 필요한 복잡한 움직임의 반복이 낮은 단계의 손바닥 잡기를 불러왔다.

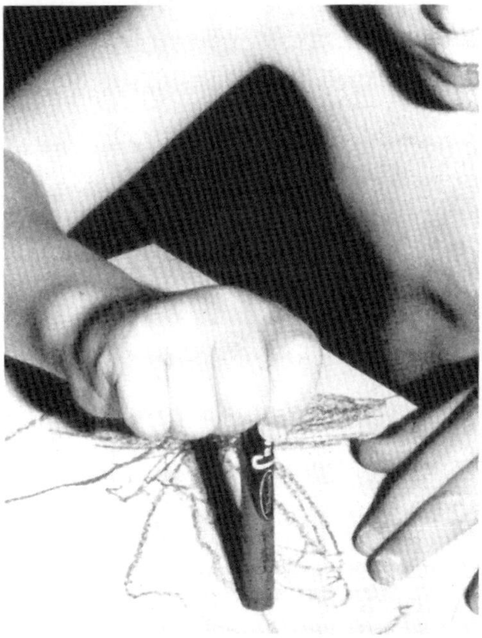

그림 8-8: 자세뿐만 아니라 움직임을 제어하는데 더 큰 스트레스는 낮은 단계의 내전잡기를 불러왔다.

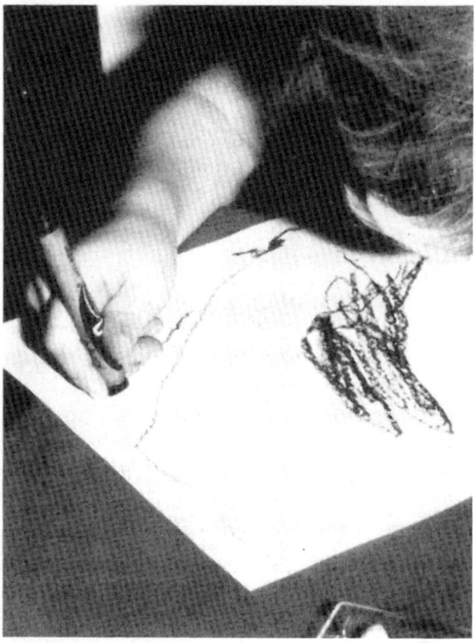

그림 8-9: 같은 소년이 처음부터 시작하면서 족집게 잡기를 유지하기 위해 노력하나, 스트레스로 인해 자세 제어를 잃고 있다.

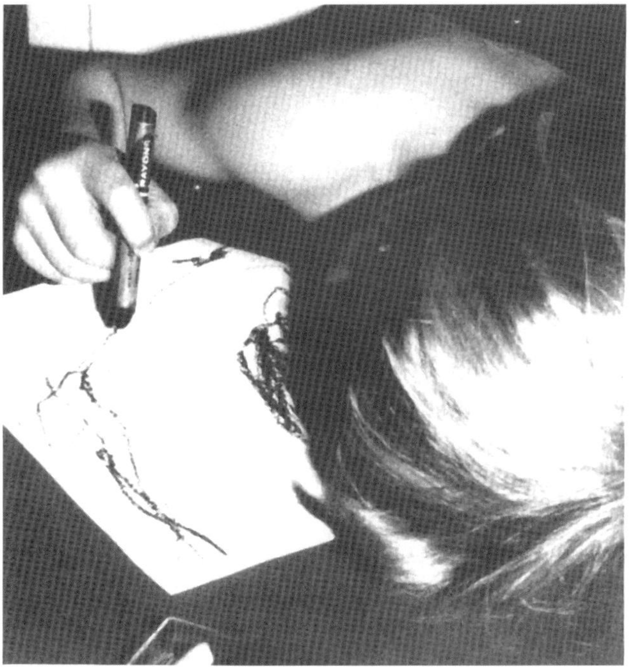

그림 8-10: 족집게 잡기를 유지하려는 지속적인 시도는 머리와 몸통의 자세 제어의 붕괴를 불렀다.

고통에서 기능장애로 Distress to Dysfunction

원시적이고 과도기적인 전략들은 대개 보통의 시간을 넘어서거나 기대된 행동 수준보다 높은 곳에 적응하는데 전략이 사용될 때마다 기능장애로서 나타난다. 원시적이고 과도기적인 전략은 이전에 서술했듯이 일반적인 발달 단계의 이른 시기를 반영한다. 문제는 전략자체가 아니라 전략이 협동–분화 과정에서 수정되지 않거나 성숙한 행동과 활동에 대해 원시적이고 과도기적인 형태만이 활용 가능할 때 어려움이 발생한다. 또는 성숙한 수행을 하는 동안 원시적이거나 과도기적 전략이 아주 적은 시공간 스트레스로부터 오는 자극에도 너무 일찍 작용하면 문제가 더욱 분명하다. 그러므로, 성숙한 기능은 반복으로 얻을 수 없어 쉽게 손실되고 대신에 원시적이고 과도기적 전략이 더 자주 반복된다. 그 결과로, 원시/과도기 단계의 미성숙한 신경 작용과 근육기능적 특징이 성숙한 전략으로의 적응보다 행동에 우세하게 영향을 계속해서 미치게 된다. 정상시기를 넘어서 이전의 행동을 불러와 적응하는데 사용된 원시/과도기적 전략의 증거는 아이의 적응과정상 병적 측면을 나타내기도 한다.

중추신경계에 병적 증상이 있을 때, 비정상적인 행동 패턴과 자세 제어를 위한 시도는 몇몇의 원시적 전략과 유사하지만 발달 단계 동안 절대로 정상이 되지 않는 증가, 감소,

또는 변동을 거듭하는 근육 긴장이 특징적이다. 또는 자세나 운동이 일반적인 발달단계에서 관찰되지 않는 것들로 구성되어 있어서 패턴이 비정상적일 수도 있다. 예를 들어, 어떤 특정 증후군이나 발달 이상은 진단 특이적인 고착화된 자세나 반복된 움직임 패턴을 갖고 있기도 하다. 비정상적인 움직임 패턴과 제어는 뇌가 완전히 발달하지 못했거나, 출생 전, 중, 후 시기에 트라우마가 발생했음을 암시한다. 비정상적인 패턴은 신생아 단계에서는 분명하지 않지만, 약 4개월 이후부터는 발견 가능해지고 심각한 문제인 경우 그 이전에 관찰 가능하다.

비정상적 패턴은 과긴장, 저긴장, 긴장의 극심한 변화를 포함한 비정상적인 근육긴장상태와 각 상태의 조합된 형태를 이용한다. 비정상적인 근육 긴장이 원시적 반사의 정상적인 수정을 저해했기 때문에 원시적 반사는 행동에 대한 제어와 활동을 추정한다. 비정상적인 근육 긴장과 함께 동반된 반사는 의무감으로 행동을 제어하려는 경향이 있다. 아이들은 고착화된 반사와 비슷한 패턴을 반복하면서 비정상적인 연속체를 만들고 반사의 영향을 수정하기보다 강화한다. 어린 아기에서 보이는 원시적인 패턴 또는 어떤 나이에서든 트라우마에 의한 패턴은 이전에 발견되지 않은 비정상적인 근육 긴장이 원시적 전략의 한 부분이 되면 비정상적인 패턴으로 발전될 수 있다. 중력과 고도의 복잡한 움직임에 대한 요구는 뇌 병변으로 인해 잠재적으로 존재하는 비정상적 근육 긴장을 불러올 수 있다. 자세나 움직임이 전형적인 아이들의 것의 일부와 같다 하더라도, 비정상적인 반응을 깨울 수 있는 자세나 움직임을 피하고 변화를 감시함으로써 비정상적 적응이 발달하는지를 알기 위해 주의를 기울여야 한다.

발달 연속체는 원시/과도기적 전략이 남고 적응하는데 이용되거나 비정상적 움직임 패턴이 존재하면 저해된다. 병적 측면의 정도와 범위는 행동 발달의 뒤처짐이나 정지상태와 해당하는 시공간적 고통/기능장애*를 결정짓는다. 비정상적 반응이나 행동연속체가 불완전하거나 또는 미성숙한 반응이 적응되는데 사용되는 것이 관찰될 때마다, 그것의 행동에 대한 영향력이 전체적으로 평가되어야 한다. 기능장애가 있는 아이들은 **주요 문제가 무엇인지**에 의해 분석될 수 있고, 그것이 **어떻게 기능을 저해하는지**를 결정지을 수 있다. 행동의 분석은 SMS 과정, 고통 요인, 획득되거나 연결된 또는 고착된 전략, 발달하는데 실패한 전략, 그리고 존재하는 정상적/비정상적 패턴에 대한 정보를 제공한다.

*Note: *Observations of neonates and very young infants will be particularly influenced by the baby's state at the time of observation. Factors such as prematurity will also influence posture and movement patterns. Specifically developed evaluation criteria should be used to evaluate neonates or premature babies.*

기능장애의 초기 증상 Early Signs of Dysfunction

발달의 원시적 단계(0~3, 4개월) 동안 발달하는데 실패하거나 관측된 심각한 비정상적 행동과 관련된 관찰들만이 기능장애 또는 잠재적 기능장애로 고려될 수 있다. 원시 단계의 행동의 질과 양은 의심스러울 수 있고, 원시 단계 이후 높은 수준의 발달을 방해하는 경우에만 기능장애로 고려될 수 있다. 이후에 문제를 일으킬 수 있는 의심스러운 증상은 다음의 것들을 포함한다.

1. **움직임의 적음**: 원시적 움직임이 부족할 수 있는데, 이 경우 아기가 반사적인 발차기, 빈번한 고개 돌리기, 손을 쥐고 펴는 단계에 맞는 활동을 하지 않는다. 동시적인 움직임, 껴안기, 시각이나 청각에 반응한 움직임이 줄거나 없으며 움직임의 부족함은 근육 기능과 행동의 핵심적인 발달로 이어지는 운동 순응을 박탈한다. 이 경우 아기는 저긴장 상태일 수 있다.
2. **고착화된 움직임**: 만약 아기가 한정된 움직임을 발달시킨다면, 움직임은 서로 연계되어 고착화된 연속체로 이어질 것이다. 연속체는 반복되기 쉽고 고정상태를 강화하며 적응에 필요한 다양성의 발달을 저해한다. 만약 비정상적 근육긴장이 한 요인이 된다면, 고착화된 움직임과 과긴장 상태가 합쳐져서 한정되고 반복적인 연속적인 움직임을 만들 수 있다(예로, 아이가 목을 뻗거나 입을 벌리거나 양팔을 뻗거나 팔, 목, 몸통의 이완상태가 뒤따라오는 잡기를 할 수 있다).
3. **정적인 자세**: 만약 다른 자세를 취하는 능력 사이에 비연속성이 있다면, 근육 긴장 문제의 초기 증거가 될 수 있다. 아이는 한 위치에서 적절한 근육 기능을 발달시키는 것처럼 보이지만, 다른 위치에서 같은 순응을 필요로 하는 곳에서는 근육 긴장이 감소할 수 있다. 초기의 원시적 근육 기능의 비연속성은 한 자세에서 발달하는 근육 긴장이 비정상적이어서 다른 사세로 전환하는 것이 불가능하다는 것을 나타낼 수 있다.
4. **빨고 삼키는 문제**: 섭식 행동은 출생시기에 이미 형성된 몸의 기능 중 하나로 움직임의 동시성을 반영한다. 빨고 삼키는 패턴으로 인한 섭식의 어려움은 더 높은 단계의 움직임 이상의 징후가 될 수 있다. 게다가, 아기는 다른 행동과 연계될 수 있는 첫 온전한 SMS 사이클이 없게 되고, 이로 인해 섭식 행동 문제는 생존상황이나 영양공급에서 형성되는 초기 태아 부모 관계도 저해된다. 부모와 아기 모두 어렵고 비생산적인 섭식 시기 동안 만족하지 못하게 된다.
5. **시각 반응의 부족**: 시각적 상호작용이나 초기 추적행동은 원시 발달 시기에 분명하지 않을 수 있다. 시각 반응의 결함은 아이의 세상으로부터 정보를 얻는 가장 진보된 방법 중 하나를 없애게 된다. 이 결함은 또한 아이가 그에게 반응하는 다른 사람

을 끌 수 있는 방법을 제거하게 되고, 시각 추적 능력의 저하는 시각과 운동의 조화를 적응시키는데 필요한 시각과 움직임의 원천을 저해한다.

6. **과도기적 준비의 부족**: 배를 바닥에 대고 머리를 들거나 누워서 머리를 정렬하고, 보호적이고 동시적으로 머리를 돌리는 것과 같은 행동들이 발달에 실패하는 것은 아이의 원시기에서 과도기로 발달하는데 필수적인 신경성숙과 근육발달이 저해된 것이다.

움직임 부족이나 정적인 자세는 굽힘과 폄 작용의 발달 부족이나 굽힘근과 폄근 발달의 균형이 깨진 것에 의해 의한 문제를 예측할 수 있게 한다. 아이는 적절한 굽힘과 폄을 보통의 복원과 지지, 보호작용을 통해 발달시켜야 원시단계의 움직임에서 성숙된 기능으로 발달할 수 있다. 만약 그렇지 않으면, 지속적인 원시반사와 잠재적으로 비정상적인 근육긴장에 의한 고정된 움직임 패턴이나 성숙한 기능을 위해 과도기적 행동을 계속 발전시키는 문제가 아이의 환경에 대한 적응의 기반을 형성하게 된다.

만약 원시적 발달이 의심스럽다면, 아기는 더 높은 수준에 적응하는데 필요한 행동과 전략을 발달시키는데 필요한 좋은 기반을 형성하지 못할 것이다. 명확한 기능장애가 발견되지 않더라도 특정 고통의 영역이 아마 나타날 것이다. 아이의 고통 반응이나 반응 부족의 원인은 이어지는 기능장애의 성질을 결정짓는다. 예를 들어, 출생 전, 중, 후에 발생한 뇌 병변은 특정 종류의 뇌성마비로 이어져 비정상적 근육긴장과, 원시 반사의 자세와 운동과 적응하기 위한 보상행동의 저해를 특징으로 하는 기능장애가 나타날 것이다. 또는 만약 고통이 발달지연 때문에 일어난다면, 기능장애는 더 높은 수준에 필요한 구조와 기능적 성숙의 부족의 형태로 나타날 것이고, 계속해서 원시단계의 전략을 사용하고 발달이 늦어지는 결과를 낳을 것이다. 이 발달 지연현상은 계속해서 수행에 영향을 줄 수도, 주지 않을 수도 있는데, 이것은 아기가 발달을 촉진하는 환경적 상호작용을 이용하고 더 높은 수준의 신경계 구조와 기능을 발달시킬 수 있는 잠재력에 달려있다.

조숙이나 모르는 원인에 의해 굽힘과 폄의 균형과 같은 과도기적 반응의 통합과 통합된 보호 지지작용, 통합된 수직-방사 복원 반응 그리고 평형상태를 위한 회전의 사용 등에 어려움을 보이는 고통이 발생하면, 아이들의 문제는 아마 감각 통합 기능 장애와 관련된 문제를 지시할 것이다. 뇌성마비, 발육지연, 감각 통합 기능장애는 아이들의 시공간 적응과정에 영향을 미치는 소수의 진단에 불과하다. 뇌성마비와 기타 언급된 감각통합 기능 장애에 영향을 주는 예들은 추후 적응과정에서 고통-기능장애 연속성에 대한 설명에 포함될 것이다.

뇌성마비의 시공간 적응에의 영향
Effects of Cerebral Palsy on Spatiotemporal Adaptation

Bax는 뇌성마비를 미성숙한 뇌의 병변이나 결함으로 인한 움직이나 자세 이상으로 정의했다. 뇌성마비에서 뇌 병변은 진행성이지 않고 다양한 종류의 근육 활동의 조화에서의 어려움을 야기하며, 전형적인 자세를 유지하거나 일반적 움직임을 수행하는데 어려움이나 장애를 낳는다. 병변이 중추신경과 관련되어 있어, 말하기, 시각, 청각, 인지적 발달의 문제와 자주 연관된다. 뇌성마비의 영향은 태어날 때는 분명하지 않을 수 있으나, 출생 후 병변이 분산되지 않는 한 비정상적 근육긴장과 자세가 분명해진다. Quinton과 Bly는 이후 뇌성마비로 판정 받은 아기의 95%가 저긴장 상태를 띠는 경향이 있거나 출생 후 초기 몇 개월간 근육에서 저긴장을 보인다고 주장했다. 저긴장상태는 발달이나 목적성을 띤 연속체 또는 기술 수행에 필요한 자세나 움직임 전략의 발달에 적절한 기초를 제공해주지 못한다. 자세와 움직임 전략 발달의 기초로서 저긴장 상태가 줄 수 있는 가능한 영향은 많이 있다.

1. 동작 구성요소와 동반하는 근육기능이 발달하는데 실패하거나 발달 또는 발달 중인 다른 동작 요소와 합쳐지는 것이 지연된다. 잘 알려진 주요한 문제 중 하나는 적절한 목, 몸통 그리고 근위 관절 굽힘 발달의 실패와 적절한 시간에 움직임을 수행할 폄의 발달이 조합되지 않는다는 것이다. 굽힘의 저항을 받지 않은 중축 폄이 원래의 뇌 병변과 함께 비정상적인 폄근 긴장이 모든 뒤따르는 자세와 움직임 패턴에 영향을 준다. 이후 중력에 대한 적절한 근육 기능이 발달하지 않은 굽힘근은 비정상적인 긴장으로 이어질 수 있다. 비정상적인 몸통과 사지의 긴장은 아이의 공간에서의 위치(TLR)나 몸통에 대한 머리의 위치(ATNR, STNR)에 영향을 받고 원시적 반사 패턴에 따라 분산될 것이다.
2. 낮은 근육긴장과 이동-정지 상태가 조합된 근육기능의 부족 하의 움직이려는 시도는 아기가 근위 관절 주변의 폄근 패턴만을 사용해서 자세를 잡으려고 한다는 것을 의미한다. 굽힘 없이 폄만을 사용해서, 아이는 특정 위치에 고정하거나 잡을 수 있지만, 그 위치로부터 또는 그 위치에서 움직일 수 없다. 원시적 근위 잡기 패턴은 실제로 이동-정지 조합과 복원반응, 그리고 자세와 움직임이 나타나고 제어하는 과정의 평형을 이루는 반응을 막는다. 뇌 병변의 존재 하에 장기적이고 비정상적인 긴장을 통한 폄근 패턴의 사용은 비정상적 자세 패턴과 움직임 패턴 조절의 기초적인 긴장을 악화시킨다. 목 뻗기, 어깨 안정성, 골반 이동성과 같은 자세와 움직임 전략을 촉진시키기 위해 의도된 운동요소들은 도리어 발달 진행에서 고통을 만들어 발달을 막는다.

3. 발달 또는 목적성 연속체에 적응하기 위해 이용된 낮은 질의 움직임과 비정상적인 자세 제어는 고통을 만들고 더 높은 수준의 움직임과 자세 패턴이 아니라 보상적 패턴으로 이어진다. 보상적 또는 고통스러운 전략을 반복하면 높은 수준의 적응에 유용한 의미 있는 움직임보다 상대적으로 의미 없는 습관적 패턴만이 남게 된다. 뇌성마비에서 비정상적 근육긴장에 동반한 보상적 패턴은 근육 구축상태, 골관절 기형을 야기할 수 있고, 게다가 적응과정에 타협함으로써 운동지각-감각 수행의 기능장애를 유발할 수 있다.
4. 뇌성마비를 촉발시킬 수 있는 원인이 태어날 때부터 있음에도 불구하고, 그 영향은 각 신체 분절에 영향을 주는 신경계가 성숙되고 나서야 모든 신체 분절에서 관찰된다. 그러므로, 주로 하체와 관련되어 있는 아기는 상체 기능에 집중해서 발달될 때까지는 전형적으로 발달하는 것처럼 보인다. 이후 하체에서의 고통과 기능 장애는 발달 초기에는 영향이 없었던 것처럼 보인 상체에서도 높은 수준의 기능과 발달타협을 통해 보상적 패턴을 유발한다. 뇌성마비의 중추적 성질과 나선형 적응과정은 신체의 한 부분에 영향을 주는 기능 발달 저해가 결국 몸의 다른 부분에 까지도 영향을 준다는 것을 의미한다.

Bly는 근위부에서 움직임과 높은 수준의 자동적 반응이 발달하지 못하게 하는 고정된 비정상적 패턴의 영향에 초점을 맞췄다. 이 목과 어깨, 골반과 엉덩이 주위의 고정된 패턴은 발달의 진행과 목적성 연속체를 저해하고 비정상적 발달 연속체로 이어진다. 뇌성마비의 발달단계에서의 시공간 적응에 대한 영향은 여기 요약되어 있다.

엎드림에서 기어감으로의 진행과정 Prone-Creeping Progression

1. 만약 아기가 처음에는 저긴장상태이고, 빈번한 고개 돌림이나 초기의 기어가기, 머리 들기와 같은 원시적 행동이 지연되거나 결여될 수 있다. 복잡한 긴장반사와 태아기 긴장의 적응의 영향 때문에 아기는 계속해서 엎드려서 굽힌 자세를 취하려고 한다. 중추 신경계에 병변이 있어서, 복잡한 긴장반사가 비정상적인 긴장에 동반되어 발생하고, 증가된 굽힘과 이후의 폄의 발달을 막는 현상이 일어난다.
2. 아기가 목 뻗기와 함께 머리 들기를 시작하지 않고 목 굽힘이 누운 자세 진전 이후 발달하지 않으면, 목 뻗기는 기본적으로 대응되지 않게 된다. 목 굽힘은 보통 긴 목 폄근과 짧은 목 폄근의 신장을 가능하게 하고 폄과 균형을 맞춘다. 굽힘이 없는 상황이 만드는 스트레스로 인해 아기는 과도한 목 뻗기 패턴을 취하고 공중으로 고개를 들때 목 수축을 사용한다. 어깨와 머리를 안정화하는 것을 돕도록 어깨의 상승이 같이 동반되기도 한다(그림 8-11, 8-12).

고통(Distress): 계속된 과도한 목 뻗기와 수축은 머리가 옆에서 옆으로 도는 것을 막고 (일반적으로 목 회전 요소를 발달시키는) 수직적 복원 작용을 막음으로써 차후 목과 상체 폄을 저해하여 안정적인 머리 제어의 발달을 억제하는 결과를 일으키는 고통반응이다. 과도한 목 뻗기는 또한 아래 방향으로의 시선과 입 다물기를 막는다. 비정상적인 긴장과 동반한 장기적인 과도한 목 뻗기는 엎드림 행동에서 대칭적인 목 긴장 반사에 오랫동안 영향을 줄 것이다(그림 8-13, 8-14). 일반적인 과정을 넘어 비정상적 근육 긴장에 동반한 비정상적 대칭형 목 긴장 반사는 뇌성마비의 강제적인 자세/운동 패턴 특징이 된다. 과도한 목 뻗기와 함께 아기는 양팔에 증대된 폄근 긴장을 경험하고 양다리에 증대된 굽힘근 긴장을 경험한다. 반사에 기초한 대칭적인 자세는 아이가 오직 무게를 엎드린 상태나 손이나 무릎에서만 무게를 전환할 수 있게 해서 "토끼 뛰" 엎드림 진행 패턴과 "W-앉음" 경향성을 일으킨다(그림 8-15, 8-16). 단독이나 대측성의 무게 전환 패턴은 나타날 수 없다.

3. 목 제어의 발달에서 불균형과 지연이 발생한다면, 어깨 발달과 관련된 행동들도

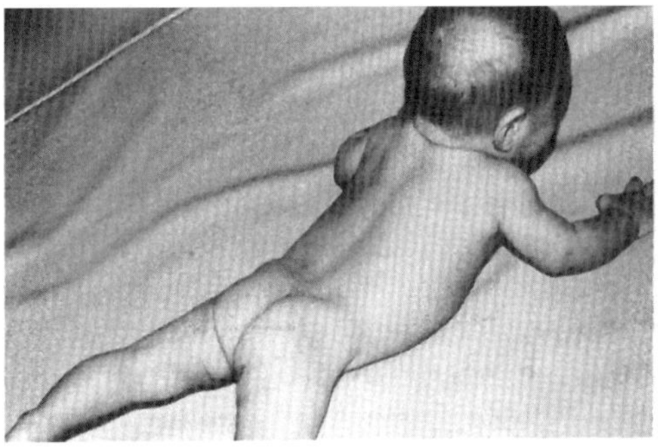
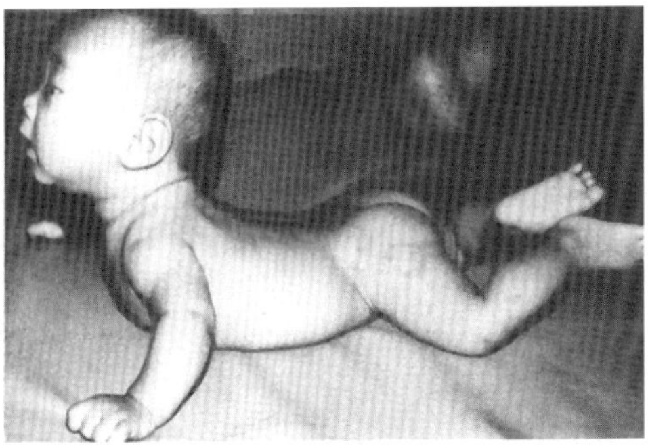

그림 8-11과 8-12: 저근긴장증을 갖고 있고 굽힘의 발달이 늦은 아기가 머리를 들고 과도한 목 뻗기와 목 수축을 하는 모습

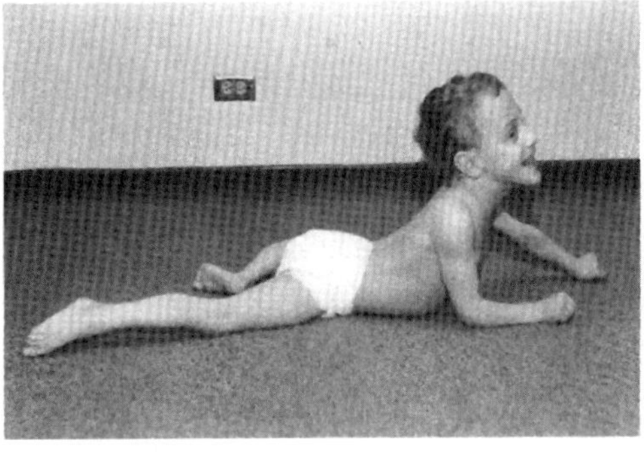
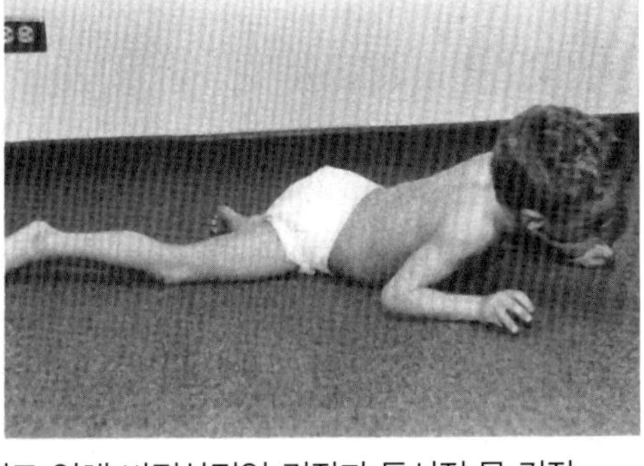

그림 8-13과 8-14: 오래 지속된 과도한 목 뻗기로 인해 비정상적인 긴장과 동시적 목 긴장 반사가 발생함

또한 영향을 받는다(그림 8-17). 목 폄이 상체 폄이 아이가 팔을 무게 견딤으로부터 자유롭게 할 수 있도록 촉진하지 못하고 상체 굽힘이 팔을 앞으로 뻗는 것을 도와주도록 충분히 발달하지 못하면, 아이는 팔꿈치를 어깨 뒤에 두려는 경향을 띠게 된다. 팔꿈치가 어깨 뒤에 있으면, 아이는 어깨를 내밀고 내부회전과 팔꿈치 굽힘에 동반한 외전, 팔뚝의 회내전, 손가락 굽힘의 특징을 지니는 원시적인 극단적 상체 위치를 유지한다. 뇌성마비로 인해 경련이 발생하면 같은 상지의 굽힘근 요소들이 관여한다. 상지가 무게지지 위치를 취함으로써 견갑골과 상완골 사이의 신장과 분리가 이루어지지 않아 그 사이에 긴장이 발생할 수 있다.

고통(Distress): 견갑골과 상완골 사이의 긴장으로부터 오는 계속된 방해는 상지 지지 반응의 발달, 방어작용, 초기 보행과 모든 상지의 뻗기 패턴을 방해함으로써 기능장애를 일으키는 고통반응이다. 어깨 동작요소와 근육기능은 상지 요소들과 차별화될 뿐만 아니라 상지 지지, 보호, 뻗기에 대한 제어를 제공하고 상지가 자세/운동 패턴을 유지하지 못하면 발달할 수 없다. 덧붙여, 초기 무게 지탱과 뻗기에 의존적인 손 기능도 영향을 받는다. 손으로 무게를 지탱하는 것은 잡기와 피하기 반사를 둔감하게 만드는 것을 돕고 손목 굽힘근, 손가락 굽힘근, 엄지 둔덕과 손 내재근들을 신장시킨다. 뻗은 상지는 손이 사물과 위치할 수 있도록 놓는데 이는 손 기능의 형성에 중요하게 영향을 미친다. 원시적인 쥐기 패턴의 유지, 근긴장의 증가와 더불어 뻗기 제어가 부족하면, 환경 상호작용 감소로 인해 손 기능의 발달이 제한된다. 마지막으로, 수직 또는 회전 복원 작용과 평형 반응의 발달이 아이가 몸통을 굽히고 펴거나 상지를 몸통 회전의 발달과 평형상태에 필요한 운동요소의 발달을 촉진할 수 있는 위치로 놓는 상지 지지 자세를 취할 수 없을 때 영향을 받는다.

4. 만약 팔이 무게를 견디는 위치까지 앞으로 오지 않고 어깨 주위의 굽힘과 폄이 조합되면, 견갑골 내전이 상체 폄을 촉진하는 수단으로서 대응되지 않은 채 남게 되고 상지는 굽힘과 함께 움츠러든다(그림 8-18).

고통(Distress): 견갑골 내전과 상지 오므림은 어깨와 상체 굽힘이 균형이 맞지 않아

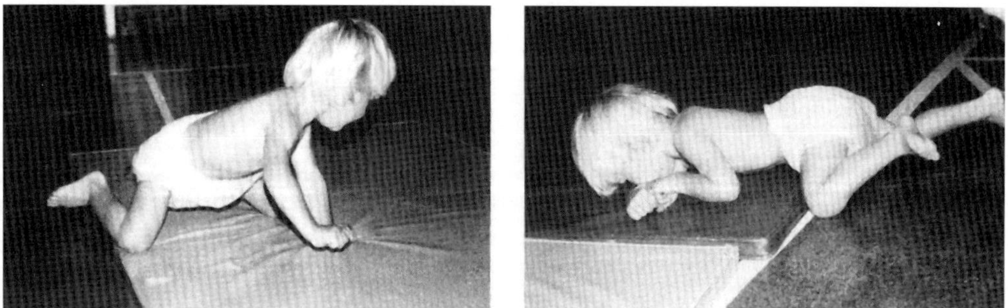

그림 8-15와 8-16: 기기 위한 시도로서 대칭적 목 긴장 반사의 영향

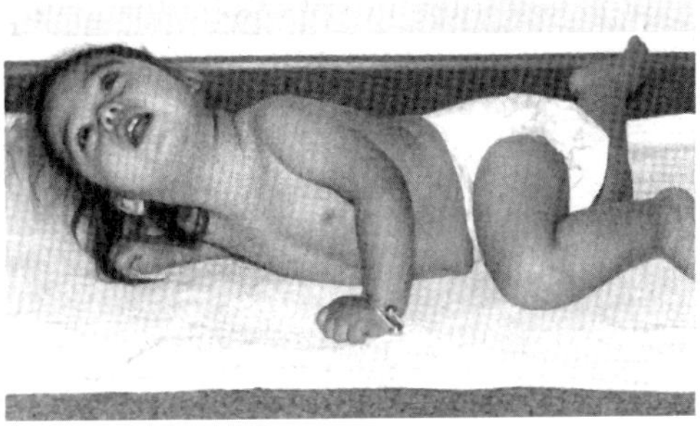

그림 8-17: 머리 제어와 머리를 공중에 들고 팔을 앞으로 뻗을 어깨발달이 부족한 형태

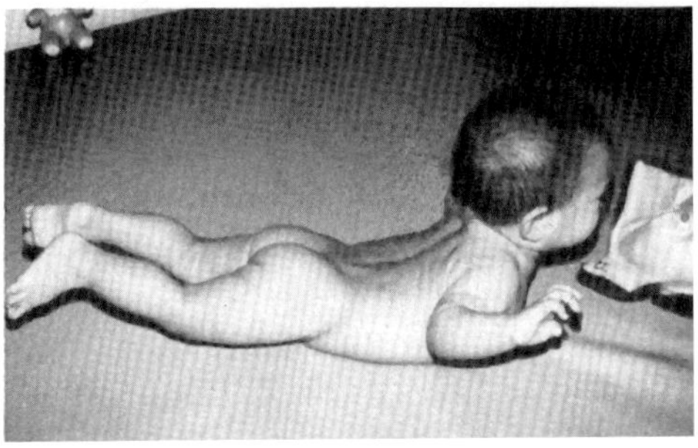

그림 8-18: 엎드림 상태에서 과도한 목 뻗음, 목 수축, 견갑골 내전으로부터 방해되는 초기 증거

생기는 고통반응으로서 상지 무게 지탱의 발달을 방해하는 기능장애로 이어질 수 있다. 원시적 견갑골 내전 패턴은 상지를 굽히고 움츠리려는 경향이 있다. 상지 오므림의 상지 기능에 대한 영향은 아래에 기술된 견갑골-상완골 아래의 긴장의 결과와 유사하다. 덧붙여 상지의 오므리는 패턴은 견갑골과 상완골 사이의 긴장을 증가시키고 견갑-상완 사이의 분리를 촉진하고 견갑부 제어를 발달시키는 누운 자세에 도달하는 패턴이 지속된 견갑골 내전-상지 오므림에 의해 영향을 받는다. 엎드림 자세에서 목과 상지의 조합은 입 다물기에 영향을 미쳐 턱 후퇴로 이어질 수 있다. 만약 아기가 앉기와 같은 높은 수준의 위치에 도달하거나 아이가 엎드림 자세에서 몸을 들어올리기를 시도한다면, 원시적 견갑골 내전과 상지 굽힘 및 오므림은 상체 폄을 촉진하는데 사용될 것이다. 팔을 앞으로 가져오면서 몸의 제어를 유지하는 굽힘의 균형 없이는 원시적 상체 자세는 자세 제어에 계속해서 이용될 것이다.

상체에 영향을 주는 고통 반응은 하체의 적응과 발달에도 마찬가지로 영향을 줄 것이다. 위에서 나타난 고통에 대한 묘사는 중추신경계의 병변과 비정상적 근육긴장이 계속되는 원시적 패턴으로 인해 폄이 굽힘과 조화를 이루지 않을 때 발생하는 문제들을 밝혀냈다. 만약 아기의 몰입이 강하다면, 증대된 폄근 긴장은 앞서 서술된 목과 상체부위에만 영향을 주는 것이 아니라, 중력에 대항하여 비정상적인 폄근 패턴을 적응하려고 시도할 때, 엉덩이와 하지의 증대된 근긴장에도 영향을 줄 것이다. 몸 전체를 관통하는 폄근 긴장은 엉덩이 폄을 증가시키고 발바닥 굽힘과 무릎 폄의 내전으로 이어진다. 전체 폄 패턴은 원시적인 복잡한 긴장 반사의 획득 때문에 누운 자세에서 더 분명할 것이다.

5. 만약 처음에 상체 부위가 포함되지 않는 것처럼 보인다면(예를 들어, 양측 마비), 뇌성마비의 영향은 발달 진행이 하체, 골반, 엉덩이를 사용하는 단계에 도달할 때까지 관찰되지 않을 것이다. 그러나 엎드림 상태에 하체와 엉덩이의 폄이 발달하고, 누운 상태의 배와 엉덩이의 굽힘의 발달에 의해 균형을 이루지 않고, 골반 전방 부

위의 기울어짐이 발달하면서 후방 골반 기울어짐의 발달에 의해 균형을 이루지 않을 것이다.

고통(Distress): 엎드린 자세에서 전방 골반 기울어짐이 굽힘에 의해 균형을 이루지 않는 것은 지속적인 원시적인 엉덩이 외전과 외부 회전 자세, 몸통의 신장과 엉덩이 내전-내측 회전에 의존하는 단독무게 전환의 저해에 의한 기능장애를 일으키는 고통반응이며, 골반의 움직임-정지 발달을 저해할 것이다. 만약 아기가 무게를 한 팔에서 다른 팔로 옮길 수 있지만, 골반과 엉덩이의 위치가 신장된 몸통과 뻗은 엉덩이로의 단독 무게 전환을 막는다면, 무게 전환은 몸통의 무게를 견디는 측면의 굽힘에 의해 이루어진다. 골반과 엉덩이의 원시적 위치는 측면 굽힘, 지속적인 고수준 활동에 적응하기 위한 저수준 자세의 사용으로 발달할 수 있는 비정상적인 무게 전환 패턴으로의 고정점을 제공한다. 골반-엉덩이 고정은 수직 복원운동이 엉덩이 폄을 포함하도록 확장되는 것을 막고 회전 복원운동과 연관된 부분적 구르기 패턴의 확장을 막으며, 상체운동과 골반운동의 분리와 운동성을 감소시키고 결국에 하체에 평형적 반응이 발달하는 것을 막는다. 상위 단계의 요소와 반응의 발달 없이, 상지와 상체 발달은 타협된다. 아기는 지지면에서 몸을 떼거나 하체로 정적인 기능을 옮겨 상지를 기술을 위해 자유롭게 하는 기능을 할 수 없다.

고통(Distress): 골반-대퇴부의 긴장은 엉덩이가 외전된 상태로 남아 외부로 돌도록 발달시키고 엉덩이 폄과 엎드린 상태에서의 내전, 하지의 무게 전환과 상호작용을 위한 골반과 대퇴부의 분리, 엉덩이, 무릎, 발꿈치가 다양한 무게 지탱 자세에서 기능하고 하지 지지의 발달과 보호작용을 하게 하는 분화를 막음으로써 기능장애를 일으키는 고통반응을 유발한다. 아기가 하지를 뻗지 못하고 지지면을 발가락의 바닥면으로 누르지 못하면, 초기 발반응 또한 바뀐다.

만약 아이가 상체에 관여되어 있지 않고 상지를 사용하여 앞 뒤로 움직일 수 있거나 기는 자세를 취할 수 있다면, 증대된 전방 기울어짐과 골반-대퇴부 긴장은 여전히 분명하며 움직임은 단독이나 반대쪽 무게전환 패턴이 발달하지 못해서 쌍방 무게 전환 패턴을 이용할 것이다. 쌍방으로 기거나 토끼 뜀 패턴으로 기는 것은 높은 단계의 기능에 낮은 단계의 패턴을 지속적으로 적응시키는 특징이다. 만약 아이가 최소한으로 관여되어 있다면, 기는 것은 단독 무게 전환을 통해 성취될 수 있으나, 운동요소의 발달의 불균형과 특정 요소의 증대된 긴장상태가 존재하는 한 반대쪽으로의 무게 전환에 의해 고통이 제거되지는 않을 것이다. 계속된 상위단계 요구에 대한 적응으로서의 하위단계 패턴의 사용, 가령 기는 동작에 토끼 뜀과 쌍방 무게 전환을 이용하는 예와 같은 것들은 고통, 또는 환경적 요구를 충족시키기 위한 상위 단계 기능 발달에서의 장애의 대표적인 예이다. 하위 단계의 패턴을 상위 단계 도전에 사용하는 고통은 아이가 계속해서 기는데 쌍방 패턴을 이용하거나, 대칭적 목 긴장 반사에 의해 영향을 받은 비정상적 근육 긴장이 패턴의 한 부분이 될 때 기능장애가 올 수 있다. 그러한 고통은 엎드림 상태에서의 발달 뿐만 아니라 앉고, 구르고, 서고, 걷는 수행에서의 발달에도 영향을 준다.

바로눕기-앉기 진행 Supine-Sitting Progression

1. 아기가 저긴장도라면, 바로누운 상태에서 고개를 중심에 유지하는 능력, 드물게 고개를 돌리거나 반사적으로 차기 같은 일반적 움직임이 감소될 것이고, 앉기 위해 당긴다면 고개는 과도하게 처질 것이다(그림 8-19). 뇌의 영역 때문에 비정상적인 신전근 긴장도가 있다면, 바로누운 상태에서 긴장성 미로반사 패턴, 엎드린 상태에서 굽힘 발달을 방해하고 긴장도는 정형화된 형태로 광범위하게 나타날 것이다(그림 8-20). 엎드린 자세에서 앉기 또는 앉기 유지하기 동안 머리와 몸통 정렬을 위한 충분한 굽힘이 없다면, 아기는 머리 또는 몸통의 안정을 유지하기 위해 어깨 올리기와 몸 후인을 사용할 것이다.
2. 중력에 대항하여 굽힘이 발전하지 않거나 또는 신전과 같이 적절한 시간에 발달하지 않을 때, 엎드린 상태 발달과 적응에 영향을 미칠 것이다. 신생아 머리는 중력에 영향 때문에 머리를 항상 한쪽이나 다른 쪽으로 돌린다. 굽힘은 아기의 머리를 중심선으로 가져오고 유지하도록 해 준다. 굽힘은 부드럽게 고개 돌리기, 시각추적, 대칭적 발전에 도움을 준다. 정중선상에 굽힘을 발달에 함께, 아이기는 앉기 위해 당길 때 정렬을 유지하고 머리를 든다. 굽힘은 공간에 고개를 조절하기 위해 신전과 혼합되어 있고, 중력에 대항하여 목 굽힘은 수직 정위반응을 충분하도록 지지해 주고, 위 몸통과 아래 몸통, 굽힘을 촉진해 준다.

고통(Distress): 어깨 올림은 고개 돌기 뿐만 아니라 엎드린 상태에서 고개 들기 발달

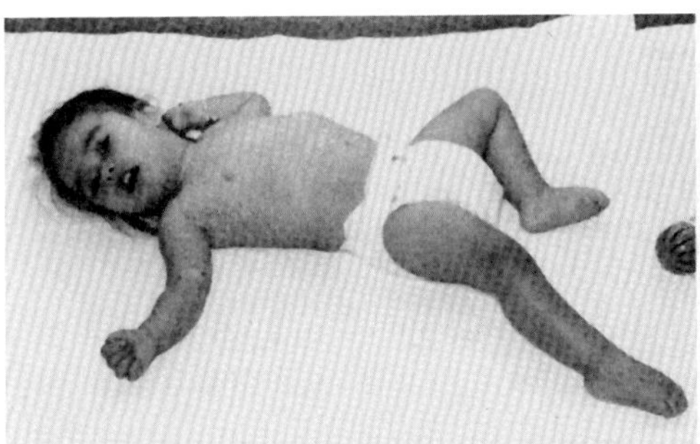

그림 8-19: 굽힘근의 발달 부족 때문에 정중선에 고개를 유지하는 것이 어렵다. ATNR(비대칭성긴장성 목반사)은 한쪽으로 분명한 머리가 돌아간다.

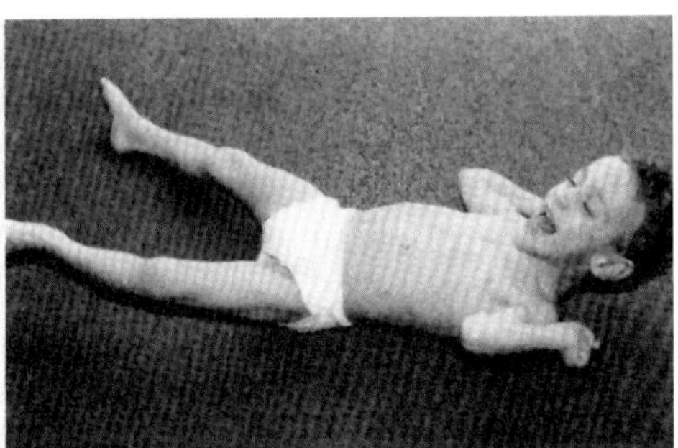

그림 8-20: 바로누운 상태에서 신근전 긴장도는 긴장성미로와 대칭성긴장성 목반사에 영향을 증가시킨다.

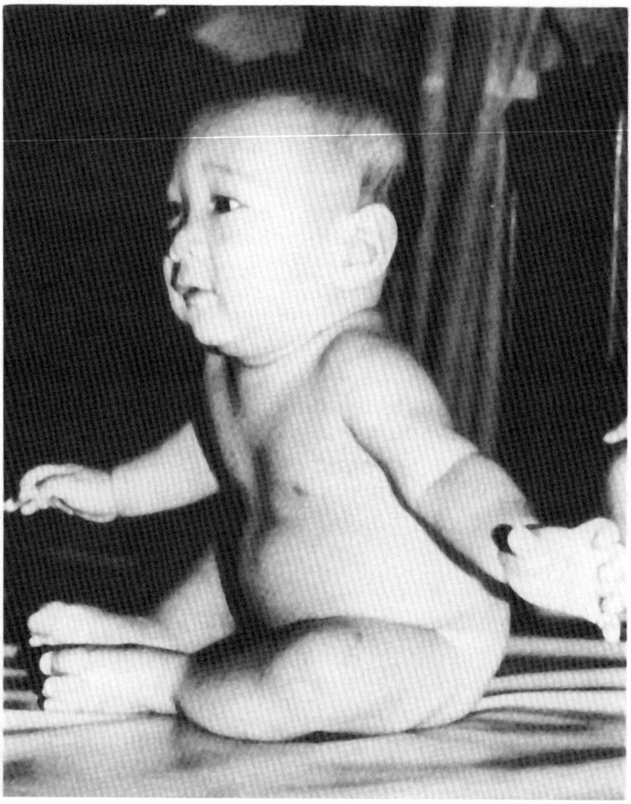

그림 8-21: 앉은 상태에서 자세 조절을 유지하기 위해 목 후인과 어깨 올림 사용

과 관련하여 기능장애 결과로서 좋지 않은 반응이다. 어깨를 올린상태로 몸통 위에 머리를 고정시키는 것은 엎드린 상태나 앉은 상태에 목과 몸통 굽힘을 발달 촉진하고 수직적 정위반응을 나타나는 것을 막는다(그림 8-21). 신전이 동반한 굽힘 없이, 아기는 어떤 자세에도 머리 조절 또는 적절한 몸통 조절 발달을 할 수 없다. 어깨와 위쪽 몸통 굽힘의 부족은 부분적으로 상지가 몸의 다른 부분과 분리에 제한되고, 어깨뼈-위팔뼈 단단함을 유발하고, 분리하고 뻗는 상지의 조절을 도와주지 않고 지지하는 면에서 상지가 고정하고 유지한 채로 어깨내전을 유발한다. 아기는 손이 입에, 손이 정중선에, 손이 발에, 또는 공간에 뻗어서 물체를 잡고 뭉게드리는데 어려움이 있다. 구강운동기능, 손 기능, 구강과 손의 발달은 물건을 탐색하는데 영향을 미친다. 어깨올림을 의해서 머리 돌림을 방해한다면 돌림 패턴 발달에도 영향을 미친다. 종종 머리 돌림 없이, 아기는 몸통 움직임으로부터 머리 움직임을 분리하거나 자발적인 돌림을 촉진하는 목 정위반응이나 모든 회전의 정위반응 발전을 못한다.

엎드린 상태에서 살금살금 기기 행동의 어려움의 영향을 토론하며 주목할 것은, 낮은 긴장도와 상지영향을 주는 굽힘근 발달의 부족은 아래몸통과 하지 발달의 영향 뿐만 아니

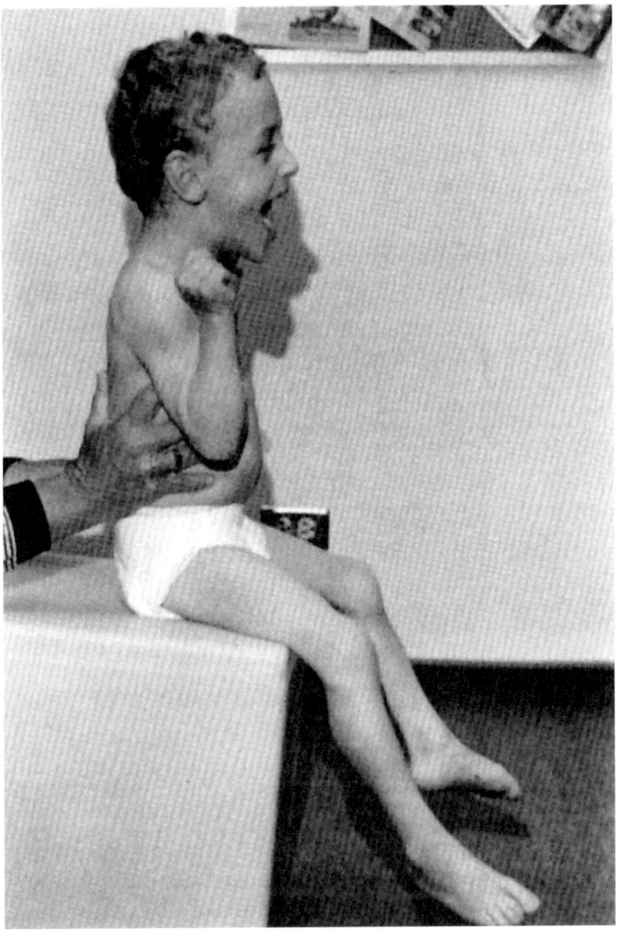

그림 8-22: 지지된 앉기에서 안정성을 유지하기 위해 어깨 내전 사용

라 머리에서 아래까지 구조와 기능발달 과정까지 결국 영향을 줄 것이다. 아기는 하지 기능 발달을 위한 기준점 또는 하지 기능을 발달하기 위해 필요한 이동성으로써 상지 안정성을 가지지 못한다. 뇌 영역 경우엔, 중력에 대항하여 초기 굽힘에 어려움의 증가는 비정상적인 신전근 긴장도 발달일 것이다. 몇몇 아이(예로, 하지마비를 가진 아동)는 바로누운 자세에서 굽힘의 부족은 초기 차기의 결손 또는 비대칭성 차기를 통하여 아기가 하지 굽힘 사용의 발달 연령에 도착할 때 분명하게 고통으로 나타날 것이다.

3. 아기가 아래 몸통과 고관절에 굽힘이 발달하지 않는다면 중력에 대항하여 하지와 몸통을 들어올리는 능력에 제한이 생긴다. 비정상적인 굽힘은 후방골반경사의 발달이 적절하지 못하고, 수직적 정위반응은 아래몸통과 고관절 굽힘이 가능하게 하지 못한다. 아기는 손으로 무릎 또는 발, 양발을 가져오거나, 입까지 탐색할 수 없다. 구강-운동 기능과 손-발 기능 발달에 영향을 미친다.

고통(Distress): 바로누운상태에서 저항없이 전방골반경사는 중력에 대항하여 하지굽힘 발달에 관련된 비기능적인 결과의 고통적인 반응이다. 수직 정위반응은 굽힘을 가능하거나, 굽힘과 신전의 혼합, 골반 안전성 발달을 위해 요구되는 확대되는 것이 불가능하다. 신전을 동반하지 굽힘 없이, 회전적인 정위반응은 발달할 수 없다. 회전은 상지와 하지 분절 사이의 분리 뿐만 아니라 자동적인 돌림과 계획을 가능하게 한다. 돌림 없으면, 좀 더 원시적인 목 반응은 분활 없는 회전에 지속적으로 영향을 준다. 전방경사만으로 이용할 수 있는 것은, 신전이 중립적 회전상태에서 하지를 가져오거나 굽힘을 동반하여 막을 수 있을 때까지 하지의 외전-외회전 상태로 유지하는 것과 같다. 발의 발달을 위해 발이 지지면 유지하기 또는 짓에서 발을 밀기 또는 돌리기는 서기 전에 발을 준비하기 위한 기회를 감소하거나 영향을 줄 수 있다.

아기가 앉기 위해 시도하거나 앉기를 유지하려고 한다면, 굽힘 부족을 신전 균형 또는 비정상적인 신전근 긴장도로 대응하는 보상적 전략 수를 제시하고 있다.

- 머리조절을 위해 목 과신전과 후인
- 머리 조절을 위해 어깨 올림
- 상지 굽힌 상태로 어깨내전은 중력에 대항하여 신전상태로 상체를 안정성을 제공(그림 8-22), 또는 상지로 하지 넓은 기저면 위로 몸을 움켜지는 것을 넘어질 때

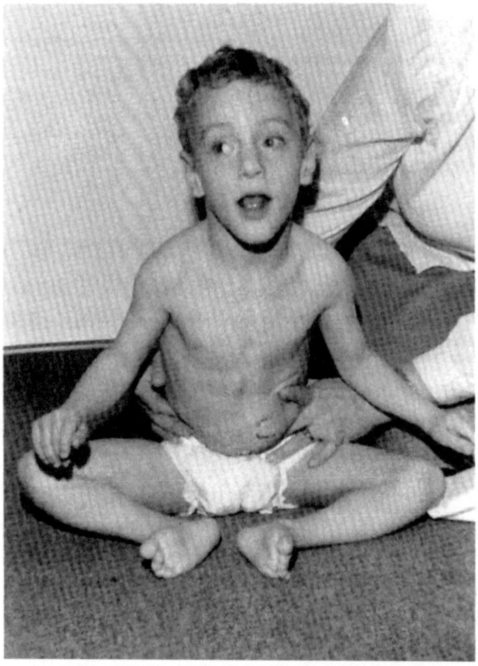

그림 8-23: 지지된 앉기에서 보상으로 넓은 지지면과 목 후인 사용

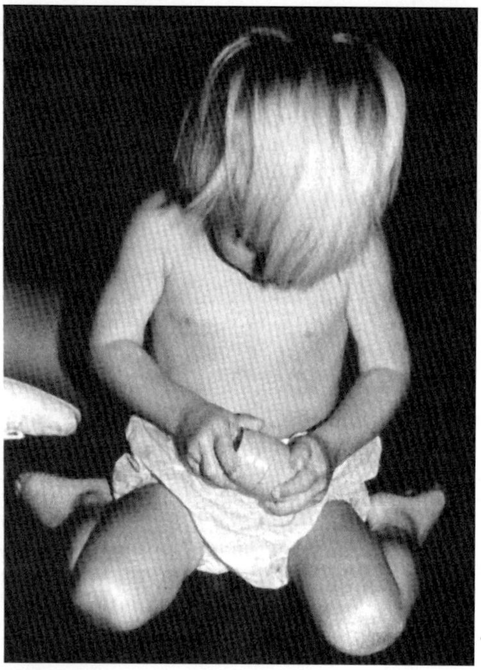

그림 8-24: 앉기에서 안정성을 위해 W-앉기

사용된다.

- 고정된 아래 몸통에서 전방골반경사, 또는 몸통의 긴장도가 낮다면 후방경사로 가기
- 어깨뼈와 골반의 균형을 유지시키기 위해 고관절 굽힘, 모음 그리고 바깥돌림과 넓은 지지면 제공하기: 또는 넓은 지지면 아래 골반의 안정성을 위해 w-앉기 사용(그림 8-23, 8-24)
- 매우 강한 신전근 긴장도나 고관절을 통해서 긴장성 미로 반사 영향을 내려주는 경우에 신전이 고관절 위로 적절한 골반 위치와 고관절 굽힘을 막는다면 앉은 상태에서 아기는 유지하기 위해 후방골반경사를 실시할 것이다. 아기가 중력아래 상지 몸통 굽힘이 가능하고 과신장성 목은 아래 몸통과 하지에 균형적인 신전을 위해 앞쪽으로 기울일 것이다.

돌아눕기 전진 Rolling Progression

1. 아기가 저긴장도와 굽힘근 발달이 부족하다면, 고개 돌리기가 떨어지고 고개를 정중선에 유지하는 것이 어렵고 빨고-삼킴 패턴이 저조함과 관련된 저조한 뿌리반사가 생길 것이다. 아기가 정중선에 머리를 가져오고 유지할 수 없다면 바로누운 상태에 비대칭이 계속될 것이다.

고통(Distress): 비대칭은 정중선에 모든 사지 기능과 몸통 정중선 주의 발달에 관련된 것과 비정상적인 결과의 좋지 않은 반응이다. 추가로, 한쪽 또는 다른 쪽으로 머리의 지속적인 비대칭은 비대칭성 긴장성 목 반사의 지속적인 자극을 제공한다. 아이들은 자발적인 돌아눕기를 위해 비대칭성 긴장성 목 반사를 사용하여 시도하면 신진근 긴장도 증가와 실제적인 돌아눕기를 막을 수 있다. 비정상적인 긴장도가 나타난다면, 비대칭성 긴장성 목 반사는 아기가 머리를 돌릴 때 또는 머리를 돌리고 유지할 때 언제나 나타나는 전형적, 의무적 반응으로 나타나게 된다. 반사는 누운 자세와 고관절의 기형, 바로누운상태에서 뻗는 것을 막고, 손에서 입으로, 손으로 정중선 활동을 이유로 회전적인 정위반응과 돌아눕기 발달에 방해가 된다. 비대칭성 긴장성 목 반사는 뇌성마비를 가진 아이에 영향을 미치는 가장 지속적인 원시반사 중에 하나이다(그림 8-25).

2. 비대칭성 긴장성 목 반사가 돌아눕기를 방해하지 않는다면, 목 굽힘이 적절한 머리 회전을 위해 시전을 동반한 충분히 발달하지 않았거나 머리 정위반응이 돌아눕기 초기에 발달할 수 없다. 회전적인 정위반응, 몸 분절을 구분, 대칭성 체중이동과 평형반응은 머리 돌림으로 시작하는 성숙한 회전에 의존한다.

고통(Distress): 목과 몸통 굽힘에 의한 균형없이 목과 몸통 신전은 돌아눕기에 영향을 주는 좋지 않은 반응이다. 아이가 저항없는 신전 상태로 돌아눕기와 수정된 시전으로 목과

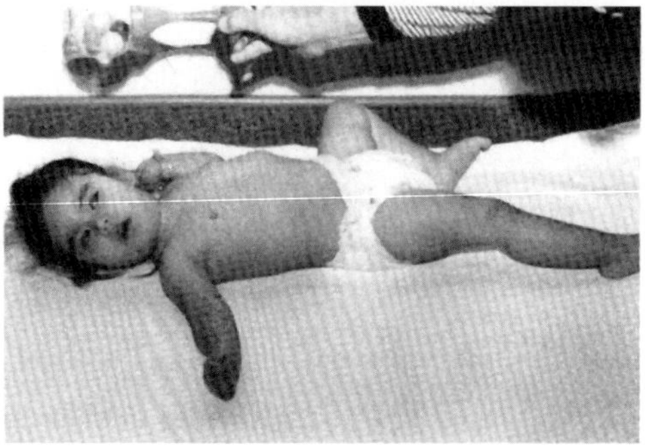

그림 8-25: M비대칭성 긴장성 목 반사는 바로누운상태에서 돌아눕기를 방해한다.

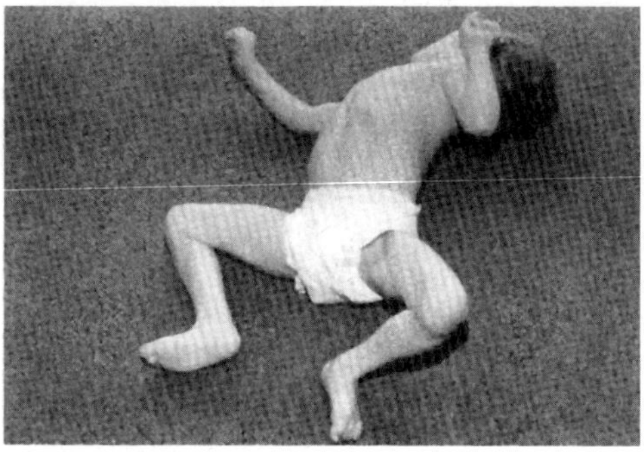

그림 8-26: 신전으로 돌아눕기 시도는 굽힘의 활동이 아니고 신전근과 비대칭성 긴장성 목 반사의 증가이다.

몸통 굽힘을 활동할 수 없고, 최대한 가능한 돌아눕기 패턴을 반복적으로 시도한다. 아이들의 돌아눕기 시도에 성공 못하고, 비정상적인 신전근 긴장도와 미로반사가 강화된다. 부가적으로 돌아눕기 시도는 회전인 정위반응과 회전을 야기하는 순서대로 몸과 몸통 주위의 굽힘과 폄을 동반을 할 수 없다(그림 8-26).

서기와 걷기 진전 Standing and walking Progression

1. 우선적으로, 주로 서기와 걷기는 낮은 근육 긴장도 때문에 부재가 될 것이다. 신전 발달은 비정상적인 근 긴장도, 긴장성 미로 반사에 의해서 충분해 영향을 받는다. 후에 아기가 선 상태에서 유지하려고 시도하는 것은 굽힘근 발달의 부족과 비정상적인 신전근 긴장도 때문에 적응할 수 없는 것은 긍정지지 반응의 자극에 의한 결과이다. 비정상적인 신전근 긴장도는 하지의 내전근, 하지의 신전과 한 다리 위로 다른 다리를 가로질려는 결과의 영향일 것이다.

고통(Distress): 몸통과 하지를 통하여 신전 증가는 걷기를 위한 교대적 움직임과 서기를 위한 하지의 안정화 발달에 방해로 비정상적인 결과로 좋지 않은 반응이다. 비균형의 신전과 비정상적인 긴장도는 아기가 발가락으로 걷기 또는 서기를 시도하기 위해 지속적으로 비정상적인 반사를 위해 긍정지지 반응을 허용한다. 긍정지지 반사는 전방골반경사의 사용과 서기 시 안정성을 얻기 위해 어깨뼈 모음 사용이 증가됨으로써 비정상적인 근 긴장도를 촉진시킨다(그림 8-27). 서기 위해 당기면서 체중이동은 양측체중이동을 사용하고 서기 위해 고관절 아래 사지를 가져오는 것보다 하지 위로 후퇴함으로써 영향을 미칠 수 있다(그림 8-28).

아이가 서 있는 자세를 유지할 수 있다면, 보상의 횟수는 선 상태에서 신전 증가의 영향

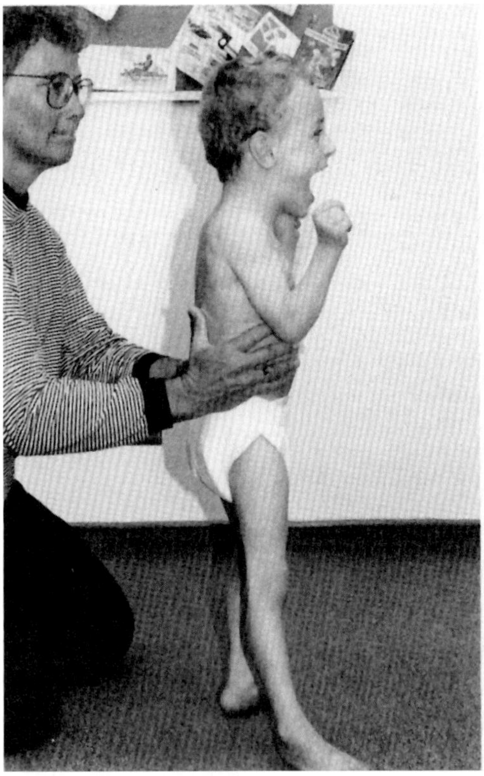

그림 8-27: 지지해서 서기 신전은 긍정지지 반응과 어깨뼈 모음에 의해서 강화된다.

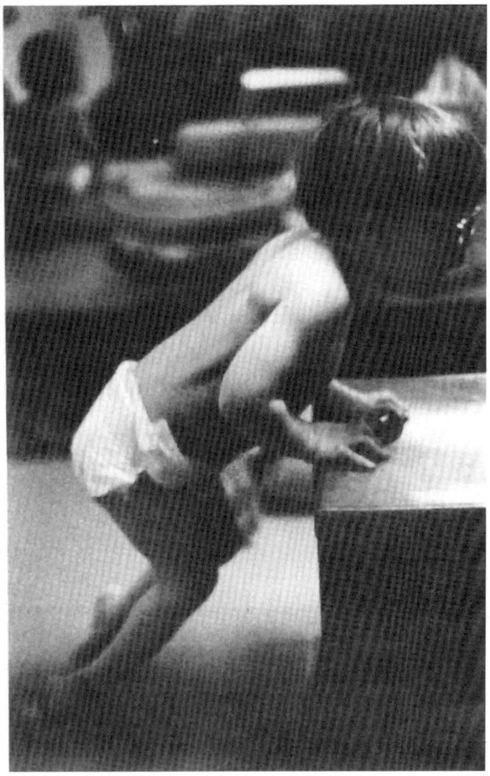

그림 8-28: 양측체중 지지하면서 서기 위해 당기기를 시도하기

과 이전의 보상 결과가 분명할 것이다.

- 목 과신전과 후인
- 머리 조절을 위해 어깨 올림
- 위 몸통 안정성을 위해 어깨뼈 모음과 상지 굽힘
- 아래몸통의 안정성을 위해 전방골반경사 또는 몸통 긴장도가 낮거나 앉기 위해 후방경사를 한다면 후방경사
- 중력을 극복하기 위해 하지 중앙으로 모음과 굽힘은 모음아래 무릎으로 고정하고 신전을 증가시킨다.
- 발바닥의 엎침은 고관절과 무릎의 자세 때문이다.
- 걷기 위해 비대칭성 체중지지를 위해 가쪽 굽힘을 사용

상지 기능 Upper Extremity Functions

상지발달 영향 대부분 문제점을 확인하고 영향은 아래에 정리되었다:

- 어깨뼈-위팔뼈의 분리의 부족과 상지의 잡기와 집기를 위해 어깨뼈 조절의 발달과 상지의 움직임 범위와 제한은 단단한 결과
- 어깨뼈 모음을 동반한 상지 후인은 공간에 물체와 신체 부분을 잡는 경험에 감소와 보호 반응 발달과 지지의 기회, 뻗기에 제한을 한다.
- 상지의 체중이동과 체중지지를 위한 기회 감소는 어깨-어깨뼈 안정성과 안정성-운동성 패턴, 팔꿈치 안정성과 상지의 교대적 움직임을 요구한다. 조절된 뻗기는 체중이동 감소로 인하여 발달하지 않는다
- 손의 체중지지 기회 부족은 손바닥의 구조, 특히 엄지부위 강화 뿐만 아니라 손목 굽힘근의 강화의 요인으로 나타날 것이다. 손에 체중이동은 손의 노측과 자측의 기능사이의 차이를 촉지하고 체중지지는 원시적 잡기 반사를 탈감각화한다

중요한 행동 발달에 뇌성마비의 영향 기술과 가능한 보상은 초기발달 상태에 초기 낮은 긴장도 영향의 여러 가지 가능성을 강조한다는 의미이다. 뇌성마비는 아동의 발달의 모든 면과 아동의 상태와 자세, 강직, 무정위성 또는 실조성(기전에 의존하여)의 형태로 근 긴장도는 낮은 상태에서 정상적인 상태까지 가능 등 영향을 미친다. 비정상적인 높은 긴장도는 병리학적 심부건반사 출현에 의해서 확인된다.

낮은 긴장도 출현한 뇌성마비의 증상과 초기 사인의 정리된 책은 중요한 자세와 움직임 전략의 발달과 적응 부족과 관련된 문제를 증명하고, 특히 비정상적인 긴장도 출현과 같은 비정상에 관여하고 나타날 수 있는 보상을 제시하고 있다.

시공간 적응에 감각통합기능장애의 영향
Effects of Sensory Integrative Dysfunction on Spatiotemporal Adaptation

Ayres[2]에 따르면, 감각통합기능장애는 적응반응, 학습과정, 또는 세계 또는 자신의 지각을 통한 감각입력 사용과 조직화가 어려운 뇌기능의 장애 또는 이상에서 나온다. 감각통합기능장애를 가진 아동은 과활동과 산만할 수 있다: 나타난 행동 문제는 매일 스트레스 또는 익숙하지 않은 환경에 적응하는 것에 어려움과 관련이 있다: 부드러운 협응 움직임과 균형을 위한 자동반응, 자세 긴장도 발달에 불충분한 기준의 낮은 근 긴장도를 가진다: 또는 말하기-언어 발달과 학습에 문제. 특별히, 자세와 양측통합에 감각통합장애를 가진

아동은 원시자세반사 통합 저하, 미성숙한 평형반응, 낮은 눈 조절과 일반적으로 몸 양측 기능은 통합 부족이 나타난다. 미성숙한 정위반응과 평형반응 결과에 따라 자세반사 통합 저하로 아이들은 운동활동에 협응이 나타난다. 반대측 패턴에 체중이동이 어려운 아동은 자세 긴장도 배경에 미묘한 이동이 요구되는 소근육활동과 몸의 중심선을 가르지르기, 평형이 요구되는 활동에서 나타난다. 뇌성마비에 대해서 관찰되어진 것보다 시공간 적응 과정에 감각 통합 기능장애의 초기효과에 대한 알려진 내용은 별로 없다. 아마 초기 관찰은 감각통합기능장애는 적응의 높은 단계에 영향을 주는 경향과 높은 수준의 적응이 나타나기 위해 요구되기까지가 분명하지 않기 때문에 문서가 확장되지 않는다. 그러나 진단 후에 보고된 연구발달은 여러 가지 예로 낮은 긴장도에서 먹기, 성취를 위한 실패 또는 중요한 행동 유지, 빨기-삼킴 먹기 패턴의 저하, 잡기를 위한 저항 또는 유지, 성급함, 단단한 것 먹기와 아마 움직임 조절과 지지를 위한 적절한 자세 긴장도의 부족과 관련된 빠른 움직임 같은 관찰을 포함한다. 몸의 분절을 유지하기 위한 원시적인 타입은 이전에 뇌성마비의 토론에서 주의한 자세조절의 부족을 위해 대체할 수 있다. 그러나 감각통합기능장애는 뇌성마비에서 주의한 것처럼, 비정상적인 근육 긴장도는 파트너의 부분으로 되지 않는다. 대신, 조절을 위해 움직임의 빠른 실행 또는 우선적으로 유지하기를 지속하면 자세와 움직임 전략의 양과 질 모두 영향을 주지만 아이들은 시공간적을 위한 우선적 의미이다.

감각통합기능장애와 관련된 약간의 문제는 움직임 요소가 발달하지 않거나 움직임 길항근 요소를 동반하여 적절한 시간에 발달하지 못할 때 어려움을 경험한 아이와 관련이 있다. 보호반응은 아이가 자극의 새로운 요인을 획득하고 찾기 위해 허용된 움직임 경험의 부족으로부터 충분한 통합을 할 수 없을 것이다. 반사와 반응은 신경계의 성숙에서 나타난 자세조절, 움직을 조절을 위해 요구된 평형반응과 지지 보호 정위반응, 효과적으로 촉진하기 위해 활동을 위해 필요한 움직임 요소를 준비하는 것과 관련이 있다.

자세조절과 움직임에 자동적반응의 성숙뿐만 아니라, 움직임 요소의 발달에 효과적인 시간과 움직임 기능의 안정성과 이동성 혼합은 협응 움직임, 부드럽고 자세 배경 긴장도를 제공하기 위해 중요하다.

감각통합기능장애 진단을 받은 아동에게 관찰된 움직임과 조절 패턴은 자세의 초기 발달에 어려움과 움직임 전략, 그리고 적당한 순서와 발달상에 전략적 적응 생각 지지는 기술적인 움직임이 요구되는 활동실행을 위해 아이가 차후 요구 시 반영될 것이다.

- **신전**이 충분하지 않은 상태에서 수직적 자세에서 균형을 유지하는 올바른 자세에서 여러명의 아이들이 빠른 또는 직접적 움직임에 영향을 미친다(예를 들어, 빠른 걷기나 달리는 아이는 상지 몸통을 통하여 아마 올바른 자세를 유지하고 자세 신전을 강화하기 위해 어깨뼈 모음을 유지한 상태로 신전을 증가하는 경험을 하였다). 왜냐하면 신전이 굽힘이 충분히 통합되지 않을 수도 있다. 신전의 다른 패턴은 스트

레스가 강화될 것이고 아이를 빨리 달리기 또는 뛰기 위해 발가락을 사용할 것이다.

- **목 과신전**과 어깨 **올림**은 특히, 아기가 그리기와 쓰기와 같이 앉은 자세에서 자세 조절을 요구하는 활동을 할 때 머리와 목 자세 조절에 사용할 수 있다. 추가적으로 아이들은 어깨 주위의 근긴장도를 증가시킴으로써 손근육 움직임 조절을 시도할 수 있다. 어깨와 손의 움직임 위로 조절하면서 견고하게 물건 잡기는 근위측 어깨의 움직임과 안정성이 충분히 발달하기 전에 손의 자세 또는 팔꿈치를 조절하기 위해서 주먹을 단순히 사용하는 방법으로 한다.
- 자세와 움직임을 조절하기 위해 평형반응 대신 보호반응, 지지와 정위반응 사용이 지속되면 아이가 놀이와 학습활동을 수행하기 위해 노력할 때 어려움의 원인이 된다. 균형을 조절하기 위해 정위반응, 보조, 평행을 위한 보호(필요할 때 보호반응 사용)의 진전은 평행의 신경학적 기전의 성숙뿐만 아니라 신전, 굽힘, 가쪽 굽힘과 돌림의 발달과 연합에 의존한다. 아기가 적절한 평행반응이 발달하지 않으면, 발달할 때 움직임의 회전 패턴 사용에 영향을 준다. 회전은 평행반응과 반대측 체중이동 사용을 위해 부드럽고, 움직임의 협응 순서를 만들어서이다. 회전과 평행도 우세한 사지를 사용하고 정중선을 가로질러 지지한다. 만약 평행반응이 잘 발달하지 않으면, 아이들은 활동하는 동안 자세를 바꿔기 위해 정위와 지지 반을 지속적으로 사용할 것이다. 정위반응은 움직임의 완전한 단계를 촉진시키는 경향이 있고, 그래서 항상 활동을 위해 움직임의 순서를 구별하는 부분에 어려움이 있다. 아기는 자세를 부분적으로 움직이는 것이 아니고 완벽하게 자세를 바꾸려고 한다. 또는 아기의 평행반응은 평행을 재획득하는 것보다 무게중심으로부터 보호반응을 이끌어내는 최소한의 움직임 발달에 불충분할 것이다(그림 8-29).

회전을 동반한 적절한 평행을 발달하지 못한 아이는 반대측 체중을 동측 체중이동과

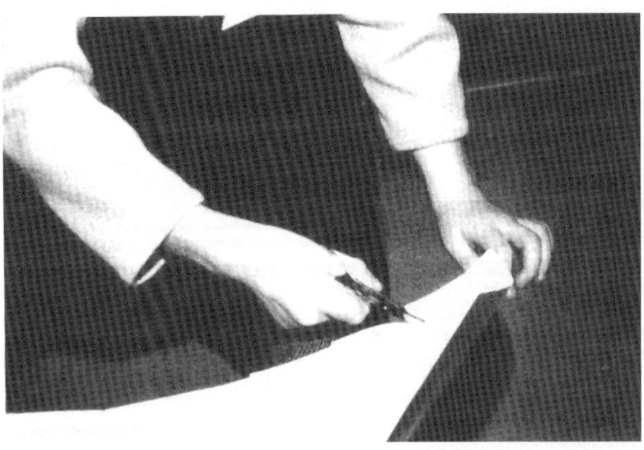

그림 8-29: 소운동 과제 수행을 위해 몸 측면의 통합에 어려움

발달의 적응을 위해 가쪽 굽힘과 목적의식이 있는 순서를 사용하는 경향이 있다. 결과적으로, 걷기는 앞쪽 방향으로 부드럽지 않고, 이동과 움직임의 과정이 2걸음 같이 오히려 옆으로 체중이동한다. 아기는 빠르게 걷기, 달리기를 위해 이러한 동측패턴에 적응하려고 시도하고, 또는 균형과 움직임이 요구되는 올바른 활동은 수행 능력 부족 또는 비협응 수행을 생산하는 어려움의 결과이다. 공간 요구와 관련된 움직임의 시간은 평행과 회전이 적절한 발달과 적응이 없을 때 특히 영향을 미친다.

- 근육기능 혼합과 발달에 어려움이 손 기능 발달 영향. 지각활동 또는 인지의 계산을 더해서 소조작의 고통은 손이 높은 수준의 손 기능 충분한 적응을 못한 상태에서 안정성과 운동성을 의미한다. 아기는 물체의 조절을 시도하기 위해 매우 강하게 잡기를 할 수 있고, 상지로 펜으로 선을 긋거나 더 어려운 과제 같은 물체를 움직임을 협응하고 부드럽게 할 수도 있다. 또는 손의 움직임은 여러 활동에 따라 차이가 있

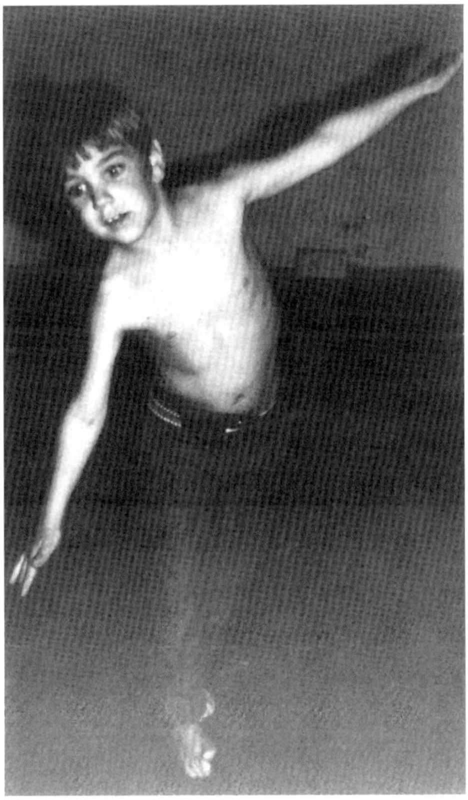

그림 8-30: 한발로 서기 위해 시도하는 것은 보호반응을 끌어내고 몸의 정중선 주의 균형을 잃은 결과이다.

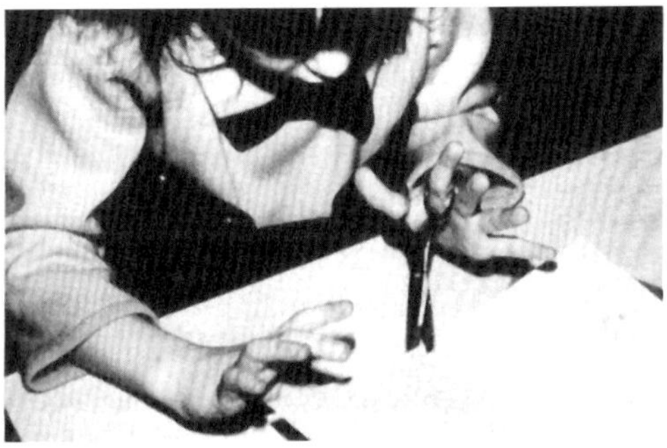

그림 8-31: 가위를 조작하기 위해 차별없는 신전을 사용

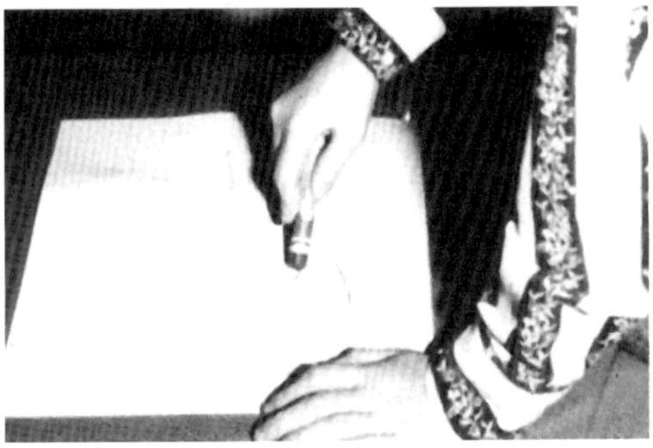

그림 8-32: 미성숙한 집기는 아이의 조작적인 집기로 특정지어진다.

을 수 있다; 예를 들어, 가위질, 완전 굽힘근 사용하기 또는 연필을 조작 시 미성숙한 집기와 같은 물건을 조작하기 위해 완전한 굽힘 패턴으로 완전 신전 사용한다.

감각통합기능장애는 어린시절 많은 영역에 영향을 미친다. 기술의 발달 이유로 단지 약간의 징후는 발달과 목적의식이 있는 순서는 움직임 전략과 자세 적응과 발달의 영역이다. 그러나, 감각통합기능장애는 기능시상의 결과로 나타날 수 있는 시공간 반영, 자세 보안과 실행증 같은 기능에 영향을 미친다.

요약 Summary

시공간의 고통과 기능장애 이론은 어린시절 기능장애의 예로 제시되어지곤 한다. 시공간의 고통은 더 발달 또는 목적의식이 있는 수행을 위해 높은 수준 요구를 적응하기 위해 더 원시적인 전략인 낮은 수준의 지속적인 사용을 나타낸다. 만약 적응과정이 중단된다면 고통은 기능장애를 생산할 것이고 중단은 더욱더 순서적인 발달을 가로막게 된다. 또는 효과적인 지지와 효율적으로 순차적인 발달의 성숙한 전략으로 발달된다. 고통은 원시 사용이 지속되고 적용하기 위해 전략이 변천하는 결과이고, 기능장애는 수행영역 결과에 관계가 있다. 원시적인 전략과 변천하는 전략 사용을 지도하는 것은 뇌 기전 때문에 비정상적인 긴장도에 의하여 동반되고, 아기의 적응 과정은 멀리 중재된다.

특별한 지식과 감탄은 Lois Bly, MA, PT의 아기의 정상과 비정상 움직임의 요소의 주의깊은 보고와 세심한 관찰에 의해서 확장되었다.

핵심 요소 Key Points

1. 아이가 신경계통에 전형적인 발달을 하지 않는다면, 또는 전형적인 발달이 신경계통에서 이상으로 인하여 영향을 받는다면 스트레스는 감각운동발달에 부정적인 요인을 생산할 수 있다.
2. 시공간 고통은 움직임 전략과 자세의 정상적 발달에 의해 관리할 수 없는 "조절이외 스트레스", 또는 행동의 목적의식이 있는 순서와 발달을 위해 전략 적응이다.
3. 고통으로, SMS 적응 과정은 비정상적인 흡수, 동반, 그리고 또는 연합/분별의 결과로 인하여 방해된다.
4. 고통은 아이가 높은 수준의 반응 발달을 위해 환경적인 사항을 사용하는 것으로부터 막는다: 그러므로 아이는 더 복잡한 환경 요구를 증가하는 적응을 노력하

는 동안 낮은 수준의 반응 사용을 지속한다.

5. 감각운동–감각통합은 나선형 과정이다: 그러므로 한면의 과정에서 어떤 방해는 다른 시스템에 영향을 미친다.
6. 시공간 고통의 기원(선천적 또는 후천적)에 상관없이, 정상적인 발달(중력, 움직임의 통합, 행동/활동의 복잡성)에 고통을 야기하는 경향의 요인은 고통/기능장애의 관련된 요인이다.
7. 시공간 고통은 아기의 성장 과장의 항상 여러면에 영향을 미친다.
8. 고통의 결과로써, 자세와 움직임 전략은 근골격의 기능과 일반적인 질과 양의 분배 발달 또는 지연일 것이다. 전략은 목적의식이 있는 행동의 적응이 아닐 수도 있고 목적의식이 있는 행동/활동 앞에 "안내" 출현이 아닐 수도 있다.
9. 원시적이고 변천하는 전략은 행동/활동 수준의 기대보다 높거나 또는 정상적인 시간 뒤로 적응하는 전략으로 할 때 언제나 기능장애로 종종 확인된다.
10. CNS 병리학적 소견이 생길 때, 움직임의 비정상적 패턴과 자세를 위해 시도는 약간의 원시적인 전략과 비슷하다. 하지만 발달의 일반적인 과정동안 정상은 결코 아니고, 교대적인 근육긴장 또는 증가, 감소로 인한 성격도 아니다.
11. 유아기 시 원시적으로 나타나는 또는 어떤 연령대에 나타나는 움직임 패턴은 비정상적인 근육긴장도가 원시적 전략의 부분이 된다면 비정상적인 패턴으로 발달될 수도 있다.
12. 발달의 순서는 원시적 또는 변형적 전략이 유지되고 적응할 때 언제나, 또는 움직임의 비정상적인 패턴을 나타날 때 언제나 방해가 된다.
13. 원시적인 발달(0개월에서 3–4개월까지)동안, 발달하기 어려운 행동으로 간주하면서 관찰, 또는 심한 비정상은 잠재력이 있는 기능장애라고 할 수 있다.
14. 병리학적 의심스러운 관찰은 사전준비 과정 부족 또는 시간 반응의 부족, 삼킴 문제 같은 불일치적 패턴과 정적인 자세, 움직임의 부족을 포함한다.
15. 고통과 기능장애는 시공간의 미적응 결과같이 중요한 행동 발달에 영향을 미친다.
16. 낮은 근육 긴장도는 기술수행 또는 목적의식이 있는 순서화, 순서적 발달을 위한 움직임 전략 획득과 자세발달을 위한 적절한 기본선을 제공하지 않는다.
17. 저긴장도는 뇌성마비 진단명을 가진 아이에게 나타난다.
18. 뇌성마비는 전형적인 움직임 수행 또는 전형적인 자세 유지에 어려운 결과로 근육 활동의 협응에 어려움을 야기한다.
19. 감각통합기능장애는 적절한 반응을 위해 감각 입력 사용과 조직화하는 시스템 능력에 영향의 뇌 기능의 장애와 불규칙성으로부터 야기된다.

20. 감각통합기능장애는 환경 또는 자신의 지각과 아이의 학습능력에 영향을 끼친다.
21. 감각통합기능장애와 연관된 약간의 문제는 움직임 요소가 발전하지 못할 때 또는 길항적인 요소와 동반하여 적절한 시간에 발전하지 못할 때 아기가 경험한 고통과 관련이 있을 것이다.
22. 감각통합기능장애 진단을 가진 아이에 관찰되는 움직임과 자세조절패턴은 초기에 자세발달과 움직임의 전력의 고통의 개념을 지지하고, 순서화를 위한 전략의 적응은 기술적인 움직임이 요구되는 활동 수행을 위해 시도하는 아기들을 반영할 수도 있다.

자가 학습을 위한 지침 Self-study Guideliness

1. 시공간의 고통과 시공간 스트레스의 비교 정의
2. 병리학적 의심이 될 수 있는 원시적 단계에서 행동 7가지 관찰 작성
3. 비정상적인 흡수와 비정상적인 공간을 3~4가지 예를 작성
4. 염색체의 이상은 시공간 고통의 기본적인 기원이다: 기능장애와 고통의 우선적인 요인이 될 수 있는 5가지 다른 유인을 작성
5. 기능장애로서 원시적이고 변형적인 전략을 언제 확인할 수 있는가? 기능장애를 야기하는 문제의 전략은? 있다면 설명하기: 없다면 설명하기
6. 비정상적인 근육긴장도의 기술과 정의
7. "전형적인 움직임"과 "정적인 자세" 기술
8. 시공간 적응의 엎드린-기기 진전의 뇌성마비 효과 토론

비네트 VIGNETTE

쌍둥이 K와 G Twins K and G

쌍둥이 2팀이 수행에서 고통의 영향을 증명하기 위해 선택되어졌다. 사진은 한 시간 동안 아동의 수행을 비교하였다. 사진과 정보는 완전한 사례연구를 구성할 뿐만 아니라 각각의 행동과 활동을 증명한다.

쌍둥이의 한팀(K와 G)은 (그림 8-a부터 8-t)를 통해서, 첫 번째 비네트로 증명되어진다. 쌍둥이 K는 감각통합기능장애 발달지연에 의해서 우선적으로 수행에 영향을 주는 것을 증명한다. 두 번째 비네트는 (사진 8-aa부터 8-pp)까지 사진으로 쌍둥이 M과 T는 증명된다. 쌍둥이 M은 경직형 뇌성마비로 진단되었고 수행에 비정상적인 패턴의 영향을 증명한다.

배경 정보 Background information

K는 일란성 쌍둥이 두 번째로 거의 임신 32주에 태어났다. 출생 시 체중은 890그램이였다. 그는 거의 2달 동안 신생아실에 입원하였다. 진단은 임신시간이 저하로 미성숙, 호흡 곤란 신드롬, 고혈증과 발달지연을 받았다. 2년 2달에 K는 발달지연 때문에 평가를 의뢰 받았다. 평가결과는 소동작, 대동작과 사회적 언어 발달에 거의 15-16개월 기능으로 나타났다. 평가에 따라서 K는 작업치료, 물리치료와 언어치료 프로그램 치료를 실시하였다.

사진은 K가 3년 2개월일 때이다. 그때 재평가에서 대동작 기술은 거의 3세 수준, 소동작 기술은 21½세 수준, 그리고 사회적 언어 발달은 3세 수준의 기능으로 나타났다. 그러나 기술수행도는 낮은 관절 안정성과 몸통 회전, 균형에 어려움, 그리고 협응적인 움직임에 의해서 영향을 받는다. 높은 수준에 수행을 하기 위해 그의 능력을 초과하는 활동과 행동 참여는 어려움을 유발한다.

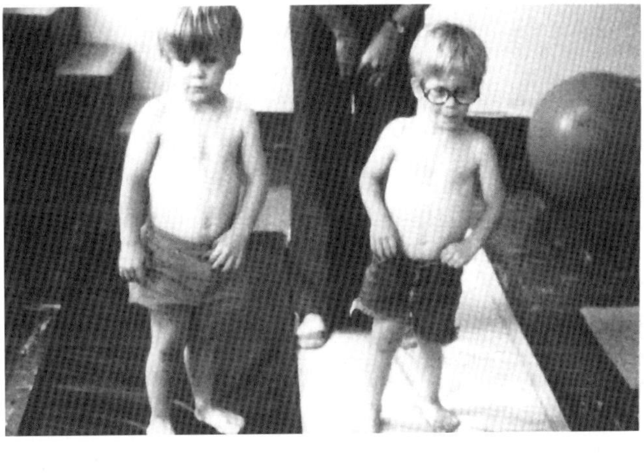

그림 8-a: 쌍둥이 "G"(왼쪽): 쌍둥이 "K"(오른쪽). 3년 2개월.

적응 행동: 바로눕기에서 서기 Adaptive Behaviors: Supine to Standing

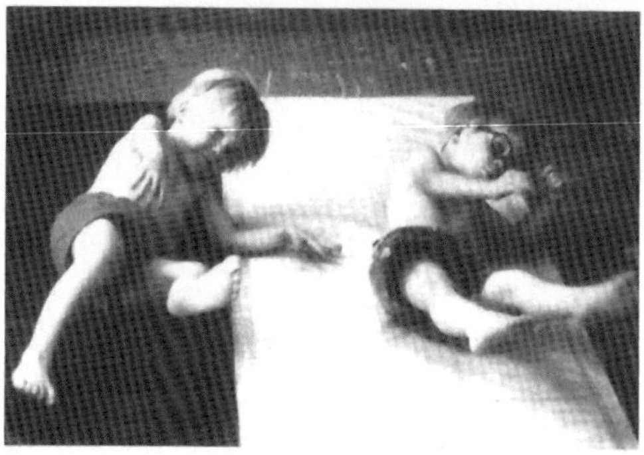

그림 8-b: 왼쪽에 쌍둥이 G와 오른쪽 쌍둥이 K는 나이에 적합한 부분적인 회전 패턴을 사용하여 바로누운 자세에서 서기를 시도하는 과정이다.

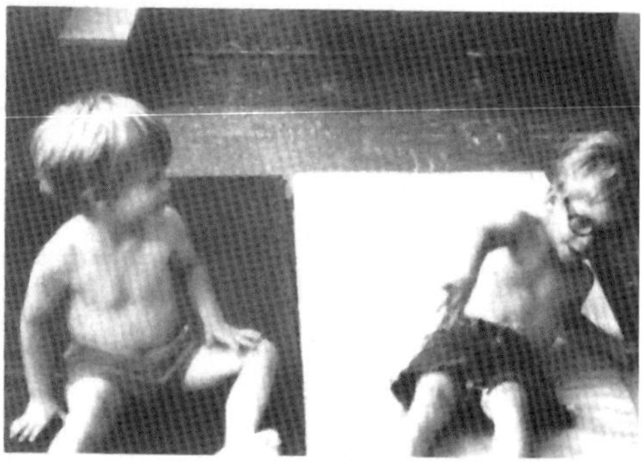

그림 8-c: 공간순서 적용의 영향 때문에, 쌍둥이 G는 쌍둥이 K가 체중이동에 우선적으로 어려움 없는 패턴으로 적응하는 동안 이미 앉기를 이루었다.

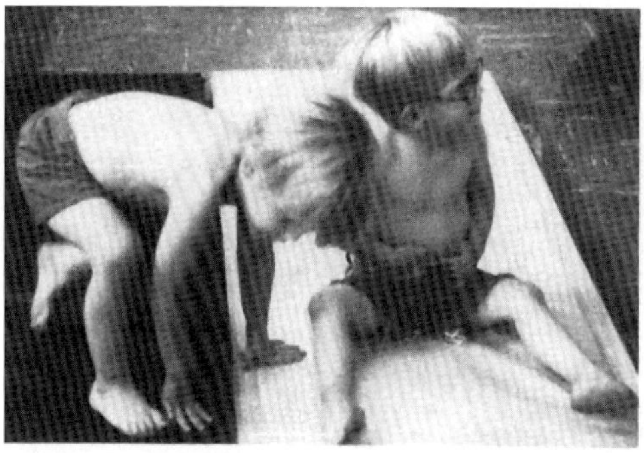

그림 8-d: 쌍둥이 G는 서기 위해 앞쪽으로 체중으로 이동하고 몸의 상지 안정성을 위해 지지반응을 적용하면서 서기 순서 시도를 계속한다. 쌍둥이 K는 서기 과정 전 앉기에서 자세 강화에 도착하였다.

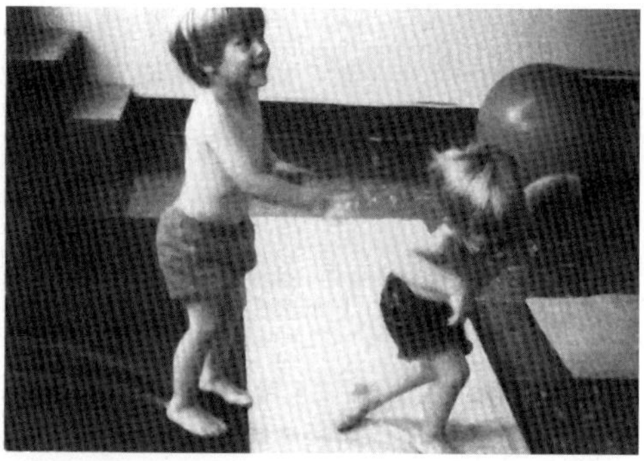

그림 8-e: 쌍둥이 G는 하지 뒤쪽으로 체중이동하고, 손의 지지없이 올바르게 선다. 쌍둥이 K는 한쪽다리로 체중이동 어려운 경험이 있기 때문에 지지반응으로 상지를 밖으로 뻘 수 없다. 그는 고통을 목 당김과 어깨내전으로 적용을 시도한다.

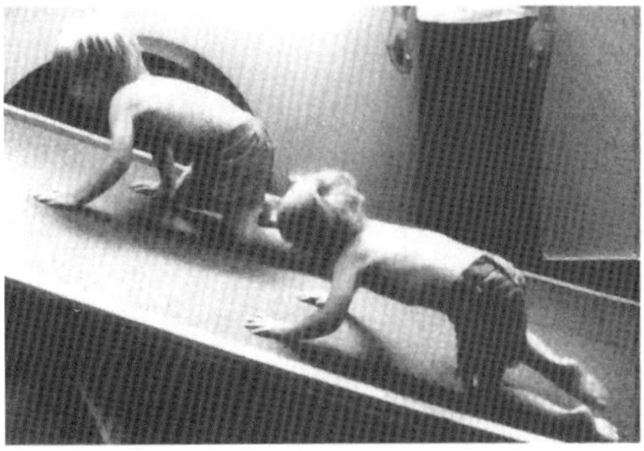

그림 8-f: 기기. 쌍둥이 G는 반대측 기기 패턴으로 좋은 자세 안정성을 증명하는 증거를 보여준다. 쌍둥이 K는 원시적인 목 당김, 낮은 상지지지 반응, 그리고 기기에 필요한 동측 체중지지를 활용하면서 적응한다.

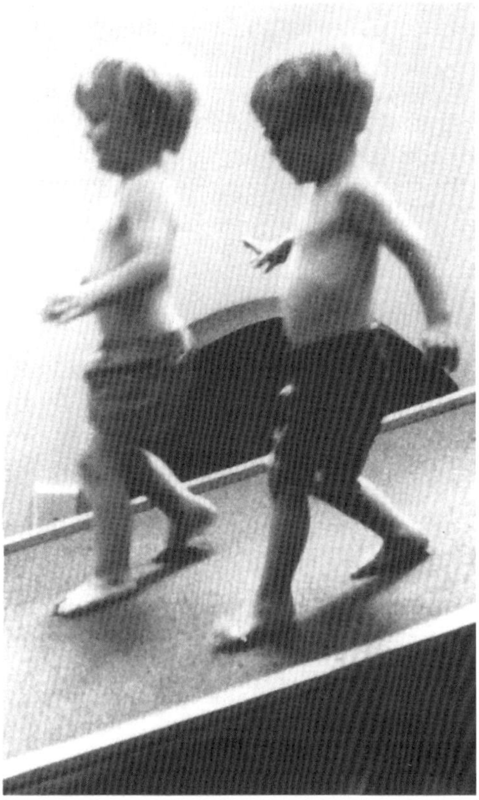

그림 8-g: 아래쪽으로 걷기는 높은 수준의 적응력이 요구된다. 쌍둥이 G는 보호하기 위해 균형을 강화하는 동안 뒤꿈치-발가락 교대 걸음을 유지한다. 쌍둥이 K는 거의 발, 어깨 내밈에 적응, 어깨뼈 모음, 그리고 편평한 발 걸음으로 본다.

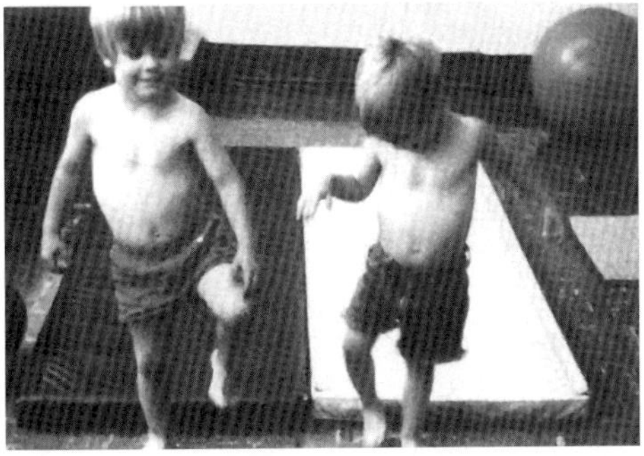

그림 8-h: 한 발로 서기는 중력의 중간 재정렬과 체중이동을 요구한다. 비록 쌍둥이 G는 중력에 정렬을 잘 못하지만, 그는 거의 나이에 적절한 균형과 체중이동은 할 수 있다. 쌍둥이 K는 체중이동과 균형 유지에 어려움이 있다. 그는 시각적으로 그의 과정을 모니터 할 뿐만 아니라 보조를 위해 팔의 자세를 적용하려고 시도한다.

평형반응 Equilibrium Reactions

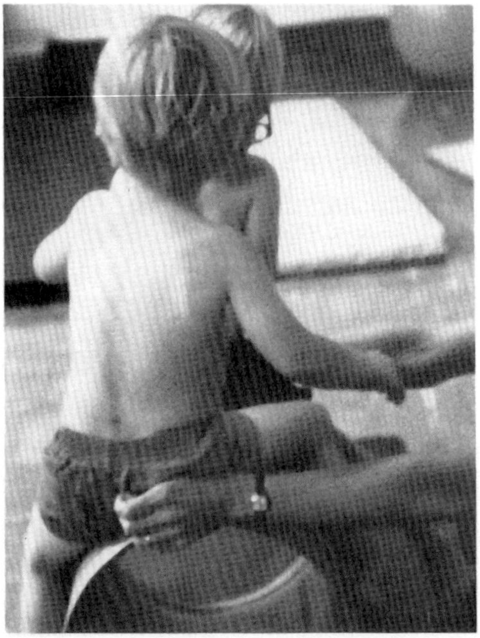

그림 8-i: 쌍둥이 G는 통의 움직임에 반응하기 위해 정상적인 평형 반응을 경험한다.

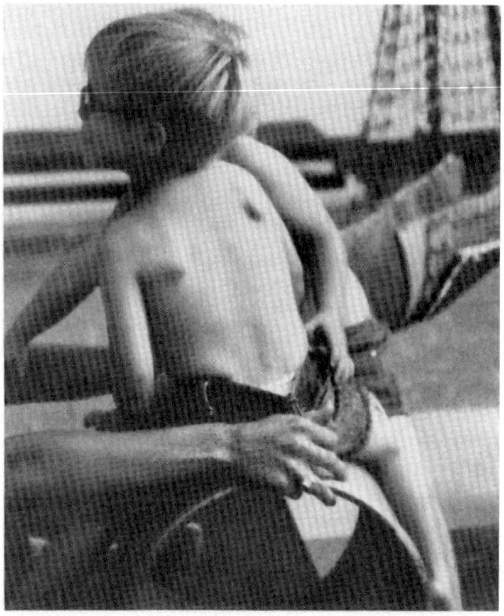

그림 8-j: 쌍둥이 K는 다양한 비정상적인 반응에 대답한다. 그는 안정성을 강화하기 위해 목 당김으로 적응한다.

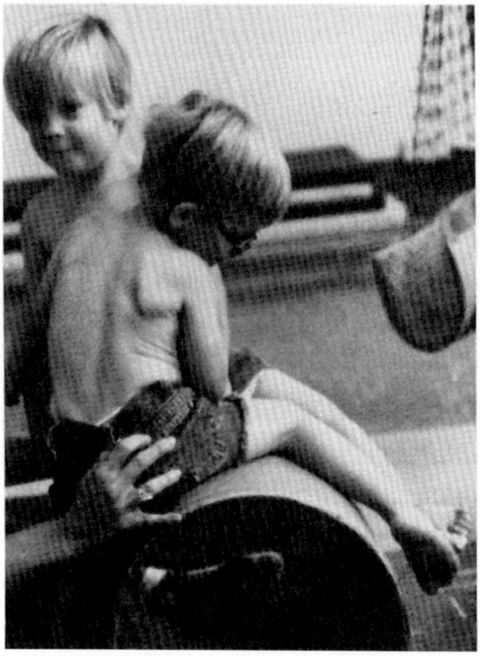

그림 8-k: 쌍둥이 K는 돌림대신 가쪽 몸통 굽힘으로 적응한다.

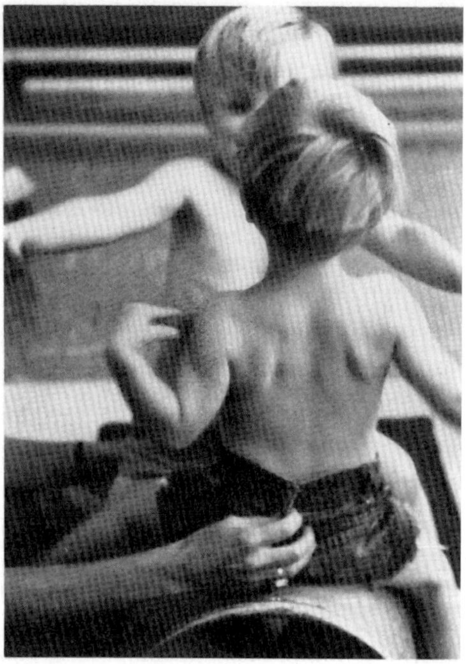

그림 8-l: 마지막으로 더 많은 스트레스는 안전성을 위해 비대칭성 상지 당김으로 야기된다. 쌍둥이 G는 요구된 적절한 상지 평형반응을 할 수 있다.

활동 적응하기 Adapting Activities

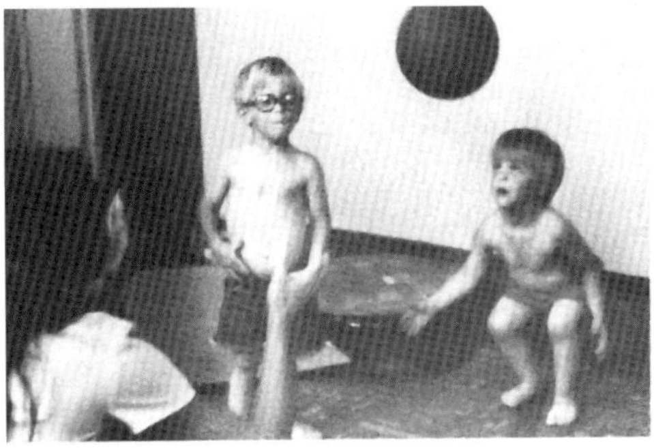

그림 8-m: 쌍둥이 G는 다가오는 공의 속도(공간)를 시각적으로 모니터하고 잡기 위해 팔을 준비, 공간에서 몸의 위치를 조정하면서 볼 접근방법을 예측한다.

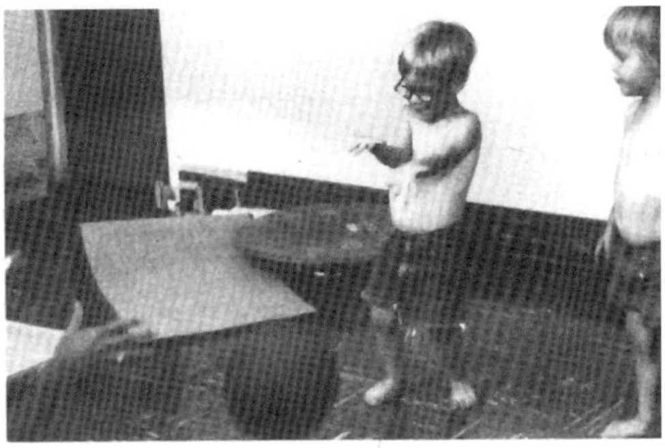

그림 8-n: 쌍둥이 K의 우선적인 반응은 그의 손이 공간 적응력에 집중하는 것이다. 그는 우선적으로 잡기 자세에 손을 위치한다. K는 시각적으로 그의 손을 모니터 하지만 동시에 다가오는 공의 공간적 요소의 모니터는 불가능하다.

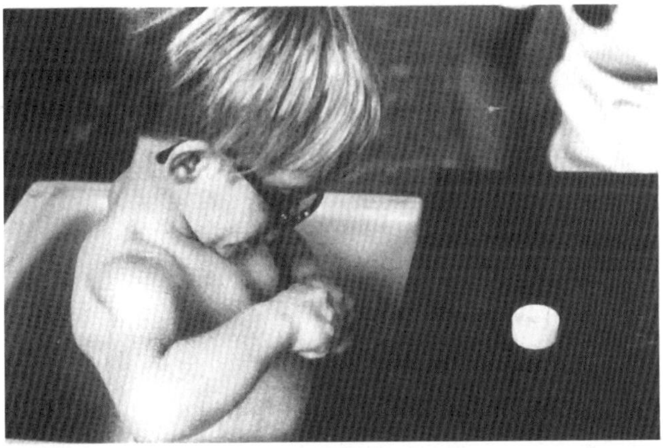

그림 8-o: 조작 활동: 상지 활동은 움직임 조절에 유용한 근위부 관절반응부터 원위부 고정까지 같이 활동이 요구된다.

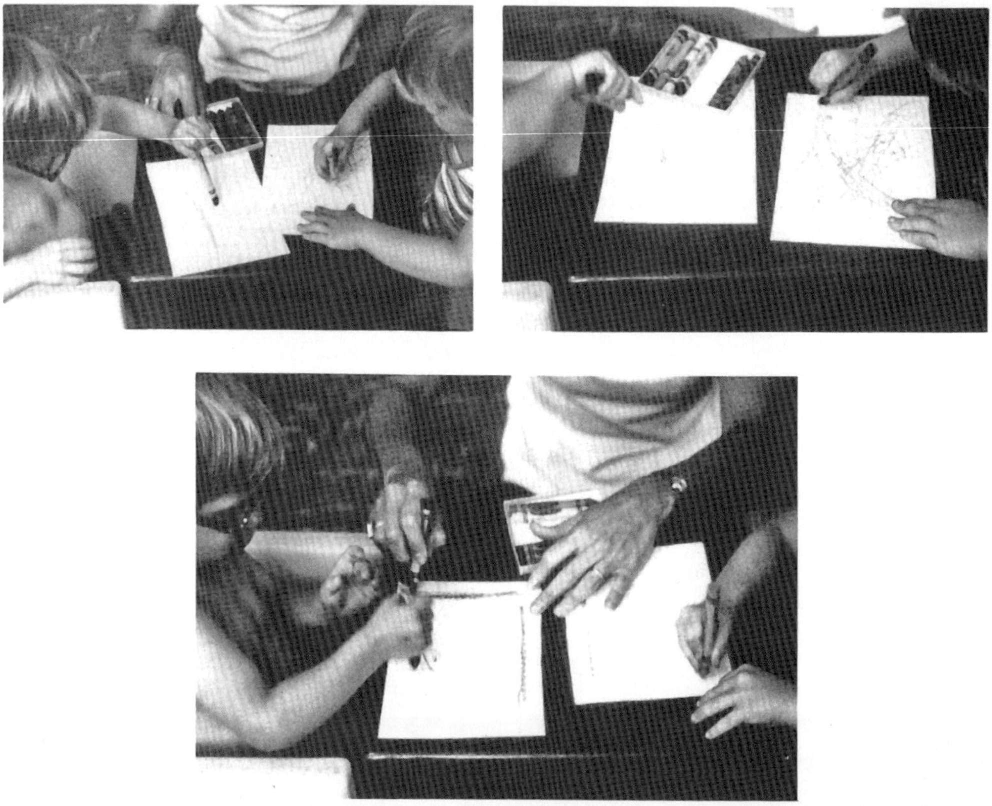

그림 8-p에서 8-r까지: 크레용 적응: 8-p. K의 크레용 적응력은 종종 손의 전환이 필요하고 우선적으로 손의 다양한 기능을 요구된다. 기술의 발달은 우세한 한 손 사용과 일관된 손 기능 사용으로 인해 그의 불능으로 지연시킨다. 쌍둥이 G는 일괄적으로 오른손을 사용하고 활동이 스트레스처럼 보임에도 불구하고 상위 잡기로 적응하는 것을 주의하라.

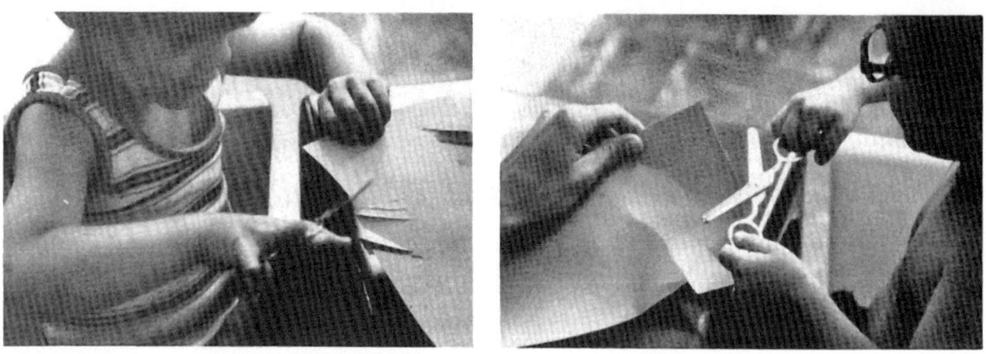

그림 8-s, 8-t: 자르기: 가위로 자르기는 모든 아이들에게 스트레스이다. 쌍둥이 G는 가위를 조작하기 위해 어렵지 않은 손가락 굽힘과 신전을 요구함으로써 가위로 종이를 싹뚝자르기를 성공하였다. G의 반응은 가위로 경험하고 그의 나이의 적절한 공감각스트레스 반응이다. 쌍둥이 K는 가위로 조작하기 위해 양측 시도는 낮은 수준이 요구가 된다. K의 반응은 공감각의 어려움을 가리킨다.

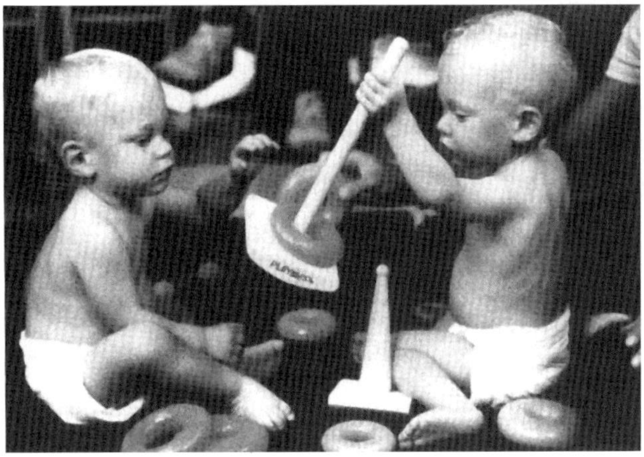

그림 8-aa: 18개월 쌍둥이 "M"(왼쪽), 쌍둥이 "T"(오른쪽).

쌍둥이 M과 T Twins M and T

배경 정보 Background information

M은 임신 28주에 태어난 두 번째 쌍둥이이다. 출생 시 체중은 1100그램이다. 그는 태어난 후에 짧게 집중신생아실로 이동하고 2½달정도 병원에 입원하였다. 진단명은 미성숙, 고빌리루빈혈증, 호흡곤란증후군, 유리질막병을 포함한다. M은 5달 때 작업치료와 물리치료를 평가하였다. 평가는 M이 올바르게 상지를 잘 사용 못하는 것을 주목한 거의 부모님 요청으로 시작하였다. 오른쪽 상지의 굽힘근 긴장도 증가와 오른쪽 신전근 긴장도 증가를 주목하였다. 추가적으로 비대칭성 긴장도 목 반사가 나타났다. 오른쪽 상, 하지 모두 스트레치 반사가 나타났다. M은 2~3달 발달랜드마크 수준이다. 평가결과에 따라 부모에게 홈프로그램을 주고, 정기적으로 작업치료와 물리치료 받기로 하였다.

바로눕기 행동 Supine Behaviors

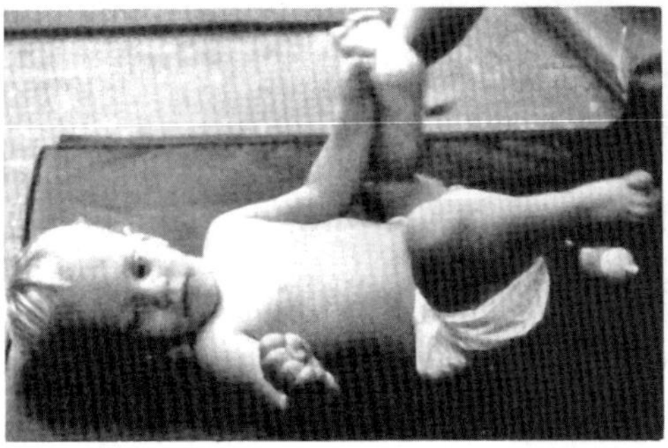

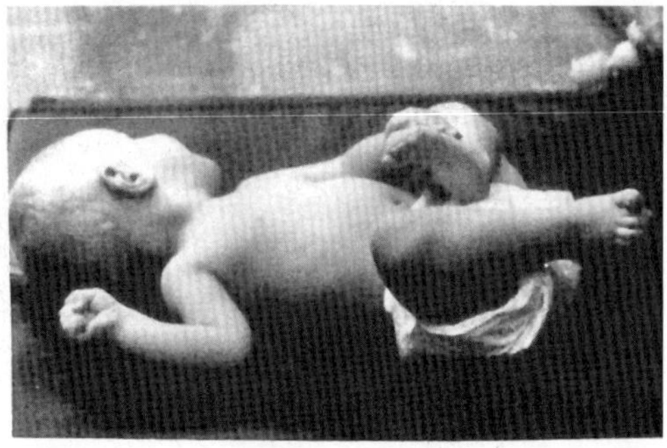

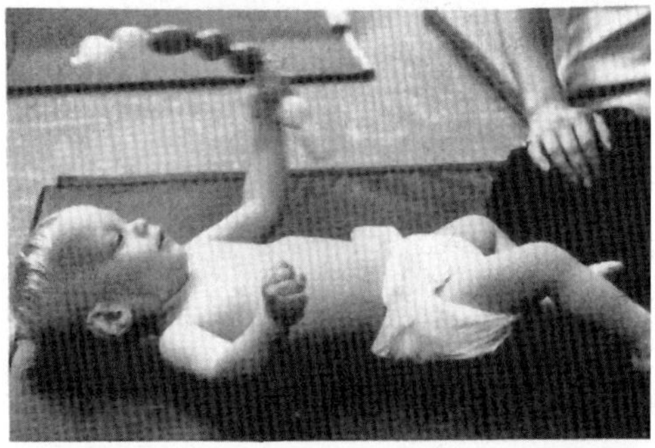

그림 8-bb부터 8-dd까지: 비정상적인 패턴은 M의 바로누운 자세의 행동에 영향을 준다. 더 손상된 오른쪽에 긴장도 증가, 비대칭성 긴장성 목 반사, 그리고 자신 또는 장남감 접촉으로부터 불충분한 감각인식으로 영향을 받는다.

돌기 Rolling

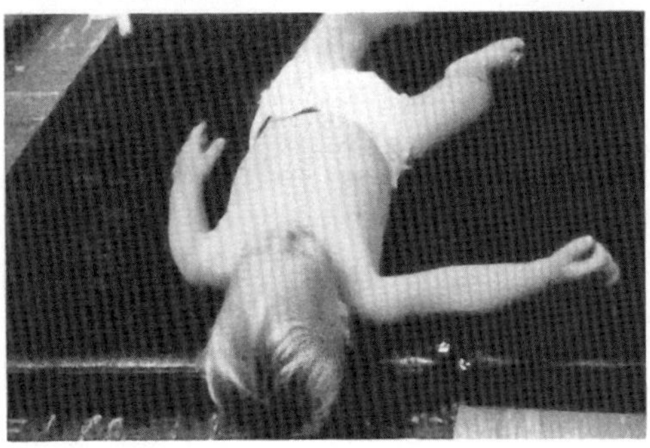

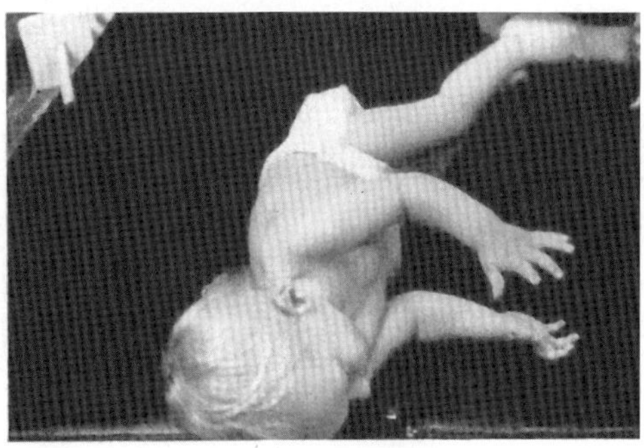

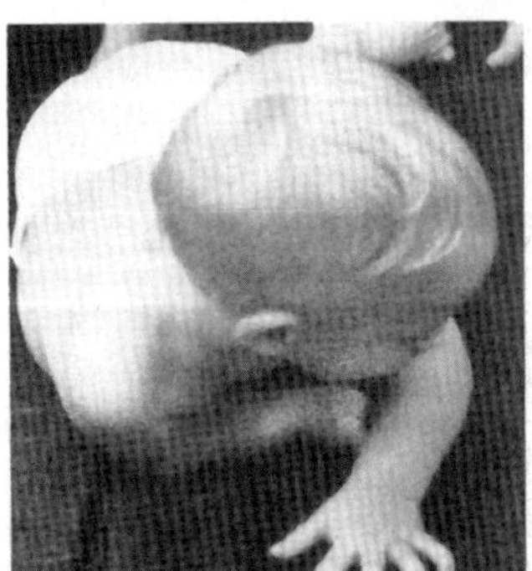

그림 8-ee부터 8-gg까지: M이 신체 축 내에 부족한 회전을 보상하기 위해 왼쪽 상지를 사용하면서 더 손상된 부분인 오른쪽 방향으로 돌기한다. 회전의 부족은 몸의 분절과 바로누운 자세에서 조절의 어려움 뿐만 아니라 자발적인 상지 움직임의 어려움 사이에 비정상적인 돌아눕기가 나타난다.

엎드린 상태에서 움직이기 Moving in Prone

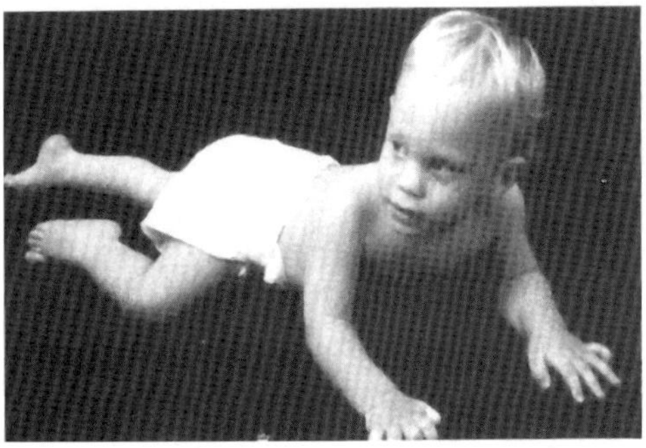

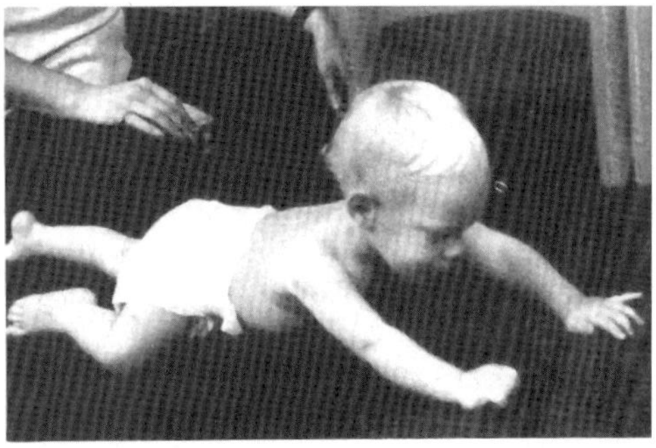

그림 8-hh에서 8-ii까지: 엎드린 상태에서 양서류기기와 "뒤로 밀기"사용은 M의 이동 발달에 중요한 지연을 의미한다. 이 패턴은 몸통의 안정성을 위해 중심선 주위 발달의 부족과 오른쪽 근긴장도 증가로 영향을 받는다. 손가락 신전 상태에서 상지의 체중지지의 영향과 상지 지지반응을 비교하기. 오른쪽 상지는 원시적이고 비정상적인 패턴의 영향 아래에 있다.

앉기 Sitting

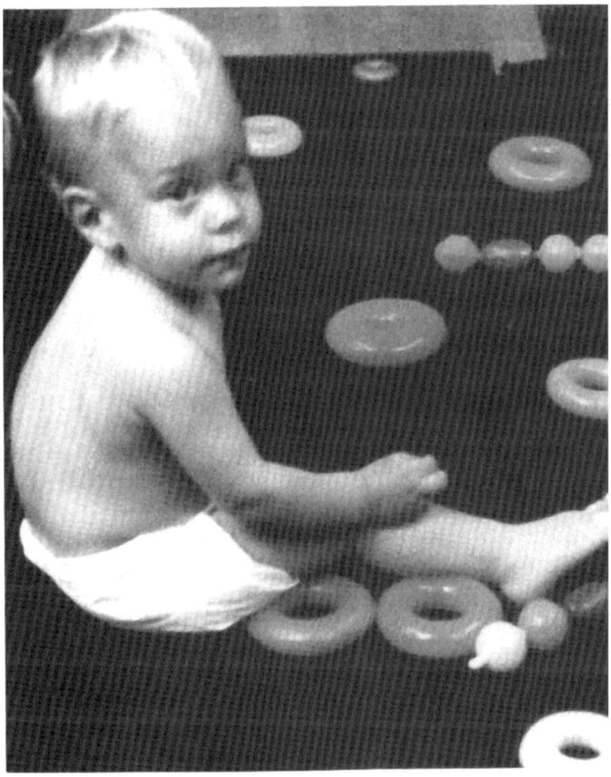

그림 8-jj: 목 당김, 어깨 내밈, 골반후방경사, 몸통의 무너짐, 그리고 앉은 상태에서 하지의 안쪽돌림은 비정상적 패턴과 활동을 수행하기 위해 부적절한 적응을 의미한다.

서기 위해 당기기 Pulling to stand

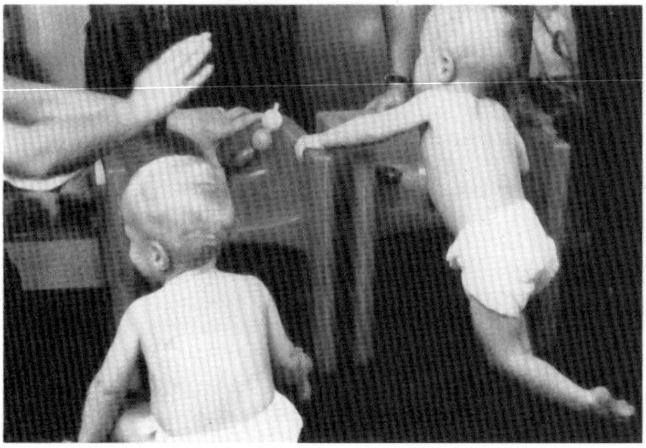

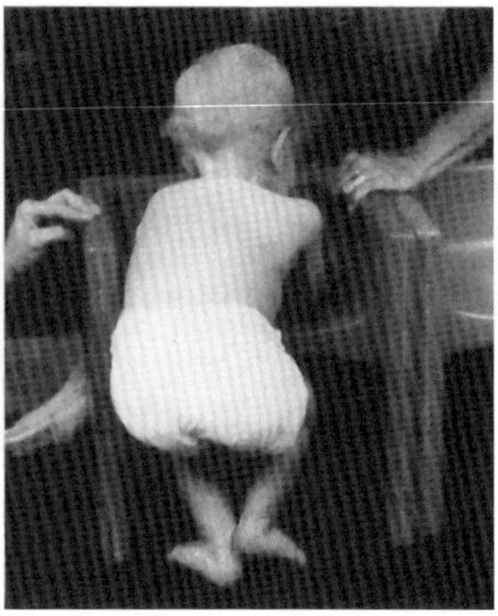

그림 8-kk, 8-ll: 8-kk와 8-ll은 T가 반대측으로 체중이동하면서 서기 위해 당긴다. 그는 체중지지 위로 다른 사지를 가져오기, 한쪽 하지로 체중이동하는 동안 상지로 잡는다. M(그림 8-ll에 입증)은 비정상적인 패턴의 영향아래 있다. 그는 서기 위해 비정상적인 양측 체중이동 적응과 굽힘근 긴장도의 영향 때문에 상지를 아래로 당기고, 목 당김을 이용한다.

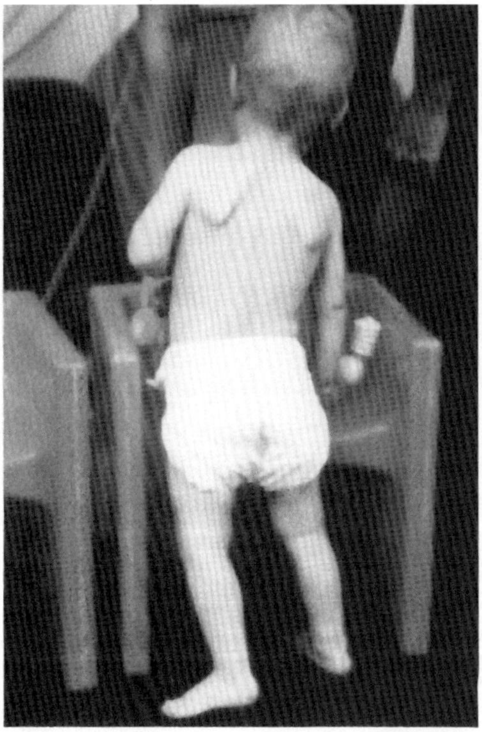

그림 8-mm: T는 활동에 몰두하는 동안 상지의 지지없거나 최소한 상태에서 설 수 있다.

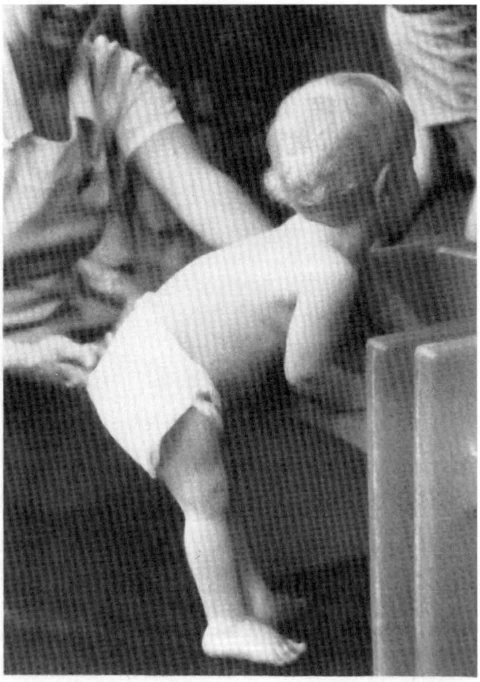

그림 8-nn: M은 상지의 지지에 의존하고 굽힘근 긴장도의 영향 때문에 올바른 자세를 유지할 수 없다. 그는 비정상적인 과신전 상태로 신전의 부족을 보상하기 위해 시도한다.

활동을 위한 적응 Adaptation to Activity

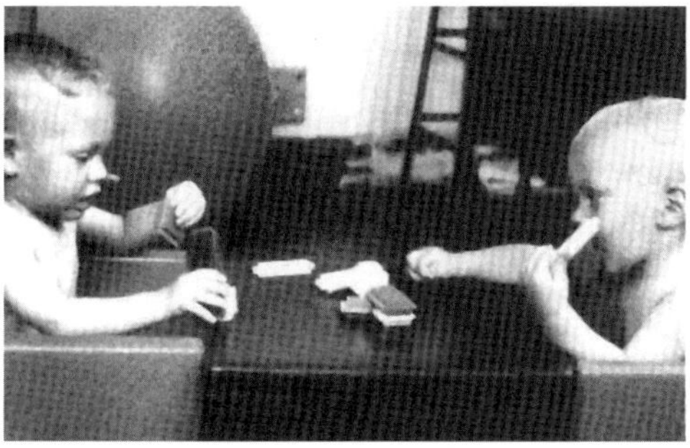

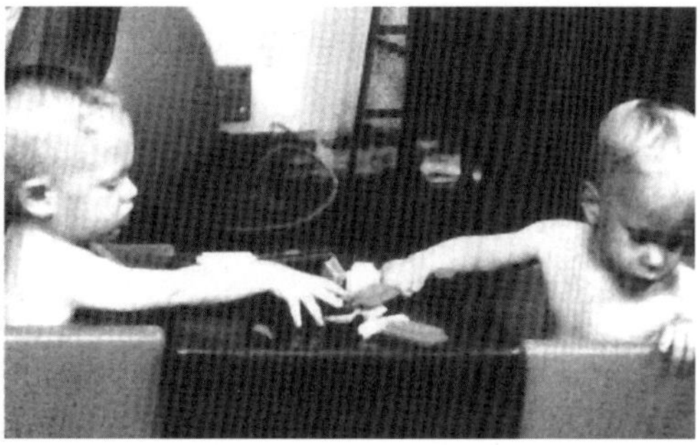

그림 8-oo에서 8-pp까지: M의 조작 능력은 양측 협응을 막는 상지의 연합반응으로 긴장도 증가가 심하게 방해된다. 조작의 활동의 높은 수준은 몸체의 움직임을 보면서 던지기와 조작하면서 물기가 있다.

✍ 참고문헌

1. Bobath B, Bobath K: Motor development in the different types of cerebral palsy. London, Wm. Heinemann Books, 1975.

2. Ayres J: Sensory integration and the child. Los Angeles, Western Psychological Services, 1979.

3. Bobath K: A neurophysiological basis for the treatment of cerebral palsy. Philadelphia, J.B. Lippincott Co., 1980.

4. Drillien C M: Abnormal neurologic signs in the first year of life in low-birthweight infants: Possible prognostic significance. Develop Med Child Neurol 14:575-584, 1972.

5. Fanti R, Fagan J, Miranda S: Early visual selectivity. In Cohen L, Salapatek P (Eds): Infant perception: From sensation to cognition, Vol. 1. New York, Academic Press, 1975, pp. 249-343.

6. Bax M: Terminology and classification of cerebral palsy. Developmental Medicine and Child-Neurology 6:295-297.

7. Bly L: Components of normal movement during the first year of life. Chicago, Neurodevelopmental Treatment Association, Inc., 1983.

8. Quinton M: Notes from neurodevelopmental treatment course. Seattle, 1978.

9. Fiorentino M: Normal and abnormal development. Springfield, C. Thomas, 1972.

10. Wilson J: Cerebral palsy. In Campbell S (Eds) Pediatric neurologic physical therapy. New York. Churchill Livingstone, 1984.

제 9 장

이론과 실습의 관계
Relationship of Theory and Practice

목표 Objectives

독자는 다음을 할 수 있다.

1. 이론과 실습 간의 관계를 표현할 수 있다.
2. 실습에 활용되는 6가지 이론적 표준양식의 구성요소를 알고 표현할 수 있다.
3. 이론적 표준양식으로 시공간적 적용이론을 연결시킬 수 있다.

도입 Introduction

일련의 아이디어로 구성된 이론은 현상을 설명하고 이후 연구방향을 설정할 수 있다. 연구와 이론은 과학적 의문에 기초하여 궁극적으로 합리적 지식을 도출한다. 이론은 실질적인 적용 방안을 제시한다. 그러나 이론이 자동적으로 현실에 적용되지는 않는다. 왜냐하면 이론이 현실에 적용되기 위해서는 일련의 아이디어 외에도 개념, 조직화된 추측, 가설 등이 필요하다. 현실에서는 또한 전문가적 견해(heritage), 철학적 기초가 반영되어야 하며, 또한 특정한 상황 안에 있는 독특한 인간관계에 의해 영향을 받게 된다. 건강 및 교육 관련 직업의 경우, 변화는 중요하다. 이론적 분석 정보가 변화 과정에 직접 적용되지는 않는다. 오히려, 이론적 정보는 현실 적용을 위한 가설로 바뀌어 조정되고 평가되어야 한다.

이론은 절차를 설계하는 중요한 요소가 되며, 문제의 원인을 파악하여 그 상황을 바꿀 수 있는 방안을 계획할 수 있도록 논리를 부여하고 그 상황을 표현해주는 역할을 한다. 관련 이론은 실습자가 "그 현상에 명칭을 부여하고 뼈대를 갖추게 한다" 또한 이론은 우리가 본 것을 설명할 수 있게 하며 어떻게 원하는 변화나 개선을 얻을 수 있는지 그 방법을 알려주는 역할을 한다. 건강 및 교육 관련 서비스에 시공간적으로 이론을 적용하려면, 먼저 이론적 기준이 제시되어야 한다. 개념적으로 어떻게 기준 뼈대를 갖출 것인지에 대한 논의가 이어진다.

표준 양식 Frame of Reference

이론적 표준은 어떻게 문제에 대응할지에 대한 근거를 제시한다. 계획단계에서, 이론적 표준은 이론적 범위 및 작업자의 철학 범위 내에서 일련의 아이디어, 고유한 신념, 추측의 기초가 된다. 실전에서 표준양식은 사고의 방향을 알려주고 (이름을 붙여서) 문제를 파악할 수 있게 절차를 제시하고 문제를 해결할 수 있는 방법까지 알려준다. 이론적 표준은 독립적으로 적용될 수 없고 조직화된 아이디어와 철학적 신념과 직접 연결되어 현상을 전체적으로 바라보고 그 현상을 넓은 시각을 가지고 설명할 수 있게 도와준다. 이론은 실전의 도약판 역할을 한다. 이론은 형태(게슈탈트)를 제공하거나 현상을 전체적으로 볼 수 있게 하고, 표준양식은 이론이 실전에 적용되어 그 현상의 변화가 생기도록 과정을 제시한다.

Williamson[3]에 따르면, 표준양식은 원하는 변화를 가져오도록 치료 방법의 지침이 되어 예상된 결과를 가져오게 한다. 이 양식은 이론적 개념을 활용하여 평가와 치료방법이 합리적으로 발전할 수 있게 한다. 일반적으로, 이론적 표준은 작업자의 철학이나 구상에 근거해 특정 관심 분야를 이야기하고 이론에 직접 접목시킨다. 간단히 말하면, 이론적 표준은 작업자의 철학을 이론과 접목시켜 앞으로의 활동과 평가에 대한 지침과 원칙을 제시하는 역할을 한다. 나선형 프레임에 시공간적 이론을 접목해 이론적 표준을 제시하고, 작업자는 이 기준 위에 자신의 치료행위를 얹게 된다. 이 기준은 작업자에게 자신의 논리를 갖게 하며 또한 자신의 작업의 형태도 결정하게 도와준다. 시공간적 적응이론의 근거는 발달단계의 나선형적 연속성에 있다. 그래서, 실제 작업에서는 나선형 형태의 적응단계를 연속적으로 거치게 된다.

치료과정에서는 "개인적 차이"를 인정하고 인간 행동을 우선시한다. 그래서, 개입(치료)을 하기 위해서는 기본적으로 각각 본인이 필요성을 피력해야 치료가 가능해진다. 시공간적 적응이론에 기초하고 있는 이론적 틀은 구조화된 공식을 제공하거나 단계별 개입 프로그램을 제시하지는 않는다. 이유는 각각 개인은 독특하며, 치료의 틀은 임상 논리에 따른 정형화된 시스템만을 제시할 수 있기 때문에, 각각 개인의 필요를 충족시키기 위해서는 다양한 치료 과정이 적용될 수 있기 때문이다.

시스템 The System

시스템은 시공간적 적응이론을 실전에 연결시키기 위해 고안되었다. 시스템에는 6가지 구성요소가 있다(그림 9-1). (1) 이론적 방향 (2) 고려되어야 할 관심 영역 (3) 예상된 결과 또는 예상 기대치 (4) 평가 절차 (5) 변화의 추정 (6) 변화를 이끌어 내기 위한 치료 방법. 앞의 3가지는 표준양식의 이론적 또는 개념적 기초를 설명하고, 뒤에 3가지는 기술적 또는 실질적 기초를 설명한다.

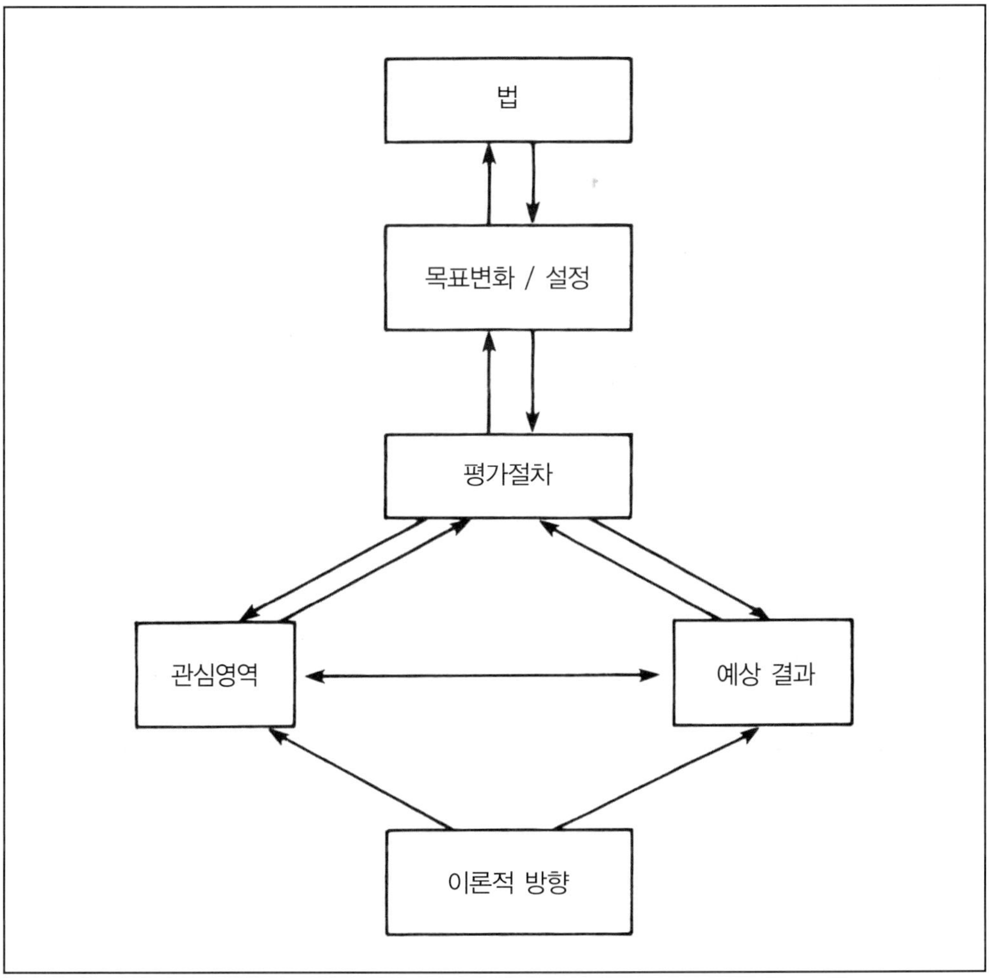

그림 9-1: 이론과 실전 관계에 대한 이론적 표준양식도

첫 번째 요소인, 이론적 방향은, 이론의 구성요소가 특정 상황에 적합한지를 판단한다. 이론의 구성요소에는 개념, 특성, 추측 및 절차와 행동지침에 대한 가정이 있다. 이론적 설명은 "원인과 결과" 관계에 비유될 수 있다. 발견된 현상을 알아내고 그 현상이 무엇인지 아이디어를 제공하고 언어로 표현한다. 이후 이론적 설명 기준은 고려되어야 할 관심 영역을 정의함으로 그 경계를 설정한다. 두 번째 요소인, 관심영역은 고려되어야 할 행동이나 행위의 경계를 정해준다. 이론이 적용 가능한 연령대, 특정 문제나 여건에 따라 순기능/역기능 하지 않는지 기술, 작업자가 중요시한 부분에 집중하여 변화가 진행되도록 한다. 또한 이론은 치료를 통해 예상된 결과나 예상 기대치가 나타날 수 있도록 작업자에게 지시한다. 관심영역은 기능/역기능의 연속에서 특정부문에 집중하도록 경계를 설정하는 역할을 한다. 그래서 순기능/역기능의 연속에서 실질적인 변화를 예상할 수 있도록 작업자의 사고를 안내한다. 이들 3가지 요소는 고려해야 할 문제의 "명칭"과 "표준"을 정하여 이론적 기초를 만든다.

이론적 기초에 있는 개념과 추측을 실습자는 평가과정으로 바꿔서 적절한 문제 해결방안을 도출해야 한다. Schon은 문제를 포착하기 위해서는 복잡 다양한 인간의 행동양식을 구분 · 정리하여, 관심을 가져야 할 중요한 문제를 가려낼 수 있는 능력이 있어야 한다고 말한다. Parham은 문제를 파악하여 개념적 과정에서 "문제를 설정"할 수 있다고 말한다. Perham은 문제설정을 다음과 같이 표현했다. 임상적 명칭을 부여함으로 실전에서 중요시해야 할 부분을 알 수 있다. "치료할 내용의 틀을 갖추는 것이다 — '명칭을 부여하고 틀을 잡는다' 라는 Schon의 표현처럼" 문제를 파악하면, 해결방법이 나타난다.

예상결과를 기술하고 평가한 데이터는 문제해결의 안내서가 되어, 향후 변화에 대한 신념을 갖게 한다. 변화를 이끌어 내기 위해 이론에 나타난 신념과 가치를 표현하고, 환경적 교감이 더하여져 더 높은 수준의 변화를 이끌어 낼 수 있다. 이러한 상황은 목표와 목적 선택의 지침이 되어, 궁극적으로는 이전의 변화를 가져왔던 방법과 매체를 선택하게 만든다. 이렇게 치료방법을 선택하는 것이 문제해결과정 프레임의 최종요소이다. 전략(치료방법)은 변화를 가져오는 구체적인 계획으로 목적, 목표, 매체, 방법 등이 포함되어 있어야 한다. 목표향상을 위해서는 아이, 가족, 의료인 모두가 협력해야 한다. 아이가 원하고 바라는 것이 가장 중요하지만, 현실적인 부분도 고려해야 한다. 그래서 이론은 현실적으로 실현 가능한 목표에 대한 지식을 제공한다. 의료인은 아이와 가족과 함께 협력해야 할 윤리적 책임이 있으므로, 변화에 대한 신념과 가치를 가지고 현실적인 목표를 세워 원하는 변화를 이끌어 내도록 치료방법을 결정한다.

목표는 치료방향을 제시하여, 이론적 기초와 실전을 접목시킨다. 실질적 목표를 설명하는 것은 다음 단계이다. 실질적 목표는 구체적 행동을 표현한 것으로 설정된 목표 달성을 위한 적용 지침: (적합한 방법 및 매체의 선택)이 된다. 의료인의 매체 및 치료방법 선택에는, 의료면허에 규정되어 있는 의료인의 직업철학이 반영되어 치료수단 및 접근방법을 선택한다고 할 수 있다.

평가과정의 구성요소, 변화의 상정, 치료방법 확인은 실제 치료 방법의 기초가 된다. 6가지 구성요소를 전체적으로 살펴보면, 어떤 요소가 이론적인 기초가 되고 어떤 요소가 실전의 기초가 되는지를 알 수 있다(표 9-1).

평가 수단, 매체, 방법의 선택은 의료인 고유의 권한으로 이론적 표준 및 기술적 측면을 고려하여 구성할 수 있고, 이것은 개념적 측면과 직접 연결되어야 한다. 의료인은 지속적으로 본인이 선택한 치료방법의 결과가 이론서에 나타나 있는 예상결과, 관심 범위의 기술된 내용과 유사한 방향으로 진행되고 있는지를 확인해야 한다. Schon은 이러한 확인과정을 "상황 인식 과정"이라고 표현하여, 실제 기술적 진행과정이 원칙으로 돌아가는 것이다.라고 정의했다.

이론과 이론적 표준은 복잡하고 지속적으로 변화하는 상황 속에서 앞으로 계획, 평가, 결정을 하기 위한 이성적이고 직관적인 지식을 제공한다. 실전에서 의료인은 계획단계가 없이 상황에 부딪쳐야 하는 경우가 많다. Schon은 이를 "실전반영"이라고 하여 의료인의 직관적 판단에 따른 의사결정을 해야 하는 의료부문의 유연성을 강조했다. "실전반영"은 의료인의 이론 활용 능력을 보여주는 묵시적인 부분으로, 이론과 의료인의 이론적 방향은 실전에서 의료인이 직관적인 판단을 할 수 있도록 이성적 지식을 제공함으로 빠른 치료를 할 수 있게 한다.

[표 9-1]
내장의 분절 신경 분포

이론적 방향	관심 영역	예상 결과	평가 과정	변화의 상정	치료 전략
이론의 구성요소 • 발상 • 특성 • 추측 • 가정 • 철학 • 직업적 견해	고려해야 할 부분: • 행동의 형태 • 연령 • 특정한 상황의 반응/역반응 • 직업적 고려	예상결과 • 예상 가능한 것	문제를 인식할 수 있는 방법과 수단	이론과 직업정신에 근거 신념과 가치를 표현한 문서	목표달성을 위해 사용가능한 매체와 방법 및 목표/목적

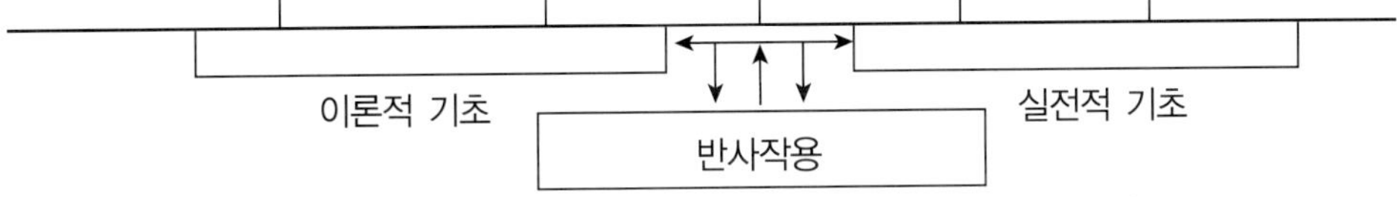

이론과 실전간의 관계는 다음 장의 이론적 표준의 시공간적 적용에서 검토한다.

이론적 방향 Theoretical Orientation

시공간적 적용이론을 실전에 접목시키기 위해, 다음 4개 분야의 특성과 가정을 통해 이론적 방향을 결정할 수 있다. 다음의 해설은 시공간적 적용이론을 실전에 접목시키기 위한 4개 분야의 세부적인 내용 및 그 특성과 해당 추측 등을 설명한다. 그 관계를 설명하기 위해서, 비록 이 도표에서 그 가능성을 표현하지는 않았지만, 시공간적 적용이론의 특정 가정이 사용되었다. 다음에서는 시공간 적용 이론을 구체적으로 설명하고 있다. 그러나, 이론의 일부는 일부 특정 상황을 가정했을 수 있고, 이론적 표준은 의료 방향을 결정하기 위해 한가지 이상의 이론을 활용했음을 명심해야 한다.

시공간적 이론적 표준 적용을 위한 이론적 방향

개념적 범주: 동작(움직임)

특성: 구조, 기능, 목적

가정:

1. 후천적 또는 선천적 병리학, 장애 상황을 초래, 기능–목표확인–기능의 나선형적 적응과정을 거치면서 의미 없는 움직임을 가져온다.
2. 낮은 수준의 기능이 나선형 적응절차를 거치면서 수정되지 않으면, 후속적으로 나타날 수 있는 일상적 동작에 방해되고 높은 수준의 발전이 발휘되지 못한다.
3. 병리학에서, 일상적 감각운동 발달 장애는 비정상적 자세, 긴장, 비정상적 움직임 패턴, 비정상적 반사 활동의 연속으로 나타나고, 집요하게 원시적 방법을 사용하거나, 일반적이지 않은 방법을 사용하거나, 예상 적응 기간이 넘어갈 수도 있다.
4. 발단 초기단계에, 다 큰 아이들(older children)에게서 나타나는 기능장애의 패턴과 일반적 아이들에게서 나타나는 기능장애의 패턴간에는 유사성이 있다.
5. 기능장애가 있는 아이들은 지속적으로 원시적/과도기적 행동을 하거나, 낮은 수준의 기능을 사용해 높은 수준의 활동을 시도하려고 한다.
6. 치료프로그램은 아이가 움직일 수 있는지의 능력, 움직이려는 의지, 움직임 습득 수준 등을 고려해야 한다. 치료에 참여할 수 있는 여건이 외부적으로 내부적으로 모두 갖추어져 있어야 한다.
7. 치료프로그램은 아이 상황에 가장 적합한 신경행동적 접근을 사용하여 기능–목표확인–기능의 나선형 절차를 거치도록 설계할 수 있다.

개념적 범주: 환경

특징: 공간, 시간

가정:

1. 높은 수준의 기능발달에 어려움이 있고 비정상적 움직임 패턴을 보일 때, 아이의 주변환경과의 상호작용은 무의미해 질 수 있다.
2. 의미 없는 행동을 부추기는 환경은 아이에게 고통스럽게 다가가고, 시공간적 부적응을 초래한다.
3. 치료방법은 주위환경의 시공간적 특성을 고려하여 아이의 사건에 대한 반응이 직접적 또는 의도적으로 목표달성을 하는데 도움이 되는 경험이 되도록 만든다.
4. 의도적, 목적지향적 행동은 주위환경에 적극적으로 참여할 때 자기체계에 유의미해질 수 있다. 높은 수준의 기능에 순응적으로 반응할 때 성숙도가 높아진다.
5. 시공간적 주위환경이 너무 과도해서, 요구하는 수준이 아이가 순차적으로 도달할 수 있는 수준을 넘어서면, 아이는 고통으로 느끼고 주위환경에 부적응하는 움직임을 나타내게 된다.
6. 주위의 안기, 거들기, 시도하기 등의 상호작용이 일정하지 않거나, 아이의 행동기능이 불규칙하면, 아이는 직접 의도적인 행동을 할 수 없다.
7. 아이의 움직임과 주변환경의 반응과정이 순조롭지 않다면, 아이의 시공간적 행동방향도 방해받게 된다.
8. 다음의 모습을 나타내며 (a) 사건을 정확하게 보지 못함 (b) 움직임을 통제하고 시작하지 못함 (c) 과거의 행동이나 과거의 적응 실패의 경험을 기억하기 못함 (d) 경험부족, 외부 사건에 합치되는 반응을 나타내지 못하고 시공간적 방향설정에 어려움을 보일 수 있다.

개념적 범주: 적응

특성: 발달적 특성, 의도적 특성

가정:

1. 부적응은 비정상적인 상황동화, 비정상적 순응, 비정상적 친밀화-차별화 과정에서 초래된 변화된 SMS해석으로부터 나타난다.
2. 시공간적으로 주위환경에 적응하지 못한다는 것은 의미 없이 반복적으로 역기능적 행동을 하는 것으로 이후 기능장애의 행동으로 나타난다.
3. 중앙신경계의 문제가 있는 아이의 적응촉진 프로그램은 아이의 발달적 · 의도적 적응력을 고려해야 한다.
4. 시공간적 적응 방법을 향상시키고 발달적 · 의도적 후속 움직임을 개선시키는 치료프로그램은 아이의 수행능력 습득을 개선시킨다.

개념적 범주: 나선형 연속체

특성: 스트레스, 고통

가정:

1. 이전에 습득했던 행동패턴을 상기시켜 아이가 스트레스 받는 상황에서 다시 적응하게 하는 모습은 기능장애 아이에게도 분명히 동일하게 느껴진다. 또한 기능장애 아이는 스트레스를 즐기지 못해 높은 단계 발달로 이어지지 못한다.
2. 아이의 적응 촉진을 위해 고안된 치료프로그램의, 그 핵심은, 아이가 더 높은 수준의 기능에 잘 적응할 수 있도록 아이의 의미 없는 행동을 수정하는 나선형 과정을 가지고 있다는 것이다.
3. 나선형 구조는 "상호 조화" 또는 몇 개의 순차적 발달의 재구성 과정을 통해 치료적 충격을 가하는 것으로, 현재 아이의 행동 수준이 한 단계 낮은 수준의 행동이라는 측면을 강조하고 현재 아이의 행동 수준보다 한 단계 높은 수준의 행동 측면을 촉진하는 것이다.
4. 현재보다 낮은 수준의 행동과 더 높은 수준의 행동을 수정하기 위해 낮은 수준, 현재 수준, 높은 수준의 행동을 상호 조화시키면 적응 시 친밀화–차별화의 과정이 개선된다.

관심 영역 Domain of Concern

시공간적 적응의 관심영역에는 (a) 관심을 가지고 봐야 할 행동 요소인 감각운동 기술 (b) 신생아부터 5세까지의 적정 연령대 (c) 중앙신경계에 문제가 있는 아이와 문제해결 능력에 장애가 있는 아이 (d) 변화에 대한 나선형적 적응 (e) 치료방법에서 고려되어야 할 시공간적 주위환경의 사건 등이 있다. 때로 의료인은 이론에서 관심영역으로 표현되지 않은 외부 조건에도 관심을 가져야 한다. 추론 및 개념단계에서 주의를 기울이고 관심을 가져야 할 영역은 원래 의도에서 벗어나 있는 부분이다.

예상 결과 Expected Outcomes

시공간적 적응을 위해 경계를 정하고 관심영역을 정하여 예상결과를 예측할 수 있다. 개인적 차이와 각 개인의 독특성 때문에 예상결과와 치료방법을 표준화하거나 인구 별로 카테고리화 할 수는 없다. 훈련은 각 개인의 특성을 고려해야 한다. 그래서 시공간적 적응이론은, 이 책에서 나와 있는 대로, 핵심 개념과 원칙을 제시하여 예상결과를 예측하고 개인별 치료 프로그램을 도출한다. 시공간적 적응이론의 나선형 연속 과정은 의료인에게 치료를 통해 어떠한 결과가 예측 가능한지 분명히 알려준다. 이러한 치료는 후속 발달 행동, 의도적 후속 행동을 알려준다. 이전에 습득했던 행동에 연속해 나선형 과정을 거치며 더 높은 수준의 행동이 도출되는 새로운 상황을 보게 한다. 적응력뿐만 아니라 주변환경적 특성, 스트레스, 괴로움 등은 모두 앞으로 어떻게 방향을 잡아야 할지 안내자 역할을 하여, 아이가 나타내는 신경행동적 태도로 예상 결과를 알 수 있게 한다.

(a) 주위의 요구수준이 아이의 행동능력을 넘어서면, 아이는 낮은 수준의 행동을 하게 된다: 그러나 주위 요구수준이 적정 수준이면, 낮은 수준의 행동은 현재의 상황과 결합하여 더 높은 수준의 행동으로 유도할 수 있다.

(b) 발달 과정에서, 적응의 연속적 특성은 계속된다: 그래서 "발달과정의 다음단계"가 예측가능하고 유도될 수 있다.

(c) 놀이활동이나 주위 매체를 이용하여 아이의 내부 동기를 자극시켜 의도적인 적응 태도나 움직임을 유도할 수 있다. 예) 먹이주기, 장난감 잡기, 가위 사용하기 등

(d) 아이의 "스스로 하기" 과정과 — 주위의 "적절한 독려"가 배가되어 아이의 적극적 참여를 유도할 수 있다. 의도적인 행동의 반복을 통해 능숙한 행동으로 발달시킬 수 있다.

예상 결과도 아이의 고유 상황에 따라 달라지고, 아이의 병력 및 특수성에 영향을 받게 된다. 비록 각 아이의 독특성을 인정하더라도, 시공간적 표준은 치료개입, 치료 매체, 치료 방법에 따라 어느 정도 그 결과가 예측 가능하고 전망도 할 수 있다. 예상 결과에는 자기 보호 또는 시공간적 적응훈련의 성취로 가능해진 놀이 행동 등이 치료 프로그램의 실질적 결과에 포함된다.

이런 행동과 예상 결과를 예측하여 이론적 기초에 밑바탕이 되고 일상생활에 훈련 상황을 연결시킬 수 있게 된다. 예상 결과는 문제해결, 변화 상정, 치료 방법 등의 결정의 안내서가 된다. 아이 및 그 가족에게 예상 결과를 알려줌으로 향후 치료 프로그램을 통해 어떤 결과가 일어날 수 있을지 이해에 도움이 된다. 치료 프로그램을 이해함으로 아이와 가족은 적극적으로 프로그램에 임할 수 있고 부모와 의료인 사이의 협력에도 도움이 될 수 있다.

평가 Assessment

선택된 평가절차는 테스트 도구, 임상적 관찰, 기타 데이터 수집 등이다. 예를 들어, 아이의 신경근육 움직임을 알기 위한 인터뷰를 시행하는 것이다. 어떠한 기능이 주위환경과 상호작용하여 목적에 맞게 적응하는지, 그리고 가족 구성원은 어떠한지, 아이가 일상에서 기능을 잘 활용하는지 등의 정보를 인터뷰를 통해 수집하는 것이다.

이렇게 아이의 신경근육의 기능 정도와 발달 상황을 평가할 수 있는 표준화된 기준은 많이 있다. 그러나 평가 수단을 통해 얻은 데이터는 단지 아이의 "뼈대(전반적)"에 대한 정보만을 제공해 준다: 아이의 전반적인 정보만을 제공해 주므로 세부적인 정보는 보완되어야만 한다. 예를 들어, 아이와 개별적 상호작용을 통한 임상적 판단, 주위와 교감 및 이행능력 관찰, 아이와 아이 부모와 인터뷰, 아이 병력에 대한 기록 등을 통해 보완되어야 한다. 예를 들어, 근육긴장도나 자세는 임상 경험을 통해 판단해야 하고, 주위의 요구가 아이에게 스트레스나 괴로움이 되는지는 관찰을 통해 판단을 할 수 있다. 이유는 시공간적 적응이론의 관심은 나선형적으로 변화하고 있는지에 있으므로, 평가절차에서 또한 가족과 인터뷰를 통해 아이의 일상 생활의 중요한 특징을 알아내야 한다. 문제의 이름을 붙이고 치료방법의 형식을 갖추기 위해서는, 평가절차에서 아이의 의욕, 관심, 사용할 수 있는 장난감, 놀이와 상호관계, 가족과 함께 하는 시간, 가족의 희망사항, 요구사항, 목표와 가족 구성원의 아이에 대한 관심도 등에 대한 정보를 수집해야 한다. 중앙신경계에 문제가 있는 아이는 다양한 문제를 가지고 있고 문제의 복잡성은 오늘날의 복잡한 사회 문제에 노출되면서 더욱 악화될 수 있다. 문제를 설정하고 그 문제를 해결하기 위해, 의료인은 아이의 임상적 문제뿐만 아니라 아이의 가족 및 소속공동체 등도 알아야 한다. 치료는 아이 및 그 가족이 접할 수 있는 다양한 범위를 고려해야 한다. 치료가 너무 지엽적인 부분에 치우쳐 있어, 아이 생활에 영향을 미치고 있는 복잡 · 다양한 요소 중에 아주 작은 부분에만 집중을 하고 있다면 그 치료는 무의미해진다. 작은 부분에만 집중하고 보다 넓은 내용을 읽지 못하는 편협한 시각은 의료인이 기술과 기술적 절차에만 집중할 때 발생한다. 그래서 잘 정리된 이론적 바탕 위에 개념적 절차를 제대로 활용하지 못하게 된다.

(부록 9-A)에서 시공간적 표준양식을 제대로 활용하기 위해 평가 절차 리스트를 제시했다. 이 리스트는 절대적인 것은 아니고 일반적인 사례로 제시되었다. 절대기준 평가는 시공간적 표준양식 범위 내에서만 가능하다. 추가적으로, 리스트에 있는 평가는 저자가 지지하거나 선호하거나 가치판단을 한 것이 아님을 알려드린다.

변화의 상정 Postulates for Change

5번째 구성요소인 변화의 상정은, 전문가의 철학, 이론 자체, 이론의 표준 양식에 영향을 받아 의료인의 신념체계로 통합되어 의료인이 치료 계획을 세우는데 안내자 역할을 한다. 시공간적 프레임의 시각은 각각의 아이들이 전부 독특하므로 주위에 반응하는 움직임, "스스로 하기" 절차, 아이의 일상생활에서 목적에 맞는 순응적 적응, 발달적 · 의도적 후속행동 등이 나선형적 적응 과정 속에서 전부 다를 수 있다는 믿음을 갖고 있다. 이러한 믿음과 신념은 의료인의 치료 계획에 영향을 주어, 의료인이 자신의 직업철학을 반영하여 전체적인 목표, 목적, 활용 매체, 치료 방법 등을 구상하게 한다.

아이의 잠재력을 끌어내어 달성 가능한 최고의 것을 실행해 내는 것이 시공간적 적용 이론의 최종 목표이다. 목표 달성능력은 개인의 문제이다: 어떤 아이들은 다른 아이들보다 빠른 속도로 더 높은 단계로 진화한다. 변화의 상정 단계에서 가장 중요한 것은 다음의 두 가지 요소이다. (1) 아이는 치료할 때 자신만의 고유한 잠재력에 따라 자신만의 고유한 방식으로 치료에 반응하는 독특한 존재이다. (2) 깨닫고 인정하기 또는 아이의 잠재력을 고려해 현실적인 기대하기. 아이의 독특성을 인정하고 아이에게 현실적 기대를 함으로, 이론에 근거, 의료인에게도 건강한 치료를 가능하게 한다: 즉, 이상적 실전상황을 기대할 수 있게 된다.

치료 전략(방법) Intervention Strategies

궁극적 목표인 아이의 잠재력 향상을 위해, 몇 가지 세부적인 목표가 있다.
적응프로그램의 구현을 위해서는 예방, 수정, 교정, 보상, 유지 등의 세부 목표가 있다.

예방(prevention)은 활동(치료)중인 아이의 고통을 방지하기 위해 또는 1차 발생한 문제로부터 2차적 문제 발생으로 전이되지 않도록 하기 위해 고안되었다.

수정(modification)은 아이의 자기체계 변화를 빠르게 하기 위해 하는 것으로 아이 자신의 적극 참여를 가져오게 된다.

교정(remediation)은 활동(치료)중인 아이의 행동의 개선 및 교정을 위해 고안되었다.

보상(compensation)은 치료 프로그램의 또 다른 측면을 알리거나, 다른 행동양식으로 전환시키기 위해 고안되었다.

유지(maintenance)는 실전 상황에서 아이가 습득한 능력과 기능을 계속 유지하도록 돕는 것이다. 기능의 반복사용은 실행능력을 향상시켜 준다. 적응 프로그램에서, 위에 언급한 목적의 일부 또는 전부를 고려해야 한다. 목표달성은 아이의 필요성 인식과 프로그램의 구체적인 계획성에 따라 달라질 것이다. 시공간적 적응 프로그램의 표준은 주어진 시간 내에 위의 목표가 계획 안에 전부 반영되도록 하는 것이다.

예를 들어, 영유아기 시기에는 예방과 수정의 목표로 프로그램을 디자인하는 것이 바람직하지만 그 이후 시기, 초등학생이나 청년시기에는 보상과 유지 목표에 초점을 두고 프로그램을 디자인하는 것이 바람직하다. 이에 더해, 하나의 훈련에는 몇 개의 목표를 두고 구성되고, 그 훈련은 훈련의 목적과 필요성에 따라 달라진다. 특정 목표를 강조하기 위해서는 다양한 변수, 연령, 장애 정도, 교육 프로그램의 우선순위, 전반적 건강 상태, 가족에 주는 영향, 장비의 허용도, 훈련이 있을 장소의 특성 등을 고려해야 한다. 치료방법은 의료인의 직업적 관점에 근거한 의료인의 신념, 가치판단, 윤리 규범에 따라 결정되고, 아이마다 치료 방법은 각각 달라진다. 시공간적 이론의 기준에는 분야별 특성을 고려하여 만들어진 시행목적의 내용이 담겨 있어야 한다.

매체와 치료방법 결정 시에는 신경행동 접근법의 다양성을 고려해야 한다. 신경행동 접근법에서 보는 치료의 중심은 인간의 행동이지 발달 단계나 생리학적 과정이 아니다. 시공간적 적응 프로그램에서, 신경행동 접근법의 주요 관심은 감각기능 행위에 있다. 다른 구성요소, 심리사회적, 문화적, 인지적, 감각 통합적인 요소도 중요하고 신경행동에 연관성이 있기는 하지만, 이들 요소는 이론의 중요관심사가 아니다. 선택된 치료매체와 치료방법은 신경행위적 치료 접근법을 반영해 positioning and handling: 선택된 활동/이벤트; 주위에 적극적 참여; 적응을 넘어 자기 보호; 교육/업무 기술; 채택된 장비와 기술을 사용하여 아이가 환경에 적응하도록 하는 것: 아이와 가족간 상호작용을 강조한다. 2장에서 나와 있듯이 나선형적 적응 원칙은 치료 프로그램의 안내서 역할을 한다. 나선형적 적응원칙은 “상호 조화” 또는 몇 개의 다음 단계 내용을 재구성해 치료적 충격을 가하는 것이다. 나선형 원칙은 목적지향적 프로그램으로 주위의 사건을 통해 친밀화와 차별화를 겪게 하여 결국 적응프로그램을 완성시킨다.

나선형 원칙을 적용하여 아이의 순응을 지시/통제를 하면, 정확한 피드백이 나타나게 될 것이다. 활동 자체의 특성과 의료인-아이간 상호관계는 그 프로그램의 결과에 직접 영향을 주고, 이를 적절히 응용하면 적극적 참여를 유도할 수 있다.

나선형 움직임은 아이가 활동에 적극적으로 참여할 때 실전에 적용 가능하며 자세나 움직임의 특정 요소가 점진적으로 진행하도록 구성되어 즉각적으로 다음 단계의 행동이 유도되도록 만들어졌다. 나선형 프로그램을 적용하기 위해서는 의료인은 미리 주위환경을 조성해 놓을 필요가 있다. 활동 과제를 선택할 때에는 아이에 대한 배려와 판단이 필요하다. 작은 성공이 아이에게는 큰 기쁨을 주고 나선형 전진의 움직임을 보이게 한다.

주변환경을 준비하려면, 의료인은 나선형 과정에 대한 판단을 위해 스스로에게 몇 가지 질문을 던져야 한다. 임상적 추론의 근거로 초기에 그리고 현재 진행중인 프로그램의 결과를 사용하여, “무엇을 바꾸기를 원하는가? 왜 바꾸기를 원하는가?/아이/가족은 무엇이 변하기를 바라는가? 왜 바라는가?”의 질문을 한다.

의미 있는 치료가 되기 위해서는, 내부적 외부적 시스템이 모두 바뀌어야 할 필요가 있다. 이 책에서는 자기체계의 변화를 강조하였다. 그러나 유의미한 치료가 되기 위해서는 되도록 아이가 상호작용하는 외부시스템의 변화도 필요하다. 아이, 가족, 의료인과 기타 관계자는 모두 아이의 실행 능력에 대한 기대치를 바꿀(낮출) 필요가 있다. 주위의 요구와 기대감은 아이의 잠재력 증진에 보완적이어야 한다. 그래야 아이는 다양한 현실적 활동에 고무되어 참여하고 성공을 이룰 수 있다. 아이, 가족, 주변 관계인 모두가 치료에 직접적 개입하고 있는 셈이다.

고려해야 할 또 다른 사항은 문서화 방법이다. 현재 진행중인 계획, 이행 목적의 재배열, 프로그램 우선순위 등은 치료의 결과에 따라 달라진다. 그래서 문서화 과정은 성공에 매우 중요하다. 다시 말해, 의사는 어떻게 등급을 매길지 아이의 발달을 어떻게 판단할지의 기준을 정해야 한다. 발달등급은 현재 진행중인 프로그램의 내용을 바꿀 수도 있고 필요하다면 프로그램 전체 내용을 바꾸는 최종 안내자 역할을 할 수도 있다.

치료 프로그램이 무엇을 바꾸려는 것이며 왜 바꾸려는 것인지의 대한 질문에 대답을 하여 실행 프로그램의 목적을 분명히 하고, 의료인은 결과에 대한 몇 가지 질문을 하여 그 훈련의 취지를 확인한다. 예를 들어, 아이가 이 활동에 적극 참여하고 있는가? 예상된 결론이 유도되었는가? 주위의 환경이 스트레스를 유발하는지 아니면 주위 사람을 괴롭게 하는 결과인지? 아이가 자발적으로 사회활동에 참여하고 있는지 여부는 아이의 행동을 수정할지 또는 아이의 자기 체계 변화를 가속화할지 결정하는 데 핵심적인 요소이다. 아이가 순응적으로 참여한다는 것은 의미가 있다. 아이의 움직임은 지각, 촉각, 태도와 밀접한 연관이 있다. 활동이 너무 높은 수준의 또는 너무 낮은 수준의 순응이나 노력을 요구하면, 아이는 활동에 참여하지 않을 것이다.

치료과정에서 아이에게 행동을 강요하면 안 된다. 오히려 아이 스스로 필요한 행동을 찾도록 해야 한다. 아이는 모두 필요한 활동이 무엇인지 스스로 가장 잘 알고 있다. 아이는 각자 자신에게 필요한 행동이 무엇인지 찾아내는 타고난 감각을 가지고 있는 듯하다. 아이가 사회활동에 참여하기 위해 먼저 필요한 것은 성공적인 참여경험일 것이다. 그래서, 지속적으로 "이 활동이 아이에게 성공의 경험을 주고 있는가?"의 질문을 하는 것이 중요하다. Ayres가 말했듯이, "성공만큼 오랫동안 감격을 지속시킬 수 있는 보상방법은 없다" 성공이 가장 강력한 해결책이라는 말이며, 이는 주변환경에 적절히 적응하면서 발생할 수 있다. 치료 프로그램 진행 중에, 치료사는 아이의 반응을 지켜보아야 하는데, 아이의 자세와 움직임으로 보아 아이가 피드백을 잘 이해하고 있는지를 판단해야 한다. 피드백이 적절하고 아이가 그 피드백을 알고 있을 때만 감각자극의 치료효과가 있기 때문이다. 행동의 개선, 참여 정도, 스스로 방향성 찾기 등은 아이가 피드백을 인식하고 있는지를 평가할 수 있는 중요한 단서이다.

관심을 가지고 지켜봐야 할 또 다른 영역이 행동의 반복이다. 이는 치료의 지침이 된다. 특정 행위를 해냈다는 것은 성공의 경험을 가졌다는 것이고 이후 아이가 그 행동을 반복적으로 재연할 동기가 부여된 것이다. 행동의 반복은 세부적인 목적 중 유지에 해당하고 치료개입이 필수적이다. 특히 의료 활동으로서가 아닌 외부활동으로서 프로그램을 계획하고 실행할 필요가 있다. 한번 특정 행동을 해내고 나면, 유사한 그 다음 단계 행동으로 옮겨가도록 행동 범위를 확장시킬 필요가 있다. 아이가 다양한 활동을 할 수 있도록 유도함으로 동일한 행동을 반복하지 않도록 할 수도 있고 다른 행동으로 옮겨가서 자신의 행동

능력을 확장하게 할 수도 있다.

나선형 연속적 적응이론의 개념과 원칙은 임상 논리에 방향을 제시한다. 아이의 적응을 유도하기 위해 나선형 이론을 사용한다는 것이 완벽히 하나의 기술이나 행동을 완수해야 다음 단계로 넘어갈 수 있다는 것을 의미하지는 않는다. 오히려 나선형 이론은 치료프로그램의 중요한 특징으로 행동의 중복을 강조한다. 기능장애가 있는 아이는 나선형 적응이론에 기초한 프로그램으로 발달적 · 의도적 순서에 효과를 얻을 수 있다: 그러나, 치료개입 프로그램은 일상적 절차를 반복하지 않는다. 주의해야 할 것은 각 전략과 순서가 거울과 같아서는 안되며, 일상적 과정의 어떤 측면은 기존의 기능장애를 확장시키는 과정이 될 수도 있다는 것이다.

예를 들어, 유아의 특정 자세와 특정 움직임 패턴만을 강요하면 계속 고정된 차별되지 않은 패턴으로 활동에 참여하게 될 수 있다. 일반적 발달과정에서 아기들에게는 하기 쉬운 행동패턴만을 요구하여 신체적 안정성을 강조하는 경우가 많다: 하기 쉬운 행동을 계속하고 차별화되지 않은 패턴을 반복하면 비정상적 발달 속도가 될 수 있다. 목 폄(neck extension)이나 기초적인 고정 패턴만을 강조하면 가위질을 만들어 내고, 폄 톤(extension tone)을 증가시켜, 엉덩이 구부리기의 발달을 방해할 수 있다. 주의해야 할 점은 움직임의 속도와 움직임의 반복이다: 너무 빠르면 목소리 톤이 올라가, 흥분 상태를 가속화하고, 감각의 과부하를 초래한다. 또 다른 고려해야 할 점은 행동의 일시성이다: 짧은 시간 안에 반응을 요구하거나 빠른 움직임을 요구하면 성숙하지 않은 반응이 일어나거나 순간적 괴로움을 느낄 수도 있다. 의료인은 행동을 강요해서도 안되고 아이들이 적응하기에 너무 빠르거나 너무 느리게 요구해서도 안 된다. 좋은 지침은 아이가 현재 기능하는 수준보다 한 단계 아래의 기능을 실행하도록 유도하여 한 단계 위에 있는 행동을 끌어냄으로, 친밀화를 촉진하고 기존의 행동을 수정하도록 차별화하게 하는 것이다. 감각이 개입되었음을 알고 아이의 감각 시스템이 동화되는 모습을 보는 것은 필수적이다. 감각은 강력한 치료방법이기 때문이다. 자동신경계의 반응을 지켜보는 것도 매우 중요하다. 이는 감각개입에 지침이 될 수 있기 때문이다. 전체 적응 치료 프로그램을 보면, 아이는 프로그램의 최고의 성적표이다. 아이의 행동은 자기체계의 기능적 표현이기 때문이다. 생명-심리사회적 체계에 대한 지식뿐만 아니라 아이를 지켜본 후 이론에 기초하여 합리적인 지식을 가지고 임상적 결정을 해야 한다.

치료 행위의 방식 Mode of Therapeutic Action

준비, 촉진(조장), 적응과정은 치료 방법의 기본적인 과정으로 볼 수 있고, 치료방법은 아이의 발달을 촉진하기 위한 목적으로 고안되었다. 준비, 촉진, 적응과정은 치료를 위한 행동방식으로 여겨지고, 그 절차는 이론적 표준 내에서 고유하고 나선형 움직임으로 실전에 반영된다. 행동방식은 고유한 3중의 나선형 절차를 가지고, 각각 치료기간 중 필요하다.

준비(preparation)는 아이의 자세와 행동 치료방법으로 사용하기 위해 필요하고, 아이의 신경과 근육 기능을 강화하기 위한 예비적인 그리고 현재 진행중인 과정이다. 준비전략은 아이의 자기체계가 항상성을 가지기 위해 필요하다. 치료기간 중에 준비는 일상 적응단계 중에 어떻게 아이의 발달을 이룰 수 있을지 고민하는 것이다. 준비단계에는 일반적인 자세 톤을 포함한다, 즉, 근육 사용 증가, 감소, 안정화, 움직임의 증가 범위, 힘, 피질하부의 긴장 촉진, 제한적 증진 상태의 균형 유지, 감각 유입의 통제 등. 이에 더하여 아이의 의도적 근육사용을 유도하기 위해 내부 환경을 조성하고 외부 환경도 고려하여 한다.

촉진(facilitation)은 아이의 순응적 반응을 가정하여 아이에게 지속적으로 필요한 자극이나 도움을 주어 아이의 발달을 연속적으로 만드는 것이다. 촉진과정에는 치료 과정 중 아이의 반응을 다양화하기 위해 가능한 외부수단도 활용한다. 자극과 도움은 움직이기, 안기 등의 행동을 포함하고 또는 의료인은 아이의 안정성과 이동성, 자동 반응, 연속 행동을 강화하기 위해 아이에게 직접 자극과 도움을 줄 수 있다. 촉진의 목적은 필요한 것을 적절히 투입 · 제공하여 친밀감과 차별화를 확대하는 것이다. 기능장애와 고통이 계속될 때, 아이의 체계는 하나의 행동 이후 다음 행동이 연속되는 친밀화/차별화 과정을 겪지 못하게 된다; 즉, 치료 기간 중에 자극은 적절히 후속 행동을 유도해야 하고, 친밀화/차별화가 발생하도록 기회를 부여해야 한다. 적응에 중요한 요소는 아이의 순응을 넘어 치료적 통제를 통해 최고의 촉진을 달성하는 것이다. 그래서 아이의 자기체계는 이전에 습득했던 행동을 통해 친밀화/차별화의 행동이 촉진되는 것이다.

적응(adaptation)은 훈련기간 중 치료방법으로 행동에 목표를 주는 것이다. 적응은 아이의 발달과정에서 나타난 후속 행동이 계속해서 차별화 과정을 통해 또 다른 능력으로 전이되기 위해 아이를 북돋아 주는 과정이다. 적응단계에서는 주위 사건과 연관되는 관련 행동을 하는지를 본다; 즉, 적응은 신체 외부의 사건을 자신의 움직임으로 "만들어 가는" 과정이다. 관련 움직임과 주위환경은 아이의 적극적 참여를 유도하고 구조화하여 친밀감과 차별화를 증진시킨다. 의료인은 이들 구성요소나 발달적 연속성 행동 패턴에 대한 지식을 갖고 있어야 아이가 주위의 요구에 부응하여 적응하도록 유도할 수 있다. 치료적 적응은 시공간적 스트레스를 긍정적으로 활용하여 고통을 예방하게 한다.

요약 Summary

위에서 보여 주었듯, 시공간적 이론과 실전간의 관계를 간략한 도표로 나타내어 독자에게 임상적 결정 뒷면에 이론을 어떻게 활용하고 있으며 어떻게 실전에 적용하는지를 보여주었고, 또한 의료인의 "실전 반영"을 하기 위한 폭넓은 시각도 제공하고 있다. 자신의 서비스(의료행위)가 직접 인간의 행동에 영향을 미치고 변화를 유도하는 전문가들은 다양한 문제에 봉착하면서 임상적 결정을 해야 한다.

이때 이론은 문제를 어떻게 보고, 분석하고, 발견해 처리할 수 있을지 시각을 제시해 준다. 개념적 틀이 잘 접목된 프로그램은 의료인에게 합리적이고 직관적인 지식을 전달해 치료 내용을 잘 갖추게 해 기대하는 변화로 직접 이끌어 낼 수 있다.

핵심 요소 Key Points

1. 이론 분석이 실전에 직접 적용할 수 있는 정보를 제공해 주지는 않는다: 오히려 이론은 가정이라는 말로 바뀌어 실전 치료에 영향을 준다.
2. 이론을 실전에 접목시킴으로 현재 벌어지는 사건을 넓은 시각으로 바라볼 수 있게 되고 어떻게 원하는 방향으로 바꿀 수 있을지 결정할 수 있게 된다.
3. 이론적 표준은 어떻게 치료 계획을 만들지를 고민하는데 지침이 되고, 원하는 결과를 얻기 위한 치료 방법에 대한 지침이 된다.
4. 이론의 개념은 치료활동이 합리적이 되도록 한다.
5. 시공간적 적응이론의 표준양식에는 6가지 구성요소가 있다: 이론적 방향, 관심 영역, 예상결과, 평가 과정, 변화상정, 치료 전략
6. 앞의 3가지 요소는 이론적 기초라고 할 수 있고, 뒤에 3가지 요소는 실전적 기초라고 할 수 있다.
7. 이론과 이론적 표준양식은 복잡하고 상시 변하는 실전 상황 속에서 의료인이 이성적인 지식으로 임상적 추론하여 실전에 반영하도록 한다.

자가 학습을 위한 지침 Self-study Guidelines

1. 실전적 기초에 대한 이론을 설명하시오.
2. 이론적 표준양식 6가지 요소를 나열하시오.

3. 시공간적 표준의 이론적 방향을 논하고, 4개의 분야에 각각 2~3개의 추정을 연결시키시오.
4. 표준양식의 구성요소 "변화의 상정"을 논하고 "예상 결과"와 차이점을 기술하시오.
5. 전문가의 전망, 모델, 이론, 이론적 표준양식간의 관계를 논하시오.
6. 시공간적 표준양식의 관심영역에 대해 기술하시오.
7. 문제설정과정으로서 평가를 논하시오.
8. 나선형 연속 프레임을 구현하는 과정으로 작업모드를 기술하시오.

✍ 참고문헌

1. Reed K: Understanding theory: The first step in learning about research. Am J Occup Ther 38:677-682, 1984.
2. Parham D: Applying theory to practice. In Target 2000: Promoting Excellence in Education. Rockville, MD, American Occupational Therapy Association, 1987, pp. 119-122.
3. Williamson GG: A heritage of activity: Development of theory. Am J Occup Ther, 36:716-722, 1982.
4. Mosey A: Occupational Therapy, Configuration of a Profession. New York, Raven Press, 1981.
5. Schon D: The Reflective Practitioner. New York, Basic Books, 1983.
6. Ames L, Ilg F: The developmental point of view with special reference to its principle of reciprocal neuromotor interweaving. J Genetic Psych 105:195-209, 1964.
7. Stockmeyer S: A sensorimotor approach to treatment. In Pearson P, Williams C (Eds.), Physical Therapy Services in the Developmental Disabilities. Springfield, Charles C. Thomas, 1972.
8. Ayres AJ: Sensory Integration and Learning Disorders. Los Angeles, Western Psychological Services, 1972.
9. Bobath K, Bobath B: Cerebral palsy. In Pearson P and Williams C (Eds.): Physical Therapy Services in the Developmental Disabilities. Springfield, IL, Charles C. Thomas Pubs., 1972. Chapter 3, pp. 31-185.

[부록 9-A]
평가도구

Alpern, G. & Boll, T.: Developmental Profile. Psychological Development Publications, Indianapolis.

Ayres, A.J.: Southern California Sensory Integration Test. Western Psychological Services, Los Angeles, CA. Ages 4-11 years.

Bayley, N.: Bayley Scales of Infant Development. Psychological Corporation, New York. Ages 2-30 months.

Beery, K. & Buktenica, N.: Developmental Test for Visual-Motor Integration (VMI). Follett Educational Corporation, Chicago, IL. Ages 2-15 years.

Brazelton, B.: Brazelton Behavioral Assessment Scale. J. B. Lippincott Co., Philadelphia. Age neonate.

Brigance, H.: Diagnostic Inventory of Early Development. Curriculum Associates, Inc., Woburn, MA. Ages 0-7 years.

Bruininks, R.: Bruininks-Oseretsky Test of Motor Proficiency. American Guidance Service, Circle Pines, MN. Ages 4-14 years

Chandler, L., Andrews, M., Swanson, M.: Movement Assessment of Infants. Rolling Bay, WA. Ages 0-12 months.

DeGangi, G.: Assessment of Sensorimotor Integration in Preschool Children. ERIC Clearinghouse, Arlington, VA. Ages 3-5 years.

Doel, E.: Vineland Social Maturity Scale. American Guidance Service, Inc., Circle Pines, MN. Ages 0-25 years.

Fiorentino, M.: Reflex Testing Methods for Evaluating CNS Development. Charles C. Thomas, Springfield, IL. Ages 0-4 years.

Frankenberg, W.: Denver Developmental Screening Test. Ladoca Project and Publishing Foundation, Denver. Ages 0-6 years.

Frostig, M.: Developmental Test of Visual Perception. Consulting Psychological Press, Palo Alto, CA. Ages 3-8 years.

Gesell, A., et al.: The Gesell Developmental Schedules. The Psychological Corporation, New York. Ages 4 weeks to 6 years.

Goodenough, F., & Harris, D.: Goodenough-Harris Drawing Test. Harcourt Brace Jovanovich, Inc., New York. Ages 3-15 years.

Hurff, J.: A Play Skills Inventory in Play as Exploratory Learning. Sage Publications, Beverly Hills, CA.

Knox, S.: A Play Scale in Play as Exploratory Learning. Sage Publications, Beverly Hills, CA.

Koppitz, E.: Drawing Scale of Developmental Maturity. Grune and Stratton, New York. Ages 5-12 years.

McCarthy, D.: McCarthy Scales of Children's Abilities/MSCA. Grune and Stratton Publications, New York. Ages 2.5 -8.5 years.

Milani-Comparetti, A. & Gidone, E.: Milani-Comparetti Testing Procedure. University of Nebraska Medical Center, Omaha. Ages 0-2 years.

Miller, L.: Miller Assessment for Pre-school Children (MAP). Foundation for Knowledge in Development. Littleton, CO. Ages 3-6 years.

Montgomery, P. & Richter, E.: Fine Motor Development Test. Western Psychological Services. Los Angeles, CA. Ages 0-4 years.

Nihira, K., Foster, R., Shellhass, M. & Leland, H.: AAMD Adaptive Behavior Scale. American Association of Mental Deficiency, Washington, DC. Ages 3 to adulthood.

Rogers, S. et al.: Early Intervention Developmental Profile. The University of Michigan Press, Ann Arbor. Ages 0-36 months.

Slosson, R.: Slosson Drawing Coordination Test. Slosson Educational Publications, E. Aurora, NY. Ages 1 through adult.

제 10 장

작업치료의 이론

A Theory for Occupational Therapy

목적 Objectives

독자는 다음을 할 수 있다.

1. 독자는 시공간 이론과 작업치료 이론을 관련시켜 논의할 수 있게 될 것이다.
2. 작업 치료가 지니는 가치와 원리를 논의할 수 있게 될 것이다.
3. 시공간 적응 이론의 틀을 작업치료와 관련하여 이해할 수 있게 될 것이다.
4. “작업”이라는 개념을 치료의 수단으로 논의할 수 있게 될 것이다.

도입 Introduction

작업과 작업과정에 관한 개념은 7장 도입에서 밝힌 바와 같이 9장의 이론적 틀과 밀접한 연관성을 지니며 시공간 적응 이론을 작업치료와 연관시켜 논의할 수 있는 근거가 된다. 의도적으로 제시된 작업과 작업 과정은 개개인의 활동을 통해 치료기능을 향상시키는 동시에 삶의 만족감을 동시에 가져다 주는 작업치료의 영역으로 이해할 수 있다. 이를 통해 작업치료의 철학적 신념은 개인의 건강한 삶을 유지하고 자기 발달과 개발 및 신체적 장애를 치료함으로써 최대한 삶에 적응할 수 있도록 하는 것이다. 시공간적 적응 이론은 이처럼 작업치료 원리에 기반한 믿음에 관한 지식에 공헌하게 됨으로써 신체에 필요한 지식을 알게 되고 전문적으로 장애 행동을 교정할 수 있는 지침이 된다.

환경에 적응할 수 있도록 의도된 아이들을 위한 작업치료는 치료행위라는 이론적 틀과 가치관을 전문적인 차원의 범위내에서 임상적으로 거치는 과정으로 이해할 수 있다. 그러나 시공간적 적응 이론은 임상적으로 추론하고 이해하는 이론의 한 체계내에서 이해할 수 있는 하나의 이론이고 이를 실제 삶에 적응하는 행위이다. 임상적 이론의 바탕으로서 작업치료법은 이런 맥락에서 효과적인 방법이 된다. 치료사가 사용하는 이론의 발판은 치료를 위한 저변확대가 되지만 자신이 올바로 생각하는 처방은 행해져야 한다. 전문적인 직업으로서 가치관이나 행동 강령은 무엇보다 중요한 것이기 때문에 그러하다. 작업 치료와 더불어 이론을 말하고 시공간적인 적응을 소아의 작업 치료와 연계시켜 이해하는 것은 전문적인 직업이 지니는 가치관을 이해하는데 중요하며 그런 가치관이야 말로 임상의가 끝까지 지켜나가야 할 요소이다.

작업 치료의 근본적인 원리와 가치

Philosophy and Values of Occupational Therapy

작업치료는 "자기 관리(self-care), 일(work) 그리고 작업 활동을 통해 독립적인 기능을 증진하고 발달을 향상시켜 주며 장애를 방지하는 것"으로 정의된다.[3] 사전적 정의가 내포하고 있는 의미는 작업 치료의 가치로 어떤 직업에 어떤 원리에 바탕을 둔 신념에서 시작된다. 기본적인 원리로 말하자면 작업치료를 위한 가장 근본적인 가치와 원리는 모든 변화와 성장, 적극적인 참여 또는 "활동" 과정을 위한 중요한 요소가 되는 작업을 의미하는 것으로 작업의 범주 안에서 개개인이 자신의 고유한 능력을 가지고 생산적인 삶과 삶의 만족을 경험하도록 하는 일종의 권리이다. 아동 작업 치료는 우선 이론적 개념에서 생각해 보아야 할 전제로 놀이, 학교생활 그리고 자기관리를 하는 일을 우선으로 할 수 있고 가족의 적극적인 협조와 더불어 아이가 가족과 함께 바람직한 경험을 늘려갈 수 있다는 점이다.

환경적인 경험은 아이에게서는 의미 있는 것으로 특히 어떤 일을 성취하는 과정이 자신의 시스템(self-system)에서 적용될 때 결단력을 가지게 된다. 아이들이 작업적으로 하는 활동 과정이나 적극적으로 활동하거나 아니면 경험을 동반한 "활동"은 자기 시스템이라는 틀 안에서 적응을 위한 의미 있는 활동을 촉진시켜주는 필요한 요소가 된다. 이런 일련의 적응은 자기 스스로 감각을 통제하도록 하는 피드백을 제공하여 중립적 메커니즘을 가능하게 하는 것이다. 감각기관의 피드백은 개개인이 활동을 통해 얻은 상호작용과 자신의 경험 자체를 포함하고 궁극적으로 자극과 자기지각(self-perception)과 연계된 아이의 관심과 주의까지 의미한다. 더 나아가서 감각기관과 심리사회적 과정을 통해 성취할 수 있는 것은 대뇌 피질의 활동을 동반하게 되는 것이다. 이처럼 아이가 참여하는 과정은 바람직한 감각 피드백을 제공하여 성숙을 촉진시킨다. 바람직한 작업과 더불어 적극적인 참여를 하게 되면 개개인이 지니고 있는 자기 시스템은 대뇌피질의 활동을 이끌어 내고 이런 활동은 자동적으로 문제해결을 하도록 독자적으로 관리가 가능한 자기 시스템으로 나아가게 하는 것이다. 작업치료 기술로서 의미 있는 활동 외에도, 가족의 협조에 기반한 개개인의 인간관계는 작업치료에 중요한 요소이다.

지속적인 가족의 협조를 통해 아이가 자기만족을 경험하고 "주류(main-stream)사회"로 편입되는 능력은 가장 긍정적인 것으로 볼 수 있다. 기술(technology)의 사용과 가족 간의 의사소통은 이런 질병에서 벗어나 생물학적 심리학적 사회적(biopsychosocial) 발달을 촉진시키고 근본적인 예방효과가 있어 앞서 지적한 "주류사회"로 나아가게 한다는 개념에 어울리는 원리가 된다. 이런 정상화 원리는 비록 처음에는 정신지체 분야에서 적용되는데서 나온 개념이지만 이제 광범위하게 재정의되어 일반적인 개념으로 널리 적용되어 사용되는 말이다. Wolfensberger는 이런 일련의 재정의는 치료를 수행하는 것과 연관성이 있거나 아니면 아이의 삶이 경험하는데 도움이 되는 보조역할을 가능하게 하는 서비스로서 치료가 생활을 통해 가능하게 하는 기준이 될 수 있다고 한다. 개개인과 가족이라는 공동체의 자연스럽게 연관된 활동을 한다는 것은 이런 정상화 원리에 중요한 것으로 작업치료가 일상적인 활동을 통해 치료수단을 찾게 되고 이것이 궁극적으로는 특별한 관심이 필요한 이런 아이를 정상적인 상태로 나아가게 하는 근본적인 활동이 될 수 있다는 점이다. 일상생활의 활동은 자연스럽게 이런 과정을 거치게 되고 작업치료 환경은 "의미 있는 문화적 맥락"이라는 활동을 촉진하게 된다.[5,p26]

생물 심리 사회학적(biopsychosocial)인 발달 이론은 예방과 문제를 방지한다는 믿음에 근거하여 이 프로그램이 개인과 그룹, 가족이나 공동체 사회가 직접 관여하여 문제 해결의지를 가질 때 가장 성공적인 결과를 가져오게 되는 것이다. 생물 심리 사회적인 발달은 아이가 주변 사회에 편입되도록 하는 서비스에서 시작되고 효과적인 예방체제는 목적과 전략을 기본으로 책임 있는 개인 간에 이런 서비스를 수행하여 가족과 의미 있는 개개인이 주변 사회와 연계하여 모든 자원을 활용하는 것이다.

지역 사회 통합 서비스는 정상화를 촉진시키고 바람직한 발전을 하게 함으로써 원천적인 치료는 할 수 없지만 의료시설을 포함한 다양한 환경에서 일어날 수 있다. 지역 사회 프로그램은 놀이, 활동(work), 자기 관리를 최대한 활용하여 자기 스스로 삶의 만족감을 경험하고 아이들의 성취를 지원하기 위해 발달과 표준화를 촉진시키기 위해 설계되었다. 이런 목적은 작업치료프로그램이 아이들이 활동하는 공동체를 먼저 생각하고 개인, 가족, 지역사회가 지니고 있는 자원을 아이들의 활동과 문제를 고려하여 통합할 때 가장 잘 이루어 질 수 있는 요인이다.

이런 근본적인 예방과 관련한 이론적 개념은 시공간적 과정에 기본이 되는 것이다. Bloom[7]에 의하면, 근본적인 예방은 이런 환경적 사건과 연동되어 직접적으로 생물심리사회적 환경에서 앞으로 발생할 수 있는 유해한 현상과 관련 있고 동시에 유익한 결과를 가져오게 한다는 것이다. 이런 구조적인 환경이 가져다주는 치료 과정은 유익함이 증명되었고 아이가 놀이, 활동 및 자기 관리를 적극적인 활동과 참여를 하게 함으로써 다른 환경이 가져다주는 스트레스를 줄여주어 그런 환경에 적응하는 것을 가능하게 하는 것이다. 특별한 관심을 가지고 치료해야 할 아이를 위한 작업치료 프로그램은 반드시 적응이라는 문제를 염두에 두어야 하고 이차적인 합병증을 예방해야 한다는 점을 잊어서는 안 된다. 이런 시공간에 적응하는 이론은 정상화의 개념에 보조적인 역할을 하고 생물심리사회적인 발달과 근본적인 예방에 대안이 되는 것이다.

앞서 언급한 이런 원리들은 다른 의료 분야에도 적응이 될 수 있는데 특히 물리 치료에 유익하며 보다 현저하면서도 특이한 특징을 이런 작업치료와 연관하여 말할 수 있는 것은 가치와 방식에서 다른 기술이 접목되어 실제적인 상황에서 개인이 적응하는데 더 많은 도움을 줄 수 있다는 점이다. 아동 작업 및 물리치료는 유사한 원리와 기술(techniques)을 사용하는 것이다. 이는 공통의 목표로 아이의 치료를 촉진하여 발달과 성숙(maturation)을 최대한 증진시키는 것이 목적이다. 두 치료는 장애를 지닌 많은 아이들의 건강을 전체적으로 볼 때 꼭 필요하다. 이런 유사점들은 치료사들의 활동을 통해 흔히 볼 수 있는 원리이기도 하다. 그러나 두 직업 사이의 구별은 중요하고 많은 아이들에게 최고의 의료 프로그램을 구현하기 위해 필수적으로 가장 중요한 것이다.

시공간적 적응의 이론의 틀을 통해 우리는 물리 치료가 하는 역할을 볼 수 있고 앉고, 일어서고 어떤 물건을 잡으려는 활동을 통해 긍정적인 결과를 가져올 수 있도록 하는 것이다. 반면에 작업 치료는 전략적으로 환경 중심적인 목적을 향한 발달을 촉진시켜 스스로 음식을 먹고 색깔 있는 그림을 그리게 하거나 공을 잡는 활동과 같은 움직임을 일상생활에서 직접 경험하게 하는 것이다.

이런 치료 과정은 개인의 신체적이고 사회적인 활동과 더불어 의도적으로 활동을 유도하게 하여 자동적인 기능이나 반사적 활동을 통하여 발전하게 하는 것이다. 치료 프로그램은 환자와 치료사가 지니는 자신의 신념과 스타일로 나타나게 된다. 치료 관계는 아이와 가족들이 존중하고 배려하여 상호 협동하고 적응을 가능하게 할 때 가능하게 된다.

이런 활동 능력을 실제로 개발하는 감각 기관의 발전은 지속적이고 상호 협동과 신체적 치료 프로그램이 시너지 효과가 있을 때 아이들에게 가장 효과적이다. 치료사는 프로그램을 계획하고 상호 관련된 목적을 가지고 함께 활동하여 가장 바람직한 환경에서 가장 적절한 방식을 찾아내어 아이들이 자발적으로 행할 수 있도록 동기부여를 하는 것이 필요하다.

작업치료가 지니는 가치관
Occupational Therapy's Value System

작업 치료의 가치관은 치료사의 가치관과 직업적인 가치관이 하나가 되어 치료 스타일과 방식을 결정하는 그런 유형이다. 작업치료의 가치관은 문헌에서 나와 있고 다음과 같은 유형으로 연동되어 설명되어 진다.[1,2,8–11]

- 개인은 독특한 창조물로서 점차적으로 시간이 흐름에 따라 자신의 지속적이고 일상적인 생활에 적응시키고 시도한다.
- 작업은 환경과 더불어 개인의 활동양상에 중심이 되고 이를 통해 개인은 기본적인 필요를 행하고 자기중심적인 경험을 반복하여 축적하게 된다.
- 인간은 목적의식이 있는 작업과 능동적인 참여를 통해 자신의 건강상태에 영향을 미칠 수 있는 복잡하고 개방된 체계로 되어 있다.
- 작업치료과정은 상호 협동적이고 상호작용하는 관계로 의료진, 환자, 가족들이 생물 심리 사회적 환경 안에서 상호 영향을 미친다.
- 자신이 알고 있는 건강한 육체는 사회생활 가운데 생산적이고 유쾌한 참여 활동을 유지함으로써 균형 잡힌 삶에 영향을 미친다.

작업치료의 원리는 전인적인 것으로 작업을 통해 긍정적인 변화나 인간 활동의 수정을 통해 치료를 목적으로 사용하는 기술이다. 치료 기술에는 의도적인 활동과 돌봄, 그리고 세심한 인간관계로 자신이 이제까지 생활해온 방식과 특별히 다른 취급을 받고 있다는 느낌을 주어서는 안 되는 것이 기본적인 원리이다. 따라서 각 아이에게 맞는 개별화된 치료를 제공하여야 한다(치료 기술은 직업적 소명이자 돌봄과 관계 있고 개개인간의 특이한 정체성에 대한 경외심을 보여주는 실천으로 볼 수 있다. 작업 치료가 지니는 근본적인 가치관과 믿음은 이런 전문적인 과정의 중추적인 틀이다. 이런 과감한 행동은 내적인 경험에서 오는 것으로 치료를 위한 상황에 직면하면 그 상황에 적절한 처방을 해야 한다.).

작업치료와 시공간적 틀
Spatiotemporal Frame of Reference and Occupational Therapy

시공간에 적응하는 이론적인 틀은 보다 기능적인 면에서 다른 차원으로 나아가게 하는 아이의 행동을 수정하는 나선형 과정(spiraling process)이 핵심이다. 이런 아이의 행동에 개입하는 서비스의 근본적인 목적은 전략적인 것으로 놀이, 활동 및 자기 관리라는 행동을 자기 스스로 하게 하는 것과 연결된다. 이런 발전을 하도록 하는 기본적인 속성은 대뇌피질의 신경근육 기능과 연동되고 이것이 근본적으로는 의미 있는 활동을 하게 하는 자기 시스템(self-system)으로 분류된다. (부록 10-A)에서는 이와 관련된 이론적 전제 목록을 제공하고 있어 작업 치료를 하기 위한 전제를 제공하고 부록 10-B에서는 작업 치료를 위한 일반적인 원리를 제시한다. 이런 두 가지 방식의 부록은 시공간 적응이론과 작업치료를 연결시켜주는 기본적인 틀을 증명하고 있는 것이다.

시공간이라는 틀은 신경체계에 영향을 주게 되고 이런 주어진 환경과 더불어 아이가 어떤 반응을 하는가를 설명하여 준다. 아이의 성숙은 얼마나 많은 관심을 가지고 적극적인 활동을 주어진 환경 가운데 하는가에 달려 있고 이를 통해 학습과 기억("대뇌피질 학습"을 포함)이 향상되고 아이가 주의를 통해 목표지향적인 의미 있는 행동과 더불어 참여함으로써 변화를 가져오게 된다.

작업치료사가 주의를 기울여야 하는 점은 지속적인 환경을 제공함으로써 아이가 관심을 가지고 이런 일련의 활동에 참여하여 의미 있는 반응을 하도록 유도하여야 한다. 대뇌피질 활동은 목표지향적인 경험을 위한 것으로 주의를 가지고 경험에 참여함으로써 시공간 적응 프로그램을 통해 치료를 할 수 있는 주요한 변인이 되게 하는 것이다. 놀이와 활동 그리고 자기 관리 활동을 병행한 적극적인 참여는 의미 있는 반응을 가져오게 하고 낮은 단계의 활동과 결과로부터 벗어나 보다 구조적인 높은 단계의 의미 있는 단계로 나아가게 하는 것을 가능하게 한다. 작업치료를 하는 치료사는 어떤 구조적 환경이 아이에게 유익한가를 고민하든지 아니면 의도적인 목적을 가지고 반응을 할 수 있는 환경을 마련하는 것이다.

작업치료가 특별한 주의를 기울여야 할 아이들에게 가져올 영향을 고려할 때 치료사는 왜 아이들이 그런 행동을 하고 무슨 행동을 하는지 그리고 아이들이 그런 행동을 하게 하는 의도를 알아야 한다. 아이들의 구체적인 행동에 대한 이유를 알기 위해서는 치료사들은 현재 진행되고 있는 상황에 대한 이해를 할 필요가 있고 이에는 생물학적 심리적 그리고 사회학적인 측면을 포함하는 것이다. 생물 심리적 사회적 과정에 대한 이해가 많을수록 인간 행동에 깔린 의도를 더 잘 이해할 수 있게 되고 이것이 궁극적으로 효과적으로 전인적인 개념의 치료 프로그램을 가능하게 하는 것이다. 이런 전인적인 치료 프로그램이 지니는 개념은 아이들이 반응을 보이는 방식과 개선점들이 작업 치료를 위한 궁극적인 역할을 한다는 점이다.

이런 치료를 통해 의도하는 것이 무엇인가를 알게 된다는 것은 치료사들이 적응과정이라는 점을 신중히 생각하라는 의미이며 특별히 어린 아이들을 치료하는 행위와 이와 관련된 영향과 차이점을 잘 인식하고 있어야 한다는 점이다. 이런 종류의 차이점과 연동현상에 관련된 감각 피드백의 영향은 어떻게 적응할 것인가 라는 과정에 초점을 맞춤으로써 시작된다. 감각 피드백은 대뇌피질 학습에 필수적인 것이다. "이유"와 "무슨 내용"이라는 대상을 잘 파악하고 있으면 "어떻게" 치료할 것인가 하는 문제에 대한 치료적인 대안을 찾을 수 있는 실마리가 된다는 점이고 이런 과정을 통해서 다양한 치료를 위한 접근방식과 기술을 터득하게 될 수 있다.

작업치료가 단지 놀이로만 끝나지 않는 것은 작업 치료 예방 프로그램의 핵심적인 내용이다. 치료의 효과는 어린아이가 자신의 틀 안에서 어떻게 놀이에 적응하고 경험하여 자기시스템에 도입되는가에 달려 있는 것이고 이는 곧 자신의 변화로 이어지는 것이다. 의도적인 경험에 적응한다는 점은 아이의 내적 환경에 그런 변화 능력을 갖고 의존하게 하는 경험을 이에는 공간, 목표 그리고 아이 주변에 있는 사람들까지 모두 포함한다(이런 시스템은 어린아이 상호 작용에 미치는 시스템임). 따라서 작업 치료는 다양한 차원의 서비스 프로그램으로 아이, 가족, 치료사 및 다른 어린 아이 주변의 사람들과 하나가 되어 진행되는 서비스이고 반드시 어린아이가 이런 프로그램에 적극적인 참여를 하여야만 효과를 기대할 수 있다.

이런 일련의 예방과정을 통해 작업치료사들이 해야 할 주요한 역할은 환경을 마련하여 의도적으로 아이들이 경험을 하게 하여 자기 스스로 할 수 없는 활동들을 하게 하는 것이다. 치료사들은 이런 적절한 활동과 행동을 하게 유도하여 아이들이 "의미 있는 경험"을 할 수 있는 환경에 적응하여 탐험할 수 있는 분위기를 만들어 주는 것이다. 작업 치료는 이런 적절한 환경을 마련하여 아이들이 동기부여를 받아 이런 경험에 스스로 적응하게 하는 분위기를 제공하는 것이다. 이런 적응은 아이들이 어떻게 주변 환경이 주는 기대와 더불어 조화하는 능력을 가지는 가에 달려 있고 그런 개개인 아이들이 가지고 있는 적응 능력과 기대감에는 분명한 차이가 있다는 점이다. 이런 차이점을 통해 아이들은 스트레스와 심적인 갈등을 시공간적인 차원에서 경험하게 되는 것이다.

스트레스에 의하면 이런 치료는 아이들의 "내적 충동"을 통해 활동하게 함으로써 아이들이 잠재적으로 자기 통제 반응을 할 수 있는 가능성을 키워주고 성숙으로 이어진다고 한다. 행동과 놀이 활동을 통해 자신을 통제하는 것은 의도적으로 주어진 것이지만 자신의 환경에 대한 자신감을 키워주고 아이들에게 만족감을 주는 것이다.[2,p256] 자기 통제는 자신의 환경에 "스스로 주인"이라는 느낌을 주어 자발성과 자기능력에 대한 습득을 증폭시켜 주는 효과를 지닌다.

치료의 매개자로서 작업치료
Occupation as Therapeutic Media

개인에게는 의미 있는 작업치료는 한 개인의 삶을 정상적으로 회복하는 중요한 수단의 치료 방법으로 사용될 수 있고 이에 따라 작업치료는 개인의 "중요한 보호자"와 같은 역할을 하는 것이다.[3,p727] 7장에서 정의한 바대로 작업치료 활동에는 놀이, 일, 그리고 자기 관리 이벤트를 포함하며 이를 통해 주변 환경을 탐험하고 개발하여 이에 능숙하게 적응하게 하는 기회를 제공하게 되는 것이다. 이런 작업치료 활동은 감각기관의 발달은 물론 자기 통제 개발 능력을 지니게 하여 치료과정에서 중요한 역할을 하여 특별한 필요가 요구되는 개인에게 생산적인 삶을 살 수 있도록 회복하는데 중요한 이바지를 하고 있는 것이다. 학습과 적응의 상당부분은 의도적으로 고안된 놀이가 중심이 되고 이런 놀이는 치료 프로그램의 핵심적인 역할을 한다.[14]

작업치료사는 어린아이의 놀이를 귀하게 여기고 치료 예방이라는 이에 대처하는 능력을 배양 한다는 점에서 주목할 만하다. 어린아이에게 주어지는 동기부여나 자발적인 놀이 충동은 아주 훌륭하여 적극적으로 주어진 환경에 적응하는 것을 용이하게 하여 시공간적 적응 능력을 가능하게 해 주고 놀이 활동의 범위와 환경적 이벤트에 적응할 수 있는 영역을 넓혀주어 프로그램이 지니는 본래의 의미를 더해준다.[14] 오늘날 과학적인 발전을 통해 전기치료가 장애 아이들의 치료에 많은 활용을 하고 있고 이와 더불어 놀이와 학습활동 영역에까지 이르고 있음이 사실이다. 소프트웨어 프로그램을 활용한 방법과 로봇을 활용하여 놀이 활동을 반복하게 하는 것도 최대 적응 효과를 유발시킬 수 있다.[15,16] 오늘날 기술은 새로운 영역으로 작업치료라는 영역을 더해주었지만 보다 중요한 점으로 전기를 이용한 기술은 시공간 적응에 적응할 수 있도록 아이들이 놀이 영역을 확장한 점은 의미가 있고 특히 장애아들에게는 긍정적인 결과를 가져다주었다.

놀이 활동을 자극하는 것은 주요한 치료 임무로 생각되어지고 치료사는 아이들과 함께 놀이 활동을 한다는 의지를 가지고 있어야 하고 어떻게 놀이 환경을 만들어 아이들이 적응할 수 있는 유쾌한 분위기를 창출해 낼 것인지 알고 있어야 한다. 왜냐하면 주어진 환경이 긍정적이고 동기부여를 할 수 있는 여건이면 놀이도 똑같은 방식으로 발생하게 되고 의도하는 행동을 촉진하게 된다. 그 결과로 이런 치료 활동을 하는 자에게서 중요한 도전은 놀이 공간을 만들고 놀이 시간을 정하여 아이들이 자신의 신체를 효과적으로 활용하여 상호 작용할 수 있는 능력을 촉진시키고 문제해결 접근 방식을 환경적인 문제와 연동하여 사용할 수 있게 하는 것이다. 치료 환경은 아이들이 이런 의도적으로 만들어진 활동을 하게 될 때 효과적이고 의미 있는 접촉을 주변 사람들과 할 수 있게 될 때 효과적이다. 아이들의 처음 반응과 참여는 치료 활동 과정에 중요한 역할을 하게 되고 환경이 주는 도전도 이것으로 충분하다. 아이들의 자기 지시는 치료활동이 궁극적으로 의도한 목적을 성취하는데 중요한 영향을 미치게 되고 일상적인 활동에서 그런 능력을 지니도록 유도하는 것 역시 필요하다. 따라서 작업치료는 놀이 환경이 구조적인 환경과 상황에 대한 자유가 연동되어 적극적인 활동 참여로 이어질 때 상호 역할이 작용하여 그 긍정적인 효과를 배가시키는 것이다.

시공간적인 적응은 아이들의 놀이 맥락에서 발생하고 시공간 적응의 적절한 상황은 치료를 가속화시키고 아이 활동 능력에 영향을 미쳐 주변 환경에 적응하는 능력을 결정하는 요인이 된다. 놀이 프로그램은 아이들의 삶의 역할과 이와 관련된 능력뿐만 아니라 환경을 지배하는 능력에도 영향을 미친다. 치료 프로그램은 호기심을 가지도록 하고 주변 환경을 탐색하고 놀이 행동의 반복을 하도록 유도하여 기회를 제공하고 스스로 결정하고 놀이 학교생활 자기관리를 하는데 균형감각을 하도록 하는 것까지 포함되어야 한다. 놀이 문화가 지니는 가치는 이런 특징을 공유하고 있는데 이를 통해 행동의 규칙, 사물의 원리 사람들을 대하는 태도를 경험하게 하여 감각 기관의 활동을 통해, 건설적인 놀이 문화를 통해 사회적인 활동놀이를 통해 경험하게 된다.[15,16] 감각기관을 자극하는 놀이는 활동이 즐거울 뿐만 아니라 감각과 행동이 유기적으로 상호작용하여 이와 같은 관련성을 이어주는 역할을 하고 사회 활동은 신체적 언어적인 활동을 주변사람들과 하게 해 준다.[16] 감각기관, 건설적이고 사회적 활동이 주는 연속적인 활동은 개인이 주어진 환경에 어떻게 가능하게 할 것인지를 가능하게 해 주는 것이다.

놀이는 시공간 적응 이론을 사용하는 예방 과정에 핵심적인 내용으로 간주되고 이는 놀이 활동 방식으로서 놀이 활동 능력을 개발하여 필요한 삶의 역할을 적절히 수행하도록 함을 의미한다. 시공간 적응 이론의 관점 안에서 볼 때 놀이 방식은 내적인 활동을 어린아이가 어떻게 받아들이는가 하는 것과 연동된다. 시공간 적응이론은 외적인 치료에 국한되는 것이 아니다. 따라서 내적인 수용활동을 통해 놀이를 통한 목적은 의도적으로 시연되고 있다. 이런 내적 자기 시스템 과정을 수용하는 의미는 외적 동기부여 현상과 더불어 그 의미를 부여할 수 있다. 놀이 활동을 통해 작업치료사는 환경이 주는 외적인 현상에 영향을 주게 되고 내적 동기부여를 아이들에게 부여하는 역할을 수행한다. 작업치료사들이 흔히 사용하는 놀이 활동은 아이들의 내적인 역할이나 치료 목적으로 적응을 강조하는 것을 모두 포함한다. 내적인 동기 부여 현상이 놀이 활동에 미치는 영향은 놀이가 그 자체로서 아니면 내적인 의식의 반응을 이끌어내는 것을 목적으로 한다는 점이다. 놀이 활동을 통한 치료 목적은 놀이가 높은 차원의 적응과 이를 위한 능력까지 촉진시킨다는 점을 염두에 두고 하는 말이다.

요약 Summary

시공간 적응 이론은 의도적으로 놀이 활동과 과정을 창출함으로써 치료 효과를 노리는 것이다. 놀이는 강력한 치료 수단으로 적응력을 높이고 원래 기능을 회복시켜주면 이런 치료 목적을 촉진시키는 역할을 한다. 연속적인 시공간 적응은 이론적 틀의 한 형태로서 놀이 치료를 가능하게 하고 이는 이런 이론을 위한 지침과 같은 역할을 하여 긍정적인 기술을 획득하게 하는 길을 열어준다. 비록 이 이론이 연속적인 과정의 중요성과 가변성 그리고 개개인간의 차이점을 강조하고 있기는 하지만 개개의 아이들은 개개인만의 장단점을 지니고 있어서 환경이 주는 활동을 통해 그 나름대로 방식을 개발할 수 있는 것이다.
개개의 아이들은 특이한 방식의 자기 나름대로 방식을 가지고 태어났기 때문이다.

작업치료는 과학적 근거에 바탕을 둔 이론이지만 그 가치와 유형은 아직도 정의되고 분간되어 연구되어질 가치가 있는 영역이다. 이런 놀이 치료가 지니는 특이한 상황을 이해하고 "보호자와 같은 역할자"로서 특별함은 치료사들이 이를 통해 영향을 받을 대상의 건강을 염두에 두고 인간적인 관점에서 심각하게 고려되어야 할 점으로 인식된다.[2]

핵심 요소 Key Points

1. 작업 문화와 작업 과정이라는 개념은 이론적인 틀이 혼합된 형태로 시공간 적응이론이 작업 치료방식에 어떤 연관성을 지니는지 그 틀을 제공한다.
2. 시공간 적응 이론은 단지 주어진 이론으로 임상적 이유를 통해 적절한 이론을 마련하고 실제 적응을 위한 전략을 제공한다.
3. 이론적인 틀 안에서 가장 중요한 작업치료가 가치는 "작업" 그 자체이고 "적극적인 참여"이며 "개인의 권리"로서 생생한 자기 만족감을 갖도록 하는데 있다.
4. 아동 작업 치료는 "놀이 학교생활 그리고 자기 관리"의 영역에 기반을 두고 있으며 가족 간의 협동도 중요한 요소이다.
5. 놀이 치료기술의 사용과 가족 간 의사소통의 증진은 정상적인 상태와 근본적인 예방법이 된다.
6. 작업 치료 프로그램을 특별한 관심을 가지고 대해야 할 아이들에게 적용할 때는 적응과 이차적 후유증을 방지한다는 차원에서 고려되어야 한다.
7. 작업 치료가 지니는 두드러진 특징은 가치체계라는 점이며 그런 기술은 의도적으로 만들어진 적응을 위한 경험의 틀에서 고려될 점이다.
8. 작업 치료가 지니는 가치는 개인은 스스로의 고유한 특성을 지니고 있다는 믿음을

전제로 하는 것이고 놀이는 개인이 주어진 환경과 더불어 반응을 하는 가장 기본적인 요소이다. 인간은 복잡하고 상호 영향을 주고받는 피조물이어서 자기관리 활동이 적극적인 참여로 활동화되는 균형을 바로 잡을 때 효과를 볼 수 있다.

9. 작업 치료학은 놀이를 통해 긍정적인 변화와 수정을 인간 활동에 연계시켜 치료하는 것이지만 치료 기술은 놀이 활동을 의도적으로 창출해서 돌보고 개인관계를 통해 치료를 활성화하는 것이다.
10. 시공간적 적응 이론의 기준 및 작업 요법을 관련시키기 위해, 직업 요법 중재 전략에 대한 이론의 전제 및 일반 원칙은 그 관계의 기초를 제공한다.
11. 직업은 시공간 적응 과정을 용이하게 하는 기본 매체이며, 직업 치료와 함께 놀이는 치료 프로그램을 위한 강력한 매체가 된다.

자가 학습을 위한 지침 Self-study Guidelines

1. 작업 치료의 기본적인 믿음은 무엇인가?
2. 어떻게 이 이론이 작업치료를 통해 개선될 수 있는가?
3. 작업치료를 정의하면?
4. 작업치료가 지니는 궁극적인 가치란?
5. "정상화"와 "기본적인 예방책"이 작업치료예방과 어떤 연관이 있는지 정의하면?
6. 작업치료가치를 논의하면?
7. 작업치료사들이 예방치료와 관련하여 행할 근본적인 역할은?
8. "작업"이 왜 아이들을 치료하는 강력한 수단이 되는지 논의하면?
9. 시공간 적응이론의 전제에 대해 논의하면?
10. 예방 전략을 위한 지침을 시공간 적응이론과 연동하여 설명하면?

✍ 참고문헌

1. American Occupational Therapy Association: Philosophical base of occupational therapy. Am J Occup Ther 33:785, 1979.
2. Englehardt HT: The importance of values in shaping professional direction and behavior. In Target 2000: Occupational Therapy Education. Rockville, MD, American Occupational Therapy Association, 1986, pp. 39-43.
3. Bing RK: Report of the president to the members. Occup Ther News, 40(6), June 1986.
4. Wolfensberger W: Normalization: The principle of normalization in human sciences. Toronto, Canada, National Institute on Mental Retardation, Leonard Crainford, 1972.
5. Vandenburg B, Kielhofner G: Play in evolution, culture, and individual adaptation: Implications for therapy. Am J Occup Ther 36:20-28, 1982.
6. Farris B: Introducing social development content into social work curriculum. Soc Dev Issues 6(1):41-52, 1982.
7. Bloom M: Primary Prevention. Englewood Cliffs, NJ, Prentice-Hall, 1981.
8. Kielhofner G: A paradigm for practice: The hierarchical organization of occupational therapy knowledge. In Kielhofner G (Ed): Health through Occupation. Philadelphia, F.A. Davis Co., 1983, pp. 55-87.
9. Mosey AC: Occupational Therapy: Configuration of a Profession. New York, Raven Press, 1981.
10. Yerxa E: The philosophic base of occupational therapy. Occup Ther 2001 A.D., pp. 26-30, 1979.
11. Yerxa E: Audacious values: The energy source for occupational therapy practice. In Kielhofner G (Ed): Health through Occupation. Philadelphia, F.A. Davis Co., 1983, pp. 149-152.
12. Ayres AJ: Sensory Integration and Learning Disorders. Los Angeles, Webster Psychological Services, 1972.
13. Kielhofner G: A heritage of activity: Development of theory. Am J Occup Ther 36:723-729, 1982.
14. Vandenberg B, Kielhofner G: Play in evolution, culture, and individual adaptation: Implications for therapy. Am J Occup Ther 36:20-28, 1982.
15. Kielhofner G, Miyake S: The therapeutic use of games with mentally retarded adults. Am J Occup Ther 35:375-382, 1981.
16. Mach W, Lindquist JE, Parham LD: A synthesis of occupational behavior and sensory integration concepts in theory and practice. Part 1, Theoretical foundations. Am J Occup Ther 36:365-374, 1982.
17. Berlyne D: Conflict, Arousal and Curiosity. New York, McGraw-Hill Book Co, 1960.

[부록 10-A]
시공간 적응 이론의 전제

시공간 적응 이론은 아래와 같은 전제로 시작된다.

1. 이론의 개발은 신경체계 성장의 기능이 주된 내용이고 개인에게 주어진 환경 적응 과정 모두를 통해 발생된다.
2. 적응은 얼마나 많은 주의를 하고 적극적인 참여를 하는가에 달려 있으며 시공간 영역이 동반된 환경에서 역할이 관심의 대상이 된다. 의도적으로 창출된 시공간 영역에서 이벤트 참여는 자기 통제로 말미암아 감각 피드백을 통해 성장활동에 영향을 준다.
3. 놀이 환경이 의도적인 이벤트로서 주어짐으로 의미 있는 경험을 아이들이 하게 되고 이를 통해 보다 높은 차원의 적응으로 이어짐으로 성장역할을 하게 되는 것이다.
4. 높은 차원의 적응은 낮은 단계의 기능적인 수정과 통합을 통해 발생하게 되어 높은 차원의 적응과 목적은 구체적인 낮은 낮게 활동과 연계되는 경향을 보인다.
5. 전통적이고 변이적 그리고 성장발달에 맞춘 적응성은 신체 전반에 걸쳐 동시에 발생하게 된다. 동시에 일어나는 현상은 신체의 움직임이 적응하고 있다는 반증이며 이것이 보다 발전된 형태의 행동으로 이어진다.
6. 환경이 주는 경험은 시공간 스트레스를 그대로 보여주며 스트레스를 통해 환경에 어떻게 대처할 것인가 라는 전략을 얻게 되고 이것이 생체내의 균형을 유지하려는 항상성으로 이어진다.
7. 시공간 육체적 정신적 고통은 행동장애를 보이게 되고 그 결과 부적응을 낳게 된다. 아이들이 스트레스를 받게 되면 목적이 없어지고 낮은 단계의 적응을 가져오게 되며 더 이상 발전하는 행동으로 이어지지 않게 된다. 이런 부정적인 전략이 계속되다 보면 행동방식에서도 퇴보하는 모습을 보인다.
8. 신경체계의 발달은 성장에 새로운 장애를 바로 잡는 계기가 될 수 있으며 신경체계가 형성단계에서 보이는 (가령, 체형변화, 치아의 생성, 새로운 신체기관의 형상) 융통성은 감각적인 적응과정을 촉진하고 수정하게 하는 능력을 키워준다.
9. 예방 프로그램은 시공간 적응 과정에 초점을 두고 적극적인 참여를 유도하게 되는데 감각 기관에 자극을 주어 성장을 도와주는 것이다.
10. 예방 프로그램은 적절한 감각 유입과 산출 감각 피드백을 제공하고 지속적인 전략과 항상성을 사용함으로써 이전에 뇌세포가 반응을 보이지 않았던 과정을 자극하여 반응을 유도하고 신경기관에 영향을 미치게 하여 새로운 기억의 흔적을 되찾게 함으로써 성장을 촉진시키는 것이다.

[부록 10-B]
예방 전략의 원리

1. 개개의 어린아이는 개성이 있는 존재로 건강한 발달의 가능성을 모두 지니고 있고 자기 감각 능력이 내재한다.
2. 놀이 치료는 자기 능력을 개발하고 향상하여 적응하는 힘을 부여한다.
3. 적응 틀 내에서 누구든지 예방, 치료, 보상, 관리 유지를 성취할 수 있다.
4. 전반적인 목적은 예방 치료 전략의 틀을 제공하여 관심아이들에게 맞는 전략을 강구하는 것이다.
5. 시공간 적응이론은 실질적인 틀을 마련하여 인간행동의 발달에 초점을 맞춰 심리적 과정의 발달에만 몰두하게 하지 않는 것이다.
6. 시공간 적응 틀 안에서 치료 수단과 방법은 기본적으로 감각기관 행동을 심리적인 현상이라는 신경과 연동된 행동을 발전시키는 것이다.
7. 치료 방법은 신경 행동학적 예방 전략과 연관하여 이해된다. 각자기 이벤트나 놀이, 적극적인 참여를 통해 환경을 이해하는 능력, 그리고 자기 관리에 적응하여 놀이 및 학교생활을 정상적으로 하는 것, 기술의 사용과 기구를 활용한 방법 그리고 가족 간의 상호활동이 포함된다.
8. 지속적인 시공간이 적응 과정은 치료효과를 가져와 상호 역동적인 영향을 주고받는 과정이 얼마나 중요한지를 증명하고 있다.
9. 준비, 촉진 및 적응은 기본적인 예방 전략으로 고려되고 있고 시공간 적응을 통한 의도로 이해된다.
10. 예방 전략은 믿음, 가치판단, 그리고 윤리적인 면에도 영향을 미치게 되어 고유한 관점으로 이를 이해하는 것이 필요하다.

용어 해설
Glossary

Accommodation (조절) - 유입 자극에 반응하기 위해 신체를 조정하는 운동 반응

Accuracy (정확도) - 성능의 정확도에 관한 것일 때, 어떤 사람의 행동이 갖는 방향, 거리, 제어 및 타이밍에 대한 인지 또는 판단을 포함하며, 수행되는 행동의 시간적 차원과 관련하여 자아인식에 종속적임

Activation 활성화(이동성) - 작용물질의 완전한 단축과 대항물질의 연장에 의해 구별되지 않은 패턴의 이동 근육 기능의 개발

Adaptation (적응) - 환경의 요구 내에서 기능/수행하기 위해 요구되는 신체 프로세스를 조정하는 지속적으로 진행되는 상태 또는 행동; 진료 세션 내의 치료 방식으로서 적응은 수행에 목적을 둔다; 환경적 이벤트에 대해 적응하기 위해 운동을 활용하는 것

Affordance (행동 유도성) - 어떤 사람에 대한 환경 및 관계를 내용하고 활동을 지지하기 위해 사용되는 생태적 이벤트 이론의 구성요소 또는 어떤 사람이 환경의 활동에 행동하고 참여하도록 지원을 제공하는 환경적 이벤트의 구성요소

Assimilation (동화) - 정보를 수령하는 감각 프로세스

Association (연관성) - 감각 정보를 경험 중인 운동 행동과 관련시키는, 현재와 과거 행동을 관련시키는 조직화된 프로세스

Autonomic nervous system(ANS) (자율 신경계) - 평활근 및 심근 그리고 선상조직을 자극하면서 비자발적인 행동을 지배하는 신경계의 일부로서 교감 신경계와 부교감 신경계로 구성된다.

Bilateral weight shift (양방향 체중이동) - 상·하지를 양방향으로 사용하여 체중을 상체에서 하체로(그리고 반대로) 이동시키는 앞뒤 또는 위 아래로 이동

Blended mobility/stability (혼합 이동성/안정성) - 사지가 공간에서 자유롭게 움직이도록 그리고 전체 몸통이 공간을 통해 자유롭게 움직이도록 허용하는 근육발달의 성숙 단계

Brain stem (뇌간) - 중추 신경계의 수준 2, 3 및 4(수질, 뇌교, 중간 뇌)

Category (범주) - 기초이론의 주요 개념 또는 구성요소

Caudocephalic - 발달의 근위부 순서에 대한 거리와 동일하다.

Central nervous system(CNS) (중추신경계) - 척추동물에서 뇌 및 척수로 구성되어 있으며, 감각자극이 전달되고 운동자극이 나오며, 전체 신경계의 활동을 감독 및 조정하는

신경계의 일부로서, CNS는 진화에서 구조의 계통발생적 출현뿐만 아니라 개체발생적 발달과 유사한 7가지 구조적 수준을 갖고 있다

Cephalocaudo (두미방향) – 발달은 머리에서 꼬리 순서

Cerebellum (소뇌) – 중추 신경계의 5번째 구조 수준; 신경계에 시너지, 즉 운동 패턴에 포함된 방향, 힘, 타이밍 및 긴장(tone)의 원만하고 질서 있는 순서를 부여한다.

Cerebral hemispheres or Telencephalon (대뇌반구) – 뇌 신경체계를 구성하는 것으로 대뇌 흰 섬유트랙 및 핵을 이루는 신경체계임.

Coactivation (안정성) – 관절 부위의 작동하는 근육과 작용하지 않는 근육 부위를 칭하며 신체가 균형을 이루게 하는 것임.

Cocontraction – 작동근육과 미작동 근육이 수축 이완하는 것

Compensation (보상) – 예방치료 과정으로 다른 행동유형을 하게 하거나 다른 행동으로 대체하게 함

Contralateral Weight shift (반대편 체중 이동) – 신체의 축이 회전하여 신체 부위가 한 방향으로 회전하게 하는가 하면 인근 신체가 반대방향으로 이동하게 하여 아이들의 체중이 동시에 다른 방향으로 이동하게 하는 것

Cortical (피질) – 대뇌 피질의 활동과 연관된 것으로 높은 단계의 활동에 관련됨

Cranial nerves (두개골 신경) – 말초신경이 두개골 구조와 연관하여 12짝의 두개골 신경이 연결되어 있음 첫 번째 두개골 신경(후각, 시각, 청각, 활차 신경, 3차 신경, 외전 신경, 얼굴 신경, 평형신경, 인후 신경, 척추 신경, 미주신경, 혀 밑의 신경)

combined mobility/stability (연동된 이동/안정성) – 이동하는 신경의 기능으로 개인이 위치를 유지하고 정해진 위치에서 움직이게 함

competence (능력) – 적절한 행동을 하여 주어진 환경의 요구에 응하는 능력으로 효과적으로 환경에 반응함

complete rotation (온전한 회전) – 직립자세로 똑바로 서서 허리를 휘거나 앉고 기어 다니던지 물건을 잡아당기는 행동으로 혼자서 할 수 있음

Coordinative structures (조정하는 구조) – 생태학적 이론의 개념으로 특정한 행동을 하는 행위

Developmental sequences (개발 연동) – 똑바로 행동하고 움직이는 기능으로 기어 다니던지 걷던지 달리고 물건에 손을 가져가거나 물건을 잡는 행위로 개발 행동의 유형으로 앉고 구르고 서거나 걷는 행위 그리고 물건에 손을 뻗치고 잡는 행위로 감각 기능임.

Developmental sequences to stand (서기의 발달순서) – 어린아이나 아이들이 똑바로 설 수 있는 행동으로 이를 통해 회전하고 부분적으로 돌거나 균형을 유지함

Diencephalon (사이뇌) – 여섯 번째 신경체계로서 뇌를 정의되고 뇌 깊은 곳에 위치하여 수백만 개의 염색체가 발생하게 되는데 이는 내장 내부 신체기관 성장 호르몬 반응 일상적인 리듬과 내분비선과 연관성 있음

differentiation (차별성) – 본질적으로 행동유형을 분간하는 과정으로 행동의 적절성을 판단하기 위함

distress (정신적 고통) – 통제하지 못할 스트레스나 발달에 부정적인 영향

ecological event theory or ecological approach (생태학적 이론이나 생태학적 접근) – 감각가능의 활동에 관하여 파울과 터비가 개발한 이론으로 개인과 환경에서 중요한 점이 무엇인지를 설명함

Effectance motivation (원천적 동기) – 생물학적으로 태어날 때부터 어떤 일을 하고 행동하려는 동기

Efficiency (효율성) – 행동과 연관하여 일어나는 관계에서 성취하려는 동기와 적극적인 힘이 어떤 결과를 가져오는지를 밝힘

Environment (환경) – 주어진 환경, 자아 타인 물건, 생활공간 및 인간관계로 상호작용과 연관

Equilibrium reaction (평형 반응) – 보완적인 동작으로 심적 안정을 회복하려 할 때 사용됨

Event (사건) – 개인이 참여하는 활동

Extrinsic motivation (외적 동기부여) – 개인에 대해 외적인 보상이 가져올 행동을 도움

Facilitation (용이함) – 외적인 자극으로 특정 지역에서 신경체계가 흥분이나 동기를 가져와 연속적으로 필요한 반응에 반응을 보이거나 적응 반응을 보이도록 도움

frame of reference (바람직한 틀) – 상호 연동되는 상황에서 어떤 지침들을 통해 어떤 일을 할 수 있도록 마음에서 세우도록 하는 계획

function (기능) – 환경에 반응하는 신체적 과정

Generalized movement (평범한 동작) – 신생아의 첫 번째 움직임으로 통제나 분명한 목적이 없는 듯 보이지만 신경기능의 발달에 정확하게 영향을 미치는 기능적인 동작이며 이를 통해 신경이 성장하게 하는 태어나면서 보이는 동작임. 대부분이 원래 리듬을 타고 보이는 행동으로 누가 가르치지 않아도 스스로 적절하게 보이는 반응으로 평형반응이다.

hard-wired (굳어진 행동양식) – 굳어진 신경체계로 일단 염색체가 성장하고 그 기간 동안 변화가 일어나 시간의 흐름과 더불어 반복되면 다른 형태의 발전으로 나아가게 되고 여러 가지 반응이 일어나는데 이제 기능적인 동작은 멈추고 굳어지게 된다. 이런 인간의 신경체계가 보이는 굳어진 행동은 유전적인 속성으로 구체적인 행동과 더불어 일어나고

걷는 행위를 비롯하여 직립 자세로 물건에 손을 대고 잡는 행동들이 있다.

Hyperactivity (과민반응) – 과민 동작이나 반응

Hypertonic (과도한 긴장) – 정상적인 행동보다 신경 근육이 더 활발하게 활동하는 경우로 수동적인 동작에 저항하고 극단적인 행동을 보임

Inhibition (활동억제) – 신경활동의 감소와 외적자극에 대한 반응이 줄어듦

Intrinsic motivation (내재적 동기) – 생물학적으로 행동하고 활동하려는 충동

Key behaviors (주 행동) – 어린아이가 이전에 습득한 행동을 통해 새로운 행동을 습득하고 이전행동을 수정하여 보이는 행동

kinesthesia (운동감각) – 개인이 위치나 행동을 신체를 통해 보이는 감각

kinetic system (운동 역학 시스템) – 대뇌 피질에서 행동유형과 신체적응을 할 수 있도록 하여 습득한 기술에 기반을 두어 유사한 행동유형을 보이는데 이는 일반적으로 유전에서 생성된 것이든 아니면 반자동적으로 습득한 행동임

Limbic system (대뇌 변연계 시스템) – 대뇌 변연계 시스템의 핵심으로 개인이 움직이거나 동기부여를 통해 어떤 행동을 보일 때 나타나는 특징으로 기본적인 욕망이나 욕구 기억 기능이나 후각 청작 자동반응 감정적 토인이나 정서적 안정성이 포함됨

Maintenance (항상성) – 실제로 활동하는 상황에서 개인이 주어진 환경에서 행동하도록 도와주고 적절한 기능을 습득할 수 있게 함

Maladaptation (부적응) – 주어진 환경에 적응하지 못함

Mature strategies (성숙한 전략) – 궁극적으로는 신경 기능이 제대로 작동할 수 있게 안정성과 기동성을 발달하게 하여 공간적으로 자세를 독립적으로 생각하고 활동하도록 도와주어 심적 안정과 평형감각을 유지하여 균형 잡힌 자세를 할 수 있도록 도움

Midline stability reactions (정중선 안정 반응) – 성숙한 신경 기능이 직립자세로 정해진 장소에서 신체적 조정을 하게 함

Mobility (운동성) – 신경의 활동

Model (모델) – 기본적인 신념체계, 내용 및 내적인 활동의 속성과 패러다임

Modification (수정) – 예방 과정으로 자기 시스템 안에서 변화를 유도하여 개인이 적극적인 활동참여를 하게 함

Motor (기관) – 근육 운동의 활동을 촉진하게 하여 신경과 신경섬유가 신경체계나 근육 행동과 연동하여 작용

Motor Planing(praxis) (작동, 응용) – 자동적으로 동작하는 능력

Movement strategies (움직임 원리) – 행동유발을 하게 하는 동인으로 신체의 변화를 가져옴

Muscle tone (근육 강조) – 근육의 경직성으로 특정 자세에서 나타남. 정상적인 근육의 강도, 근육의 질, 건강, 탄력성

Neocortical system (대뇌 신 피질) – 전두엽과 측두엽으로 판단하고 감정적 표현과 동기부여 및 기억과 연관

Neural (신경) – 신경과 연관

Neurological (신경학(적)) – 체계적으로 신경 시스템을 연구하는 것으로 신경의 기능 장애를 진단하고 치료함

Neuroplasticity (신경 탄력성) – 굳어지고 연한 신경에 관한 개념으로 신경 체계가 얼마나 탄력성이 있는가 하는 문제임 특히 자궁에서 자나는 태아나 유아기 및 어린아이와 연관됨

Occupation (심심풀이 놀이) – 환경적인 이벤트를 통하여 아이들이 환경에 적응하고 반응을 하게 하여 관심을 집중하게 하여 습득 발달 만족을 얻게 하는 것

Occupational performance (놀이 활동) – 놀이하고 구체적인 일을 하며 또 자기만족이라는 세 가지 작용이 상호 역동적으로 발생하게 함

Parasympathetic nervous system (부교감 신경치계) – 자동신경 체계의 한 부분으로 자극을 통하여 생리학적 효과를 신체에 가져오게 하며 혈관의 팽창을 이끌어 냄

partial rotation (부분적 이동) – 입석 발달의 세 번째 단계로 누워있는 자세에서 옆으로 눕기 앉은 상태에서 밀기 그리고 서기로 나누어짐

Partial-complete rotation (반 회전) – 입석 발달의 두 번째 단계로 아이들이 눕거나 옆으로 구르고 앉은 자세를 취하고 한 바퀴 돌고 기어 다니면 물건을 잡아당기고 밀고 하는 독립적인 행동

Perception (감각) – 정보를 감지하는 감각적 능력

Performance skills (행동 능력) – 감각 기관 행동은 신체가 시공간 영역에서 활동할 수 있게 하는 능력으로 충동을 받고 외부 물체에 대해 반응하는 자연적인 반응으로 시공간의 영역에서 환경에 반응함

Peripheral nervous system (말초 신경) – 외부환경과 반응하는 신경으로 육체 감각과 운동 신경이 연관되어 내적 환경이 자동적으로 반응을 보임

Phasic reflexes (형세 반응) – 자극에 반응함

Plasticity (탄력성) – 신경발달에서 태아 유아 어린아이에게서 보임

Play (놀이) – 갖가지 활동을 어린아이에서부터 아이들의 놀이에 이르기까지 보이는 성인에 이르기까지 보이는 활동으로 탐험 상상력 역할 놀이 스포츠, 게임, 취미 그리고 레크리에이션과 같은 게임 활동이 포함됨.

Postural strategies (신체활동 원리) – 동작의 기본 요소로 신체 활동 유지에 필요

Praxis (적용) – 동작의 형태에 대한 의식

preparation (준비) – 치료 형태로서 행동의 예비 단계와 진행단계에서 신경 근육이 어떻게 기능하는지를 관찰함

Prevention (예방) – 개인의 활동이 심리적 고통을 어떻게 유발하는지 그리고 이차적인 병발을 동반하는가의 원리

Primitive reflexes (원시 반응) – 태어나면서 보이는 반응

Primitive strategies (원시 원리) – 행동이 어떤 식으로 발전하는 가를 관찰하고 움직임, 안정성 기능을 포함하여 내적인 기능보다는 외적인 환경과의 반응에 주목함. 이런 행동이 발전하여 물건을 잡고 고치는 반응으로 이어진다.

Prone (성질부림) – 선천적 기질

Property (특성) – 이론적 틀을 설명해 주는 역할

Proprioception (프로프리셉션) – 신경 근육 힘줄과 관절 같은 신체부위에 정보를 전달

Purpose (목적) – 구체적인 결과를 통해 행동과 결과에 대한 판단

Purposeful (의도적인) – 의도적인 수정과 변화를 가져오기 위함

Purposeful sequences (의도한 결과) – 발달 과정과 유형에서 공간에 대한 반응과 사물에 대한 반응 그리고 사람에 대한 자극과 반응이 어떤 형태의 동작으로 이어지는지를 말하고 의도적으로 주변 환경에 호기심을 지닌 어린아이들이 대상이다. 이는 어떤 행동을 하는 "행위"와 연동되어 진다.

Reaction (반응) – 감각기관이 행하는 자극에 대한 반응

Reflex (반사작용) – 단순하고 예측 가능한 반응으로 한 두 번의 자극에 반응

Remediation (치료) – 예방하는 과정으로 개인의 활동으로 교정 치료 개선 효과를 지님

Reticular (반추동물의 망상) – 뇌와 시상하부의 핵을 형성하고 주요 감각 기능 작용을 하며 중앙에 위치하고 많은 신체 반응을 인지하는 중요한 기능을 함

Rotational righting (회전복원) – 중심축을 중심으로 이동

Self Care (자가 치료) – 먹고, 입고, 치료하고, 화장실가고, 휴식을 취하며, 자기 문화로 스스로 자기 관리하며 건강을 증진함

Sensorimotor-sensory (감각기관) – 감각의 대내외적 활동과 피드백

Sensory integration (감각 통합) – 두 개 이상의 기능이 상호 작용하여 뇌의 반응에 적응력을 향상함

Skill (기술) – 속도, 시간, 노력, 공간, 통제와 관련한 노력으로 신체가 보이는 동작으로 놀이 분위기를 고취하고 일관성을 보여줌

Soft-wired system (탄력성) – 신경체계가 구체적인 행동을 유발하지만 환경 내에서 영향을 받음

Spatial (공간) – 개인의 환경과 환경을 포함하는 공간적 영역

Spationtemporal (시공간) – 시간과 공간 환경

Spinal nerves (척추신경) – 척추와 연관된 신경으로 31개의 기능–척추 관련된 신경, 8개의 쇄골, 12가지 흉부, 5가지 등뼈, 5가지 천골이 해당되며 1–2개의 미골부분과 척추신경, 1–4가지 쇄골 및 C5–TI 팔의 신경 혈류망, T12–L4 허리 요추 혈류망, L4–S4 혈류망을 포함한다.

Spiraling continuum (항상성) – 계속되는 동작의 상호연계성

Stability (안정성) – 역동적인 근육활동으로 수축과 이완의 활동성 제고

Strategies (전략 원리) – 신경근육의 요소

Stress (스트레스) – 균형감각에 변화를 가져옴

Structured media (구조적 대안) – 생태적 이론의 한 부분으로 빛 공기 소리와 같은 환경으로 필요한 정보를 사람에게 제공

Structures(of body) (구조) – 뼈 관절 근육 신경

Subcortical (대뇌피질) – 대뇌 피질 아래 신경중추와 연관하여 반작용과 잠재의식을 나타냄

Supine (누워있음) – 바로 누움

Symmetrical (균형 잡힌) – 한 개인은 균형을 잡은 채로 똑바로 설수 있고 앉을 수도 있음

Synergic system (시너지 시스템) – 방향, 정도, 힘 , 시간 및 모든 활동의 강도를 할 수 있게 함

Tactile (촉감) – 촉감

Temporal (일시적) – 시간 기간 규정 기억 및 행동의 결과는 사물에 대한 계획된 행동을 포함

Theoretical frame of reference (이론적인 틀) – 주어진 환경가운데 어떻게 행동할 것인가 하는 이론

Theory (이론) – 생각, 추정과 무관한 것으로 현상을 설명하기 위한 조직적인 견해

Tone(muscle) (근육의 강도) – 정상적인 상황 가운데 긴장의 정도

Tonic reflexes (강직성 반작용) – 주어진 장소나 타인과의 관계에서 반응하는 신체반응

Touch (촉감) – 자극에 대한 신체적 반응으로 고통, 온도 빛, 접촉, 압력, 떨림과 같은 반응

Transitional strategies (과도기 전략) – 아이가 출생한 후 여러 달이 되기 전에 나타나는

발달 행동의 형태로서 과도기전 단계에서 원시적 반응은 의도된 타고난 반응으로 자신을 보호하고 근육 기능을 목, 등 인접 관절이 정상적으로 발달하고 기능하도록 하여 신체의 평형을 유지시켜주는 동시에 외부반응에 대해 즉각적으로 반응하여 공간에서 움직임에 일정한 형태를 부여

Triune brain 3 (부 뇌) – 중추신경의 계통발생학에 관한 이해로 신경체계와 관련하여 가장 오래된 영역, 중간단계 영역 그리고 새로운 요소로 구분된다.

Unilateral weight shift (신체 무게의 이동) – 신체의 무게가 한 곳에서 다른 곳으로 이동하여 반대 기능을 함

Vertical righting (수직 복원) – 신체 동작이 중심으로 회복

volitional movement (의욕적인 동작) – 어떤 목적으로 동작을 하는데 시각적으로 이끌리거나 걷는 것과 같은 지정된 형태로 발달

Weight bearing (무게 지지) – 신체 활동 위치를 공간에서 유지하고 신체를 유지

Weight shifting (무게 이동) – 신체 균형을 잡고 신체의 각 부분에 무게를 지니는 동시에 무게 이동을 통해 여러 가지 위치 변화를 할 수 있어 움직일 때 신체에 안정감을 더함

Work (자기표현) – 스스로 표현할 수 있는 능력으로 생산적인 활동과 타인이 요청해서 하는 서비스를 포함하며 활동을 통해서 학생, 주부, 자원봉사자나 아마추어 전문적인 운동선수, 노동자, 전문 직종 및 다양한 이벤트 역할을 함

찾아보기

Index

ㄱ

가동성(Mobility) 98
가지돌기 61
간뇌 53
감각 부족 62
감각신경세포 77
감각운동 21, 22, 282
감각운동-감각 21
감각운동-감각 과정 21
감각 통합 244
감각통합기능장애 244, 258
감각 피드백 메커니즘 23
감수성(sensitivity) 184
건너뛰기(Skipping) 219, 221
걷기(walking) 135, 154, 165
겉피질회로 71
견갑골 내전 141
견인 반응 172
결합(blended) 28
결합된 가동성과 안정성 98
계층구조 41
계획적인 구르기 148, 151
고뇌(anxiety) 27
고소뇌 51
고착화된 움직임 243
고통(Distress) 30, 247
고통-기능장애 244
골반 이동성 245
골수화 37
공간 지남력 99
공간 틀 23
공동 구조 62
공동작용 시스템 67
과긴장 242
과도기 119
과도기적 반응 99
과도기적 준비의 부족 244
관절 17
구르기(rolling) 140, 144, 154
구성 17
구조적 단계 41
굴곡 141
굴곡근 137
굴곡근군 97
굴곡긴장도 138
굴곡된 자세 122
굴근 57

균형(balance) 142
균형 잡기 168
균형잡힌 28
근육 17
근육기능 91
긁기(scratching) 177
기능 17, 234
기능 대 목적 연속체 18
기능 망 41
기능발달 283
기능의 활성화와 변경 92
기능장애 173
기능적 배아영역 41
기능하는 자아 22
기술들(Skills) 219
기술의 필수조건 28
기울기 24
기준틀 17
기초이론 17
긴장성 미로반사 122, 148
긴장성 반사 100
길항근 101
깡충뛰기(Hopping) 219, 221

ㄴ

나선적 연속성 233
나선형 과정 299
내적 드럼 27
너무 많은 감각 237
너무 적은 감각 236
네발기기(creeping) 120, 121, 126, 133, 154, 170
놀이의 과정 228
놀이의 특성 227
놓기(Release) 170
놓기(releasing) 168, 171
뇌가소성 75
뇌간 49, 66
뇌성마비 244, 259
뇌줄기 67
누운 자세 206

ㄷ

단계 119
단위 19
담창구 68
당겨서 일어나는 과정 198
당기기(pulling) 171
대뇌겉질 71
대뇌반구 37, 55, 63, 67, 73
대뇌피질 63, 69
대칭 과정 198
대칭-부분 과정 198
대칭성 경반사 자세 123
대칭성-부분 회전 205
대칭적인 연속과정 207
대칭적 체중이동 108
대항운동 조절 28
던지기(Throwing) 224
데키(Deci) 19
도움 기능 20
도전 기능 20
독립적인 걷기 165
독립적인 서기 165
독립적인 앉기 142
돌기점(pivot point) 143
돌아눕기 전진 255
동기(motivation) 19
동화 21
두미방향 22
두정 60
두정엽 63, 70

딸랑이(rattle) 225
뛰기(Running) 220

ㄹ

리듬 발생요소 66

ㅁ

말초신경 77
말초신경계 37
망양체 66
머리 부상 238
메커니즘 22, 44
모델 17
목 과신전 260
목 뻗기 245
목적성이 있는 순서 118
목적적 자연 21
목 폄 290
목 회전 145
몸의 구조 234
물리치료 265
물체를 치기(swipe) 176
미각 63

ㅂ

바로눕기 251
바르게 서기 155
반대측 129
반사와 반응 99
반사작용 23, 44
반중력 근긴장 67
발달의 순서 118
발육지연 244
방출 현상 46
방향성(orientation) 18
배경 정보 265
배밀이(crawling) 126, 130, 156, 170
배아 62
배측시상 53
베츠세포 44
보호반응 105, 142, 158
부분 – 완전 과정 198
부분 회전 과정 198
비교분석 방법론 20
비네트 265
비대칭성 긴장성 경반사 147
비정상적 연관 30
비정상적인 동화 30, 236
비정상적인 순응 236
비정상적인 연계나 분화 236
비정상적인 편의성 30
빠른 건너뛰기 221
빠른 뛰기 220
빠른 잡기 223
빨기반사(rooting reflex) 146
뻗기 168
뼈 17
뼈대 286

ㅅ

사이신경세포 77
사회환경(milieu) 19
상지 기능 258
상체 적응 138
상·하지 124
상호교환 24
상호작용기능 20
생산처럼 작업분류 217
서기(standing) 134, 135, 154
서기와 걷기 진전 256
선천적 병리학 282
섭식 69

성숙 24
성숙(maturation) 298
성숙단계 119
성숙된 반응 99
성숙한 건너뛰기 222
성숙한 깡충뛰기 221
성숙한 잡기 223
성장장애 69
소뇌 51, 67
소아 관절염 238
손 놀이(handed play) 144
손 뻗기(Reaching) 169, 170
수의적인 구르기 151
수직 정위 반응 102, 124
수행 기술 214
수행능력 119
순간에서 순간 70
스트레스 15, 24, 234, 235, 258, 284
시각 63
시각과 촉각의 통합 181
시각 반응의 부족 243
시너지 68
시상밑부 53
시상상부 53
시상하부 53, 66
시스템 19, 279
시스템의 수용 23
시퀀스 17, 67
신경교질세포 61
신경 근육 기능 92
신경 기능 91
신경돌기 61
신경망 234
신경 세포 60
신경세포 77
신경적 기전 107
신경활동 22
신소뇌 51, 67
신장(elongation) 126
신전 57
신전근군 97
신전의 전조 174
신피질 69, 70, 73
심장소리 62

ㅇ

안정성(Stability) 98
앉기(sitting) 134, 154
양측 체중이동 108
어깨 안정성 245
언어치료 265
역기능 24
역기능(dysfunction) 31
연축성 양마비 73
예기피질 70
옛소뇌 67
옮기기(transfer) 181
완전 회전 과정 198
외전 141
외전(abduction) 203
운동(locomotion) 24
운동-감각 단위 92
운동성분과 반사 107
운동 시스템 68
움직임(movement) 17, 91, 214
움직임을 촉진 145
움직임의 생산 23
움직임의 순서 118
원시 반사 99
원시소뇌 51
원시적 지지 123
원형(Archi) 44

위상성 반사 100
유전자 62
음파 62
이론 구성 18
이론-기준틀-모델 20
이론의 구성요소 19
이론의 목적 19
이론의 정의 18
이론적 방향 282
인간 수행 19
인간 위험 26
일(work) 296
일활동(work activity) 217
입에 넣기(mouthing) 171
입에 넣음(mouthing) 181

ㅈ

자궁(intrauterine) 24
자극 받기 222
자극 주기 224
자기감수체(proprioceptors) 147
자기 관리 296
자기 억제 과정 19
자기지각 296
자동적인 구르기 153
자동적인 기능 168
자세(posture) 31
자세 긴장도 94
자세를 변화 92
자세적 고정 94
자세 적응 92
자세 전략 92, 93
자세 조절 124
자세조절과 운동 패턴 107
자조활동 217
작업수행기술 18
작업요법 17
작업치료 265, 295
잡기(Catching) 222
재구심성 63
저긴장 242
적응(adaptation) 291
적응이론 126
전두 60
전두엽 63, 70, 73
전방 경사(anterior tilt) 140
전정 63
절단 238
정도(degree) 66
정립 자세 117
정적인 자세 243
정중선 안정성 반응 106
정지기능 20
조기 던지기 224
조작하여 잡기 168
종뇌 37, 55
주동근 101
중간뉴런 63
중력 스트레스 28
중립회전 143
중부체간 121, 125
중심선(midline) 170
중점(loucs) 18
중첩(overlap) 44
중추신경계 22, 41, 77, 241
중추 신경계 발달 14
쥐기 138, 168, 170
지각력(perception) 140
밀기(pushing) 129
지지반응 104
지지/보호반응 124
지지 수용기 105

지지하여 걷기 161, 167
지지하여 서기 161
지혈(hemostasis) 27
직업모델 20
직업철학 281, 286
질서 개념 18
쭈그려 앉기 163

ㅊ

차별성 21
창자 62
척수 47, 67
천골신경총 41
청각 63
체간 경사 202
체중이동 168
체중지지 108, 168
초기 뛰기 219
촉각 분별력 178
촉진(facilitation) 291
축색돌기 61
측두엽 63, 70
측두판개 60
측방(sideward) 142
치료상 추론 18
친중력 57

ㅋ

카테고리 20, 24, 16

ㅌ

태아 60
통합 메커니즘 23
트라우마 238
특별한 감각 44

ㅍ

패턴 22, 199, 201
편마비 73
편측 체중이동 108
폄 톤 290
평형 반응 107
포락(Porac) 19
포워드-피드백 63, 66

ㅎ

하부체간 141
행동 28
행동의 작용 23
혼합된 가동성과 안정성 99
화상 238
환경(Environment) 19
환경적 요인 22
활동의 역학 23
회전(rotation) 144
회전-역회전 167
회전 정위 반응 103, 146
회전정위반응 128
회피 반응 174
후각 63
후두엽 63, 70
희귀도 19
힘(power) 19